AF344238

PARIS, J. S. CHAUDÉ, LIBRAIRE, RUE DU FOIN SAINT-JACQUES, N. 8.

MANUEL COMPLET D'HYGIENE,

OU

TRAITÉ DES MOYENS DE CONSERVER LA SANTÉ,

Par Jh. BRIAND,

D.-M. DE LA FACULTÉ DE PARIS, MEMBRE CORRESPONDANT DE LA SOCIÉTÉ MÉDICALE D'ÉMULATION, ETC.

NOUVELLE ÉDITION, précédée d'une notice sur le CHOLÉRA,

SUR SON MODE DE PROPAGATION, SES CAUSES, SES SYMPTÔMES, SON TRAITEMENT;

SUR LES MOYENS HYGIÉNIQUES

QU'IL CONVIENT DE PRENDRE POUR S'EN PRÉSERVER;

ET SUR L'EMPLOI DES CHLORURES DÉSINFECTANS.

Paris, avril 1832.

Un vol. in-8° de 700 pages. — 7 fr. et 9 fr. par la poste.

La notice sur le CHOLÉRA se vend séparément 1 fr. 25 c.

Il n'est assurément, dans les circonstances actuelles, aucun ouvrage d'une utilité plus réelle et d'une plus grande importance que le MANUEL D'HYGIÈNE. Les Observations faites à Paris même sur l'épidémie qui vient d'y exercer tant de ravages, seront méditées avec fruit, non-seulement dans la Capitale, où ce fléau peut sévir encore, mais aussi dans les provinces qu'il parcourt aujourd'hui, et dans celles qui éprouvent les tourmens de l'attente.

Intimement persuadé que la maladie régnante, quelque terrible qu'elle soit, est loin de présenter tous les dangers auxquels ont fait croire d'*imprudentes publications*, l'auteur expose avec autant de clarté que de précision les précautions qui ont paru les plus utiles pour s'en garantir, précautions dont un grand nombre de faits attestent l'efficacité. Convaincu également des inconvéniens graves de cette multitude de traitemens divers tentés jusqu'à ce jour, il indique succinctement les *moyens* les plus simples, ceux qui ont offert le plus de chances de succès.

Mais le MANUEL D'HYGIÈNE n'a pas seulement le mérite de cette *utilité actuelle*. A toute heure de son existence l'homme est soumis à mille influences diverses qui modifient son organisation : l'air qu'il respire, les vêtemens dont il se couvre, les alimens dont il se nourrit, les professions qu'il exerce, les divers mouvemens auxquels il se livre, l'emploi plus ou moins bien dirigé de ses facultés physiques ou morales, son repos même et son sommeil, peuvent, selon les circonstances, fortifier sa santé, ou devenir une source de maladies. Nous faire connaître les avantages ou les inconvéniens de tels ou tels agens physiques ; nous démontrer les qualités bonnes ou mauvaises des *choses* dont nous usons ; nous guider dans cet usage, tel est le but du MANUEL.

d'Hygiène ; et l'auteur a si bien rempli le cadre qu'il s'était tracé, que chaque lecteur peut y trouver, du premier coup d'œil, les règles de régime applicables à son âge, à son sexe, à son tempérament, à sa profession et à ses habitudes particulières.

Nous devons ajouter que son livre est dégagé de tout appareil scientifique, et parfaitement à la portée des personnes les plus étrangères aux connaissances médicales.

NOTICE SUR LE CHOLÉRA.

Son origine ; climats qu'il a parcourus ; circonstances de son invasion à Paris.

§ Ier. Le Choléra est-il contagieux, ou simplement épidémique ?

§ II. Des causes et de la nature du Choléra.

§ III. Symptômes du Choléra.

§ IV. Aperçu sur le traitement à opposer au Choléra.

§ V. Moyens hygiéniques et préservatifs.

§ VI. De l'emploi des Chlorures.

MANUEL D'HYGIÈNE.

Première partie. — Considérations générales sur les Climats, les Ages, les Sexes, les Tempéramens, les Habitudes, les Professions, etc.

Deuxième partie. — *Matière de l'Hygiène.*

Ire CLASSE. *Choses environnantes.* — Chap. Ier. Air : chaud, froid, sec, humide ; ses effets sur l'économie. — Chaleur et lumière ; chauffage, éclairage.

Influence des saisons, de la canicule, de la lune, du jour et de la nuit.

Chap. II. Habitations : leur situation et leur distribution.

IIe CLASSE. *Choses appliquées au corps.* — Chap. Ier. Vêtemens : leurs étoffes, leurs formes. — Chap. II. Bains, lotions, frictions, etc.

Chap. III. Cosmétique. — Coupe des cheveux, de la barbe, des ongles. Pommades, essences, fard ; poudre et élixirs pour les dents.

IIIe CLASSE. *Choses introduites dans les voies digestives.*

Chap. Ier. — Alimens. — Art. Ier. Alimens tirés du règne animal.

§ Ier. Des viandes et de leurs préparations.

§ II. Alimens albumineux. Œufs, huitres, moules.

§ III. Lait, crème, beurre, fromages.

Art. 2. Alimens végétaux. Farineux. — Fruits. — Plantes légumineuses et potagères. — Pain, crème de pain, potages, bouillie, pâtisseries, etc.

Champignons comestibles : leurs caractères distinctifs.

Chap. II. Assaisonnemens. — Chap. III. Boissons.

Chap. IV. Régime alimentaire selon l'âge, le tempérament, la saison, etc. Nombre et heures des repas ; nombre et ordre des mets.

IVe CLASSE. *Choses rejetées hors de l'économie.* — Transpiration et sueur. — Mucus nasal (tabac). — Crachats (tabac fumé). — Selles, etc.

Coït. — Masturbation. — Éruptions cutanées. — Hémorrhagies nasales. — Hémorrhoïdes. — Ulcères anciens, vésicatoires, cautères, etc.

Ve CLASSE. *Du Repos et du Sommeil. — Des divers exercices.* — Station. — Attitude assise (sièges). — Attitudes vicieuses.

VIe CLASSE. *Sensations. — Facultés intellectuelles. — Passions.*

Troisième partie. Chap. Ier. *Règles relatives aux âges.*

§ Ier. Hygiène de l'enfance. Maillots, vêtemens, bains, lotions. — Allaitement, bouillie. — Sevrage. — Gourmes, glaires, dentition, convulsions, carreau, scrofules, vers, coqueluche, croup, rougeole et petite vérole (vaccine).

§ II. Hygiène de l'adolescence. — § III. Hygiène de l'âge adulte.

§ IV. Habitations, vêtemens, régime qui conviennent aux vieillards.

Chap. II. Hygiène de la femme. — Première menstruation, pâles couleurs, suppression des règles, flueurs blanches, pertes, accidens nerveux.

Grossesse : habitations, vêtemens, régime et exercices propres à l'état de grossesse. Envies, etc. — Couches. — Relevailles. — Métastases laiteuses (lait répandu).

Allaitement maternel. Préparation des seins. — Bouts de seins artificiels. — Engorgemens et abcès des mamelles (poil). — Sevrage.

Chap. III. Habitations, vêtemens, régime convenable à chaque tempérament.

Chap. IV et V. *Règles relatives aux Habitudes et aux Professions.* — Dangers ou inconvéniens de certaines professions. — Précautions que doivent prendre ceux qui les exercent.

MANUEL

COMPLET

D'HYGIÈNE.

IMPRIMERIE DE FEUGUERAY,
RUE DU CLOÎTRE-SAINT-BENOÎT, Nº 4.

MANUEL

COMPLET

D'HYGIÈNE

OU

TRAITÉ DES MOYENS

DE CONSERVER SA SANTÉ;

Rédigé selon la doctrine du Prof. HALLÉ,

A L'USAGE DES ÉTUDIANS EN MÉDECINE ET DES GENS DU MONDE,

Par Jn. BRIAND,

DOCTEUR EN MÉDECINE DE LA FACULTÉ DE PARIS, PROFESSEUR PARTICULIER
D'ANATOMIE, DE MÉDECINE ET DE CHIRURGIE,

Tantùm prodesse.

Paris.

J.-S. CHAUDÉ, LIBRAIRE-ÉDITEUR,
RUE DE LA HARPE, Nº 56.
1826.

PRÉFACE.

Liée essentiellement à la physique, à la chimie, à l'histoire naturelle, l'hygiène ne pouvait demeurer stationnaire au milieu des découvertes dont ces sciences se sont enrichies dans le courant du siècle dernier. Elle a reçu les améliorations qu'avaient préparées les deux traités d'Arbuthnot, l'ouvrage du célèbre Lorry sur les Alimens, celui de Ramazzini sur les Maladies des artisans, les sages conseils de Winslow, l'Avis au peuple de Tissot, ses écrits sur la Santé des gens de lettres, sur celle des gens du monde, sur l'Onanisme, et l'éloquence entraînante de J.-J. Rousseau.

Il serait trop long et sans doute superflu d'énumérer ici tous les traités généraux et spéciaux publiés depuis cette époque. Nous nous bornerons à citer l'Art de prolonger la vie humaine par Hufeland, belle composition où l'on ne trouve cependant que peu de vérités qui ne fussent connues auparavant, le traité de Willich dont M. Itard nous a donné une traduction, celui de Tourtelle, qui a consacré trop

de pages à l'Histoire naturelle de l'homme
et à des détails physiologiques aujourd'hui su-
rannés (1), celui de M. Barbier, qui se distingue des autres en ce qu'il ne considère la
matière de l'hygiène que dans son application
à la thérapeutique, et le grand Code de santé
de John Sinclair, que l'on peut regarder peut-
être moins comme un traité que comme un
vaste et utile répertoire.

En 1821, M. Rostan, dédaignant de suivre,
dans son Cours d'Hygiène, la route frayée
depuis long-temps, a tenté de classer d'après
l'ordre anatomique des fonctions tous les objets qui peuvent avoir quelque influence sur le
corps humain. Sans doute cette division semble
plus naturelle, comme le dit l'auteur; mais il
est aussi très-naturel qu'on ne l'ait point adoptée,
puisque ses inconvéniens sont encore plus graves et plus nombreux que ceux de la classification ordinaire. Beaucoup moins simple, beaucoup moins claire, elle force à chaque instant

---

(1) M. Bricheteau a bien voulu se charger, il y a quelques
années, de faire à cet ouvrage les changemens devenus nécessaires, mais il ne pouvait, sans refondre le livre tout
entier, faire disparaître une multitude de détails qui se rattachent à de vieilles théories : il a fait tout ce qu'il était possible de faire, tout ce que l'on devait attendre d'un esprit
aussi judicieux que le sien, et néanmoins le traité de Tourtelle n'est point en harmonie avec l'état actuel de la science.

à séparer des choses dont l'action sur l'économie animale est à-peu-près la même, et elle
expose à des redites infiniment plus fréquentes.
M. Rostan nous pardonnera d'autant mieux
ces réflexions que son livre, écrit dans le genre
romantique, est son moindre titre à la réputation dont il jouit, et que ses leçons cliniques lui
ont assigné un rang distingué parmi les jeunes
médecins de l'époque actuelle.

Il n'appartenait, en France, qu'au célèbre
Hallé, au savant auteur des articles d'hygiène
insérés dans l'Encyclopédie méthodique, dans
le Dictionnaire des Sciences médicales, et
dans une foule d'écrits épars, de réunir en
corps de doctrine les préceptes qu'il dévelop-
pait avec tant de succès dans ses cours publics.
Il se promettait de consacrer à ce travail les
courts instans que lui laissaient son immense
clientelle et son inépuisable bienfaisance : nous
attendions avec impatience le fruit de ses longues méditations.... mais nos espérances ne
devaient pas être réalisées !...

En publiant aujourd'hui ce livre, nous ne
prétendons pas accomplir la tâche que notre
illustre maître s'était imposée. Nous n'avons
ni le droit ni la présomption de l'entreprendre.
Mais nourris de ses leçons, nous avons distri-
bué nos matériaux dans l'ordre où il les rau-

geait lui-même, nous avons suivi son plan, nous lui avons emprunté une partie des détails ; les autres, nous les avons puisés dans les meilleurs ouvrages anciens et modernes : en un mot nous nous sommes efforcés de recueillir tout ce qu'il peut être utile de connaître pour conserver la santé au milieu des causes nombreuses de maladies dont nous sommes environnés.

Jaloux seulement d'être utiles, nous n'avons aucune prétention à l'originalité ; et pourvu que nos lecteurs retirent de notre livre quelque fruit, nous nous féliciterons de l'avoir entrepris.

MANUEL D'HYGIÈNE

INTRODUCTION.

L'homme, fier d'occuper le premier rang dans la hiérarchie des êtres, doit sans doute s'enorgueillir de l'intelligence que lui a départie l'auteur de la nature ; mais si la raison dont il est doué lui donne sur toutes les espèces du règne animal une incontestable suprématie, on ne saurait, d'un autre côté, disconvenir que celles-ci ont été traitées plus favorablement que lui sous quelques rapports. L'homme seul, enfanté avec douleur, est pour ainsi dire jeté nu sur la terre. Incapable de faire usage de ses membres, encore privé de tous les sens, le nouveau-né n'a pas les yeux ouverts à la lumière, que déjà, par ses vagissemens, il implore des secours nécessaires à sa frêle existence. L'étonnante révolution qui s'opère dans toute l'économie à l'instant de la naissance s'est-elle effectuée sans accident, bientôt la dentition, les affections cérébrales, le croup, la variole, mille autres maladies, et, avant tout, nos préjugés et nos erreurs, l'environnent de douleurs et de dangers. Ses membres délicats et flexibles sont garottés comme si l'on voulait en arrêter le développement. Souvent, au lieu de lui donner ce premier lait maternel, propre à le débarrasser des matières qui obstruent ses intestins, ou le force d'essayer son goût sur une boisson purgative, et, selon l'expression de Tourtelle, ses premiers pas dans le monde le conduisent dans une pharmacie. Tantôt, aveuglée par une tendresse inconsidérée, une mère prodigue à son nourrisson des alimens et des boissons qui ne lui conviennent pas encore; tantôt, au lieu de lui faire respirer un air libre et pur, et d'accoutumer peu à peu ses organes aux fonctions qu'ils sont destinés à remplir, elle met tous ses soins à le garantir du moindre vent, elle le tient enfermé dans l'atmosphère échauffée de ses appartemens, elle craint de le voir se livrer aux mouvemens et aux jeux de son âge, elle fait avorter ses forces prêtes à se développer, et bientôt, semblable à ces plantes étiolées que l'art élève à grands frais dans nos serres, l'enfant, pâle et débile, languit et meurt victime d'une sollicitude mal entendue.

Il serait trop long de retracer toutes les causes de l'effrayante mortalité des enfans; il ne le serait pas moins d'énumérer toutes celles qui, dans les âges suivans, abrègent si souvent notre vie. Nous voyons chaque jour les tristes effets des travaux excessifs du corps et de l'esprit, du luxe et de la mollesse des cités, de l'air pestilentiel qu'on y respire, de la funeste coutume de donner à de frivoles plaisirs les heures qui devraient être consacrées au repos, de l'usage immodéré du vin et des liqueurs spiritueuses, du libertinage et de ses suites, des tourmens de la jalousie, des fureurs de la haine, des soucis de l'ambition et de l'avarice, des chagrins dont nul homme n'est exempt, etc. Détournons les yeux de ce lugubre tableau; mais observons en passant que le plus grand nombre des maux et des infirmités qui nous assaillent de toutes parts ne dépendent pas essentiellement de notre organisation, qu'ils sont notre propre ouvrage. *Non accepimus vitam brevem, sed fecimus; nec inopes ejus, sed prodigi sumus; sicut amplæ opes, ubi ad malum dominum pervenerunt, momento dissipantur; at, quamvis modicæ, si bono custodi traditæ sunt, usu crescunt.* (SENECA, *de Brevitate vitæ*, cap. 1.)

Etant ainsi exposé à une multitude d'influences qui, selon les circonstances, concourent au maintien de sa santé, ou deviennent pour lui une source inépuisable de maladies, l'homme a distingué par sa propre expérience ce qui peut lui être utile, ce qui peut lui être funeste; et des observations particulières, comparées et généralisées, est résulté la science à laquelle on a donné le nom d'*Hygiène*.

L'hygiène est donc l'art de conserver la santé et de prévenir les maladies. Elle a pour sujet l'homme sain, considéré soit en société soit individuellement. Dans le premier cas, elle constitue l'*hygiène publique*; et dans le second, l'*hygiène privée* ou l'hygiène proprement dite, dont il est particulièrement question ici.

L'hygiène privée donne lieu à trois ordres de considérations: d'abord l'homme, comme sujet de l'hygiène, présente des différences individuelles importantes à connaître, parce qu'elles font varier ses facultés et ses besoins; en second lieu, il n'est pas moins indispensable d'étudier la nature et les effets des choses dont il *use*, soit qu'elles se trou-

vent hors de lui, soit qu'elles émanent de lui, choses dites communément *non naturelles*, et dont
l'ensemble forme la *matière de l'hygiène* ; enfin il
faut établir, en ayant égard aux différences individuelles, les règles que l'homme doit suivre dans
l'usage de ces choses non naturelles. De là la division de ce traité en trois parties distinctes : le
Sujet, la *Matière* et les *Règles* de l'hygiène.

PREMIÈRE PARTIE.

DE L'HOMME, CONSIDÉRÉ COMME SUJET DE L'HYGIÈNE.

L'HOMME, considéré comme sujet de l'hygiène, présente un grand nombre de différences individuelles qu'on ne peut bien apprécier que par un examen attentif des causes dont elles proviennent. Ces causes, que nous allons successivement étudier, sont principalement les climats, les âges, les sexes, les tempéramens, les habitudes, les idiosyncrasies, les professions, et quelques autres circonstances particulières de la vie.

§ Ier. *Des Climats.*

Lorsque l'on considère successivement les divers points de la surface du globe, on observe entre les hommes qui les habitent des analogies et des différences remarquables en rapport avec les influences atmosphériques. Ces influences ne se bornent point à l'homme, mais s'étendent à tous les êtres organisés, animaux ou végétaux ; en sorte que tous ceux d'un même pays ont entr'eux des caractères communs de similitude et de compatriotisme. Cette observation a conduit les médecins et les naturalistes à la distinction des *climats ;* mais ils ont donné à ce mot un sens plus étendu que celui qu'il a communément en astronomie. L'astronome appelle *climats* des étendues prises depuis l'équateur jusqu'au pole, à la surface du globe terrestre, terminées par deux cercles parallèles à l'équateur, et d'une largeur telle que le plus long jour dans le parallèle le plus proche du pole surpasse d'une certaine quantité le plus long jour du parallèle le plus proche de l'équateur. Mais pour le médecin et le naturaliste, un *climat* est une étendue de pays dans laquelle toutes les circonstances qui influent sur les corps vivans sont partout à-peu-près les mêmes. Les caractères des climats sont alors déduits particulièrement de la température, de la sécheresse ou de l'humidité, des variations atmosphériques, de la nature du sol, et de la position des lieux. De ces élémens diversement combinés résultent tantôt des climats essentiellement distincts, tantôt des climats en quelque sorte intermédiaires; et ceux-là seulement sont inhabitables à l'homme, d'où tous les êtres organisés sont pour ainsi dire bannis. L'homme seul en effet est véritablement cosmopolite (1): il supporte et les chaleurs brûlantes de l'Afrique et le froid glacial du Groenland; il existe dans les contrées les plus sèches comme dans les plus humides; et, transporté de son pays natal dans des régions lointaines, il se plie à des influences atmosphériques, à des manières de vivre totalement différentes de celles au milieu desquelles il a passé la première partie de sa vie.

---

(1) Le chien est le seul animal qui semble être inséparable de l'homme: on le trouve, depuis l'équateur jusqu'au pole, partout où l'homme peut habiter.

L'homme cependant n'est pas le même partout ; et des différences d'organisation notables et héréditaires ont fait distinguer dans l'espèce humaine cinq races, dont trois principales : 1°. la race caucasique, aussi appelée *race blanche, race arabe-européenne*, qui habite l'Europe, l'Asie mineure, l'Arabie, la Perse, l'Inde jusqu'au Gange, et l'Afrique jusqu'à la Mauritanie, et qui n'est pas moins remarquable par la beauté de ses formes que par le développement de son intelligence ; 2°. la race mongole (race olivâtre, race kalmouke, race chinoise), qui occupe particulièrement le plateau de la grande Tartarie et du Thibet, et qui peut-être a peuplé originairement l'Amérique du nord ; 3°. la race nègre ou éthiopienne, indigène de l'Afrique, de quelques îles de la nouvelle Guinée, etc. ; 4°. la race américaine, qui, avons-nous dit, paraît n'être qu'une variété de la mongole ; 5°. enfin la race malaie, qui n'est peut-être aussi qu'une variété intermédiaire aux races mongole et nègre, et qui est répandue de la péninsule de Malaca aux îles les plus éloignées du grand Océan pacifique, de Madagascar aux Maldives, aux Moluques, et à presque tout l'Archipel indien.

Mais ces races principales, et les nombreuses variétés en lesquelles elles se sous-divisent, ne sont-elles que des modifications d'une espèce unique ? L'influence des climats, du genre de vie, des habitudes longuement enracinées, a-t-elle pu produire ces étonnantes diversités ? Ou bien ont-elles existé dès l'origine du monde, et doit-on admettre avec quelques auteurs que la Providence a donné à chacune des régions de la terre des habitans d'une espèce particulière, comme elle leur a donné des animaux et des végétaux particuliers? Cette grande question, depuis si long-temps controversée, ne sera sans doute jamais résolue. Toujours est-il certain que chaque climat imprime au physique comme au moral de l'homme des traits caractéristiques; et nous ne pouvons méconnaître cette puissante influence, puisque nous voyons les individus transportés sur les plages étrangères éprouver presque toujours des maladies plus ou moins graves, qui semblent nécessaires à leur parfaite naturalisation, et que l'on a appelées avec raison *maladies d'acclimatement*.

Cette action des climats sur l'économie animale dépend surtout de la température atmosphérique : aussi les a-t-on distingués en chauds, froids et tempérés. Par *climats chauds* et *climats froids*, nous n'entendons pas parler ici des déserts brûlans de la zône torride ni des régions glacées qui avoisinent le pole. Partout où règne l'une ou l'autre de ces températures extrêmes, l'homme n'est plus qu'un être chétif, dépouillé de la plupart des facultés qui caractérisent spécialement l'espèce humaine. Le médecin et le naturaliste détournent leurs regards de ces terres inhospitalières, pour les reposer sur celles où une température plus modérée permet aux habitans de parvenir au moins à un certain degré de développement physique et moral.

Dans les climats chauds, l'homme a un tempérament éminemment bilieux, une excessive sensibilité, une imagination active, des passions ardentes; son pouls est vif et fréquent; ses mouvemens musculaires sont prompts et rapides : mais l'excès de la chaleur l'affaiblit et l'énerve ; elle ralentit en lui les fonctions digestives, provoque d'abondantes exhalations, détermine la prédominance du système veineux et une disposition manifeste aux congestions hémorrhoïdales et aux diverses hémorrhagies. Chez l'habitant de ces contrées, une puberté précoce, un penchant irrésistible à l'union des sexes, une susceptibilité nerveuse facile à exalter, usent promptement la vie.

Dans les climats froids, au contraire, un tempérament lymphatico-sanguin, une haute stature, la lenteur unie à la force musculaire, une digestion prompte et facile, une sensibilité obtuse, une imagination calme et des passions modérées sont les attributs ordinaires de l'espèce humaine : aussi la vie y est-elle ordinairement plus longue.

Les peuples des zônes tempérées éprouvent nécessairement des influences mitoyennes : ils n'ont ni la phlegmatique impassibilité des habitans du Nord, ni la sensibilité convulsive de ceux du Midi ; mais ils participent de la force musculaire des premiers et de la mobilité nerveuse des seconds ; sans avoir l'appétit dévorant des septentrionaux, ils ont l'appareil de la digestion plus actif qu'il ne l'est communément dans les contrées méridionales ; d'une taille moyenne et bien proportionnée, d'un tempérament bilieux-sanguin, d'une imagination vive, sans exaltation, ils sont également propres aux exercices du corps et aux travaux de l'esprit. Mais si les pays qu'ils habitent, intermédiaires aux climats chauds et aux froids, jouissent de la plupart des

avantages des uns et des autres, il était physique-
ment impossible qu'ils ne réunissent pas aussi quelques-uns de leurs inconvéniens : aussi sont-ils sujets à des variations atmosphériques plus fréquentes,
et les maladies qu'on y observe sont-elles moins
intenses, il est vrai, mais plus nombreuses et plus
variées.

§ II. *Des Ages.*

Depuis le premier instant de la naissance jusqu'à
la dernière heure de la vie, il s'opère dans l'organisation une suite non interrompue de changemens qui impriment aux diverses fonctions des modifications importantes. Ces changemens progressifs,
insensibles d'un jour à l'autre, partagent cependant la durée générale de la vie en plusieurs phases
ou périodes que l'on nomme *âges*, et dont les caractères différentiels sont faciles à saisir lorsque
l'on envisage le même individu à des époques plus
ou moins éloignées l'une de l'autre.

De tout temps on a compté quatre âges principaux : l'enfance, la jeunesse, la virilité et la vieillesse. Mais cette division étant trop générale, feu
M. Hallé a distingué, d'après des considérations
anatomiques et physiologiques, cinq âges subdivisés
chacun en plusieurs périodes : 1°. la première enfance, qui commence à la naissance et finit à sept
ans ; 2°. la deuxième enfance, qui s'étend de sept
ans jusqu'aux premiers signes de la puberté ; 3°. l'a-
dolescence, qui commence avec celle-ci, et se termine à vingt-un ans chez la femme, à vingt-cinq
chez l'homme ; 4°. l'âge adulte, de vingt-un à cin-

quante chez la femme, de vingt-cinq à soixante chez l'homme ; 5°. enfin la vieillesse, qui se termine par la décrépitude et la mort.

Première Enfance, *infantia*. Les sept années de la première enfance peuvent être partagées en trois époques. La première s'étend du moment où l'enfant voit le jour jusqu'à six ou sept mois, c'est-à-dire jusqu'à l'éruption des premières dents : alors la vie est en quelque sorte purement organique ; téter et dormir alternativement, voilà les seules fonctions de cet âge, qui est souvent exempt de maladies. Quelquefois cependant les grands changemens opérés tout-à-coup dans les phénomènes vitaux au moment où l'air atmosphérique se trouve en contact avec la peau ou pénètre dans les voies de la respiration, deviennent la cause d'affections plus ou moins graves : c'est ainsi que l'on voit l'apoplexie résulter de la pléthore sanguine déterminée par la ligature du cordon ombilical, l'asphyxie être produite par divers obstacles qui peuvent s'opposer à l'établissement immédiat de la respiration, l'ictère être occasioné peut-être par quelque anomalie dans la circulation du sang. Quelquefois aussi l'action inaccoutumée des alimens sur les organes digestifs excite des vomissemens, des tranchées, des diarrhées plus ou moins opiniâtres.

La deuxième époque, qui commence vers le septième mois de la naissance et dure jusqu'à deux ans, est plus orageuse, parce qu'elle coïncide toute entière avec le développement de la première dentition, qui exalte la susceptibilité nerveuse déjà très-prononcée : aussi cet important travail est-il fréquemment accompagné de convulsions, de catarrhes pulmonaires, de coliques, de diarrhées, d'affections cérébrales.

Enfin la troisième époque, qui s'étend de deux à sept ans, prépare et achève la seconde dentition, et développe de plus en plus les organes des sens et de la locomotion.

C'est particulièrement pendant ces deux dernières époques que l'enfant, dont le tempérament est éminemment lymphatique et nerveux, est affecté d'éruptions pour ainsi dire dépuratoires, telles que des gourmes, des croûtes laiteuses, des écoulemens à la tête et derrière les oreilles, dont il importe de ne pas troubler le cours. C'est alors aussi que la teigne et la gale sont contractées avec la plus grande facilité, que se manifeste le rachitisme ou le carreau, que surviennent des aphthes, des vers intestinaux, des ophthalmies chroniques, des abcès des glandes parotides ou sous-maxillaires. La prédominance marquée du système nerveux cérébral explique la fréquence des névroses de cet âge, telles que l'épilepsie congéniale, les convulsions, l'hydrocéphale, etc. Enfin, si l'on fait attention à la grande activité de la circulation générale, à la vive sensibilité de la peau, à la délicatesse de son tissu, au grand nombre de ses vaisseaux capillaires, on conçoit que l'enfance doit être plus exposée que tout autre âge aux exanthèmes aigus, tels que la rougeole, la variole, la scarlatine, le millet, etc.; et si l'on ajoute à ces causes prédisposantes l'étroitesse du larynx chez le jeune enfant, on se rend facilement raison des invasions subites et des terminaisons funestes du croup et des diverses espèces d'angines.

DEUXIÈME ENFANCE, *pueritia*. La seconde enfance, beaucoup plus calme que la précédente, est néanmoins marquée par de nouvelles élaborations qui souvent portent atteinte à la santé et retardent l'accroissement. De nouvelles dents remplacent les premières; le travail qui continue de s'opérer dans les systèmes glanduleux et osseux fait craindre, comme dans l'âge précédent, les scrophules et les déviations des os du thorax et de la colonne vertébrale. Alors aussi est à redouter, à mesure que l'enfant approche de l'adolescence, la pernicieuse habitude de la masturbation.

ADOLESCENCE, *adolescentia*. L'adolescence commence, avons-nous dit, avec les premiers signes de la puberté, et se termine à l'époque où l'appareil de la génération est parvenu à son entier développement. Mais les limites de cette période varient selon le climat, le sexe, les localités et la manière de vivre. Sous les climats voisins de l'équateur, les hommes sont communément pubères dès l'âge de douze, de onze et même de dix ans; les jeunes filles le sont dès leur dixième, leur neuvième, et même leur huitième année. Dans les contrées septentrionales, au contraire, les hommes ne parviennent à la puberté que vers l'âge de dix-sept à dix-huit ans, et les femmes à quatorze ou quinze. D'où il suit naturellement que dans les pays tempérés, tels que la France, la puberté, moins précoce que sous le soleil brûlant de l'Asie ou de l'Afrique, moins tardive qu'en Suède ou en Russie, se manifeste ordinairement chez l'homme vers l'âge de quatorze à quinze ans, et à douze ou treize ans chez la femme; et que l'appareil générateur est complètement développé chez le premier à vingt-cinq, et chez la seconde à vingt-un ans.

L'époque de la puberté varie d'ailleurs dans des pays et même dans des cantons voisins les uns des autres, selon la position topographique : elle est plus précoce dans ceux que de hautes montagnes abritent des vents glacés du nord; elle est plus tardive dans ceux qui, situés sur le revers de ces mêmes montages, sont privés pendant la plus grande partie de la journée des rayons vivifians du soleil.

L'influence de la manière de vivre n'est pas moins remarquable, ainsi qu'on l'observe surtout en comparant les habitans des campagnes et ceux des villes. Dans celles-ci, l'inaction et la mollesse, l'usage des mêts excitans et des boissons spiritueuses, les spectacles propres à éveiller les désirs, les cercles, les bals, les romans, les tableaux voluptueux, exaltent toutes les forces vitales, et amènent la puberté au moins deux années plus tôt que chez l'actif et sobre laboureur.

Si pendant cette période de la vie la nature travaille particulièrement à déployer, dans l'homme comme dans la femme, les facultés génératrices, elle perfectionne en même temps toutes les autres parties de l'édifice humain. Elle donne à l'homme la force du corps et l'énergie de l'âme; à la femme la fraîcheur unie à la grâce, et toutes les qualités du cœur qui la rendent propre aux pénibles fonctions de la maternité. C'est à cet âge que se dessinent chez elle les élégans contours des seins, et que s'établissent les retours périodiques de la menstruation: Mais c'est alors aussi que mille affections diverses signalent ou accompagnent les premières apparitions du flux menstruel, que la dépravation du goût et de l'odorat, l'hystérie, la chlorose, la leucorrhée, et quelquefois la ménorrhagie, viennent troubler les premiers momens de la plus belle époque de la vie. Quelquefois aussi, chez la femme comme chez l'homme, la vivacité des premiers désirs, et plus souvent encore de funestes exemples, excitent à des jouissances prématurées ou à la déplorable habitude de la masturbation, qui détériore à jamais la constitution, et flétrit à la fois et l'esprit et le corps.

L'adolescence présente en outre quelques dispositions maladives qui tiennent particulièrement à la prédominance du système sanguin, et à l'activité avec laquelle se développent alors les organes contenus dans la poitrine : aussi est-ce pendant l'adolescence que surviennent le plus fréquemment les hémoptysies, les catarrhes pulmonaires aigus, les pleurésies, les péripneumonies, qui souvent amènent à leur suite des phthisies mortelles. D'un autre côté, on voit assez communément l'importante révolution que cet âge opère dans l'économie dissiper des maladies de l'enfance rebelles à tous les moyens thérapeutiques, telles que les affections convulsives, l'épilepsie, les scrophules, etc.

Age adulte. L'âge adulte, l'âge de *maturité*, qu'on nomme aussi *virilité* quand il s'agit des hommes, s'étend, comme nous l'avons dit, de vingt-un à cinquante ans chez la femme, et de vingt-cinq à soixante chez l'homme. Il comprend trois époques distinctes : 1°. la maturité ou la virilité croissante, l'âge adulte proprement dit, *juventus* des anciens (de vingt-un à trente ans chez la femme, de vingt-cinq à trente-cinq chez l'homme); 2°. la maturité ou la virilité confirmée, *constans ætas* (de trente à quarante ans chez la femme, de trente-cinq à cinquante chez l'homme); 3°. enfin, la maturité ou la virilité décroissante (de quarante à cinquante ans chez la femme, de cinquante à soixante chez l'homme).

Dans la première époque, l'accroissement en hauteur est terminé ; le corps devient moins svelte, moins élancé, et croît en largeur ; la physionomie prend un caractère propre et distinctif, et le tempérament spécial de chaque individu se prononce d'une manière plus positive. Toutes les parties de l'économie acquérant alors plus d'ampleur, plus de volume, les poumons sont eux-mêmes le siége d'un travail qui explique la fréquence de la phthisie pulmonaire pendant cette période de la vie, surtout lorsque cette affection est héréditaire.

Dès que l'on est arrivé à la maturité confirmée, tous les dangers qui menaçaient la poitrine sont dissipés, et, à moins de causes accidentelles, les phthisies deviennent rares. Le foie et le système veineux abdominal prédominent insensiblement ; d'où résultent l'augmentation de volume de l'abdomen, et la disposition à l'hépatite, à l'ictère, au choléra, au mélæna, à l'hypochondrie, aux hémorrhoïdes, aux varices, etc. C'est souvent à cet âge que la goutte, les rhumatismes, les dartres, l'asthme, les calculs rénaux ou vésicaux commencent à se manifester. Cependant il est vrai de dire qu'il existe alors entre toutes les fonctions de l'économie une sorte d'équilibre qui maintient le plus ordinairement la santé, et qui résiste efficacement à diverses causes de maladies dont l'influence suffirait pour compromettre l'existence à tout autre âge. La sensibilité nerveuse est concentrée à l'intérieur et moins facile à exciter que dans les âges précédens : aussi les sensations sont-elles moins vives, mais plus durables ; la fougue de la jeunesse a fait place au sang-froid, à la prudence, l'imagination à la réflexion et au jugement ; c'est l'époque des méditations sérieuses, des calculs de l'ambition ; c'est l'âge des grandes actions et des grands crimes.

Enfin arrive la dernière période de la maturité. Tout le corps prend de l'embonpoint ; l'abdomen devient plus saillant, la constitution tend à se rapprocher du tempérament lymphatique. Mais il n'est point d'organes qui indiquent mieux que ceux de la reproduction que l'on touche au déclin de la vie : dans les deux premières périodes, la vivacité des désirs qui invitaient l'homme à l'acte générateur, le bien-être qu'il éprouvait en les satisfaisant avec modération, et de plus, chez la femme, les retours constans et réguliers des menstrues, et le volume des mamelles, semblaient indiquer que la propagation de l'espèce était alors le principal vœu de la nature ; mais dès que la femme a passé l'âge de quarante ans, et l'homme celui de cinquante, les désirs vénériens se ralentissent, ainsi que la sécrétion spermatique ; le retour des menstrues n'a plus lieu avec la même régularité, et la quantité de sang évacuée chaque fois est souvent ou trop peu abondante ou excessive ; enfin tout annonce que le temps approche où cette hémorrhagie naturelle cessera complètement, et avec elle la faculté de concevoir.

Cette époque n'a rien de pénible pour l'homme, qui conserve même encore pendant quelques années son aptitude à la reproduction ; mais il s'en faut bien qu'il en soit de même chez la femme, et les dangers qui l'accompagnent lui ont fait donner à juste titre le nom d'*âge critique*. Souvent en effet cet âge est signalé par le développement de cancers aux seins ou à la matrice, et par une foule d'affections nerveuses qui revêtent les formes les plus variées.

La VIEILLESSE, *senectus*, le cinquième et dernier âge de la vie, qui commence à cinquante ans pour la femme, et à soixante seulement pour l'homme, offre, comme l'enfance et la virilité, trois époques distinctes : 1°. la verte vieillesse, *cruda viridisque senectus*, qui comprend, suivant le sexe, de cinquante à soixante, ou de soixante à soixante-dix ans, et qui ne présente encore que le prélude des infirmités ; 2°. la caducité, ou la vieillesse confirmée, *senium*, qui se prolonge jusqu'à quatre-vingts ans passés, et pendant laquelle apparaissent les signes les plus évidens de la décadence physique et morale ; 3°. enfin la décrépitude, *ætas decrepita*, dans laquelle l'homme traîne le reste de sa pénible existence, depuis quatre-vingts ou quatre-vingt-trois ans jusqu'à sa mort.

La verte vieillesse ne diffère de la virilité décroissante que par des nuances peu sensibles. Une foule de causes peuvent d'ailleurs en modifier la durée, et il n'est pas rare de voir des vieillards tomber dès cette première période de la vieillesse dans un état de décrépitude, et d'autres parvenir au contraire jusqu'à un âge très-avancé sans altération notable de leurs facultés. C'est le plus ordinairement dans le cours de cette première période qu'achèvent de s'effacer les caractères distinctifs du tempérament bilieux ou sanguin, qui a pu exister dans l'âge de consistance, et que reparaît peu à peu la constitution lymphatique, que nous avons observée déjà dans le premier âge de la vie. Le système veineux abdominal prédomine de plus en plus; le flux hémorrhoïdal est moins fréquent et moins abondant; mais il est souvent remplacé par l'hématurie ou les hémorrhagies uréthrales; la peau, devenue sèche et écailleuse, est le siége d'affections variées; les infirmités qu'a préparées l'âge précédent se prononcent davantage, et l'apparition de quelque affection maladive est même désirable, puisque les vieillards qui conservent trop long-temps tous les attributs de la santé sont plus exposés que les autres à être enlevés inopinément par les attaques d'apoplexie.

Dans la deuxième période, celle de la caducité, l'état de mollesse et de flaccidité de tous les tissus organiques, et le peu d'énergie des propriétés vitales, disposent au scorbut et à la gangrène sénile, aux ulcères spontanés et incurables, aux hernies abdominales, aux catarrhes chroniques des poumons, des intestins, de la vessie, aux diverses hydropisies, aux rétentions et aux incontinences d'urine et de matières stercorales. Des anomalies, ou une diminution plus ou moins marquée de l'action nerveuse, donnent lieu aux vertiges, à l'amaurose, à la dureté de l'ouïe ou à la surdité, au tremblement des membres ou de la tête, aux diverses espèces de paralysies, à l'insensibilité et à l'indifférence morales.

Enfin, dans la décrépitude, assailli d'une multitude de maux toujours croissans, privé successivement de toutes ses facultés, dans un état de démence sénile, l'homme arrive à sa dernière heure.

§ III. *Des Sexes.*

Le principal caractère distinctif des sexes résulte évidemment de la différence des organes de la génération; mais en outre toutes les parties de l'économie animale offrent des modifications particulières. Destiné par la nature à subvenir aux besoins de sa famille, soit en employant journellement ses forces physiques à de pénibles travaux, soit en appliquant aux sciences ou aux arts ses facultés intellectuelles, l'homme est plus grand, plus robuste, sa poitrine et ses épaules sont plus larges et plus charnues, la capacité de son cerveau est plus considérable. Au contraire, la femme, à qui le dépôt de la génération est confié, a un bassin plus spacieux pour qu'il se prête à la dilatation de la matrice pendant la grossesse, et au passage du fœtus lors de l'accouchement. Son tronc est plus long, ses jambes, ses cuisses et ses bras sont plus courts.

Elle doit à la prédominance du système lymphatique et à la molle flexibilité de ses tissus organiques, ses formes arrondies et les contours gracieux de ses membres. Le système nerveux est généralement doué chez elle d'une plus grande sensibilité, d'une susceptibilité plus rapide que chez l'homme; les impressions qu'elle éprouve sont plus vives mais moins durables; son esprit saisit plutôt les détails ou les nuances des objets que leurs rapports ou leurs liaisons éloignées; elle particularise ce que l'homme tend à généraliser; tout ce qui est affection a sur elle un empire absolu et détermine légèrement ses jugemens et ses actions : de là des changemens brusques de sentimens et d'humeur; de là cette prompte excitabilité qui la fait passer en un moment des pleurs aux ris, de l'éclat de la colère aux transports de l'amour. En un mot, si l'on peut établir une comparaison entre les deux sexes qui composent le genre humain, et deux des systèmes qui entrent dans notre organisation, la femme est à l'homme ce que le système nerveux est au système musculaire : aussi l'homme et la femme se ressemblent-ils dans les premiers mois qui suivent la naissance, alors que la vie n'est en quelque sorte que végétative. Mais bientôt leurs caractères particuliers se prononcent de plus en plus : la force, la hardiesse, la violence, sont l'apanage du petit garçon; la petite fille devient fine, douce, caressante; et plus tard la puberté achève d'établir entr'eux des différences évidentes. Chez l'homme, la production de la barbe, le changement du timbre de la voix, qui est d'abord rauque, puis forte, pleine et beaucoup plus grave que celle de la femme, signalent son aptitude à l'acte de la reproduction ; il acquiert rapidement alors, et le plus ordinairement sans trouble notable , les qualités physiques et morales que nous avons indiquées précédemment. Chez la femme, des phénomènes particuliers appellent une attention plus sérieuse. La puberté, beaucoup plus précoce, s'annonce par l'accroissement des mamelles et l'apparition des menstrues. Mais il ne faut pas croire que la puberté date uniquement du moment où la menstruation commence à prendre un cours réglé : d'une part , cette évacuation périodique peut se manifester et se manifeste en effet le plus communément avant que le corps soit suffisamment développé pour que la femme puisse être regardée comme réellement nubile ; et d'une autre part , on a de nombreux exemples de retards de la menstruation chez des jeunes filles qui présentent du reste tous les attributs de la puberté. A cette époque de la vie, les forces vitales, naguère employées à l'accroissement général, semblent se concentrer sur les organes sexuels. La matrice devient un nouveau centre d'actions , qui réagit sur le cerveau , et qui détermine des passions et des affections jusqu'alors inconnues : de là ces dépravations du goût, cet état de pâleur, de langueur, de tristesse , qui précèdent ou accompagnent chaque période menstruelle ; de là l'hystérie ou la nymphomanie , produites quelquefois par la continence trop long-temps prolongée , etc.

Telle est aussi dans l'homme l'influence de l'appareil de la génération et l'énergie que le fluide spermatique imprime à toute l'économie, que chez les individus privés par la castration des organes sécréteurs de ce fluide, la barbe et les poils cessent de croître, les traits se flétrissent, les saillies musculaires s'effacent, le système lymphatique l'emporte sur tous les autres, et qu'enfin l'eunuque, faible, presque nul sous tous les rapports sociaux, n'est plus susceptible ni de pensées nobles ni d'actions généreuses.

§ IV. *Des Tempéramens.*

M. Hallé a défini les tempéramens des différences entre les hommes, constantes, compatibles avec la conservation de la vie et le maintien de la santé; caractérisées par une diversité de proportions entre les parties constituantes de l'organisation, et assez importantes pour avoir une influence sur les forces et les facultés de l'économie entière.

C'est tantôt dans les systèmes organiques répandus dans toute l'économie, tantôt dans les organes particuliers de quelque fonction importante que se remarquent les caractères sensibles de ces différences : de là la distinction des *tempéramens* en *généraux* et *partiels.*

I. Tempéramens généraux. Ils sont caractérisés, 1°. par des différences dans les rapports mutuels d'étendue et d'activité entre les systèmes lymphatique et sanguin; 2°. par des différences de proportions respectives et de rapports mutuels entre le système nerveux et le musculaire : le premier étant considéré comme déterminant par son influence les actions organiques, et comme source de l'activité ; le second, comme constituant la partie matérielle de la force.

Rapports mutuels des systèmes lymphatique et sanguin. 1°. Une habitude molle, lâche et faiblement colorée, des formes arrondies, des chairs très-compressibles et peu élastiques, des dispositions à l'obésité, des cheveux d'un blond fade et d'une grande ténuité, une chaleur médiocre, une peau humide, un sang pâle et abondant en sérosité, sont les attributs ordinaires du *tempérament lymphatique* (phlegmatique ou pituiteux des anciens). Les individus de ce tempérament ont une physionomie tranquille, des sensations peu vives, peu profondes, peu rapides et par conséquent assez nettes ; leurs affections sont douces et paisibles, leur imagination est peu active, leur esprit est sage ; lents à exécuter comme à entreprendre, timides à l'excès, indifférens aux attraits de la richesse et des honneurs, comme aux plaisirs de l'amour ; incapables de grandes actions comme de grands crimes ; ils ont en tout le caractère de la médiocrité. Ce tempérament est celui des habitans des contrées froides et humides, telles que la Hollande ; c'est celui des enfans et de la plupart des femmes. Le coryza, les aphthes, les scrophules, le carreau, la leucorrhée, les hydropisies, sont les affections les plus fréquentes chez ces individus. Toutes leurs maladies sont peu intenses, lentes et d'une résolution difficile.

2°. Une habitude sèche et maigre, des formes bien prononcées, des veines saillantes, une peau sèche, serrée et rembrunie, des cheveux noirs et courts, tantôt plats, tantôt onduleux et crépus, une physionomie hardie, des yeux expressifs, un sang peu séreux et d'un rouge foncé, une chaleur vive et quelquefois ardente, dénotent la prédominance du système sanguin (tempérament bilieux des anciens). Les individus d'un tempérament sanguin se laissent souvent emporter par la fougue de leur imagination ou de leurs passions, et ne connaissent pas de bornes dans la carrière du bien comme dans celle du mal. Leurs maladies sont inflammatoires et aiguës.

3°. De l'équilibre des systèmes lymphatique et sanguin résulte un tempérament mixte, caractérisé par une coloration fleurie, un embonpoint médiocre, de légères saillies des muscles, qui laissent apercevoir leurs interstices sans les dessiner durement; une peau souple et ferme, des chairs consistantes mais compressibles et élastiques, des cheveux longs, de couleur plus ou moins foncée, mais toujours bien fournis. Les individus d'un tempérament lymphatico-sanguin (tempérament sanguin des anciens) ont une imagination riante et féconde; mais ils sont peu susceptibles de longues méditations; leur esprit, plutôt léger que réfléchi, est également accessible aux bonnes et aux mauvaises impressions. Ils naissent avec toutes les passions; mais ils savent les asservir. Leurs maladies parcourent ordinairement leurs périodes sans offrir de symptômes alarmans.

Rapports mutuels des systèmes nerveux et musculaire. C'est dans le système nerveux que réside la sensibilité, c'est-à-dire la propriété en vertu de laquelle nous percevons les impressions; c'est à raison de l'influence exercée par ce système sur le musculaire que celui-ci devient l'agent de nos volontés. Mais la susceptibilité, c'est-à-dire l'aptitude à recevoir des impressions, étant plus ou moins grande dans les divers individus, les différences qu'elle peut présenter établissent trois rapports distincts entre les systèmes nerveux et musculaire : 1°. ou la susceptibilité est exaltée, et il y a par conséquent prédominance du système nerveux; 2°. ou la susceptibilité est trop faible, et le système musculaire l'emporte; 3°. ou enfin la susceptibilité est dans une juste proportion avec l'action musculaire, et il y a équilibre des deux systèmes.

1°. Susceptibilité exaltée, ou prédominance du système nerveux. C'est particulièrement chez les femmes, et surtout chez celles des villes, qu'on observe cette exaltation de la susceptibilité. Elle est souvent associée chez elles avec la constitution lymphatique ; et l'élégance des formes, la légèreté des mouvemens, la vivacité des sensations indiquent même cette prédominance nerveuse. Incapables de réflexions prolongées, de méditations profondes, elles saisissent au premier coup-d'œil les moindres rapports des objets habituels de la vie; elles jugent avec le cœur plutôt qu'avec l'esprit , et s'abandonnant toujours aux premières impulsions de leur imagination mobile; elles sont absolues, mais inconstantes dans leurs volontés. Si, avec ces dispositions physiques et morales, elles sont de trop bonne heure jetées dans la société , si elles s'adonnent à la lecture des romans, si elles fréquentent les cercles et les théâtres, leur excessive susceptibilité dégénère bientôt en un état maladif, en véritables affections spasmodiques : le moindre bruit, la moindre odeur inaccoutumée, la plus légère blessure, produisent en elles ces symptômes nerveux que l'on désigne vulgairement sous le nom de *vapeurs*.

2°. Susceptibilité trop faible, ou prédominance du système musculaire. De cette prédominance résulte le *tempérament athlétique*, dont les signes extérieurs sont une tête petite, un cou gros et fort, surtout en arrière, des épaules carrées, une poitrine large et bombée, des muscles dorsaux et lombaires très-prononcés, les hanches larges, les membres revêtus de muscles dont les attaches et les interstices sont fortement dessinés; les articulations bien formées, la main et le pied peu volumineux en comparaison de l'avant-bras et de la jambe, le pied voûté et posant bien sur le sol, les tendons extenseurs des doigts et des orteils se faisant sentir sous les tégumens. Tels sont communément les bouchers, et surtout les porte-sacs des halles; tel est l'Hercule de Farnèse, tels Virgile nous a décrit les athlètes. La force est le principal mérite des individus ainsi constitués : grands mangeurs, grands buveurs, ne s'abandonnant à l'amour que par besoin physique; d'un caractère apathique, d'un esprit borné, incapables d'affections douces et d'efforts d'imagination : ils s'émeuvent difficilement, ils sont peu susceptibles de colère, mais une fois sortis de leur calme habituel, ils sont indomptables. Leurs maladies sont en général inflammatoires et ont une marche rapide.

3°. Susceptibilité modérée, ou équilibre des systèmes nerveux et musculaire. Cet heureux équilibre constitue un des tempéramens les plus avantageux, et se trouve assez souvent associé au tempérament *sanguin*. La force n'est pas colossale, mais néanmoins le corps est fort, les empreintes musculaires sont assez prononcées, l'œil est vif, les mouvemens s'exécutent avec aisance. Les individus de ce tempérament, que l'on peut appeler *fort*, ont l'esprit vif; leurs projets sont suivis d'une exécution facile; leurs passions sont tendres sans être molles; ils sont gais et braves; leur colère est dangereuse, parce qu'ils menacent et frappent tout à la fois. L'Achille d'Homère présente les dispositions morales, et l'Apollon du Belvédère les formes extérieures de ce tempérament.

Tels sont, parmi les tempéramens généraux, ceux dont les caractères sont les plus prononcés, et par conséquent les plus faciles à saisir. Mais de leurs combinaisons diverses résulte une infinité de tempéramens mixtes : on peut être plus ou moins sanguin, plus ou moins nerveux. La trop grande prédominance de l'un de ces tempéramens tend à l'état de maladie; et plus, au contraire, il y a d'équilibre entre tous les systèmes, plus on approche de ce *temperamentum ad pondus* des anciens, de cet état de santé parfaite qui n'est qu'un être de raison, de ce tempérament qui, selon l'expression de M. Husson, est à la médecine ce que le vrai beau est à la sculpture, ce que le point mathématique est à la géométrie.

II. Tempéramens partiels. Les tempéramens partiels résultent tantôt d'une disposition spéciale de l'un des systèmes généraux dans quelque région du corps, tantôt de l'action dominante d'un viscère sur toute l'économie.

Le système sanguin nous offre des exemples du premier genre de tempéramens partiels. Nous voyons la pléthore sanguine affecter différentes parties selon les divers individus, ou selon les divers âges, et déterminer ou des hémorrhagies nasales, ou des hémoptysies, ou des hémorrhoïdes, ou l'apoplexie, produire, en un mot, des phénomènes particuliers sans altérer le type de la constitution générale.

Les tempéramens partiels, produits par l'action prédominante de quelque organe, ne sont sans doute pas moins variés ; mais pour que l'on range parmi ces tempéramens les différences constitutionnelles qui résultent de cette influence, il faut qu'elles soient apparentes, constantes et régulières. Aussi M. Hallé admettait particulièrement deux tempéramens partiels, le catarrheux ou pituiteux, et le bilieux, en prenant ces deux dernières expressions dans un sens plus restreint que celui qu'elles ont communément.

Il assignait pour caractères au tempérament *pituiteux* la sécrétion abondante et habituelle d'une matière visqueuse et épaisse à la surface des membranes muqueuses, sans dérangement de la santé ; sécrétion à laquelle sont plus spécialement exposés les individus chez lesquels domine la constitution lymphatique. Ces individus ont sans cesse les cavités nasales engouées d'un mucus abondant ; ils expectorent tous les matins une certaine quantité de mucosités plus ou moins séreuses ; leurs digestions se troublent facilement, et ils rejettent alors sans effort et comme par régurgitation des glaires filantes, quelquefois acides. Les femmes sont en même temps très-sujettes aux catarrhes utérins.

L'abondance habituelle de la sécrétion bilieuse peut de même s'allier avec toutes les différences constitutionnelles dépendantes des systèmes généraux. On la rencontre quelquefois, quoique rarement, avec un teint fleuri, comme avec les signes extérieurs du tempérament lymphatique ; mais elle coïncide plus particulièrement avec le tempérament nerveux. Les individus chez lesquels domine le *tempérament bilieux* uni à la susceptibilité nerveuse, ont l'habitude du corps sèche, la peau pâle ou jaunâtre, les veines larges, les extrémités longues, le regard fixe, les yeux noirs et ardens ; inébranlables dans leurs attachemens, implacables dans leurs haines, ils poursuivent obstinément les objets de leurs passions ; leur esprit est constamment occupé d'une idée dominante, et ils impriment à tous leurs ouvrages le cachet de la méditation. C'est à ce tempérament porté à l'excès, et constituant plutôt un état maladif qu'un mode particulier de santé, que les anciens donnaient le nom de *tempérament mélancolique*. Les hommes qui ont en partage ce tempérament exagéré sont sérieux et taciturnes ; leur peau est sèche et peu perspirable ; ils sont sujets à des constipations opiniâtres : c'est parmi eux que l'on compte beaucoup de suicides, de visionnaires, de fanatiques ; c'est aussi parmi eux qu'on observe

le plus ordinairement la mélancolie, l'hypochondrie, la monomanie.

III. Sans entrer ici dans de plus longs détails sur
les tempéramens, nous nous contenterons d'observer que les différences par lesquelles les hommes
se distinguent les uns des autres ne sont pas toujours une conséquence nécessaire de leur première
manière d'être; que s'il en est d'innés, pour ainsi
dire, il en est d'autres qui résultent du genre de vie,
de l'éducation, des professions, et d'une infinité de
circonstances souvent inaperçues; qu'il faut par conséquent admettre, outre les tempéramens *naturels*,
des *tempéramens acquis*, c'est-à-dire résultant
des modifications qu'a subies la trame primitive
de notre organisation. Rien de si commun en
effet que de voir des individus délicats et débi-
les acquérir par les exercices et le régime une
force à laquelle ils semblaient ne pouvoir pas prétendre, et d'autres perdre par une indolente oisiveté tous les avantages d'une vigoureuse constitution.

§ V. *Des Habitudes.*

Telle est l'influence de l'habitude sur notre organisation, qu'on l'a considérée avec raison comme
une *seconde nature*. M. Hallé l'a définie une disposition constante dans la manière d'être affecté,
d'agir et de sentir, acquise par l'uniformité, la répétition régulière, ou la persévérance des mêmes
impressions ou des mêmes actions, disposition par
laquelle ces impressions ou ces actions sont mises en
harmonie avec nos organes et nos fonctions, et sont

conciliées avec les conditions ordinaires de notre existence et le maintien de notre santé.

L'enfant doit son aptitude à contracter des habitudes à sa susceptibilité vive et neuve, à son avidité de tout connaître : aussi se plie-t-il aisément à toutes celles qu'on veut lui faire prendre. Le vieillard, au contraire, ayant eu de fréquentes occasions de répéter les mêmes actes, de recevoir les mêmes impressions, a nécessairement des habitudes qui le rendent d'autant moins propre à en contracter de nouvelles. Ses facultés ayant reçu depuis long-temps une direction déterminée, il répugne aux changemens et à la nouveauté, et sa santé ne saurait supporter sans altération ce qui contrarie ses goûts et ses vieilles idées.

Les habitudes ont plus d'empire sur certains tempéramens que sur d'autres. Chez les individus d'un tempérament sanguin, elles sont peu fixes et analogues à la tournure gaie et riante de leur esprit. L'homme d'un tempérament bilieux est persévérant, moins par habitude que par l'opiniâtreté naturelle qui le porte à ne jamais se désister de ses volontés. Le lymphatique aime tous les actes réguliers, constans, uniformes ; son organisation lâche et molle peut se prêter, sans dérangement de la santé, aux nouvelles directions qu'on veut lui donner ; mais il trouve plus commode d'obéir à ses habitudes machinales. Celui chez qui domine la constitution athlétique n'est guère susceptible que des habitudes relatives à la force physique. Celui chez qui prévaut le tempérament nerveux est capricieux et léger comme la femme, et son inconcevable inconstance est le seul genre d'habitude qu'il puisse conserver.

On observe qu'un ciel uniforme, qu'une température constamment froide ou chaude, donnent également de l'uniformité, de la constance aux actes de la vie ; que les habitudes une fois acquises persévèrent chez l'Indien comme chez le Lapon ; au lieu que dans nos régions tempérées, les variations journalières de l'atmosphère semblent disposer notre organisation à n'avoir rien de stable.

On ne peut nier néanmoins que presque tous nos organes, presque toutes nos facultés, n'acquièrent, par la répétition fréquente des mêmes actions, des habitudes dont nous ne pouvons ensuite nous départir sans inconvénient. Tel individu ne peut se passer chaque jour de trois ou quatre repas ; tel autre ne peut en faire plus de deux sans être indisposé. L'un s'habitue à prendre chaque matin du café ; un second du thé, un troisième de la viande et du vin : aucun d'eux ne peut impunément changer son régime. La nature finit par vouloir impérieusement ce qu'elle refusait dans le principe : tel homme, qui se portait bien en ne prenant à chaque repas qu'une petite quantité d'alimens ou de boissons, s'accoutume peu à peu à manger et à boire plus que les besoins réels ne le comportent ; tel autre, accoutumé à dormir une partie de la matinée, prend la ferme résolution de s'éveiller et de se lever de grand matin, et au bout de quelque temps cette habitude n'a plus rien de pénible pour lui ; tel autre, à qui le tabac inspirait du dégoût, finit par s'y habituer, au point que le tabac lui devient aussi nécessaire que la nourriture. L'habitude fait des médicamens les plus actifs des substances inertes, et la dose d'opium qui suffit à peine pour procurer quelques heures de sommeil au malade qui en use depuis long-temps, serait plus que suffisante pour faire périr celui qui en prend pour la première fois. Si nous passions en revue toutes les actions des sens, les opérations de l'esprit, les affections de l'âme, nous verrions qu'en nous presque tout est habitude, que toutes nos facultés se trouvent ainsi coordonnées, et que s'il en résulte un assujettissement quelquefois incommode, c'est néanmoins un moyen de faire durer jusqu'à une vieillesse avancée la somme de vie que nous avons chacun à dépenser.

Dans l'âge de vigueur, il est sage sans doute de suivre le précepte de Celse, de ne faire contracter à notre santé aucune obligation, de la soustraire à tout ce qui peut l'asservir; car qui peut être sûr d'avoir toujours et les mêmes ressources et les mêmes loisirs, et d'achever sa vie au milieu du même concours de circonstances? Mais dans la vieillesse, l'économie ne pouvant plus se plier à de continuelles variations, il faut s'en tenir rigoureusement aux habitudes qu'une longue expérience nous a démontrées être les plus compatibles avec notre santé, notre constitution et notre genre de vie.

§ VI. *Des Idiosyncrasies.*

On attribue souvent à l'habitude ou au caprice des répugnances ou des inclinations particulières dues à une disposition spéciale, à une manière d'être individuelle, que les auteurs ont appelée *idiosyn-crasie*, et qui paraît dépendre uniquement de la vitalité propre de chaque organe. Loin d'être, comme les habitudes, le résultat de la réitération fréquente d'un même acte, les idiosyncrasies se manifestent souvent dès le début de la vie, et l'on connaît même des exemples d'idiosyncrasies héréditaires. Il est donc essentiel, lorsque les enfans manifestent des incli-nations ou des répugnances particulières, de s'at-tacher à découvrir si elles sont l'effet de l'imagination, du mauvais exemple, d'un vice d'éducation, d'une obstination répréhensible; ou si elles résultent d'une idiosyncrasie véritable, c'est-à-dire, d'une disposi-tion particulière, organique et innée, de la sensibi-lité. Dans ce dernier cas, les répugnances, quelque extraordinaires qu'elles paraissent, étant souvent insurmontables, la violence et l'opiniâtreté par lesquelles on tenterait de les vaincre pourraient avoir les plus graves inconvéniens; car l'on a vu, par exemple, un enfant devenir épileptique pour avoir été forcé de manger du fromage, pour lequel il avait une antipathie des plus prononcées.

Rien de plus varié que les idiosyncrasies, soit des organes qui servent à la nutrition, soit des organes des sens.

Tel aliment, généralement reconnu indigeste, est digéré avec la plus grande facilité par certains individus, qui sont au contraire grandement incom-modés par tel autre aliment d'une digestion ordinai-rement facile. La quantité d'alimens qui suffit à l'un serait insuffisante pour un autre, causerait une indigestion à un troisième. Un Espagnol, au rapport d'Amatus Lusitanus, éprouvait des anxiétés, des vomissemens, des diarrhées, toutes les fois que l'on mêlait, même à son insu, de la viande à ses alimens. Whytt cite une femme qui se trouvait mal lorsqu'elle avalait un peu de noix muscade, ou qu'on en mettait en contact avec quelque partie de son corps. Le célèbre Dehaen ne pouvait manger quelques fraises sans être bientôt pris de convulsions : Roose a connu une dame chez laquelle ces fruits déterminaient une éruption ortiée. Le docteur Wagner fait mention d'une personne que la moindre dose de manne faisait vomir, et cette substance produit le même effet sur moi. On a vu le sucre (Tissot), le café (Bayle), l'eau de fleurs d'oranger (Roose), déterminer de même des vomissemens, en vertu d'idiosyncrasies particulières. Dejean et Bayle citent des femmes chez lesquelles le miel, donné à l'intérieur, ou seulement appliqué sur la peau, agissait comme une substance vénéneuse. Enfin, rien de plus fréquent que les exemples d'érysipèles ou d'éruptions cutanées de diverses natures causés par l'usage des moules, des écrevisses, ou de certains poissons.

Les idiosyncrasies des sens ne sont pas moins remarquables. On assure que l'odeur du lièvre faisait évanouir mademoiselle Contat ; et si ce fait est exact, cette actrice célèbre a eu cela de commun avec le duc d'Épernon. Beaucoup d'individus ne peuvent supporter les émanations des chats, des souris, des rats. Bayle fait mention d'une personne chez laquelle l'odeur de la tanaisie produisait un malaise indéfinissable ; Wagner en cite une autre qui détes-

tait l'odeur du citron ; Dejean parle d'un homme
que l'atmosphère des cerises incommodait ; Odier a
vu une femme à laquelle l'odeur du musc causait
une aphonie qu'un bain froid faisait aussitôt cesser.
Il est des femmes auxquelles l'odeur du lis, de l'ambre, de l'œillet, de la rose, occasione des convulsions, et qui sentent avec plaisir celle du tabac,
ou même de l'assa-fœtida, et de certaines autres
substances non moins désagréables.—Les idiosyncrasies des sens de la vue sont plus rares : cependant on a observé des personnes qui ne peuvent
supporter telle ou telle couleur. Buchner et Tissot
rapportent qu'un jeune garçon tombait en épilepsie dès qu'il voyait du rouge. — Le sens de l'ouïe a
aussi ses idiosyncrasies particulières : suivant Rousseau, le son de la cornemuse déterminait chez
un individu l'incontinence d'urine ; le son de la
vielle était suivi du même effet chez un autre ; Bayle
eut des convulsions en entendant le bruit de l'eau
qui s'écoulait d'une pipe ; Paulini cite un homme
que la musique faisait vomir, et Pope ne pouvait
concevoir que l'on y trouvât le moindre plaisir. —
Les liaisons sympathiques qui existent entre les organes du goût et de l'odorat, ainsi qu'avec l'estomac, expliquent pourquoi la plupart des substances
d'une saveur désagréable répugnent en même temps
à l'odorat, et sont communément nauséabondes.
Peut-être faut-il ranger aussi parmi les idiosyncrasies du sens du goût les appétences irrésistibles et
insolites des femmes enceintes ou chlorotiques,
et de certains maniaques, et l'anthropophagie dont
quelques auteurs ont transmis d'horribles exemples.

Les idiosyncrasies méritent toute l'attention du médecin, comme celle du physiologiste. Souvent, en effet, dans l'exploration du pouls, les idiosyncrasies de la circulation, chez certains individus, peuvent occasioner des erreurs, et faire prendre pour un état maladif une fréquence, une petitesse, une dureté, une lenteur, ou même une intermittence habituelle des pulsations artérielles. Souvent, par l'effet d'une idiosyncrasie, un médicament énergique reste sans action ou en a une tout-à-fait contraire à celle qu'on avait lieu d'en attendre, et d'autres fois une substance ordinairement inerte devient un agent thérapeutique.

§ VII. *Des Professions.*

La nature a voué l'homme au travail : elle a voulu que, pour son plus grand avantage, il aidât ses semblables et qu'il en fût aidé, et que ses utiles occupations fussent en même temps pour lui une source de vigueur et de bien-être. Mais pour que ses travaux entretiennent ou affermissent sa santé, il faut qu'ils soient dans une juste proportion avec ses facultés physiques ou morales, qu'ils ne développent pas certaines parties de l'organisation aux dépens des autres, qu'ils permettent à un exercice salutaire de distribuer également dans toute l'économie les principes réparateurs, qu'ils n'y introduisent pas d'agens de destruction.

Les nombreuses professions auxquelles l'homme consacre le plus ordinairement sa vie étaient rangées en six classes par M. Hallé : 1°. les professions où l'homme est exposé aux diverses influences atmosphériques, soit dans un air pur, libre et renouvelé, soit dans des lieux où l'air se renouvelle difficilement, soit dans des lieux viciés par des effluves marécageuses, par des émanations animales, végétales ou minérales, soit au milieu d'une atmosphère brûlante, ou dans un air chargé de poussières plus ou moins malfaisantes; 2°. les professions où divers corps se trouvent en contact avec la peau, en imprègnent la surface, en altèrent ou en pénètrent le tissu, ou agissent sur elle mécaniquement; 3°. celles qui nécessitent différens genres d'exercices généraux ou partiels; 4°. celles dans lesquelles quelque organe des sens est spécialement en activité; 5°. celles qui exercent les facultés intellectuelles; 6°. celles enfin qui tendent à développer les passions.

Ceux qui se livrent à des travaux pénibles en plein air, comme les cultivateurs, sont exposés à toutes les intempéries atmosphériques, aux brusques variations du chaud et du froid, et par conséquent à toutes les affections dépendantes des changemens extrêmes de température, telles que les maladies inflammatoires, catarrhales, rhumatismales, les affections bilieuses, les fièvres intermittentes, etc.

Les hommes, dont les occupations exigent beaucoup de force musculaire sont exposés aux hémoptysies, aux hernies, aux inflammations de la poitrine et du bas-ventre.

Les professions sédentaires, telles que celles du portier, du tailleur, du tisserand, du cordonnier, et des nombreux ouvriers en soie de la ville de Lyon, sont peut-être encore plus préjudiciables à la santé

que celles qui demandent l'emploi des forces. La
plupart de ces ouvriers sédentaires ont une physionomie triste et débile, les jambes souvent cagneuses,
une taille mal proportionnée, une contenance qui
laisse reconnaître au premier coup-d'œil la posture
qu'ils prennent pour leurs travaux journaliers.

Leurs maladies sont celles du tempérament lymphatique. Dès leur enfance, les tumeurs scrophuleuses, les ophthalmies chroniques, le rachitisme, le carreau, les tumeurs blanches, et plus tard l'œdématie
des extrémités abdominales, ou des ulcères vari-
queux, viennent affliger leur pénible existence.
Quelques-uns habituellement courbés en avant,
comme les tailleurs, ou obligés, comme les tourneurs
et les cordonniers, de tenir un corps résistant appuyé contre leur poitrine, sont plus particulièrement exposés aux douleurs d'estomac, aux affections
du pylore, aux maladies organiques du cœur, à la
phthisie pulmonaire. A cette influence malfaisante
des professions sédentaires se joint très-souvent l'insalubrité des ateliers de travail ou des habitations,
situés ordinairement dans des lieux bas et humides,
et trop peu vastes pour le nombre d'individus qui
y vivent entassés.

D'autres travaux doivent à d'autres causes leur
action plus ou moins nuisible sur l'économie. Exposés à l'ardeur du feu, le chauffournier, le tuilier,
le forgeron, le verrier, dans une sorte d'état fébrile
continuel, sont bientôt secs, hâves, exténués; l'intensité de la lumière rend leurs yeux rouges et érail-
lés, et ils succombent fréquemment à des inflammations de poitrine qu'ils contractent en cherchant im-

prudemment à apaiser par un air frais la chaleur qui les dévore.

Les boulangers, respirant un air pulvérulent, obligés, dans les grandes villes, de travailler pendant la nuit et de donner au sommeil les heures où ils devraient jouir de la lumière et de la chaleur vivifiantes du soleil, sont en général pâles, d'une constitution molle, et sujets à la dyspnée, à l'asthme, à la phthisie.

Les bouchers, absorbant, par toute la surface de leur système cutané et de l'appareil pulmonaire, les molécules animales disséminées dans l'air qui les environne, doivent à cette atmosphère nutritive leur teint fleuri et leur embonpoint; mais ils sont exposés, par la putréfaction du sang ou des débris qui restent dans les tueries pendant les chaleurs de l'été, à des maladies que leur constitution athlétique rend beaucoup plus graves; et ils reçoivent par les mêmes voies les principes des maladies pestilentielles dont peuvent être atteints les animaux qu'ils abattent.

Sans parler des éboulemens qui menacent sans cesse la vie des carriers et des mineurs dans les souterrains profonds où ils travaillent, ni des gaz qui peuvent les asphyxier subitement, leur pâleur, leur bouffissure, leur disposition à l'hydropisie, aux rhumatismes, sont l'effet de l'air humide et froid auquel ils sont sans cesse exposés. Des hémoptysies, des ulcérations des voies aériennes, des phthisies, sont aussi produites chez les carriers par les particules anguleuses qui jaillissent de la pierre qu'ils taillent, et qui s'introduisent avec l'air dans les organes pulmonaires : telle est même chez eux la fréquence de la phthisie produite par cette cause, qu'ils la nomment communément *maladie de Saint-Roch.*

Il serait trop long d'esquisser ici le tableau des accidens et des affections souvent incurables que peuvent causer les exhalaisons métalliques et les acides minéraux. Le chaudronnier, le boutonnier, le graveur, et les divers ouvriers qui travaillent sur le cuivre, sont sujets à la toux, à la dyspnée, à l'asthme, à des coliques violentes, et ce n'est pas sans raison que ces affections ont été attribuées aux vapeurs cuivreuses qu'ils respirent. Les doreurs sur métaux, et tous ceux qui se servent de composés mercuriels, finissent par éprouver une sorte de paralysie, un tremblement habituel et des coliques analogues aux *coliques de plomb.* Mais c'est surtout à l'action funeste de ce dernier métal (du plomb) qu'un grand nombre d'ouvriers doivent leurs infirmités, leur misère et leur mort prématurée. C'est chez eux surtout qu'on observe une constipation habituelle, des diarrhées passagères, l'asthme, la paralysie et la colique métalliques. Les imprimeurs en lettres, qui travaillent tout le jour sur des caractères faits avec le régule d'antimoine et le plomb, les peintres en bâtimens, dont les couleurs contiennent presque toutes de la céruse ou quelque autre préparation saturnine, les potiers de terre et les faïenciers qui emploient les oxydes de plomb pour vernir leurs vases, se ressentent tous plus ou moins de cette influence pernicieuse. Enfin, lorsqu'on réfléchit que, selon les observations de M. Cadet de

Cassicourt, les ouvriers boulangers de Paris meurent ordinairement épuisés entre quarante et cinquante ans, que les étameurs de glaces ne pourraient vivre plus de dix ans s'ils n'interrompaient plusieurs fois leur métier, que le cordonnier atteint rarement l'âge de cinquante ans s'il exerce sans interruption le même état depuis son adolescence, qu'il périt annuellement en Angleterre un ouvrier sur trois (selon Sinclair) dans les manufactures de céruse, en voit que la plupart de nos besoins et de nos jouissances ne sont satisfaits qu'au prix de la santé et de la vie des malheureux.

Si nous jetons un coup-d'œil sur des professions plus relevées, nous reconnaîtrons qu'il y a presque toujours une proportion inverse entre le développement de nos forces physiques et celui de nos facultés intellectuelles, que le corps et l'esprit ne peuvent en quelque sorte s'accroître simultanément, que toute profession qui exige le travail exclusif de l'un occasione nécessairement l'affaiblissement de l'autre. La plupart des artisans, semblables à des machines montées régulièrement, exécutent chaque jour, dans le même temps et de la même manière, les mêmes actions; ne connaissant que les besoins physiques, ils n'occupent leur imagination que des moyens de pourvoir à leur existence, et la répétition constante des mêmes actes double leur force ou leur habileté. De même, l'homme adonné à l'étude acquiert peu à peu une facilité qui lui était d'abord inconnue; son esprit se met en harmonie avec les méditations profondes du philosophe, avec l'éloquence sublime de l'orateur, avec les nobles conceptions de l'artiste ou la verve du poète; il devient lui-même philosophe, orateur, artiste ou poète, selon les dispositions qu'il a reçues de la nature. Mais le plus communément, à mesure qu'il féconde par la culture ces heureuses dispositions, sa santé s'altère plus ou moins sensiblement. Rien de plus ordinaire que de voir les hommes célèbres dans les sciences, les arts ou les lettres, petits, chétifs et pâles. Leurs digestions sont habituellement pénibles; ce qui a fait dire avec raison que l'homme qui pense le plus est celui qui digère le moins. La vie sédentaire, à laquelle assujettit le travail du cabinet, ralentit et affaiblit les mouvemens musculaires, la circulation générale et la respiration; de là les constipations opiniâtres, les flatuosités, les obstructions abdominales, les hémorrhoïdes, le désordre des diverses sécrétions, les rétentions d'urine, les catarrhes et les paralysies de la vessie; de là aussi l'absence de la perspiration cutanée, et par suite des toux incommodes, des expectorations abondantes, et les nombreuses affections des organes pulmonaires. L'exaltation des fonctions de l'encéphale, la concentration vicieuse des forces vitales vers l'organe de la pensée, déterminent de vives céphalalgies, des chaleurs de tête, des palpitations. Souvent la défiance, la morosité, la tristesse, une excessive timidité, un état d'abattement, interrompent les savantes méditations et mettent en défaut la sagesse du philosophe: son état s'aggrave peu à peu, sa mémoire se trouble, ses idées s'obscurcissent; bientôt les affections nerveuses sont les fruits amers de son amour pour les sciences ou les arts.

L'hypochondrie, la mélancolie, la manie viennent attrister les derniers momens d'une vieillesse prématurée, et l'homme qui a fait ainsi à l'étude le sacrifice de sa santé, et quelquefois en même temps de sa fortune, n'a pas même la consolation de laisser après lui des héritiers dignes du nom qu'il leur transmet ; car c'est une observation faite depuis long-temps, que les hommes qui se sont illustrés en quelque genre que ce soit, sont la plupart morts sans postérité, ou n'ont eu que des fils doués de facultés intellectuelles très-bornées. Il est facile de concevoir en effet que, chez eux, les organes de la reproduction doivent partager l'état d'inertie des autres appareils de l'économie ; qu'indifférens aux plaisirs de l'amour, ils n'apportent dans l'union des sexes qu'une tiédeur que la nature réprouve : aussi Destouches a-t-il dit que :

> . . . . les grands esprits, d'ailleurs très-estimables,
> Ont bien peu de talent pour former leurs semblables.

§ VIII. *Des Différences que mettent entre les hommes les diverses circonstances dans lesquelles ils se trouvent placés pendant le cours de leur vie.*

Il existe une différence notable entre les professions dont nous venons d'énumérer rapidement les influences, et les circonstances de la vie dans lesquelles l'homme peut se trouver placé. Les premières sont ordinairement le résultat d'un choix ; les dernières sont amenées souvent par des causes étrangères à la volonté. Dans les premières, l'homme a pu consulter ses facultés, apprécier les convenances de l'état qu'il a choisi, en écarter, ou du moins en reconnaître d'avance les inconvéniens; les dernières, au contraire, ne sont presque toujours qu'éventuelles et inopinées.

Les principales de ces circonstances sont, 1°. les changemens de lieux et de séjour, 2°. l'état de la santé, 3°. celui de la fortune, 4°. la position politique, 5°. l'état de réclusion ou de liberté, 6°. le genre de vie, 7°. enfin les événemens qui produisent de vives émotions de l'âme.

A la première de ces divisions se rapportent les voyages, les événemens qui les traversent, les émigrations volontaires ou forcées, le changement de climat, etc. On conçoit combien peuvent être variés les effets que de pareilles causes peuvent déterminer.

Parmi les événemens relatifs à la santé qui sont du ressort de l'hygiène, nous devons noter particulièrement l'état de convalescence, qui présente des différences remarquables suivant la nature de la maladie, et selon les âges, les sexes, les tempéramens.

Après les maladies chroniques, les fonctions ne se rétablissent que lentement. La physionomie conserve long-temps une apparence morbide, l'appétit est long-temps languissant, les forces long-temps chancelantes; et, chez les sujets avancés en âge, toute l'économie se ressent indéfiniment de la secousse qu'elle a reçue.

Après les maladies aiguës, les premiers phénomènes de la convalescence sont ordinairement l'amaigrissement de tout le corps et la pâleur de la face. En même temps qu'il éprouve un bien-être produit par la cessation de la douleur ou du malaise, le convalescent a davantage le sentiment de sa faiblesse. Cette faiblesse s'étend aux facultés intellectuelles : la contention d'esprit cause une fatigue prompte et détermine la céphalalgie ou d'autres accidens. L'état de convalescence est aussi accompagné d'une augmentation de la susceptibilité nerveuse : de là les impatiences, les caprices. Le désir des alimens revient presque toujours plus vite que les forces digestives ; et les indigestions sont-elles aussi fréquentes que dangereuses. Il y a souvent de la constipation, une extrême sensibilité à l'impression du froid, une transpiration cutanée abondante durant le sommeil, et une excitation des organes génitaux.

La convalescence est rapide dans l'enfance et la jeunesse ; elle devient progressivement plus longue dans l'âge mûr et la vieillesse. Le rétablissement est plus prompt chez les individus forts et bien constitués ; il est plus lent chez les personnes faibles et habituellement souffrantes.

Toutes choses égales d'ailleurs, la convalescence est plus longue et les rechutes sont plus à craindre dans les endroits humides et peu aérés, dans les maisons que domine le sol voisin, dans les appartemens au rez-de-chaussée ; elle est plus courte dans le printemps et l'été que dans l'automne et l'hiver. En général, elle est moins longue à la suite des maladies franchement inflammatoires qu'après celles dans lesquelles il y a eu prostration des forces.

L'influence de la fortune, c'est-à-dire, de l'état d'opulence, de médiocrité ou d'indigence, mérite aussi une sérieuse attention. Sans doute la médiocrité de fortune, la simple aisance qui met au-dessus des besoins réels, qui maintient l'esprit dans le calme, et le corps dans un exercice modéré, est l'état le plus heureux pour la santé, et le plus favorable à la longue durée de la vie. Mais si nous comparons les deux extrêmes : d'une part, le riche, qui peut satisfaire tous ses besoins réels ou factices, et dissiper en folles dépenses sa fortune et sa vie ; de l'autre, le pauvre, consumant en pénibles travaux sa douloureuse existence, admettrons-nous l'opinion commune que les richesses et la pauvreté font également mourir prématurément : les premières, à cause du luxe, des passions, des excès de tout genre qu'elles mènent à leur suite ; la seconde, à cause des privations qu'elle impose ?

A la vérité, parmi les riches, les uns, livrés dès leur jeunesse au libertinage, ou obsédés plus tard des tourmens de l'ambition, de la jalousie, et de mille passions destructives, sont plus sujets à une foule d'affections nerveuses ; les autres, plongés dans la mollesse et l'oisiveté, indifférens à tout autre plaisir qu'à celui de la table, sont plus exposés aux douleurs de la goutte, aux attaques de l'apoplexie. Mais ni les uns ni les autres n'ont à supporter les intempéries des saisons ; leurs habitations sont salubres, leurs alimens sont apprêtés avec soin, leurs vêtemens sont appropriés aux saisons, leurs professions, s'ils en exercent, ne sont ordinairement ni pénibles ni dangereuses, ou du moins ils peuvent

en s'y livrant prendre toutes les précautions nécessaires pour écarter ce qui peut troubler leur bien-
être.

Les pauvres, au contraire, entassés en quelque
sorte dans des demeures basses et humides, mal
vêtus, mal nourris, tantôt exposés à l'ardeur d'un
soleil brûlant, tantôt endurant sans feu les rigueurs
de l'hiver; exténués par la fatigue ou par l'influence
délétère des métiers que l'indigence les condamne
à exercer, ne trouvent dans leur triste condition aucune compensation à tant de maux. Que l'on ajoute
à ces causes de maladies le découragement, l'habitude des boissons spiritueuses, par lesquelles ils
semblent chercher à s'étourdir sur leur triste position,
une sorte d'apathie, d'abrutissement, qui leur fait
négliger tout ce qui pourrait améliorer leur sort,
et l'on concevra facilement pourquoi, à Paris et
dans toutes les villes populeuses, la mortalité est si
grande parmi les pauvres.

Pour bien apprécier l'influence de la pauvreté,
il est surtout important d'en considérer l'origine.
Nul doute, en effet, que l'homme qui est né pauvre,
qui n'a jamais connu les douceurs de l'aisance, dont
l'esprit et le corps se sont façonnés dès la jeunesse
aux rudes travaux, aux privations de tous genres,
ne supporte l'indigence beaucoup plus facilement
que celui qui s'est vu dépouillé d'une grande fortune par des revers inattendus. En proie aux regrets
causés par le souvenir de ses jouissances passées,
entouré quelquefois d'une famille nombreuse, dont
il a peut-être à se reprocher la ruine, abandonné
communément de ceux qu'il croyait ses amis,

seul et tout entier aux tourmens de sa mémoire, il devient triste et mélancolique, sa santé s'altère, ses forces physiques et morales diminuent de jour en jour; il finit par périr de consomption, ou tomber dans une aliénation souvent incurable.

Ce que nous disons de l'influence que peut avoir la perte des richesses, peut être dit aussi de la situation politique. Souvent l'homme se trouve porté rapidement des premiers aux derniers rangs de la société, et passe en un moment des jouissances aux privations, du pouvoir à la dépendance : déçu dans ses espérances, froissé dans sa vanité, incapable quelquefois de plier ses habitudes à la vie simple à laquelle il est réduit, il n'est pas moins vivement affecté de la perte de ses dignités que de celle de sa fortune pécuniaire, et sa santé éprouve bientôt de funestes secousses.

L'état de réclusion et de liberté peut aussi déterminer dans notre économie des modifications essentielles. Tel est l'attrait qu'a pour l'homme l'état de liberté, c'est-à-dire, la faculté de se transporter quand il lui plaît d'un lieu dans un autre, que nous voyons chaque jour des malheureux accablés par l'âge, la misère ou les infirmités, refuser l'asile que leur offrent les hospices. Aussi la privation de ce bien précieux, la réclusion, cet état d'impuissance qui fait désirer les choses mêmes auxquelles on n'aurait jamais songé, exerce-t-elle toujours une influence essentiellement débilitante; et lorsqu'au tourment de la réclusion solitaire se joint l'interdiction de toute espèce d'occupations, des livres, du papier, etc., combien ce pénible dénuement ne doit-il pas encore ajouter à cette influence pernicieuse !

Si nous considérons le tableau que nous présentent nos prisons, nous voyons les détenus, innocens ou coupables, simplement prévenus ou déjà condamnés, enfermés seul à seul dans d'infects cachots, ou entassés dans des salles étroites, perdre en peu de temps la santé florissante dont ils jouissaient lors de leur entrée ; nous observons des rhumatismes, des diarrhées, des catarrhes opiniâtres, l'étiolement et la mollesse des chairs, la bouffissure, l'anasarque, le scorbut, les cachexies diverses, la langueur et l'affaiblissement au physique comme au moral ; tristes et inévitables effets de l'insalubrité, de l'humidité continuelle, des exhalaisons méphitiques, et d'un ensemble de causes dont nous ne retracerons point ici l'affligeant détail.

La réclusion volontaire, celle, par exemple, à laquelle se vouent certains ordres religieux, ne peut-elle pas aussi avoir une influence dangereuse lorsqu'elle se trouve trop en opposition avec la vie active qu'on avait menée auparavant, avec les goûts et les habitudes que l'on avait contractés, ou bien avec les inclinations que développent l'âge et la constitution ? Cette influence ne devient-elle pas plus fâcheuse encore par l'observance de règles parfois trop austères, par les jeûnes trop prolongés, par l'abstinence, par les contemplations mystiques, qui exaltent au plus haut degré la susceptibilité nerveuse, et jettent le trouble dans toutes les fonctions organiques ? Quelque jugement qu'on porte sur les motifs de sa résolution, l'homme qui se voue à la retraite, qui renonce à tous les rapports ordinaires de la société, qui s'impose des privations, qui se soumet à des peines volontaires, mérite que l'on veille à sa conservation, et que, tout en respectant ses pieuses intentions, on le garantisse des suites fâcheuses que pourraient avoir les excès de son zèle.

Mais combien méritent à plus forte raison toute la sollicitude du médecin ceux que des événemens imprévus font passer par toutes les vicissitudes des affections de l'âme, ceux surtout que des malheurs irréparables, que des pertes douloureuses ont plongés dans l'affliction, en les frappant dans leurs objets les plus chers!... Nous ne pourrions décrire ici les atteintes profondes que les chagrins portent à notre économie sans anticiper sur des considérations qui trouveront plus naturellement leur place dans la cinquième classe (*percepta*) des choses qui font la matière de l'hygiène.

DEUXIÈME PARTIE.

MATIÈRE DE L'HYGIÈNE.

La matière de l'hygiène est pour l'homme dans l'état de santé ce que la matière médicale est pour l'homme malade : c'est l'ensemble des choses qui, par leur influence bien ménagée, ou leur usage convenable, sont propres à concourir à la conservation de la santé.

Les anciens désignaient tous les objets qui font la matière de l'hygiène sous le nom de *choses non naturelles* (1), et les divisaient en six classes sous

(1) Quelque sens métaphysique que l'on veuille donner au mot *naturel*, comment appeler *non naturelles* les choses les plus nécessaires à notre existence, l'air, les alimens, le sommeil, etc.? Cette expression, que l'on ne saurait comprendre sans un commentaire, a été tirée d'un passage de Galien, où cet auteur divise en trois classes tout ce qui concerne l'économie du corps humain. A son exemple, on a nommé *choses naturelles* celles qui sont inhérentes à la nature de l'homme, savoir : les tempéramens, les parties solides et fluides, les fonctions de la vie, et les élémens (le feu, l'air, la terre et l'eau); on a appelé *choses non naturelles* celles qui n'entrent pas dans la composition du corps humain, bien qu'elles entretiennent la vie et la santé lorsqu'on en use avec discernement, et qu'elles soient bonnes en elles-mêmes : ces choses sont celles que nous réunissons ici sous le nom de *Matière de l'Hygiène* ; enfin on a appelé *choses contre nature* les maladies, les causes des maladies, et les symptômes des maladies.

les titres suivans : 1°. l'air, 2°. les alimens et les boissons, 3°. les matières qui sont évacuées et celles qui sont retenues au dedans du corps, 4°. le sommeil et la veille, 5°. le mouvement et le repos, 6°. les affections de l'âme. (Sanctorius y ajouta ensuite un chapitre sur les jouissances attachées au rapprochement des sexes.) Nécessairement, sous le titre *air*, ils comprenaient les considérations sur les vêtemens, qui sont une de nos garanties contre les influences atmosphériques ; sous celui de *matières évacuées* ou *retenues*, ils renfermaient aussi tout ce qui tient à la propreté et à l'entretien des parties extérieures du corps ; sous le titre *affections de l'âme*, ils comprenaient aussi les impressions reçues par les sens ; enfin sous le titre *mouvement* et *repos*, ils devaient traiter non-seulement des exercices du corps, mais aussi des occupations intellectuelles elles - mêmes, et en général de l'exercice de toutes les facultés.

De nos jours, M. John Sinclair a proposé une division différente ; il a partagé la matière de l'hygiène en deux grandes classes : 1°. les choses essentielles à l'homme dans toutes les situations où il peut se trouver, et même dans l'état de nature ; 2°. les choses moins essentielles, mais néanmoins fort importantes. Dans la première classe, il place l'air, les boissons, les alimens solides, la digestion, l'exercice, le sommeil, et l'empire sur les passions ; dans la seconde, les vêtemens, les habitations, les voyages et les changemens de séjour, les coutumes et les habitudes qui intéressent la santé, les bains, les remèdes à porter aux accidens subits et imprévus ;

enfin, dans un dernier article, il rassemble tout ce qui a rapport aux conditions de la vie sociale, à l'éducation, aux professions, au mariage, aux occupations agréables et aux plaisirs.

Cette distribution était trop vicieuse pour satisfaire l'esprit méthodique de feu M. Hallé. Boerhaave, en parlant des causes des maladies, dans ses Instituts de médecine, les avait rapportées à quatre classes principales (*applicata*, *ingesta*, *excreta* et *gesta*). M. Hallé crut devoir appliquer à la matière de l'hygiène la division de l'illustre professeur de Leyde, en y ajoutant deux nouvelles classes (*circumfusa* et *percepta*). Il rangea donc en six classes toutes les choses qui constituent la matière de cette science : 1°. les choses environnantes (*circumfusa*); 2°. les choses appliquées à la surface du corps (*applicata*); 3°. les choses introduites au dedans de nous par les voies alimentaires (*ingesta*); 4°. les matières à rejeter hors du corps (*excernenda*); 5°. les actions exercées par les mouvemens volontaires (*gesta*); 6°. enfin les impressions reçues par les sens, les perceptions, et en général tout ce qui dépend de la sensibilité (*percepta*).

Nous examinerons, à son exemple, la nature et le nombre des choses comprises dans chacune de ces divisions, leur influence sur nos organes et nos fonctions, les effets qui résultent des excès ou des abus de leur usage.

CLASSE I.

Choses environnantes (*Circumfusa*).

Nous comprenons sous la dénomination de *choses environnantes*, 1°. l'atmosphère, c'est-à-dire l'air et les matières qui y sont suspendues et en état de liberté, ou dissoutes et en état de combinaison, le principe de l'électricité, si abondamment répandu autour de nous ; la chaleur et la lumière, les révolutions naturelles de l'atmosphère, soit régulières, soit irrégulières ; 2°. les localités, les habitations et tout ce qui peut influer sur leur salubrité.

CHAPITRE Ier. *Atmosphère.*

L'atmosphère, ou l'air atmosphérique, est le fluide élastique et invisible dans lequel nous vivons, et qui environne de toutes parts la terre jusqu'à une hauteur de quinze à seize lieues. Ce fluide, considéré par les anciens comme un élément, mais décomposé depuis par les chimistes, indispensable à l'entretien de la respiration et de la vie, contribue puissamment au bien-être de l'économie animale lorsqu'il réunit les qualités les plus favorables, et donne naissance, dans certains cas, à des maladies aussi multipliées que les causes qui peuvent l'altérer. Il importe donc de connaître les qualités avantageuses ou nuisibles de l'air atmosphérique, leur action sur l'économie, et les effets qui peuvent résulter de la réunion de quelques-unes d'entr'elles, ou du mélange d'émanations plus ou moins pernicieuses.

§ I⁰ʳ. *De l'Air dense et de l'Air raréfié.*

Pour rendre plus intelligibles les phénomènes de la pesanteur de l'air, les physiciens représentent ce fluide éminemment élastique, comme disposé par colonnes formées d'un grand nombre de couches superposées, dont la base presse contre la surface de la terre, et dont le sommet s'élève jusqu'à la région la plus reculée de l'atmosphère. Ils ont constaté, par de nombreuses expériences, qu'au niveau de la mer la pesanteur de l'air maintient le mercure à la hauteur de vingt-huit pouces dans le tube du baromètre, et que l'on peut toujours connaître le poids d'une colonne atmosphérique en multipliant sa hauteur par l'étendue de la surface sur laquelle repose sa base. D'après ces données, la pression de la colonne d'air que supporte, par tous les points de sa surface, un homme de moyenne taille, a été évaluée à un poids de trente-trois mille six cents livres; mais loin de nous être pénible, cette pression doit être considérée comme une des conditions de la vie : nous en avons la preuve dans les effets que déterminent les moindres variations de cette pesanteur.

Il est évident qu'à mesure qu'on s'élève au-dessus du niveau de la mer, la colonne d'air atmosphérique diminue de hauteur; que, par exemple, au sommet d'une montagne de six cents toises, la colonne d'air a six cents toises de moins qu'au pied de cette même montagne; que la pression qu'elle exerce doit par conséquent être moindre, et que la densité de l'air à cette élévation doit être diminuée dans la même proportion (1).

Mais par la même raison que nous respirons un air de plus en plus raréfié à mesure que nous nous élevons, nous trouvons au contraire un air de plus en plus dense si nous descendons dans des lieux souterrains, tels que les carrières ou les mines; et ces deux conditions différentes de l'atmosphère, la densité ou la raréfaction, peuvent influer sur notre économie.

Lorsque l'air est trop dense, que le mercure s'élève dans le baromètre à plus de vingt-huit pouces, ce qui ne peut avoir lieu qu'au-dessous du niveau de la mer, la respiration devient plus lente, parce qu'il pénètre à chaque inspiration une plus grande quantité d'air dans les poumons. Mais l'influence fâcheuse des émanations souterraines compense ce que pourrait avoir de salutaire cette augmentation de la quantité de l'air sous un même volume.

Lorsqu'au contraire l'air est trop raréfié, comme sur les hautes montagnes, la respiration est haletante et pressée, parce qu'il faut une activité plus grande des mouvemens respiratoires pour faire arriver aux poumons la quantité d'air nécessaire à l'entretien de la vie. L'accélération du pouls, un malaise général, une disposition au vomissement, une fatigue

---

(1) L'observation a démontré que quand les hauteurs sont en progression arithmétique, les densités correspondantes sont en progression géométrique; et qu'à l'élévation où nous vivons, une ligne de diminution dans la colonne de mercure du baromètre répond à une différence de douze toises et demie en hauteur verticale.

extrême au moindre mouvement, sont les effets
de cette diminution de densité, et ces phénomènes
se manifestent à des hauteurs variables, selon la constitution des individus et suivant les circonstances
particulières de leur ascension : ils se déclarent plus
tôt lorsqu'on gravit une montagne, que lorsqu'on
s'élève au moyen d'un aérostat, parce que, dans
le premier cas, l'effet que produit la diminution
de la pression atmosphérique se complique avec la
fatigue que l'on éprouve à monter.

À des hauteurs considérables, la raréfaction de
l'air est telle que toute l'accélération possible de la
respiration serait insuffisante, et que l'asphyxie serait inévitable. Mais il n'est pas même donné à
l'homme d'arriver jusqu'à ces régions ; divers phénomènes étrangers à la respiration l'arrêtent lorsqu'il veut franchir les limites que lui a prescrites
la nature : ses vaisseaux et tous ses organes intérieurs, n'étant plus suffisamment comprimés par
l'atmosphère, cèdent à l'action des fluides qu'ils
contiennent, et de là l'emphysème et des hémorrhagies dues uniquement à l'expansion de toutes
les parties du corps. Tel est l'effet qu'a éprouvé
l'illustre de Humboldt sur le Chimboraço (l'une des
Cordillières), à la hauteur de dix - neuf mille cinq
cents pieds. Respirant à peine dans un air dont la
densité était réduite de plus de moitié, éprouvant le
froid le plus perçant, perdant du sang par les yeux,
les lèvres et les gencives, il contemplait encore avec
regret, à deux mille cent quarante pieds au-dessus
de sa tête, le sommet qu'il fallait renoncer à atteindre.

L'art ne possède aucun moyen d'augmenter ou de diminuer la pression de l'atmosphère. Le changement d'habitation est la seule ressource qu'aient les individus qui ont besoin d'un air plus ou moins raréfié que celui au milieu duquel ils se trouvent. Les habitations élevées, dans un air vif, selon l'expression ordinaire, conviennent en général aux constitutions molles; elles seraient, au contraire, nuisibles à celles qui sont prédisposées aux inflammations de poitrine, à la phthisie, aux anévrysmes et aux diverses hémorrhagies.

§ II. *De l'Air chaud et sec.*

La physique nous apprend que le calorique, ou la matière de la chaleur, tend à se distribuer uniformément dans tous les corps, à établir entre eux l'égalité de température. Notre chaleur vitale étant de 29° ½ R., nous devrions, d'après cette loi, céder du calorique à l'air environnant, et éprouver un sentiment de froid tant que la chaleur atmosphérique est moindre que la nôtre. Mais il n'en est point ainsi : la force physique qui tend à établir un équilibre de température entre les corps inégalement échauffés, n'a pas d'empire sur ceux qui sont doués de la vie. Notre chaleur vitale est constante ou au moins peu variable : elle est tenue dans une sorte d'isolement par le principe qui nous anime, et nous devons considérer le calorique libre qui existe dans l'air chaud comme un agent particulier qui ne se combine point avec nos parties, mais qui détermine sur elles des impressions plus ou moins vives.

Souvent l'air nous semble chaud lorsque le thermomètre ne marque que quelques degrés au-dessus de 0 R.; mais alors l'impression qu'il nous fait éprouver n'est que relative, et il ne nous paraît tel que par comparaison avec la température qui a précédé. L'air n'est véritablement chaud que lorsqu'il fait monter le mercure du thermomètre à environ 20 degrés, et cette qualité de l'air peut s'allier également avec la sécheresse ou l'humidité.

Lorsque l'air est sec et modérément chaud, son impression augmente l'activité de nos organes, accélère leurs mouvemens, et porte son influence excitante sur toutes les fonctions, dont il rend l'excitation plus prompte et plus facile. Mais si la chaleur devient trop grande, elle épuise les forces et jette tous les systèmes dans le relâchement : la digestion languit, la soif est vive, et se renouvelle avec la plus grande promptitude ; le ventre est resserré, les urines sont abondantes et très-colorées ; la circulation est plus active, mais les pulsations artérielles offrent de la mollesse ; la respiration est fréquente, et la transmutation du sang veineux en sang artériel s'opère d'une manière plus prompte et plus parfaite. Les appareils sécréteurs et exhalans présentent le même surcroît d'énergie, et tous les troubles morbides qui surviennent pendant cette constitution atmosphérique s'accompagnent de quelques phénomènes dus à la surabondance de la sécrétion bilieuse. La nutrition, au contraire, semble ralentie, et est même souvent insuffisante pour l'entretien des forces : de là un sentiment de débilité, de l'aversion pour le mouvement, la faiblesse des sensations, l'engourdissement des facultés intellectuelles, en un mot l'accablement physique et moral.

L'air trop chaud prédispose aux hémorrhagies, aux inflammations du cerveau et de ses annexes, aux affections aiguës de l'appareil digestif et aux éruptions cutanées. Il propage les contagions, en facilitant l'expansion de leurs principes; souvent même il donne naissance aux épidémies, en accélérant la décomposition des substances organiques, et se chargeant de leurs exhalaisons.

L'influence excitante de l'air chaud et sec peut être très-utile dans les maladies caractérisées par l'inertie des mouvemens organiques et la langueur des fonctions, telles que les scrophules, le rachitisme, les rhumatismes, la leucophlegmatie, etc. Tous ceux que leur constitution prédispose à ces maladies devront donc rechercher cette double qualité de l'atmosphère, comme le moyen le plus efficace de prévenir ou d'arrêter leur développement.

On peut se procurer artificiellement un air chaud et sec en chauffant plus ou moins les appartemens.

Le séjour dans une atmosphère chaude et sèche est, au contraire, très-défavorable aux individus d'une constitution irritable, d'une sensibilité excessive, aux malades atteints d'affections dans lesquelles les forces toniques des divers systèmes sont dans un état d'exaltation. On doit rechercher alors un air tempéré, qui permette aux fonctions de revenir à leur rhythme naturel. On obtient cette température en se plaçant dans un lieu inaccessible aux rayons du soleil, et que l'on arrose fréquemment.

§ III. *De l'Air chaud et humide.*

L'atmosphère est comme le réservoir des particules aqueuses que l'évaporation enlève continuellement à toutes les masses d'eau, tant stagnantes que courantes. Tant que la quantité de cette eau atmosphérique n'excède pas la faculté dissolvante de l'air, elle est combinée avec lui comme un gaz avec un autre gaz, et sa présence n'est pas sensible; mais si, par la diminution de la température ou par quelque autre cause inconnue, la quantité de vapeurs est plus que suffisante pour que l'air en soit saturé, ces vapeurs se condensent; elles reprennent leur état liquide, et se précipitent en pluie ou restent suspendues sous la forme de brouillards ou de nuages : c'est alors que nous disons que *l'air est humide.*

Cette humidité jointe à la chaleur est la plus débilitante de toutes les constitutions atmosphériques. Elle frappe tous les tissus d'un relâchement remarquable; et, en détruisant l'énergie des organes, elle trouble les fonctions qui leur sont confiées. L'appétit et la soif sont presque nuls, la digestion stomacale est lente et imparfaite, les matières des déjections sont plus abondantes et plus humides, le pouls est plus mou, moins vif, moins fréquent. La respiration semble laborieuse, par le peu de contractilité des muscles inspirateurs. Probablement aussi, qu'en raison de l'impression débilitante que l'humidité détermine sur la surface pulmonaire, une moindre quantité d'oxygène est absorbée, et que le sang artériel est moins vivifiant. D'une part, la peau, en contact avec un air imprégné de molécules aqueuses, absorbe une portion de ces molécules, et les verse dans le torrent de la circulation, d'où résulte une augmentation du poids du corps, selon l'observation de Fontana, de Keil, de Robinson, etc. ; d'une autre part, tenue dans un état d'expansion par l'action du calorique, elle donne passage à une abondante transpiration qui ajoute à la faiblesse générale.

Le système musculaire éprouve particulièrement l'influence de la température chaude et humide ; les mouvemens sont difficiles et déterminent une prompte fatigue et un état d'accablement : aussi dit-on communément alors que *l'air est lourd*, bien qu'en réalité il soit moins pesant que dans les circonstances ordinaires.

Si cette constitution atmosphérique persiste pendant long-temps, toute notre économie prend peu à peu les attributs des tempéramens lymphatiques : aussi est-elle essentiellement nuisible aux femmes, aux enfans, aux individus cachectiques, à tous ceux dont les chairs flasques et la peau décolorée sont disposées à la bouffissure et à l'infiltration. C'est alors surtout que l'on observe les phlegmasies chroniques des membranes muqueuses, et particulièrement de celles qui tapissent les voies alimentaires, des fièvres intermittentes, simples ou pernicieuses, le scorbut, l'hydropisie. C'est aussi sous l'influence d'un air chaud et humide que les épidémies étendent au loin leurs ravages.

L'action relâchante de l'air chaud et humide peut

être avantageuse aux individus d'une constitution sèche et bilieuse ; à ceux dont les organes sont dans un état habituel de sur-excitation. Elle peut être utile dans toutes les maladies caractérisées par une exaltation des forces vitales, particulièrement dans toutes les phlegmasies aiguës. On produit artificiellement une température analogue en vaporisant dans la chambre du malade une certaine quantité d'eau ; ou, s'il suffit d'une action locale, en dirigeant sur l'organe affecté des vapeurs aqueuses ou tout autre liquide émollient.

§ IV. *De l'Air froid et sec.*

L'air est sec et froid lorsqu'il ne contient pas d'eau sensible à nos instrumens hygrométriques, et que son calorique libre est à peine suffisant pour tenir à o le mercure du thermomètre. Dans nos hivers, il est beaucoup plus froid encore, puisque le thermomètre marque souvent 8 et même 10° — o, et qu'on l'a vu descendre jusqu'à 15 ou 16—o. De là des différences essentielles entre les effets déterminés par le froid, selon qu'il est modéré ou excessif.

Les effets généraux d'un air sec et médiocrement froid sont de diminuer la transpiration cutanée, de stimuler modérément les organes, d'affermir tout le corps, d'augmenter la force des muscles sans ôter aux membres de leur souplesse, et par conséquent d'accroître l'agilité des mouvemens. Le froid, qui d'abord resserre la peau, excite chez les sujets forts et bien nourris une réaction salutaire. Cette constriction cesse, une chaleur agréable se manifeste par l'exercice ou par un effort spontané de la nature; les fonctions s'exécutent avec plus de régularité et de perfection. La digestion est prompte et facile; on prend plus d'alimens à chaque repas, et néanmoins l'appétit renaît plus tôt. Les évacuations alvines sont plus compactes et moins abondantes; les urines sont copieuses, sans doute dans un rapport inverse à la transpiration cutanée. Les facultés morales se ressentent aussi de l'influence de cet état de l'atmosphère : on est, à la vérité, moins sensible, il faut une impression plus forte pour déterminer une sensation un peu vive; mais les passions ont plus d'énergie, l'attention est plus soutenue, la réflexion plus profonde.

Pour que le froid produise ces effets, il faut, avons-nous dit, que les forces vitales soient capables de réagir efficacement contre son impression : aussi, loin de déterminer cette espèce de bien-être chez les individus affaiblis par l'âge, les privations ou les maladies, il pervertit l'exercice de toutes les fonctions assimilatrices. En général, il est nuisible aux enfans, aux vieillards, aux personnes nerveuses, aux convalescens, aux asthmatiques, etc. Il est très-convenable, au contraire, aux tempéramens lymphatiques, aux individus scrophuleux, et généralement à tous ceux dont les fonctions sont dans un état de langueur.

Si l'atmosphère reste long-temps froide et sèche, on conçoit que, la digestion et la circulation s'exerçant avec activité, et les excrétions étant au contraire peu abondantes, il doit en résulter un excès de nutrition, une pléthore, qui prédispose aux inflammations des viscères et aux hémorrhagies. On conçoit aussi que cet état de l'atmosphère serait nuisible dans les maladies aiguës, et que son action tonique ajouterait à l'intensité des accidens morbides.

Le froid rigoureux et continuel produit des effets tout différens. Il supprime la transpiration cutanée, il resserre la fibre organique, il engourdit la contractilité musculaire, il gêne le mouvement des articulations, il ôte par conséquent au corps sa souplesse et son agilité, il entrave son accroissement. Des vêtemens chauds et un exercice non interrompu peuvent seuls préserver des suites funestes qu'aurait son action prolongée. L'homme exposé, dans l'état de repos, à toute l'intensité du froid, éprouve d'abord un tremblement convulsif, puis une roideur articulaire presque inflexible ; son sang cesse de circuler ; sa peau devient pâle ou violette ; il s'engourdit, s'endort, et passe du sommeil à la mort.

§ V. *De l'Air froid et humide.*

Le froid humide est de toutes les constitutions atmosphériques celle qui nous affecte le plus péniblement. Sous son influence, le système capillaire est dans un état de resserrement remarquable ; le sang est refoulé vers les parties intérieures, toutes les fonctions sont troublées. L'appétit et la digestion languissent, la circulation est ralentie et comme embarrassée ; les sécrétions muqueuses et urinaire sont augmentées en raison de la suppression de la transpiration cutanée ; les selles sont aussi plus abondantes. Il semble que l'hématose soit imparfaite et que le sang soit dépourvu de ses principes stimulans. En un mot, cet état de l'atmosphère débilite tous les systèmes organiques, comme lorsque l'humidité se trouve associée à la chaleur : il a tous les inconvéniens de l'humidité sans avoir aucun des avantages du froid.

Les fièvres intermittentes, les maladies vermineuses, les affections des membranes muqueuses, les rhumatismes, le scorbut, les hydropisies, les engorgemens des glandes, règnent particulièrement sous cette température. L'air froid chargé d'humidité ne saurait devenir utile dans aucune circonstance, et l'hygiène prescrit à l'homme en santé de se garantir de son influence à l'aide du feu, des vêtemens chauds, d'une nourriture fortifiante, d'un vin généreux, et d'exercices actifs.

§ VI. *Des Vicissitudes atmosphériques.*

Il n'est point de contrée sur la terre où la température soit constamment uniforme ; et les variations atmosphériques, loin d'être aussi pernicieuses à l'homme qu'il le croit communément, le préservent d'accidens graves qui résulteraient infailliblement de cette uniformité. Si l'état de l'atmosphère était long-temps le même, il favoriserait outre mesure la prédominance de l'un des systèmes de l'économie ; l'homme acquerrait nécessairement une constitution exagérée, qui l'exposerait aux plus funestes maladies. Les vicissitudes atmosphériques ne sont donc nuisibles que lorsqu'elles surviennent d'une manière brusque: alors seulement elles font une impression d'autant plus dangereuse que les nouvelles qualités de l'air contrastent davantage avec celles qu'il avait auparavant. L'air peut donc être tour-à-tour, ou *cause prédisposante* de maladies par sa permanence dans un même état, ou *cause occasionelle* par ses variations subites. Celles-ci ne peuvent être bravées impunément que par les individus qui joignent à une constitution robuste l'habitude de les endurer ; elles sont funestes aux constitutions faibles, aux femmes délicates, aux enfans, aux vieillards, aux malades et aux convalescens.

Vicissitude du chaud au froid. Le passage de la chaleur au froid est ordinairement accompagné d'une augmentation sensible d'humidité, l'air ne pouvant plus tenir en dissolution la même quantité d'eau. Le froid subit qui nous saisit quand nous sortons d'une atmosphère chaude, ou que nous sommes moins vêtus que de coutume, supprime la transpiration et refoule vers l'intérieur le sang contenu dans les capillaires de la peau ; on éprouve un frisson plus ou moins violent, et souvent il s'opère une sorte de congestion, soit sur un organe, soit sur l'autre, selon les prédispositions individuelles, et selon le lieu où existe déjà un point d'irritation : *ubi stimulus, ibi affluxus.* Ainsi l'action du froid détermine des catarrhes pulmonaires chez les individus qui ont, selon l'expression vulgaire, la poitrine délicate ; des coryza, des diarrhées, la goutte ou des rhumatismes, chez ceux qui sont sujets à ces affections, des douleurs dans les cicatrices d'anciennes blessures, et dans les articulations dont les ligamens ont été distendus par une entorse, etc.

Vicissitude du froid à la chaleur. Moins dangereuse que la précédente, cette variation peut néanmoins occasioner des accidens graves si le changement est trop considérable. Elle opère une forte révolution dans toute l'économie ; elle détermine une sorte d'expansion de tous les fluides, et particulièrement du sang qui distend les vaisseaux ; et souvent la suffocation et l'évanouissement, l'apoplexie ou diverses hémorrhagies résultent de ce passage subit d'une température à une autre trop opposée. Si l'estomac contient des alimens au moment de ce changement imprévu, la digestion est troublée, on éprouve un malaise et une oppression extrêmes, et cet état de plénitude gastrique détermine plus promptement encore une congestion cérébrale. Tous ces phénomènes ne s'observent guère, du reste, que sous l'influence d'une température artificielle, les variations atmosphériques naturelles étant rarement assez promptes et assez fortes pour causer une semblable perturbation.

Vicissitude de la sécheresse à l'humidité, et de l'humidité à la sécheresse. Ce que nous avons dit précédemment de la chaleur et du froid associés à l'humidité nous dispense d'entrer ici dans de nouveaux détails. (*Voy.* pag. 64 et 67.)

§ VII. *De l'Air vicié par des émanations ou par des substances étrangères.*

L'air atmosphérique est naturellement composé d'environ 0,21 de gaz oxygène, de 0,78 de gaz azote, de 0,01 de gaz acide carbonique, et d'une très-petite quantité d'eau. De ces divers principes l'oxygène est celui qui sert essentiellement à la respiration ; par conséquent ses proportions doivent diminuer insensiblement lorsqu'une quantité donnée d'air a servi plusieurs fois à cet acte : aussi lorsque l'on voit les hommes ou les animaux, enfermés en trop grand nombre dans des lieux peu aérés, épuiser bientôt la portion respirable de leur atmosphère, et finir par périr asphyxiés, on serait tenté d'attribuer ces accidens à la diminution de l'oxygène, si l'analyse de l'air n'avait démontré que, dans ce cas, la mort est moins le résultat de la diminution de ce gaz, que de la formation et du mélange d'autres gaz pernicieux.

Une multitude de causes concourent d'ailleurs à altérer la pureté de l'atmosphère, ou du moins à faire varier ses principes constituans. Aux effluves des corps vivans se mêlent souvent les miasmes dégagés par les matières organiques en putréfaction, les gaz produits par la fermentation des matières végétales, les vapeurs qui s'élèvent des sols marécageux et des terrains où gissent des substances minérales, les émanations métalliques, les exhalaisons de tout genre, si abondantes au milieu des habitations de l'homme. Considérée sous ce point de vue, la nature est un immense laboratoire où la rencontre fortuite d'élémens dispersés donne continuellement lieu à des analyses et à des combinaisons nouvelles, et modifie, par une suite non interrompue d'actions et de réactions, l'air destiné à l'entretien de notre vie.

La végétation elle-même détermine des changemens notables dans la composition du fluide atmosphérique. La partie verte des plantes dégage pendant le jour du gaz oxygène, surtout lorsqu'elle reçoit les rayons du soleil, et de là l'air pur et vivifiant que nous respirons à l'ombre des forêts et des jardins tant que cet astre est sur l'horizon. Elle donne, au contraire, pendant la nuit un peu de gaz acide carbonique ; mais l'espèce de sommeil qu'éprouvent alors les fonctions végétales rend ce dégagement bien moindre que ne l'est pendant le jour celui de l'oxygène.

Il n'est personne qui n'ait observé les effets des odeurs, particulièrement sur les individus donés d'une grande susceptibilité nerveuse. Les unes sont stimulantes, les autres agissent comme narcotiques ; quelques-unes, comme celles du musc, de la rose, de la tubéreuse, et de toutes les liliacées, peuvent donner lieu à une espèce d'asphyxie, accident auquel sont exposées les personnes qui couchent dans un appartement où se trouve enfermée une certaine quantité de fleurs très-odorantes.

On pourrait donc distinguer en trois ordres les substances étrangères que l'air contient fréquemment, soit à l'état de simple mélange, soit à l'état de dissolution. Le premier ordre ne comprendrait que des corps gazeux connus, dont la présence peut être constatée par l'eudiométrie ; au second appartiendraient toutes les substances inappréciables par les moyens eudiométriques, mais qui affectent plus ou moins sensiblement l'organe de l'odorat ; dans le troisième on rangerait les miasmes dont la présence dans l'atmosphère n'est démontrée que par leurs funestes effets sur l'économie animale, savoir : les influences épidémiques et les miasmes contagieux, qui, non-seulement s'étendent quelquefois loin des foyers d'où ils émanent, mais s'attachent aussi aux substances placées dans leur atmosphère.

Instruit par l'expérience des dangers auxquels l'expose la respiration d'un air altéré, l'homme a cherché les moyens de se préserver de son influence ; et bien que l'art, au lieu d'agir comme la nature sur des espaces incommensurables, ne puisse exercer sa puissance que dans une sphère très - circonscrite, les procédés qu'il emploie n'en sont pas moins d'une grande utilité.

Parmi les moyens de désinfection, il y en a qui ne font que masquer les mauvaises odeurs : telles sont les fumigations aromatiques, les vapeurs résultant de la combustion des résines ou des baumes, celles produites par la volatilisation des huiles essentielles ou du camphre, toutes les eaux spiritueuses, le vinaigre dit des quatre voleurs, etc. L'odorat cesse, à la vérité, d'être désagréablement affecté ; mais les miasmes n'en agissent pas moins sur l'appareil cutané et sur les voies de la respiration. Il faut convenir cependant que ces substances ne sont pas sans quelque utilité, attendu que, d'une part, elles stimulent le système nerveux cérébral, et excitent l'action des organes ; et que, d'une autre part, elles favorisent l'exhalation cutanée et les sécrétions muqueuses.

D'autres agens de désinfection n'ont d'effet qu'en

déplaçant l'air mécaniquement, en le renouvelant, en le faisant circuler : tels sont les ventilateurs; tels sont aussi les feux, au moyen des courans qu'ils établissent ou accélèrent. Mais il n'en est pas de plus efficaces que les fumigations guytoniennes, c'est-à-dire, les vapeurs du chlore dégagées selon le procédé de Guyton-Morveau.

Pour faire ces fumigations, on mêle ensemble dans une capsule de terre cuite deux parties d'oxyde de manganèse pulvérisé et dix parties d'hydro-chlorate de soude (sel commun), et l'on verse sur ce mélange 6 parties d'acide sulfurique préalablement étendu de 4 parties d'eau. Les proportions, pour une salle de vingt pieds de longueur sur dix de largeur, complètement évacuée, sont de 5 onces de sel, 1 d'oxyde, 3 d'acide et 2 d'eau. On doit fermer les portes et les fenêtres, et ne rentrer dans la pièce qu'après dix ou douze heures. Il faut aussi avoir l'attention d'enlever auparavant tous les objets en fer, que les vapeurs oxyderaient.

Pour les lieux actuellement occupés, on ne peut guère indiquer les doses qui doivent être employées. On dispose dans une capsule un mélange de sel et d'oxyde fait dans les proportions indiquées ci-dessus, et versant peu à peu sur le mélange l'acide sulfurique étendu, on suspend l'opération dès que les vapeurs provoquent la toux; on la continue dès qu'elles ne font plus une impression trop pénible.

Si l'on assainit facilement, à l'aide du chlore ou de l'acide nitrique, une atmosphère circonscrite dans laquelle n'existe plus la cause d'infection, ces mêmes moyens ne peuvent avoir la même efficacité lorsque toute l'atmosphère d'une contrée est imprégnée de miasmes épidémiques, ou qu'une maladie éminemment contagieuse reverse sans cesse dans l'air de nouveaux élémens pestilentiels ; mais ces moyens désinfectans auront un plein succès dès que la constitution atmosphérique sous laquelle s'était développée l'épidémie aura cessé de favoriser la reproduction des miasmes contagieux.

§ VIII. *De l'Électricité atmosphérique.*

L'homme, placé au milieu du jeu continuel de l'électricité atmosphérique, ne saurait être insensible au flux et reflux de ce fluide perpétuellement en mouvement. Si pendant un orage il se trouve dans le passage du fluide électrique, au moment de la décharge foudroyante, c'est-à-dire, au moment du rétablissement rapide de l'équilibre entre l'électricité atmosphérique et celle du globe, qui en est le réservoir, il en reçoit une commotion générale qui peut être assez violente pour le frapper de mort. Indépendamment de cette action brusque du fluide électrique, l'économie animale en éprouve une autre dont les effets, moins sensibles, ne méritent pas moins l'attention de l'observateur. Cette action a lieu lorsque l'on est hors de la portée de la décharge, mais à une certaine proximité des nuées électrisées, en un mot *dans leur atmosphère électrique*, selon l'expression des physiciens. On n'a encore, sur les effets de cette *action à distance*, que quelques observations générales : on sait seulement qu'elle ébranle fortement le système nerveux, comme l'atteste le malaise inexprimable que certaines personnes éprouvent à l'approche des orages. (*Voy.* pag. 91 .)

§ IX. *De la Chaleur et de la Lumière.*

La chaleur et la lumière sont ou naturelles ou artificielles. Le soleil, placé au centre des systèmes planétaires, est le foyer primitif de la chaleur et de la lumière qui échauffe ou éclaire notre globe. C'est de la présence, de l'absence ou de la diverse obliquité des rayons solaires que dépendent les différences de la température atmosphérique. (Voy. *Air chaud et froid ,* et *Climats ,* pag. 64 et suiv. et pag. 6).

La lumière détermine aussi des effets qu'il importe de bien apprécier. Elle a une action générale sur la surface de notre corps, elle en modifie les apparences extérieures, elle amène des changemens qui paraissent s'étendre au-delà de notre organisation physique. Sous un autre rapport, elle a une influence toute particulière dont l'œil est l'intermédiaire essentiel. Mais l'œil n'est point un agent inerte dont la puissance se bornerait à modifier la direction des rayons lumineux; c'est un organe sensible, qui transmet jusqu'à l'âme les impressions qu'il reçoit; c'est un centre d'action, qui réagit sur presque toutes nos facultés et devient la source d'un grand nombre d'excitations sympathiques.

Action générale de la lumière et de la chaleur.

A l'action générale de la lumière sur la surface de nos corps se trouve ordinairement associée celle de la chaleur. C'est à cette double influence que beaucoup de naturalistes ont cru devoir attribuer les différences de coloration des races humaines ; assertion qui peut être fondée, mais contre laquelle cependant s'élèvent de nombreuses objections. Du moins est-il constant que la lumière unie au calorique rembrunit l'organe cutané, comme le prouve la diversité des nuances que présentent les parties du corps habituellement couvertes, et celles qui restent habituellement nues ; elle change pour ainsi dire sa contexture, elle détruit sa souplesse, elle le rend dur, épais et ridé, et par suite elle modifie les fonctions qu'il exerce. Il est facile, en effet, de reconnaître que la lumière a une action tonique, excitante ou stimulante, suivant les proportions dans lesquelles elle agit.

Lorsque l'action directe des rayons solaires est modérée, elle ne se borne pas à réveiller l'activité propre des organes, elle leur donne une nouvelle énergie, dont les personnes âgées, faibles et convalescentes, ressentent particulièrement les heureux effets. Aussi l'insolation, c'est-à-dire, l'exposition du corps aux rayons du soleil est-elle salutaire pour les vieillards, pour tous les individus pâles et leucophlegmatiques, pour tous ceux chez qui prédomine le système lymphatique, ou dont les forces ont été épuisées par des maladies chroniques ou par l'abus des plaisirs ; et le soin qu'ont nos délicates et blanches petites-maîtresses d'en garantir leurs tendres appas est-il une des causes les plus puissantes de leur langueur habituelle. Dans cet état d'étiolement, leur peau et leurs divers tissus deviennent mous et inertes ; leurs seins ont une flaccidité prématurée ; elles présentent avant l'âge tous les signes de la décrépitude. — L'insolation est, au contraire, dangereuse pour les individus naturellement maigres, secs et irritables ; pour ceux qui ont toute la vigueur de la jeunesse et de la santé : aussi doit-on avoir soin d'éviter l'action directe du soleil, et même du grand jour, dans toutes les maladies caractérisées par un état d'excitation nerveuse ou de pléthore sanguine.

Si l'action modérée de la chaleur et de la lumière du soleil est avantageuse dans certains cas, il s'en faut bien qu'on puisse en dire autant de l'exposition aux rayons trop ardens de cet astre. Les individus faibles, ceux dont la peau est fine, délicate et d'un tissu lâche, sont fréquemment alors frappés de coups de soleil plus ou moins dangereux ; l'excès de la chaleur épuise promptement leurs forces et les plonge dans l'engourdissement. Les effets en sont plus terribles encore chez les hommes vigoureux : il n'est pas rare de voir survenir par cette cause l'inflammation des membranes du cerveau, la phrénésie, l'apoplexie ; et, quoiqu'on ne connaisse pas encore exactement le rôle que joue la lumière dans les accidens fâcheux et souvent funestes que produit alors son action combinée avec celle du calorique, on ne saurait cependant révoquer en doute qu'il résulte de cette association un mode d'influence qui n'appartient ni à l'un ni à l'autre de ces agens pris isolément.

Action de la lumière sur l'organe de la vue.
C'est surtout par rapport au sens de la vue que les
considérations hygiéniques sur la lumière sont d'une
haute importance. L'œil, le plus admirable de tous
nos organes, est aussi celui dont la sensibilité
s'exalte, se fatigue et s'émousse le plus facilement.
Tout excès dans l'intensité de la lumière lui est
également préjudiciable ; et les ophthalmies, l'amaurose, la cataracte, la cécité, peuvent aussi bien résulter d'une lumière trop faible que d'une clarté
trop vive. On doit donc éviter avec soin de travailler dans un lieu trop éclairé, de fixer ses regards
vers le soleil ou sur des corps incandescens. L'éclair
qui vient subitement frapper la vue, la blancheur
éblouissante de la neige, la réverbération produite
par un sable brillant, ou par des murs qui ren-
voient les rayons solaires, peuvent donner lieu à
des accidens graves. Ceux qui habitent des lieux
exposés à recevoir une clarté trop vive, ou qui
travaillent en face d'une croisée, doivent donc
avoir recours aux jalousies, aux persiennes, aux car-
reaux de verre dépolis, ou à d'autres moyens équi-
valens ; et ceux dont la vue trop sensible ne peut
supporter le grand jour doivent faire usage habituellement de gardes - vue de couleur verte. Mais
d'un autre côté aussi, il ne faut pas travailler dans
des lieux sombres, où l'œil soit forcé de redoubler
d'action pour rassembler suffisamment de rayons
lumineux. Une attention non moins nécessaire,
c'est de ne jamais passer subitement d'un excès à
l'autre. On a vu des prisonniers, long-temps détenus dans des cachots ténébreux, où leurs yeux avaient

fini par s'accoutumer à distinguer les objets, devenir aveugles au moment où, rendus à la liberté, ils revoyaient la clarté du jour.

De la Lumière décomposée ou *des couleurs*. Ce que nous disons de la lumière, nous pouvons le dire aussi des couleurs : toutes celles qui sont trop éclatantes, comme le blanc et le rouge, produisent sur la vue des effets analogues à ceux d'une lumière resplendissante ; les couleurs sombres, telles que l'indigo, le violet et le noir, fatiguent l'œil comme l'obscurité ; les trois couleurs intermédiaires, c'est-à-dire, le jaune, le vert et le bleu, sont celles dont l'impression est la plus agréable. Imitons donc dans nos habitations, dans nos ameublemens, la sage prévoyance de la nature, qui nous présente presque partout la couleur verte comme la plus douce et la plus amie de l'œil ; écartons les couleurs trop vives, et surtout gardons-nous d'associer celles qui contrastent entre elles.

Des Lunettes. En vain la lumière, en se propageant dans l'espace, anéantit pour ainsi dire la distance qui nous sépare des objets, et agrandit la sphère que nous habitons, si une conformation vicieuse, l'âge ou la maladie mettent l'organe de la vue hors d'état de remplir convenablement les fonctions qui lui sont confiées. L'art est heureusement parvenu à remédier à quelques-unes des imperfections de ce sens important.

Pour que nous distinguions nettement les objets, il faut que les rayons lumineux émanés de la surface d'un corps visible viennent, en traversant les humeurs de l'œil, converger sur la rétine et y tracer l'image de ce corps. Si l'œil les réfracte trop fortement, leur convergence est opérée avant qu'ils aient atteint la rétine; l'image tracée sur cette membrane est plus ou moins imparfaite, et pour corriger ce défaut de la vision, on est obligé de placer très-près de l'œil l'objet qu'on regarde : c'est ce qui constitue la *myopie*. Si au contraire les rayons ne sont pas suffisamment réfractés par les divers milieux de l'œil, ils arrivent à la rétine avant d'avoir la convergence nécessaire; cette membrane ne reçoit encore qu'une image vaguement dessinée, et il faut, si l'on veut la rendre nette, placer l'objet plus loin des yeux : c'est ce qui caractérise la *presbytie*. Mais en se servant de lunettes convenablement appropriées, on évite l'un et l'autre de ces inconvéniens. Le *myope*, ou, selon l'expression commune, celui qui a la vue courte, se sert de lunettes à verres concaves, qui diminuent la convergence des rayons lumineux; le *presbyte*, c'est-à-dire celui qui a la vue longue, comme l'ont presque tous les vieillards, fait usage de lunettes à verres convexes, qui augmentent au contraire cette convergence : de manière que, dans l'un et l'autre cas, les rayons se rencontrent précisément sur la membrane destinée à recevoir l'impression. Mais il importe de déterminer exactement le degré de convexité ou de concavité que doivent avoir les verres; et celui qui se trouve forcé de recourir à l'usage des lunettes doit choisir dans un grand nombre de verres de foyers différens ceux qui lui font voir les objets avec le plus de netteté. Dans les cas de myopie, il arrive souvent qu'à mesure que l'on vieillit la vue s'améliore de jour en jour, que l'on

peut faire usage de verres de moins en moins concaves, et qu'on cesse même tout-à-fait d'en avoir
besoin. La presbytie, au contraire, augmente ordinairement avec l'âge, et le presbyte est obligé de
se servir successivement de verres d'un plus court
foyer : aussi doit-il avoir le soin de ne pas prendre
dès le commencement un numéro trop fort, et de le
conserver aussi long-temps qu'il lui est possible;
enfin, lorsque la nécessité le contraint d'en changer,
il ne doit jamais remplacer son numéro que par
celui qui le suit immédiatement.

Rien de plus fréquent que de rencontrer dans la
société des individus qui ne veulent pas convenir
qu'ils sont obligés de *porter lunettes*, mais qui
avouent sans difficulté qu'ils *font usage de conserves*. C'est une erreur de croire que la seule fonction
de ces verres soit de modérer l'effet de la lumière
sur des yeux délicats : ces prétendues *conserves* sont
des lunettes convexes d'un très-grand foyer. Il n'y
a de véritables conserves que les verres plans, de
couleur verte : hormis ceux-là, *tout est lunettes*.

DE LA CHALEUR ET DE LA LUMIÈRE ARTIFICIELLES.
Les effets généraux que produit sur l'économie
animale l'action de la chaleur et de la lumière artificielles ne diffèrent point essentiellement de ceux
que déterminent ces mêmes agens naturels. Mais
les corps en combustion ne donnent pas seulement de la lumière et de la chaleur : ils versent en
même temps dans l'atmosphère des produits gazeux
qui altèrent plus ou moins sa pureté, et qui par
conséquent sont capables d'influer puissamment sur
la santé. La nature des matières employées à l'éclai-

rage et au chauffage ne saurait donc être indifférente, non plus que la manière dont on opère leur combustion.

On emploie quelquefois pour le chauffage le charbon et la houille, mais on préfère le bois pour l'usage habituel; et parmi les bois l'on choisit de préférence les plus durs et les plus compactes, parce que, sous le même volume, ils présentent une plus grande quantité de combustible, et produisent par conséquent une plus grande quantité de chaleur (1). Soit qu'on se serve de poêles ou de cheminées, on doit toujours proportionner l'entrée et l'issue du foyer avec la grandeur de celui-ci, et leur construction doit être faite avec les précautions nécessaires pour que les gaz qui se dégagent ne se répandent point dans l'intérieur des lieux habités. Presque tous les avantages désirables se trouvent réunis dans les cheminées à la Désarnod, qui, au moyen de tuyaux de chaleur, après avoir échauffé l'air du dehors, le versent dans l'appartement, et renouvellent ainsi l'air de ce dernier. On estime aussi avec raison celles à la Rumford, et quelques autres d'invention plus moderne, dans lesquelles les parois du foyer, présentant une forme concave,

---

(1) Sous ce rapport le chêne tient le premier rang; viennent ensuite le charme, le hêtre, l'orme et le frêne; les bois blancs et légers, qui brûlent vite et donnent beaucoup de flamme, sont moins estimés, et donnent en effet infiniment moins de chaleur, puisqu'un kilogr. de chêne peut porter au degré d'ébullition 31,7 kilogr. d'eau; tandis qu'un kilogr. de sapin n'élève à ce même degré que 20,1 kilogr. de ce liquide.

réfléchissent dans l'intérieur des appartemens une plus grande quantité de calorique, surtout si ces parois sont blanches et unies. Mais rien de plus commun que de voir des cheminées dont la fumée, refoulée au dedans au lieu de s'échapper au dehors, détermine des céphalalgies plus ou moins intenses, ou des ophthalmies plus ou moins rebelles.

Les poëles sont en général mieux disposés : ils donnent plus de chaleur et ils ont rarement l'inconvénient de la fumée. Mais lors même qu'ils remplissent parfaitement leur destination, ils occasionent chez un grand nombre d'individus des maux de tête et des vertiges. Ils chauffent d'autant plus promptement que la matière dont ils sont faits est plus conductrice du calorique; mais aussi se refroidissent-ils plus vite : tel est l'inconvénient des poëles de tôle ou de fonte. Les poëles de briques ou de faïence, qui s'échauffent moins vite, ont l'avantage de conserver plus long-temps la chaleur, et sont préférables aux autres, en ce qu'ils ne dégagent point cette odeur métallique qui porte à la tête. Une attention qu'il est nécessaire d'avoir, c'est de placer sur les poëles, de quelque matière qu'ils soient, un vase contenant de l'eau : celle-ci, vaporisée par la chaleur, se répand dans l'air et contribue à sa salubrité.

Dans certains pays, comme en Allemagne, on place les poëles dans l'épaisseur des murs, de manière que l'ouverture du foyer se trouve hors de l'appartement; mais cette disposition a l'inconvénient d'être peu favorable au renouvellement de l'air.

Les diverses espèces de réchauds et de chaufferettes, dans lesquels on brûle de la braise ou du charbon, donnent une chaleur douce; mais il s'en dégage en même temps beaucoup de gaz acide carbonique, et quelquefois du gaz oxyde de carbone, qui peuvent produire des vertiges, la défaillance et l'asphyxie, si l'on n'a pas le soin de laisser un courant d'air dans l'appartement. Il n'est même pas nécessaire que le charbon brûle pour causer de pareils accidens : on a vu de la braise de boulanger, quoique froide, accumulée dans un endroit peu spacieux, corrompre l'air assez promptement et le rendre impropre à la respiration.

L'usage des chaufferettes est plus préjudiciable à la santé qu'on ne le croit communément. Sans parler du danger des gaz que nous venons d'indiquer, on peut affirmer que cet usage est une cause fréquente de varices, d'ulcères atoniques des jambes, d'hémorrhoïdes, et surtout de règles excessives et de flueurs blanches.

Quant à la houille (charbon de terre), les inconvéniens qu'offre son usage comme combustible tiennent plutôt à l'imperfection de nos cheminées qu'à la nature du combustible lui-même. On conçoit que sa chaleur âpre, et les vapeurs abondantes qu'elle dégage en brûlant, peuvent influer sur la santé des individus délicats; mais il s'en faut bien que cette influence ait été suffisamment appréciée, puisque d'une part on l'a regardée comme une des causes de la consomption et de la phthisie pulmonaire si fréquentes à Londres, et que, d'une autre part, Hoffmann attribuait à l'usage du charbon de terre, au ressort que ses vapeurs donnent à l'air, la dimi-

nution notable des phthisiques dans la ville de Halle
en Saxe. Si les affections mélancoliques, si fréquentes en Angleterre, devaient être attribuées aux émanations bitumineuses dégagées par la combustion de
la houille, pourquoi ces mêmes affections ne se-
raient-elles pas aussi communes dans la Belgique,
et particulièrement dans le pays de Liège, où
elle est le seul combustible employé ? Un des
grands inconvéniens de la houille, outre l'épaisse
fumée qu'elle exhale, c'est que le courant d'air,
aussi rapide qu'abondant, qu'elle exige pour sa
combustion, enlève et volatilise une partie de ses
cendres, qui se déposent et s'attachent sur tous les
corps environnans, ou s'introduisent avec l'air dans
les organes de la respiration; inconvénient auquel
il serait facile de remédier par une construction
mieux entendue des cheminées destinées à cette
combustion.

Les divers procédés et les diverses substances que
nous employons pour éclairer nos habitations ne
méritent pas moins d'attention sous le double rapport de la salubrité et de l'intensité de la lumière.
On fait particulièrement usage de la chandelle, de
la bougie et de l'huile ; mais si ces divers modes d'é-
clairage donnent naissance à des produits gazeux,
presque tous également nuisibles, au moins ne les
fournissent-ils pas dans la même proportion. La
chandelle faite avec le suif de mouton est le mode
le plus économique, et par conséquent le plus usité;
mais c'est en même temps le plus défectueux par
sa clarté vacillante et continuellement variable, par
la promptitude avec laquelle se charbonne sa mè-

che, et par l'odeur désagréable qu'elle répand. Elle fatigue plus la vue et altère davantage l'air des appartemens que l'huile ou la bougie. Elle doit surtout être bannie des lieux étroits, peu élevés ou peu aérés, et du cabinet de l'homme de lettres. En général, tous ceux qui travaillent sur des objets d'un très-petit volume, ou dont l'occupation exige une application soutenue du sens de la vue, se trouvent beaucoup mieux de l'éclairage par l'huile.

La bougie produit une lumière plus douce, plus agréable que celle de la chandelle ; elle n'exhale aucune mauvaise odeur lorsqu'elle est bien fabriquée, et elle dégage peu de vapeurs ; mais elle éclaire moins, et sa clarté est aussi vacillante et presque aussi variable.

L'éclairage par l'huile, qui, depuis quelques années, est devenu d'un usage beaucoup plus commun qu'autrefois, est sans contredit le plus dangereux de tous si l'on emploie de l'huile mal épurée. Mais lorsque celle-ci est convenablement dégagée de toutes les matières qui peuvent l'altérer, et qu'on la brûle dans des lampes à double courant d'air, telles que celles qui sont le plus généralement adoptées aujourd'hui, elle nous paraît sous tous les rapports infiniment préférable à la chandelle et même à la bougie.

Les avantages et les inconvéniens de l'éclairage par le gaz hydrogène sont encore trop controversés pour que l'on puisse prononcer définitivement. Des intérêts particuliers ont sans doute cherché à jeter de la défaveur sur cette utile découverte ; mais peut-être aussi que le charbon de terre que l'on emploie pour dégager ce gaz n'a pas toujours les qualités nécessaires, et que les procédés n'ont point non plus toute la perfection qu'on pourra leur donner par la suite.

Quelle que soit la matière dont nous fassions usage pour nous éclairer, n'oublions pas que la clarté artificielle, comme la lumière naturelle, ne doit jamais être ni trop intense ni trop faible, que par conséquent le foyer lumineux ne doit jamais être placé ni trop près ni trop loin. Il importe aussi qu'il soit autant que possible en face de nous, de manière que les rayons parviennent également à nos deux yeux; car on a observé depuis long-temps que c'est dans la position habituelle du corps par rapport à la lumière qu'il faut chercher la cause la plus ordinaire du strabisme, et que les enfans dont le berceau est placé de manière à ne la recevoir que de côté louchent presque toujours, par suite des efforts qu'ils font pour diriger leurs yeux vers le lieu d'où elle vient.

§ X. *Des Révolutions naturelles de l'atmosphère.*

Les révolutions naturelles de l'atmosphère peuvent être distinguées en régulières et irrégulières. Sous le nom de *révolutions atmosphériques irrégulières*, c'est-à-dire qui ne se reproduisent point à des époques fixes, nous désignons les divers météores. Les *révolutions atmosphériques régulières* sont les alternatives du jour et de la nuit, et la succession des saisons.

I. DES MÉTÉORES. Les météores sont des phénomènes

qui se développent soit dans les régions supérieures de l'atmosphère, soit même au-delà de ses limites, et qui ne se montrent qu'à des époques indéterminées et plus ou moins éloignées. La plupart étant exclusivement du domaine de la physique, qui ne possède même sur quelques-uns que des notions incomplètes, nous ne devons mentionner ici que ceux dont l'influence sur l'économie animale a pu être appréciée.

La direction variable des vents, les changemens de température, et quelques autres causes quelquefois peu connues, rapprochent souvent les molécules aqueuses que l'air contient à l'état de fluide élastique, et les condensent sous la forme de nuages, de brouillard, ou les précipitent sur la terre à l'état de rosée, de pluie, de neige, de grêle, etc.

Nous avons peu de choses à dire de la *neige* et de la *grêle*, qui n'ont guère sur notre économie d'autre action générale que celle d'un froid humide, action qui leur est commune avec tous les météores aqueux. Nous observerons seulement que la neige peut en outre, à raison de sa blancheur éblouissante, fatiguer la vue, ainsi que nous l'avons dit pag. 79. Quant à la *grêle*, dont la cause et la formation sont encore peu connues, elle tombe rarement en assez grande quantité pour avoir par elle-même quelque influence; et le malaise que certains individus éprouvent lorsqu'il grêle dépend plutôt de l'état général de l'atmosphère, et de la part que l'électricité paraît avoir à la production de ce météore.

De la Rosée. Dans les circonstances les plus favorables, la rosée commence à se former sur l'herbe quelques heures après le coucher du soleil, dès que la chaleur de l'atmosphère a diminué : on lui donne alors le nom de *serein*. Elle continue de se produire durant la nuit, devient plus abondante un peu avant le lever du soleil, et constitue la *rosée* proprement dite, si la surface de la terre n'est pas refroidie au-delà du terme de la congélation; dans le cas contraire, l'eau précipitée se solidifie et forme la *gelée blanche*. La rosée produit sur l'économie animale les mêmes effets que le passage du chaud au froid légèrement humide, ce qui aide à expliquer pourquoi les influences malfaisantes du serein se font particulièrement sentir dans les pays chauds et dans les soirées des beaux jours d'été.

Des Brouillards. Les brouillards sont des masses plus ou moins considérables de vapeurs suspendues dans la couche d'air la plus voisine de la surface du globe et rendues visibles par l'abaissement de la température. Leurs effets sont encore les mêmes que ceux du froid humide; mais ils sont quelquefois accompagnés d'une odeur plus ou moins fétide, dont on n'est pas encore parvenu à connaître la nature ni le mode d'action.

Des Nuages et de la Pluie. Les nuages ne diffèrent des brouillards que par la région qu'ils occupent dans l'atmosphère. Ils sont formés comme eux par la condensation des particules aqueuses contenues dans l'air. Tant que les causes qui ont déterminé cette condensation continuent d'agir, les particules aqueuses se rapprochent de plus en plus; elles finissent par obéir aux lois de l'attraction moléculaire, elles se réunissent plusieurs ensemble et forment des gouttes d'eau, qui tombent sur la terre à raison de leur pesanteur spécifique plus grande que celle de l'air qui les environne. Ce que nous avons dit de l'influence de l'humidité (pag. 64 et 67) est applicable aux pluies en général; mais celles-ci sont quelquefois accompagnées d'éclairs et de tonnerre, ce qui constitue les *orages*. Leur action sur l'économie animale est alors singulièrement modifiée par la communication établie entre l'électricité de l'atmosphère et celle de notre globe.

A l'approche des orages, beaucoup d'individus éprouvent du malaise, de la migraine, de la propension au sommeil; d'autres ressentent de l'oppression, de la gêne dans les mouvemens respiratoires, des douleurs vagues aux articulations, ou bien aux cicatrices d'anciennes blessures, aux cors des pieds, etc. C'est particulièrement sur les personnes d'une santé délicate, d'une constitution nerveuse, chez les femmes, les enfans, les malades et les convalescens, que l'on remarque quelques-uns de ces phénomènes; et bien que la crainte qu'inspire quelquefois le tonnerre y contribue évidemment, on ne peut cependant attribuer uniquement à cette émotion les vomissemens, les indigestions et les autres accidens qui surviennent alors, et dans lesquels, sans doute, l'électricité joue un rôle important. On en diminuera sensiblement l'intensité en se tenant dans un lieu frais, en évitant, à l'approche d'un orage, de se charger l'estomac de trop d'alimens, et en écartant de son esprit par de sages raisonnemens des craintes souvent ridicules.

A raison de l'abondante quantité d'eau que les orages versent en un instant, ils produisent en général sur l'économie le même effet que l'air humide, eu égard d'ailleurs à la température régnante. Mais si nous considérons d'un autre côté les grandes commotions électriques dont ils sont accompagnés, et qui portent quelquefois la dévastation et la mort dans nos habitations, nous verrons que celles-ci sont d'autant plus exposées à être frappées de la foudre, qu'elles sont situées sur des lieux plus élevés, qu'elles se composent d'un plus grand nombre d'étages, et que leur faîte se termine davantage en pointe. Cette propriété qu'ont les pointes placées sur les lieux élevés de recevoir la décharge de l'électricité atmosphérique nous explique pourquoi la cime des arbres et les flèches qui surmontent les clochers attirent si fréquemment le tonnerre. Il faut donc se garder de chercher sous les arbres ou dans les églises un abri contre les pluies d'orage; il faut également éviter de rester pendant qu'il tonne dans des lieux où il y ait des courans d'air; il faut par conséquent avoir soin de tenir fermées les portes et les fenêtres des appartemens, et s'abstenir surtout de les ouvrir au moment où l'on est sous la nuée, car l'on a vu plus d'une fois la foudre entrer avec l'air par les croisées que l'on ouvrait pour regarder le temps. On a prétendu que l'on pouvait sans danger se réfugier sous les arbres résineux; mais la quantité de pins, de sapins et de mélèzes foudroyés que l'on rencontre sur les hautes montagnes prouve que cette assertion doit être reléguée au nombre des préjugés. C'est aussi par suite d'un préjugé généralement répandu dans les campagnes que s'est perpétuée jusqu'à ce jour la funeste coutume de sonner les cloches à l'approche des orages : car il est évident, d'après ce que nous venons de dire de l'action attractive des pointes et des courans d'air, que le mouvement imprimé à l'air par la sonnerie concourt avec la hauteur de la flèche des clochers à rendre plus fréquens les accidens qui arrivent à ces édifices. Aussi a-t-on calculé que, dans l'espace de trente-trois ans, la foudre a frappé trois cent quatre-vingt-six clochers et tué cent trois sonneurs.

Si l'on se trouve surpris en pleine campagne, il sera donc plus prudent de s'arrêter et de recevoir la pluie que d'agiter l'air par une marche précipitée, ou de chercher des abris trop souvent dangereux. Cette précaution est surtout nécessaire lorsque l'on est à cheval ou en voiture, à cause de la plus grande rapidité du courant d'air qui s'établirait. On doit, quand on voyage par un temps orageux, calculer l'éloignement du tonnerre avant que de se mettre en route : le nuage électrique est proche quand le bruit suit immédiatement l'éclair ; il est à cent soixante-treize toises de distance, quand on peut compter une seconde ou un battement du pouls entre l'éclair et le bruit ; il est à trois cent quarante-six toises, si l'on en peut compter deux ; ainsi de suite. Ce calcul, fondé sur la différence qu'il y a entre le mouvement de la lumière et celui du son, démontre en même temps qu'au moment où l'éclair brille la foudre n'est plus à craindre, et qu'elle est déjà loin lorsqu'on entend le bruit qui lui succède.

Nous nous flatterions en vain de toujours diriger à notre gré les feux électriques : néanmoins l'heureuse découverte des paratonnerres a mis en notre pouvoir un préservatif dont de nombreuses expériences ont prouvé l'utilité. Mais l'aimant tutélaire ne nous garantit de la foudre qu'en soutirant en silence le fluide électrique des nuées orageuses, et il faut qu'au moyen de conducteurs métalliques ce fluide aille se perdre dans le réservoir commun de l'électricité, c'est-à-dire dans le sein de la terre. Ainsi, loin d'écarter la foudre, les paratonnerres l'attirent, pour la diriger : ils seraient beaucoup plus dangereux qu'utiles si les conducteurs n'étaient pas bien construits et convenablement isolés. Leur pointe doit être en laiton doré, parce que celles en fer s'oxydent facilement et perdent alors en partie leur propriété conductrice. Les verges doivent s'élever verticalement à dix ou douze pieds au-dessus du faîte du bâtiment, et leur extrémité inférieure doit être parfaitement réunie avec la tige métallique destinée à conduire l'électricité ; toutes les parties saillantes ou métalliques du toit doivent être en communication avec le conducteur principal ; la partie inférieure de ce conducteur doit être écartée des fondations de la maison, et entrer de deux ou trois pieds dans un sol humide ou dans l'eau. Enfin, chaque paratonnerre n'ayant d'action que dans un rayon de trente à quarante pieds, il est nécessaire d'en établir un plus ou moins grand nombre, selon l'étendue des bâtimens qu'on veut préserver.

Des Vents. Les *vents*, sortes de courans atmosphé-

riques dont la direction est très-variable, et que
l'on a dénommés selon le point de l'horizon d'où
ils semblent venir, sont peut-être la cause la
plus ordinaire des changemens qui surviennent si
fréquemment dans la constitution de l'atmosphère ;
et leur étude n'est pas moins importante sous le
point de vue médical que sous le rapport météoro-
logique. Tantôt ils servent de véhicules aux émanations délétères et propagent les maladies : l'on
a vu, par exemple, des épidémies varioliques, transmises successivement à toute la contrée située sous le
vent du lieu où elles s'étaient primitivement développées, ne s'arrêter que lorsque une montagne, une
rivière ou un bois ont opposé au courant d'air une
barrière naturelle. Tantôt, agitant et renouvelant
sans cesse l'atmosphère au milieu de laquelle nous
vivons, les vents disséminent, à mesure qu'elles se
forment, les exhalaisons malfaisantes qui s'accumu-
leraient à la surface de notre globe et donneraient
naissance aux plus funestes maladies. Non moins
utiles par les avantages qu'ils procurent que par les
maux qu'ils préviennent, les vents balaient les vapeurs qui s'élèvent des mers, les rassemblent en
nuées, les promènent au-dessus de nos têtes, dis-
tribuent aux diverses régions de la terre une bien-
faisante humidité, et deviennent les principaux agens
de sa fertilité.

La situation géographique d'un pays, sa constitution physique, et la disposition des lieux qui l'environnent, peuvent, indépendamment de toute autre
observation, fournir des renseignemens sur les qualités des vents qui y soufflent le plus habituellement,

c'est-à-dire sur leurs divers degrés de chaleur ou de froid, de sécheresse ou d'humidité, et sur les diverses combinaisons que peuvent former entre elles ces quatre qualités principales.

Les qualités des vents dépendent particulièrement des surfaces qu'ils ont parcourues avant d'arriver dans le lieu où on les observe. Ainsi, en France, les vents de l'ouest, chargés des vapeurs qu'ils ont ramassées sur l'Océan, sont ordinairement pluvieux ; ceux du nord et du nord-est sont froids et secs, parce qu'ils ont traversé, avant d'arriver à nous, la Sibérie, la Russie et une portion de l'Allemagne. Les vents du sud et du sud-est sont chauds, parce qu'ils nous viennent de l'intérieur de l'Afrique ; mais, en passant au-dessus de la Méditerranée, ils se chargent de vapeurs abondantes, et ils sont chauds et humides au plus haut degré lorsqu'ils arrivent sur les côtes de la Provence. C'est ce vent du sud-est que, sur les bords de la Méditerranée, on nomme *sirocco*, et dont l'action énervante est si connue des habitans de nos contrées méridionales.

On conçoit qu'il ne faut pas trop généraliser ces résultats, et que diverses causes peuvent modifier les qualités des vents : ainsi, dans le Dauphiné et sur les côtes de la Méditerranée, le vent du nord-est, que l'on nomme *tramontana*, est proportionnellement plus froid que dans toutes les autres parties de la France, à cause du voisinage des Alpes ; le vent du nord-ouest, qu'en Provence on appelle *maestro* ou *mistral*, y est sec, parce qu'il a traversé l'Angleterre et la France ; tandis que sur les côtes de l'Océan voisines de l'Espagne, il est humide parce qu'il vient immédiatement de la mer.

Pour apprécier l'influence des vents sur un pays quelconque, il ne faut donc pas seulement considérer de quels rumbs ils viennent, mais il faut avoir égard à toutes les circonstances locales qui peuvent modifier leurs qualités : celles-ci une fois connues, il est facile de juger de leur action sur l'économie, d'après ce que nous avons dit des qualités de l'air.

II. Des Saisons. La terre, en parcourant son orbite annuel autour du soleil, présente à cet astre tantôt son pole nord et tantôt son pole sud sous un angle de 23° ½ : de là la succession constante des saisons, succession qui influe puissamment sur l'état de santé et sur les maladies, à raison de l'intensité plus ou moins grande de la chaleur ou du froid, et du degré de sécheresse ou d'humidité.

On remarque que les tempéramens, le caractère, et même la physionomie des hommes, sont plus uniformes dans les climats où les saisons et la température sont moins variables, que dans nos régions intermédiaires : aussi est-ce peut-être aux différences des saisons et aux variations de température qui en sont inséparables, que l'on doit attribuer, avec Hippocrate et les auteurs anciens, l'impatiente mobilité, l'inconstance, l'inquiétude indéfinissable, qui semblent agiter sans cesse l'Européen ; tandis que l'Asiatique, amolli par une chaleur uniforme, douce et favorable aux jouissances de la vie, s'abandonne avec délices à l'indolence, et végète tranquillement sous un joug despotique.

C'est particulièrement dans les pays méridionaux, qu'éclaire presque continuellement un ciel chaud et pur, que règnent l'ignorance et l'oisiveté, et que des hommes, inutiles à la société, se complaisent dans la vie spéculative et monastique. Plus on avance, au contraire, vers les pays où les vicissitudes des saisons exigent que l'homme se prémunisse contre leurs intempéries, plus on voit se déployer l'activité du corps et de l'esprit.

L'hiver nécessite une plus grande réaction des forces vitales et par conséquent plus d'énergie dans les mouvemens organiques. L'estomac demande plus d'alimens qu'en été, et les digère plus facilement ; les contractions du cœur sont plus fortes, le pouls est plus plein, et le sommeil, plus prolongé, favorise l'exécution pleine et entière des fonctions réparatrices : aussi l'embonpoint s'accroît-il communément dans cette saison.

En été, au contraire, la vie intérieure ou nutritive languit ; les fonctions digestives ne s'exécutent qu'imparfaitement ; l'estomac demande une nourriture plus liquide que solide ; il réclame plus d'alimens végétaux que de substances animales ; le cœur se contracte plus fréquemment, mais sans force ; les organes locomoteurs sont comme accablés ; tout relâche les mouvemens vitaux, et diminue la force d'élaboration. En un mot, on peut dire que la vie est refoulée dans l'intérieur par le froid de l'hiver, que toute son énergie se concentre ; et qu'au contraire elle s'épanouit et se dilate par la chaleur de l'été.

Le printemps et l'automne, intermédiaires à la

saison des chaleurs et à celle de la froidure, participent nécessairement de l'une et de l'autre; ils n'ont pas, d'ailleurs, de limites bien tranchées, puisque l'on voit souvent la rigueur de l'hiver anticiper sur l'automne ou se prolonger dans le printemps, et donner lieu à des constitutions médicales particulières.

On conçoit facilement que la marche perpétuelle des saisons modifiant sans cesse nos corps, les dispose selon les circonstances à telles ou telles affections morbides; mais cette influence doit être subordonnée à l'âge, au sexe, au tempérament, etc. L'enfant, la femme, le vieillard, le convalescent, celui à qui l'état d'indigence impose des privations, redoutent la rigueur de l'hiver, contre laquelle leurs forces vitales ne peuvent pas réagir avec assez d'énergie. L'homme qui a toute la force de l'âge et de la santé n'en éprouve, au contraire, qu'un sentiment de bien-être; et l'expérience journalière démontre que c'est moins le froid lui-même que son association avec l'humidité que l'on supporte péniblement (pag. 67).

C'est au printemps surtout que le sang surabonde dans les complexions pléthoriques, et que l'on est quelquefois obligé de recourir à la saignée pour prévenir des congestions ou des hémorrhagies dangereuses. Un été brûlant fait prédominer la bile chez les individus d'un tempérament sec, hépatique, irascible; il est, au contraire, favorable aux constitutions molles et lymphatiques, et contribue à établir plus d'équilibre entre les fonctions. Les derniers mois de l'automne, souvent pluvieux, sont ordinairement funestes aux individus exténués par de longues maladies, et en particulier par la phthisie pulmonaire.

Les maladies nerveuses, telles que la manie, l'hypochondrie, la mélancolie, l'épilepsie, s'exaspèrent presque toujours au commencement du printemps. L'été est la saison des phlegmasies gastriques, des dysenteries, des maladies inflammatoires, des vomissemens spasmodiques, du choléra - morbus; c'est aussi la saison où se propagent avec le plus de facilité les maladies épidémiques et contagieuses, et où l'on observe le plus d'éruptions cutanées. L'automne dispose aux maladies asthéniques, aux fièvres intermittentes des divers types, et notamment à celles qui ont un caractère pernicieux. Les maladies prennent dans cette saison et pendant l'hiver un caractère plus grave; elles ont une marche plus irrégulière; les convalescences sont plus longues et plus pénibles. Les sueurs étant abondantes et faciles pendant les saisons chaudes, et les urines et les déjections étant au contraire d'autant plus abondantes pendant les saisons froides, que la peau transpire moins, les crises automnales se décident plutôt par les voies urinaires ou digestives; les crises vernales par les sueurs et l'expectoration: aussi les médicamens qui portent leur influence sur les intestins et la vessie ont-ils plus d'efficacité pendant l'hiver, et les sudorifiques conviennent-ils davantage pendant l'été.

Tel est donc le résultat de la périodicité des saisons, que les effets de la chaleur de l'été et de la rigueur de l'hiver se compensent mutuellement,

que les modifications opérées par l'une dans notre
économie sont neutralisées par des modifications
contraires, avant qu'elles aient assez d'intensité pour
occasioner un dérangement notable des fonctions
organiques ; et que, sous l'empire de deux influences
alternatives et opposées, l'organisation humaine,
oscillant continuellement entre deux excès, est sans
cesse ramenée vers cet équilibre parfait qui constitue la santé.

Le passage d'une saison à une autre est par conséquent, pour l'économie animale, l'époque d'un
changement, d'une révolution plus ou moins sensible, et de là le rôle important que jouent, dans
les livres anciens, les solstices et les équinoxes,
auxquels le vulgaire attribue encore aujourd'hui un
pouvoir merveilleux. Les équinoxes sont les deux
époques de l'année où, le soleil passant à l'équateur, les jours se trouvent exactement égaux aux
nuits, ce qui arrive le 21 mars et le 22 septembre.
Les solstices sont au contraire les époques où le soleil est le plus loin de l'équateur, et où nous avons
le plus long jour ou le jour le plus court, selon que
cet astre est en-deçà de l'équateur, au tropique du
cancer (le 21 juin), ou qu'il est au-delà, au tropique du capricorne (le 21 décembre). A chaque
équinoxe et à chaque solstice commence une nouvelle saison ; alors commence aussi, comme nous l'a-
vons dit, dans notre économie, un nouvel ordre de
phénomènes, que l'on peut très-bien expliquer sans
faire intervenir de prétendues influences sidérales.

Au solstice d'été (le 21 juin), le soleil, parvenu
au plus haut point de notre horizon, communique

à notre atmosphère les grandes chaleurs que nous ressentons, particulièrement pendant les mois de juillet et d'août, et dont nous avons signalé les dangereux effets. Alors sans doute on doit s'abstenir autant que possible de tout ce qui peut imprimer à l'organisation une secousse trop violente; on doit éviter les fatigues, les travaux excessifs du corps et de l'esprit, les médicamens actifs et surtout les purgatifs, dans la crainte de faire éclater des maladies que la température rend imminentes, mais auxquelles la canicule, c'est-à-dire le lever héliaque de la constellation de Sirius n'a aucune part.

L'influence que quelques auteurs ont attribuée à la lune n'est peut-être pas moins chimérique que celle de la canicule. Peut-être, dans l'examen des effets que l'on a cru devoir rapporter à cet astre, n'a-t-on pas assez tenu compte de la température et de l'humidité nocturnes, de l'état de sommeil, etc. Cependant, puisque l'on ne peut refuser à la lune une attraction assez puissante pour déterminer, selon l'opinion commune, les flux et reflux, et faire varier le mercure du baromètre, on ne saurait affirmer qu'elle n'ait point aussi sur l'économie quelque action analogue jusqu'à présent inconnue. Tout en admettant cette supposition, nous n'en regarderons pas moins comme une ridicule puérilité le soin qu'ont certaines gens de ne couper leurs cheveux ou leurs ongles qu'à l'époque des nouvelles lunes, et une foule d'autres préceptes du même genre qui ne méritent plus d'être consignés que dans le *Messager boiteux*.

III. Du Jour et de la Nuit. Les effets du jour sur

l'économie animale sont dus particulièrement à l'action de la lumière solaire et à la différence qu'on observe entre la température diurne et celle qui règne pendant la nuit. Dès que le soleil paraît sur l'horizon, une vigueur plus grande anime les organes extérieurs; tous les sens s'exercent avec plus de vivacité; la pensée est plus nette, la mémoire plus fidèle; on se sent plus dispos, plus agile : c'est le moment le plus favorable au développement des facultés intellectuelles et aux plaisirs de l'amour. Le besoin d'uriner, les évacuations alvines, et l'expectoration des matières pituiteuses, sont plus ordinaires à cette époque de la journée. Un grand nombre de maladies ont le matin une intermission ou une rémission sensible; mais cette même vigueur matinale, qui produit un état d'amélioration dans les affections asthéniques, détermine l'invasion ou les paroxysmes de toutes celles qui ont un caractère opposé.

Depuis neuf heures du matin jusqu'à trois ou quatre heures du soir, les organes de la vie animale sont à leur plus haut degré d'activité; les pensées sont plus exaltées, les passions plus impétueuses : aussi les repas copieux, l'abus des liqueurs spiritueuses, sont-ils plus nuisibles pendant cet espace de temps, où les forces vitales sont en quelque sorte attirées tout entières à la périphérie. C'est le moment où s'exaspèrent la manie, la phrénésie, les hémorrhagies actives, les phlegmasies, les affections bilieuses. Alors aussi, dans les climats chauds, les organes, incapables de supporter long-temps l'extrême excitation qu'ils éprouvent, ont besoin de puiser de nouvelles forces dans un sommeil réparateur : de là l'habitude de la *siesta* chez les Espagnols et les autres peuples méridionaux.

Pendant la soirée, qui comprend de trois ou quatre heures jusqu'à neuf ou dix, la diminution graduelle de la lumière et de la chaleur, et la fatigue résultant des travaux de la journée, ou du moins des impressions multipliées que nos sens ont reçues, déterminent peu à peu un état d'appesantissement : les muscles se relâchent, les membres se gonflent, les liens qui retiennent nos vêtemens nous semblent trop serrés. Cette époque de la journée est d'autant plus convenable pour le principal repas, que c'est l'heure où les fonctions de la vie nutritive reprennent leur ascendant, et où s'affaiblissent celles de la vie extérieure. C'est aussi vers le soir qu'ont lieu les paroxysmes d'une foule de maladies, et surtout des maladies chroniques et des affections spasmodiques.

Enfin la nuit vient clore le cercle de cette révolution nycthémère : toutes les forces vitales sont alors concentrées sur les organes intérieurs. Les maladies sthéniques, qui avaient redoublé pendant le jour, éprouvent une rémission, sous l'influence de la fraîcheur atmosphérique, de l'humidité, du silence et de l'obscurité nocturnes ; celles, au contraire, qui s'étaient calmées pendant la journée ont alors leur paroxysme.

Les heures de la nuit ne sont pas non plus indifférentes pour le médecin et le physiologiste. C'est ordinairement pendant la première période du sommeil que survient le cauchemar, que l'ascite, les douleurs ostéocopes vénériennes, les rhumatismes, les affections catarrhales, la coqueluche, les quintes de toux, fatiguent les malades; c'est à cette heure aussi que la gangrène sénile, les hémorrhagies passives, les maladies adynamiques s'agravent, à cause de l'affaissement général de l'économie. Vers trois heures du matin, lorsque le pouls se relève après le premier sommeil, surviennent les douleurs de la goutte, les rêves, l'agitation et l'anxiété : les organes de la vie extérieure se réveillent peu à peu; la transpiration cutanée devient plus facile et plus abondante, et c'est alors qu'ont lieu les sueurs des phthisiques.

Mais si l'influence du froid et de l'obscurité nocturnes ne saurait être révoquée en doute, nous devons observer, d'un autre côté, que son action sur l'économie, dans l'état de santé, est bien loin d'être assez énergique pour produire chaque nuit des effets sensibles et immédiats; que nous possédons d'ailleurs les moyens de nous soustraire en grande partie à cette action, en nous renfermant dans des appartemens où nous entretenons une lumière et une température artificielles, ou en nous couchant dans des lits mous et élastiques qui conservent autour de nous la chaleur de notre corps : ce ne serait par conséquent que dans les camps et sur les individus obligés, par leur profession, de coucher habituellement loin de toute habitation, qu'il faudrait étudier les effets de la nuit sur l'homme.

CHAPITRE II. *Des Positions topographiques, des habitations, etc.*

Créer des relations commerciales, exploiter une branche d'industrie, profiter en un mot de quelque avantage local, tels sont communément les motifs qui déterminent les hommes à construire leurs habitations dans un lieu plutôt que dans un autre. Toutes les considérations relatives à la salubrité intérieure ou extérieure de ces habitations n'entrent ordinairement pour rien dans leur décision. Cependant rien de moins contestable que l'influence des localités sur le physique et le moral de l'espèce humaine : de cette influence résultent les endémies ; c'est elle aussi qui imprime, non-seulement aux diverses nations, mais même aux habitans de deux contrées, de deux villes, et même de deux hameaux voisins, des caractères particuliers. Or, les causes d'où peuvent émaner ces différences, ou qui, du moins, peuvent contribuer à rendre les habitations plus ou moins salubres, dépendent tantôt des localités, c'est-à-dire de la position topographique et de la constitution naturelle de l'atmosphère au milieu de laquelle ces habitations sont placées, et tantôt des habitations elles-mêmes, de leur nombre, de leur situation respective, de leur mode de construction.

I. DE LA POSITION TOPOGRAPHIQUE. Nous avons vu précédemment (pag. 71) que l'air atmosphérique est sans cesse modifié par les émanations animales, végétales et minérales, provenant soit de la nature du sol, soit des vicissitudes des saisons, soit des occupations et des travaux de l'homme. Quoique la chimie nous fournisse des données d'après lesquelles nous pouvons apprécier quelques-unes de ses qualités, l'air éprouve, dans certains cas, des altérations qui échappent à l'analyse. Aussi tomberait-on dans de funestes erreurs si, en pareille matière, on prenait la théorie pour seul guide, et si l'on ne tenait compte de certains phénomènes qui, bien que difficiles parfois à expliquer, ne sont pas moins constatés par une longue expérience.

Il importe surtout de considérer, quant aux localités, l'élévation ou l'abaissement du sol et sa sécheresse ou son humidité plus ou moins grande. Un terrain sec et élevé, un terrain bas et humide, sont toujours peuplés de végétaux différens : ici un végétal pousse avec vigueur ; là les sucs que ses racines puisent dans la terre ne conviennent plus à ses organes ; il languit et dégénère. Cette observation peut s'appliquer en grande partie aux animaux et à l'homme. (Barbier.)

Des Lieux secs et élevés. On a toujours regardé les lieux élevés comme les plus favorables à la santé, et les montagnards sont effectivement les hommes les plus robustes, ceux parmi lesquels on rencontre le plus d'exemples de longévité. Leur constitution est sèche et vigoureuse ; l'extérieur de leur corps offre des saillies prononcées et des poils nombreux ; chez eux, la circulation est active, le pouls vite et fréquent, les fonctions digestives promptes et faciles : ils sont habituellement constipés. En général, leur tête est volumineuse et leurs extrémités sont grêles; ils sont agiles, vifs, spirituels, impatiens et irascibles. Les maladies qu'on observe le plus généralement chez eux sont des ulcères aux jambes, des hémorrhagies (particulièrement l'hémoptysie), des inflammations plus aiguës et plus intenses qu'elles ne le sont communément.

L'air sec et pur des lieux élevés a une action tonique sur les constitutions molles et faibles. C'est un préservatif contre les scrophules et les divers engorgemens du système lymphatique, contre les flueurs blanches, le scorbut, les fièvres intermittentes, etc. : les convalescens, les enfans, et surtout ceux qui ont la coqueluche, ou qui languissent à la suite d'une maladie éruptive, s'en trouvent très-bien.

Une trop grande élévation produirait, comme nous l'avons vu (pag. 58), des effets nuisibles, à cause de l'excessive raréfaction de l'air. Mais il serait difficile de préciser géométriquement et d'une manière générale la hauteur où cette raréfaction commence à avoir des inconvéniens, attendu qu'une foule de circonstances peuvent la faire varier ou concourir avec elle à modifier les qualités de l'atmosphère, et que, d'ailleurs, tel degré de raréfaction qui produit une excitation modérée, un état de bien-être, chez l'homme parfaitement sain, ne saurait convenir à celui qui, avec l'apparence extérieure de la santé, peut cependant être prédisposé à quelque affection des organes pulmonaires ou circulatoires.

Des Plaines. Rien de plus variable que la salubrité de l'air des plaines, suivant que celles-ci sont plus ou moins étendues, qu'elles sont ou non bordées ou traversées en divers sens par des bois, des rivières ou des marais. Les plaines peu étendues, entourées, comme les vallées et les gorges, de montagnes élevées qui en ferment l'accès aux vents, sont toujours malsaines, et leur insalubrité est souvent augmentée par la stagnation des eaux qui descendent des hauteurs voisines. Mais celles qui présentent une vaste surface, que l'air peut parcourir librement, sont parfaitement salubres et conviennent même mieux que les montagnes aux individus d'une constitution sèche et irritable, et à ceux qui ont quelqu'une des dispositions maladives indiquées ci-dessus.

Des Forêts. Les habitations situées dans les forêts sont généralement insalubres, parce que l'air y circule difficilement, que le sol y est toujours imprégné d'humidité, et que les feuilles et les débris de végétaux qui se pourrissent en quantité sur la terre ajoutent encore à l'humidité de l'atmosphère. Mais il n'en est pas de même des habitations situées près d'un bois peu épais et percé de nombreuses allées : les arbres rompent la violence des vents sans leur empêcher de circuler dans les lieux habités; l'oxygène qu'ils dégagent purifie l'air ; leur ombrage tempère l'ardeur brûlante du soleil, et tout concourt à rendre un pareil séjour aussi salubre qu'agréable.

Si les forêts épaisses ne sauraient être habitées sans inconvénient, il est certain, d'un autre côté, que, par cela même que ces forêts arrêtent le cours des vents, des contrées entières leur doivent quelquefois la salubrité dont elles jouissent. C'est à

de vastes forêts que Rome doit l'avantage d'être
abritée du vent du sud-est, si redouté dans les
pays méridionaux ; ce sont des forêts qui la garantissent, d'une autre part, des terribles effluves
des marais Pontins.

Des Marais. Les maladies endémiques qui règnent dans les lieux marécageux et l'effrayante mortalité qu'on y observe prouvent suffisamment l'insalubrité d'un pareil séjour. Les habitans de ces
lieux nous offrent le type de la constitution lymphatique au plus haut degré : un excessif embonpoint, joint à une extrême flaccidité, une atonie générale de tous les tissus vivans, l'œdématie des pieds
et des mains, un teint pâle, des yeux ternes, des
paupières infiltrées, la répugnance aux travaux pénibles, la faiblesse au moral comme au physique ;
tels sont les habitans d'une partie de la Hollande,
d'une portion de nos départemens de l'Ain, du
Doubs, de l'Indre, etc.

On conçoit facilement que chez ces êtres pâles,
bouffis et étiolés, les maladies les plus communes
sont les affections du système lymphatique, des
engorgemens ou des ulcérations scrophuleuses au
cou, aux aisselles ou dans quelques autres parties
du corps ; le carreau chez les enfans, les catarrhes
chroniques et les phthisies chez les adultes.

Outre ces altérations lentes et profondes qui se développent sous l'influence de l'atmosphère habituelle
des marais, des maladies plus ou moins aiguës, plus
ou moins graves, reparaissent pour ainsi dire annuellement, lorsque la chaleur de l'été met à découvert le
fond vaseux du terrain, et qu'en même temps l'appa-

reil cutané et les voies de la respiration sont, par l'effet de cette même température, dans les conditions les plus propres à l'absorption des effluves pestilentiels. Aussi est-ce ordinairement à la fin de l'été et au commencement de l'automne que le séjour dans les marais est le plus dangereux; c'est à cette époque de l'année que les diarrhées, les dysenteries, les cholera-morbus, les fièvres de divers types y deviennent endémiques; et plus la chaleur atmosphérique est considérable, plus ces maladies sont rapides dans leur marche, plus elles s'accompagnent de phénomènes nerveux, plus elles sont fréquemment mortelles. Une observation constante a démontré qu'elles sévissent particulièrement sur les individus nouvellement venus dans ces contrées insalubres. Il faut par conséquent avoir l'attention, lorsque l'on doit séjourner dans de tels pays, d'y arriver dans la saison la plus éloignée de celle où les maladies ont coutume de se manifester, afin d'avoir le temps le plus long possible pour s'habituer à l'action débilitante de cette atmosphère dangereuse. Des vêtemens de laine sur la peau, un exercice journalier, des frictions sèches matin et soir, un régime régulier composé de substances alimentaires de bonne qualité et de digestion facile, l'usage sans excès d'un vin généreux, la plus grande modération dans les plaisirs de l'amour, le calme le plus parfait de l'âme, sont les conditions indispensables à la conservation de la santé. Dans l'intérieur des habitations, il faut avoir soin, selon la saison, d'entretenir un feu clair ou du moins d'en allumer souvent pour dissiper l'humidité des appartemens, dont les croisées ne devront être ouvertes chaque jour que le temps nécessaire pour que l'air soit renouvelé. En un mot, éviter tous les genres d'excès, ne rien négliger de ce qui peut concourir à l'entretien des forces, se préserver, autant que possible, et surtout la nuit, du froid humide, qui est le véhicule ordinaire des émanations putrides : telles sont les règles les plus importantes de l'hygiène des pays marécageux.

Des Rivières. Le voisinage des rivières, et en général de toutes les eaux courantes, n'a par lui-même rien d'insalubre. L'atmosphère y est, à la vérité, un peu plus fraîche et plus humide, et l'on doit s'y garantir soigneusement du serein ; mais aussi l'air s'y renouvelle-t-il plus facilement que dans beaucoup d'autres lieux. Les maladies endémiques qui règnent si fréquemment sur le bord des rivières doivent donc être attribuées à quelque autre cause locale, et particulièrement aux inondations, qui transforment en marais la portion du sol qu'elles recouvrent, et produisent alors les funestes effets que nous venons de signaler.

II. DES HABITATIONS. Franck a dit avec raison qu'un pays est d'autant moins salubre que les villes y sont plus nombreuses et que le goût des constructions y est plus répandu. On peut établir en règle générale que plus les habitations sont multipliées et rapprochées, plus les mesures de salubrité deviennent nécessaires ; et jamais cette nécessité n'a été plus urgente qu'à l'époque actuelle, où l'accroissement rapide de la population, et son affluence dans

les grandes villes, a fait diviser en appartemens
étroits et souvent peu aérés des espaces qui jadis auraient à peine contenu le quart des individus qui
viennent aujourd'hui s'y concentrer.

Le mode de construction des habitations particulières, comme des édifices publics, a une influence
continuelle sur la santé des habitans : rien de plus
ordinaire cependant que de voir les architectes sacrifier à la symétrie, ou à quelques règles de leur
art souvent peu importantes, les considérations hygiéniques les plus essentielles. On doit éviter d'a-
bord d'employer des matériaux qui absorbent l'humidité atmosphérique, et rejeter ces qualités de
pierres tellement humides que, pour peu que la saison soit pluvieuse, on voit l'eau suinter des murs.
Les constructions en briques seraient incontestablement les plus salubres. Mais, quels que soient d'ailleurs les matériaux employés, il y a toujours du danger à habiter trop tôt les maisons nouvellement bâties : l'humidité, l'odeur forte des plâtres frais, ont
souvent causé des rhumatismes opiniâtres, des fièvres de divers types et de divers caractères, de
vives céphalalgies, etc. Il serait, au reste, difficile
de préciser combien il faut de temps pour que
l'on n'ait plus rien à craindre, puisque tout dépend
ici du mode de construction, de la nature des matériaux, de la saison, du climat, de l'exposition et
de la température. A cette cause première d'insalubrité, il faut ajouter les vapeurs métalliques que
les peintures exhalent dans les appartemens récemment décorés ; et les exemples de vertiges, de
coliques violentes et d'autres accidens qu'elles ont

déterminés, mettent hors de doute la réalité de ce danger.

Lorsqu'un bâtiment est isolé ou qu'il est du moins suffisamment éloigné des autres habitations, sa hauteur, quelle qu'elle soit, est sans inconvénient sous le rapport de l'hygiène ; mais dans les villes, les maisons, presque toujours trop rapprochées et trop élevées, se privent réciproquement de l'influence salutaire de la lumière et du jour, et les rues étroites qui les séparent sont autant de réceptacles d'air corrompu : aussi faut-il éviter autant que possible d'habiter un rez-de-chaussée, et surtout d'y coucher la nuit. Les rues, dit Husty, sont aux villes ce que les poumons sont au corps humain ; plus une ville est grande et renferme d'ateliers divers, plus il est nécessaire que les rues soient percées de manière à faciliter le renouvellement de l'air. Si les rues étroites et tortueuses sont des foyers de putridité, les rues trop larges ont l'inconvénient que le courant d'air y est moins rapide, et que, dans les temps calmes et chauds, l'atmosphère s'y altère plus facilement : leur largeur doit donc être proportionnée à l'élévation des bâtimens dont elles sont bordées de chaque côté, et leur direction la plus convenable est celle du nord au midi.

Si nous pénétrons dans l'intérieur des habitations, nous considérerons d'abord les dimensions des appartemens et surtout la hauteur des plafonds. Plus les plafonds sont bas, toutes choses égales d'ailleurs, plus l'air est promptement vicié par la respiration et par les exhalations animales, pour peu que l'appartement renferme un certain nombre de personnes :

aussi les maladies s'aggravent-elles toujours dans les
lieux qui présentent ce vice de construction. D'un
autre côté, si les plafonds sont fort élevés, comme
dans les maisons anciennes, il devient difficile d'y
entretenir en hiver une température convenable, et
il se fait une grande dépense de combustibles. Un
terme moyen peut seul concilier la salubrité et l'é-
conomie, et une élévation d'environ dix pieds est
en général suffisante.

La distribution et les dimensions des croisées
doivent être calculées sur la nature du climat ou de
l'exposition. Dans les pays froids et dans les lieux
humides et marécageux, de trop grandes croisées
laisseraient trop pénétrer l'air extérieur, et il deviendrait plus difficile de corriger, au moyen du
feu, la température trop rigoureuse ou les influences malfaisantes de l'atmosphère. Dans les pays
chauds, les croisées trop grandes donneraient trop
accès aux rayons brûlans du soleil. Cependant, en
général, leur nombre et leurs dimensions doivent
être proportionnés à l'étendue des chambres et au
nombre d'individus qui doivent y habiter, et leur
exposition la plus convenable est à l'est ou au nord
plutôt qu'au midi ou à l'ouest, parce que les vents
que l'on reçoit du midi ou du couchant sont ordinairement moins salubres.

Ce que nous avons dit (pag. 83) des cheminées
et des poêles nous dispense d'entrer ici dans de nouveaux détails.

On ne saurait mettre trop d'attention au choix du
lieu destiné aux latrines, et à leur mode de construction; car, outre que les gaz qu'elles dégagent

noircissent, s'ils pénètrent dans les appartemens, toutes les matières d'or ou d'argent, et sont, par leur fétidité, une cause de dégoûts continuels, ils peuvent aussi, lorsque l'humidité de l'atmosphère accroît encore cette odeur infecte, occasioner une anorexie complète et même des embarras gastriques. Les latrines doivent donc être toujours hors des appartemens et autant isolées que possible. En vain on objectera qu'on peut obvier à cet inconvénient en adaptant à la lunette une cuvette dont le fond soit exactement fermé au moyen d'un appareil particulier : quelque bien construit que soit cet appareil, qui forme ce qu'on appelle les *lieux à l'anglaise* lorsqu'on y ajoute un réservoir d'eau pour laver à volonté la cuvette, et *demi-anglaise* s'il n'y a pas de réservoir, il est infiniment rare qu'ils procurent complètement les avantages qu'on en attend. En quelque lieu qu'elles soient placées et de quelque manière qu'elles soient construites, les latrines doivent toujours avoir un tuyau d'évent, c'est-à-dire un conduit qui s'ouvre d'un bout dans la partie supérieure de la fosse, et s'élève de l'autre jusqu'au faîte du bâtiment, pour donner issue aux exhalaisons : encore ce tuyau, quoique d'une utilité évidente, est-il souvent insuffisant, et serait-il à désirer que l'on pût toujours y joindre le procédé de M. Darcet, procédé qui consiste à dilater l'air dans le tuyan d'évent de manière à y établir un courant qui, venant du conduit de la lunette et passant par la fosse, entraîne les mauvaises odeurs. Il suffit pour cela de faire communiquer avec le tuyau d'évent le conduit d'une cheminée voisine où il y ait souvent du feu;

et l'expérience, ainsi que les lois de la physique, démontrent que l'on n'a pas à craindre que cette communication permette aux gaz ou aux odeurs de refluer par la cheminée. Celle-ci peut même, sans qu'il y ait lieu à avoir la moindre inquiétude sous ce rapport, servir à la fois d'évent et d'appel, ainsi que cela a été pratiqué à Paris pour les latrines publiques de la rue des Filles-Saint-Thomas, que l'on a fait communiquer avec la cheminée du restaurateur qui est au coin de la rue Vivienne, sans que l'on éprouve dans cette maison la moindre odeur. S'il n'y a pas à proximité de cheminée que l'on puisse utiliser à cet effet, on peut faire ouvrir dans l'évent le tuyau d'un poêle ou d'un fourneau placé à peu de distance ; ou, ce qui est plus facile encore, il suffit de mettre dans le tuyau d'évent un petit lampion ou une simple veilleuse. La place que doit occuper l'appel dépend de la hauteur de l'évent : en général il doit être au-dessus du premier tiers de ce tuyau ou au plus à la moitié. Lorsqu'on emploie ce procédé, dont la réussite est infaillible, on doit laisser les lunettes habituellement découvertes, afin que le courant d'air ait lieu librement ; par la même raison, ces lunettes doivent être plutôt petites que grandes, puisqu'il est reconnu en physique qu'un courant est d'autant plus rapide que le diamètre de son conduit est plus petit.

Il est surtout important d'éviter de s'asseoir sur les siéges des latrines fréquentées par un grand nombre de personnes. Quelques auteurs ont pensé que la dysenterie pouvait se propager de cette manière ; mais toujours paraît-il certain que des blennorrhagies vénériennes ont été contractées par le contact des parties revêtues d'une membrane muqueuse avec les siéges sur lesquels s'étaient placés, quelques instans auparavant, des individus infectés.

Quelque bien situées que soient les habitations, quelque rationnelles que soient leurs distributions intérieures, elles n'en deviennent pas moins quelquefois, dans les quartiers populeux des grandes villes, des foyers de maladies, par suite de la malpropreté. Souvent, il est vrai, cette malpropreté provient de l'extrême indigence et de la réunion d'une famille nombreuse dans des espaces trop étroits; mais souvent aussi elle est due aux ateliers placés dans l'intérieur des habitations, à la ridicule manie, si commune surtout dans la classe indigente, d'avoir des animaux domestiques, ou bien enfin à une indifférence et à une négligence naturelles. C'est par une propreté excessive que le Hollandais combat avec succès les dangereuses influences de son atmosphère humide; c'est par l'effet de la malpropreté que nous voyons une foule d'artisans tourmentés d'affections cutanées, d'autant plus rebelles que leur insouciance se refuse à des précautions hygiéniques dont ils ne conçoivent pas l'utilité.

Ce que nous disons ici de la nécessité de la propreté dans les habitations particulières peut s'appliquer également aux villes. Ce n'est point assez que leurs rues soient pavées et balayées avec soin, que de nombreuses fontaines mettent à même de les nettoyer et de les arroser durant les chaleurs de l'été, encore faut-il veiller à ce que l'eau dont on y fait usage pour les besoins domestiques ne soit pas altérée par des immondices, et écarter de leur enceinte, ou du moins reléguer dans les quartiers les plus retirés, les tueries, les voieries, et en général tout ce qui peut communiquer à l'eau ou à l'air des qualités malfaisantes. Paris laisse peu de choses à désirer sous tous ces rapports, grâces aux soins d'une administration éclairée et d'un Préfet jaloux de mériter, par des établissemens utiles, la reconnaissance d'une immense population. Le redressement et l'élargissement des rues anciennes, la beauté de celles nouvellement percées, l'établissement des bornes-fontaines dans les rues les plus commerçantes et les plus peuplées, la construction des marchés publics et des quais, ont sans doute contribué pour beaucoup à assainir la capitale et à accroître sa population en diminuant la mortalité.

C'est particulièrement dans les villages et les campagnes que la négligence de toutes les précautions de salubrité publique et particulière réclame la surveillance du Gouvernement. Rien de plus commun que de voir les maisons adossées à des terres plus élevées, les toits dépassant à peine le niveau du sol, l'intérieur obscur, sale, humide et sans courant d'air; les alentours encombrés de fumier et d'immondices, ou baignés d'eaux croupissantes; les rues non pavées, boueuses, sillonnées d'ornières profondes, dont la vase infecte, à chaque instant remuée par les roues des voitures, ou desséchée par les rayons du soleil, donne naissance à ces fièvres endémiques si fréquentes surtout vers la fin de l'été.

Des Plantations, des Jardins, et de quelques genres de culture. On a beaucoup discuté sur la salubrité des plantations d'arbres autour des villes et dans leur intérieur. Ingenhousz a prouvé que les arbres qui reçoivent la lumière solaire versent dans l'atmosphère du gaz oxygène, et par conséquent contribuent à sa pureté ; mais que si, au contraire, les arbres sont plantés dans un lieu où les rayons du soleil pénètrent difficilement, et dont le sol humide hâte la décomposition des feuilles mortes, l'air est plutôt vicié que purifié par la présence de ces végétaux. Ces petits jardins qu'entourent de toutes parts des bâtimens élevés, et que le soleil éclaire à peine, sont donc plutôt nuisibles qu'utiles, et des cours nues et pavées seraient infiniment préférables.

Les plantations d'arbres sont avantageuses, au contraire, dans les places spacieuses, dans les rues très-larges ; et les jardins publics situés au centre de nos grandes villes contribuent pour beaucoup à leur salubrité, non-seulement en modifiant, comme nous venons de le dire, la composition chimique de notre atmosphère, mais aussi parce que l'espace inhabité qu'ils occupent favorise la libre circulation de l'air.

Il n'en est pas de même des jardins consacrés à la culture des plantes potagères, et que l'on rend productifs à force d'engrais et d'arrosement. C'est chez les maraîchers qui environnent quelques faubourgs de Paris, et dans les rues adjacentes, que l'on observe annuellement le plus de fièvres intermittentes.

La végétation, l'un des moyens les plus puissans que la nature ait mis au pouvoir de l'homme pour agir sur l'atmosphère, peut donc, selon la circonstance, avoir une influence favorable ou nuisible. Nous ne répéterons pas ce que nous avons dit précédemment (pag. 109) des avantages et des inconvéniens des grandes forêts. Nous ajouterons seulement que c'est quelquefois au voisinage d'une forêt qu'une ville doit les sources qui alimentent ses fontaines, et que l'on a vu celles-ci se tarir dès que la forêt a été abattue.

L'influence que ces masses d'arbres ont sur de vastes cités, des plantations en apparence peu importantes l'ont sur nos habitations particulières : aussi est-il avantageux de planter sur les bords et dans les environs des lacs, des étangs et des mares, des arbres élevés et peu écartés les uns des autres, qui aient, comme le peuplier de Hollande, un accroissement rapide et un feuillage étendu; et ces rideaux doivent être placés du côté d'où le vent souffle le plus ordinairement, afin de garantir les habitations des émanations marécageuses.

Des Émanations végétales. Il importe surtout d'éloigner des lieux habités, ou du moins de ne placer qu'à une certaine distance tous les végétaux odorans; car ceux mêmes qui chargent l'atmosphère des parfums les plus suaves peuvent néanmoins être nuisibles dans certains cas ; et, dans le doute où l'on est sur le plus ou moins de fondement de l'opinion vulgaire qui signale comme dangereux certains arbres et certaines plantes, il faut éviter leurs influences. C'est ainsi que de tout temps on a prétendu que les émanations du noyer causent la céphalalgie et la fièvre à ceux qui dorment sous son

ombre ; que l'odeur vireuse qu'exhalent les chene-
vières ont, dit-on, déterminé des vertiges, des
éblouissemens et une sorte d'ivresse chez les individus qui se livrent au sommeil près des champs
consacrés à cette culture. Quelle que soit, quant au
chanvre, la vérité de cette assertion, il est du moins
bien reconnu que le rouissage qu'on lui fait subir
après la récolte est souvent pour les campagnes le
germe des plus funestes maladies. Non-seulement
il donne à l'eau des qualités nuisibles, mais le tissu
végétal y subit une sorte de fermentation putride
qui répand dans l'air des miasmes pernicieux. Aussi
les fâcheux effets du rouissage, quoique révoqués
en doute par Fourcroy, ont-ils souvent éveillé
toute la sollicitude des magistrats ; et cette habitude
de faire rouir ou sécher le chanvre non loin des habitations contribue-t-elle à la pâleur, à l'état de
cachexie, à la disposition scrophuleuse d'un grand
nombre d'enfans, comme il est quelquefois facile
de s'en assurer en comparant les uns aux autres ceux
de deux villages voisins.

Des Émanations animales. Nous avons vu (p. 41)
que c'est aux effluves du sang et des chairs palpi-
tantes des animaux qu'ils abattent, que les bouchers doivent leur teint fleuri, leur embonpoint,
leur constitution sanguine. Personne n'ignore non
plus que l'air des étables a été recommandé contre
quelques affections des organes pulmonaires : peut-
être, en effet, que le gaz azote qu'il contient modère l'action trop excitante de l'oxygène atmosphérique ; qu'il donne à l'atmosphère des étables des
propriétés favorables aux individus d'un tempéra-

ment sec et irritable menacés de phthisie pulmonaire ; qu'enfin il peut contribuer, avec un régime
adoucissant, à améliorer leur santé. Mais, hors un
bien petit nombre de cas, les émanations animales
sont fréquemment la cause de maladies pernicieuses. Les cadavres d'animaux qui infectent quelquefois les campagnes et les routes devraient toujours
être soigneusement enterrés, ou placés du moins,
comme les voiries publiques, loin des lieux fréquen-
tés, et de manière que le vent dominant écarte de
toute habitation les émanations infectes qu'exhalent
leurs débris.

Les cimetières doivent, d'après les mêmes principes, être placés dans des lieux écartés, et l'on ne
saurait trop veiller à ce que leur étendue, ainsi que
la profondeur et l'écartement des fosses, soient en
raison de la population à laquelle ils sont destinés. Lorsque les fosses ont plus de six à sept
pieds de profondeur, la décomposition putride est
extrêmement lente ; il faut s'abstenir pendant long-
temps de fouiller au même endroit. Si les fosses
sont trop superficielles, comme cela arrive communément, les miasmes putrides traversent trop facilement les couches de terre et infectent l'atmosphère.
Il faut donc prendre un terme moyen et leur donner une profondeur qui facilite la putréfaction et
qui s'oppose en même temps à la dispersion des
gaz : elle doit être de quatre ou cinq pieds. Les
fosses de cette profondeur doivent être séparées
entre elles par quatre pieds de distance le long de
leurs grands côtés, et par deux pieds aux extrémités. Trente-un pieds carrés sont les dimensions de

la fosse d'un adulte. En général il faut au moins trois ans pour la décomposition d'un cadavre ainsi enfoui à quatre ou cinq pieds de profondeur : l'étendue d'un cimetière doit donc être au moins le triple de l'espace nécessaire aux inhumations de chaque année ; ainsi en multipliant d'abord le nombre annuel des morts par trente-un, et le produit par trois, on aura le nombre de pieds ou l'étendue que doit avoir pour le moins un cimetière.

Des Emanations métalliques et minérales. Nous ne nous arrêterons pas à détailler ici les dangers qui peuvent résulter des émanations métalliques et minérales. On conçoit facilement, d'après ce que nous avons dit (pag. 42), que les ateliers consacrés à la préparation des acides minéraux et de certains produits chimiques, doivent aussi être isolés de manière que le vent en emporte les émanations ; et que celles-ci, répandues dans l'atmosphère, détermineraient sur les individus exposés à leur influence des effets analogues à ceux qu'ils produisent sur les ouvriers employés à cette préparation.

Une ordonnance du Roi, du 14 janvier 1815, donne la nomenclature des manufactures, établissemens et ateliers répandant une odeur insalubre ou incommode, dont la formation ne peut avoir lieu sans une permission de l'autorité administrative. Adoptant la plupart des dispositions du décret du 15 octobre 1810, elle établit de même trois classes différentes :

1re CLASSE. *Établissemens et ateliers qui ne peuvent plus être formés dans le voisinage des habitations particulières, et pour la création desquels il est nécessaire de se pourvoir d'une autorisation de Sa Majesté, accordée en Conseil d'État.*

Acide nitrique ou eau-forte (Fabrication de l').

Acide pyroligneux (Fabriques d'), lorsque les gaz se répandent dans l'air sans être brûlés.

Acide sulfurique (Fabrication de l').

Affinage de métaux au fourneau à manche, au fourneau à coupelle, ou au fourneau à reverbère.

Amidonniers.

Artificiers.

Bleu de Prusse (Fabriques de), lorsqu'on n'y brûlera pas la fumée et le gaz hydrogène sulfuré.

Boyaudiers.

Cendres gravelées (Fabriques de), lorsqu'on laisse répandre la fumée au dehors.

Cendres d'orfèvre (Traitement des) par le plomb.

Chanvre (Rouissage du) en grand par son séjour dans l'eau.

Charbon de terre (Epurage du) à vases ouverts.

Chaux (Fours à) permanens.

Cretonniers.

Colle-forte (Fabriques de).

Cordes à instrumens (Fabriques de).

Cuirs vernis (Fabriques de).

Écarrissage.

Échaudoirs.

Encre d'imprimerie (Fabriques d').

Fourneaux (Hauts).

Glaces (Fabriques de).

Goudron (Fabrication du).

Huile de pieds de bœuf (Fabriques d').

Huile de poisson (Fabriques d').

Huile de térébenthine et huile d'aspic (Distilleries en grand d').

Huile rousse (Fabriques d').

Litharge (Fabrication de la).

Massicot (Fabriques de).

Ménageries.

Minium (Fabrication du).

Noir d'ivoire et noir d'os (Fabriques des), lorsqu'on n'y brûle pas la fumée.

Orseille (Fabrication de l').

Plâtre (Fours à) permanens.

Pompes à feu ne brûlant pas la fumée.

Porcheries.

Poudrettes.

Rouge de Prusse (Fabriques de) à vases ouverts.

Sel ammoniac ou muriate d'ammoniaque (Fabrication du) par le moyen de la distillation des matières animales.

Soufre (Distillation du).

Suif brun (Fabrication du).

Suif en branche (Fonderie du) à feu nu.

Suif d'os (Fabrication du).

Sulfate d'ammoniaque (Fabrication du) par le moyen de la distillation des matières animales.

Sulfate de cuivre (Fabrication du) au moyen du soufre et du grillage.

Sulfate de soude (Fabrication du) à vases ouverts.

Sulfures métalliques (Grillage des) en plein air.

Tabac (Combustion des côtes du) en plein air.

Taffetas cirés (Fabriques de).

Taffetas et toiles vernis (Fabrication des).

Tourbe (Carbonisation de la) à vases ouverts.

Tripiers.

Tueries, dans les villes dont la population excède dix mille âmes.

Vernis (Fabriques de).

Verre, cristaux et émaux (Fabriques de).

IIe CLASSE. Établissemens et Ateliers dont l'éloignement des habitations n'est pas rigoureusement nécessaire, mais dont il importe néanmoins de ne permettre la formation qu'après avoir acquis la certitude que les opérations qu'on y pratique seront exécutées de manière à ne pas incommoder les Propriétaires du voisinage, ni à leur causer des dommages. (Pour former ces établissemens, l'autorisation du préfet est nécessaire, sauf, en cas de difficulté, ou en cas d'opposition de la part des voisins, le recours au Conseil d'État).

Acier (Fabriques d')

Acide muriatique (Fabrication de l') à vases clos.

Acide muriatique oxygéné (Fabrication de l').

Acide pyroligneux (Fabriques d'), lorsque les gaz sont brûlés.

Ateliers à enfumer les lards.

Blanc de plomb ou de céruse (Fabriques de).

Bleu de Prusse (Fabriques de), lorsqu'elles brûlent leur fumée et le gaz hydrogène sulfuré, etc.

Cartonniers.

Cendres d'orfèvre (Traitement des) par le mercure et la distillation des amalgames.

Cendres gravelées (Fabrication des) lorsqu'on brûle la fumée, etc.

Chamoiseurs.

Chandeliers.

Chapeaux (Fabriques de).

Charbon de bois fait à vases clos.

Charbon de terre épuré, lorsqu'on travaille à vases clos.

Châtaignes (Dessiccation et conservation des).

Chiffonniers.

Cires à cacheter (Fabriques de).

Corroyeurs.

Couverturiers.

Cuirs verts (Dépôts de).

Cuivre (Fonte et laminage de).

Eau-de-vie (Distilleries d').

Faïence (Fabriques de).

Fondeurs en grand au fourneau à réverbère.

Galons et tissus d'or et d'argent (Brûleries en grand des).

Genièvre (Distilleries de).

Goudron (Fabriques de) à vases clos.

Hareng (Saurage du).

Hongroyeurs.

Huiles (Épuration des) au moyen de l'acide sulfurique.

Indigoteries.

Liqueurs (Fabrication des).

Maroquiniers.

Mégissiers.

Noir de fumée (Fabrication du).

Noir d'ivoire et noir d'os (Fabrication des), lorsqu'on brûle la fumée.

Or et argent (Affinage de l'), au moyen du départ et du fourneau à vent.

Os (Blanchiment des) pour les éventaillistes et boutonniers.

Papiers (Fabriques de).
Parcheminiers.
Pipes à fumer (Fabrication des).
Plomb (Fonte du), et laminage de ce métal.
Poêliers-fournalistes.
Porcelaine (Fabrication de la).
Potiers de terre.
Rouge de Prusse (Fabriques de) à vases clos.
Salaisons (Dépôts de).
Sel ou muriate d'étain (Fabrication du).
Sucre (Raffineries de).
Suif (Fonderies de) au bain-marie ou à la vapeur.
Sulfate de soude (Fabrication du) à vase clos.

Sulfates de fer et de zinc (Fabrication des), lorsqu'on forme ces sels de toutes pièces avec l'acide sulfurique et les substances métalliques.
Sulfures métalliques (Grillage des) dans les appareils propres à retirer le soufre ou à utiliser l'acide sulfureux qui se dégage.
Tabac (Fabriques de).
Tabatières en carton (Fabrication des).
Tanneries.
Toiles (Blanchiment des) par l'acide muriatique oxygéné.
Tourbe (Carbonisation de la) à vases clos.
Tuileries et briqueteries.

III° CLASSE. *Établissemens et Ateliers qui peuvent rester sans inconvénient auprès des habitations particulières, et pour la formation desquels il est néanmoins nécessaire de se munir d'une permission, qui est délivrée par les sous-préfets, après avoir pris préalablement l'avis des maires et des sous-préfets.*

Acétate de plomb ou sel de saturne (Fabrication de l').
Batteurs d'or et d'argent.
Blanc d'Espagne (Fabriques de).
Bois dorés (Brûleries des).
Boutons métalliques (Fabrication des).
Borax (Raffinage du).
Brasseries.
Briqueteries, ne faisant qu'une seule fournée en plein air, comme on le fait en Flandre.
Buanderies.
Camphre (Préparation et raffinage du).
Caractères d'imprimerie (Fonderies de).
Cendres (Laveurs de).
Cendres bleues et autres précipités du cuivre (Fabrication des).

Chaux (Fours à) ne travaillant pas plus d'un mois par année.
Ciriers.
Colle de parchemin et d'amidon (Fabriques de).
Corne (Travail de la) pour la réduire en feuilles.
Cristaux de soude (Fabriques de) ou sous-carbonate de soude cristallisé.
Doreurs sur métaux.
Eau seconde (Fabrication de l') des peintres en bâtimens, alcalis caustiques et dissolutions.
Encre à écrire (Fabriques d').
Essayeurs.
Fer-blanc (Fabriques de).
Feuilles d'étain (Fabrication des).
Fondeurs au creuset.
Fromages (dépôt de).

Glaces (Étamage des).

Laques (Fabrication des).

Moulins à huile.

Ocre jaune (Calcination de l') pour la convertir en ocre rouge.

Papiers peints et papiers marbrés (Fabriques de).

Plâtre (Fours à) ne travaillant pas plus d'un mois par année.

Plombiers et Fontainiers.

Plomb de chasse (Fabrication du).

Pompes à feu brûlant leur fumée.

Potasse (Fabriques de).

Potiers d'étain.

Sabots (Ateliers à enfumer les).

Salpêtre (Fabrication et raffinage du).

Savonneries.

Sel de soude sec (Fabrication du) ou sous-carbonate de soude sec.

Sel (Raffineries de).

Soude (Fabrication de la) , ou décomposition du sulfate de soude.

Sulfate de cuivre (Fabrication du) au moyen de l'acide sulfurique et de l'oxyde de cuivre , ou du carbonate de cuivre.

Sulfate de potasse (Raffinage du).

Sulfates de fer et d'alumine. Extraction de ces sels des matériaux qui les contiennent tout formés , et transformation du sulfate d'alumine en alun.

Tartre (Raffinage du).

Teinturiers.

Teinturiers-dégraisseurs.

Tueries , dans les communes dont la population est au - dessous de dix mille habitans.

Vacheries , dans les villes dont la population excède cinq mille habitans.

Vert-de-gris et verdet (Fabrication du).

Viandes (Salaison et préparation des).

Vinaigre (Fabrication du).

CLASSE II.

DES CHOSES APPLIQUÉES A LA SURFACE DU CORPS (*applicata*).

Cette classe renferme les choses qui, appliquées extérieurement aux différentes parties du corps, agissent isolément et spécialement sur chaque individu. 1°. Les unes, devenues indispensables à l'homme dans l'état de civilisation, sont d'un usage habituel : tels sont les vêtemens. 2°. D'autres ont pour but d'entretenir dans un état convenable de propreté le corps entier ou quelques-unes de ses parties : tels sont les bains, les lotions. 3°. D'autres ont pour objet de l'embellir ou de corriger ses défauts : ce sont les divers cosmétiques.

CHAPITRE I". *Des Vêtemens.*

L'effet le plus direct des vêtemens étant de nous préserver des intempéries chaudes, froides et humides de l'atmosphère, il importe surtout de considérer en eux deux propriétés : celle d'entretenir à la surface de notre corps une chaleur plus ou moins grande, et celle de s'imprégner plus ou moins facilement d'humidité.

Selon l'expression des physiciens, toute matière qui reçoit facilement le calorique et le cède avec la même facilité aux autres corps environnans, est *conductrice du calorique ;* toute matière qui se refuse en quelque

9

sorte à cette transmission est *peu conductrice* ou *non conductrice du calorique*. Or, nos vêtemens sont d'autant plus *chauds*, selon le langage ordinaire, que leur étoffe ou leur tissu est peu conducteur du calorique, parce qu'ils laissent moins échapper celui qui se dégage de nos organes; et en même temps, en vertu de leur propriété non conductrice, ils nous préservent mieux que les autres des effets de la chaleur du dehors, parce qu'ils se laissent moins facilement traverser par le calorique extérieur. Les tissus dont la trame est lâche, comme celle des tricots de laine, sont en général très-peu conducteurs du calorique, parce que l'air emprisonné dans leurs mailles ne jouit lui-même que faiblement de cette propriété ; tandis que les tissus fins, lisses et serrés, sont communément bons conducteurs du calorique, et par conséquent beaucoup moins *chauds*.

On emploie à la confection des vêtemens des matières animales, telles que les pelleteries, les fourrures, la laine, la soie, la filoselle, le duvet; ou des matières végétales, telles que la paille, le chanvre, le lin, le coton. Mais on conçoit, d'après ce que nous venons de dire, que pour bien apprécier les avantages ou les inconvéniens de ces diverses matières, il faut avoir égard à leur texture, à leur finesse, à leur surface unie ou veloutée, à leur couleur, à leur épaisseur, etc.

Les vêtemens de laine sont les moins conducteurs du calorique, et conséquemment les plus *chauds*. Ils ont en même temps l'avantage d'absorber insensiblement la matière de la transpiration ou de la

sueur, dont ils ne se débarrassent que par une évaporation lente, et par conséquent sans trop de refroidissement. Ces vêtemens sont donc particulièrement convenables aux individus qui transpirent
abondamment, ou qui par état sont obligés de passer fréquemment d'une température à une autre.
Mis en contact immédiat avec la peau, les vêtemens
de laine produisent en outre sur elle une sorte d'excitation qui peut être assimilée aux effets d'une
friction légère mais continue, et qui tend à entretenir et régulariser les fonctions de cet organe. Cette
dernière propriété rend les gilets de flanelle très-
utiles aux personnes sensibles à l'impression du
froid, à celles qui sont sujettes à des rhumatismes,
à des névralgies, à des catarrhes pulmonaires ou intestinaux, etc. Aussi ceux que des raisons de santé
ont obligés d'en faire usage peuvent-ils rarement,
même pendant les chaleurs de l'été, les quitter impunément. Les pieds, plus éloignés que toute autre
partie de l'organe principal de la circulation, ont
spécialement besoin d'être couverts d'un tissu de
laine qui entretienne l'abondante transpiration dont
ils sont assez communément le siége : sous ce
point de vue les chaussons de flanelle sont d'une
utilité presque générale.

Les pelleteries et les fourrures sont plus chaudes
encore que la laine lorsque leur surface velue est
appliquée sur la peau ou qu'elle forme du moins
la surface interne du vêtement ; mais employées
comme elles le sont communément, les fourrures ne
sont que des objets d'un vain luxe, et ne semblent
chaudes qu'à cause de leur poids.

Les étoffes de soie, telles que les taffetas, sont aussi très-peu conductrices du calorique; mais elles sont en général peu épaisses; elles se mouillent vite et sèchent avec lenteur. Quelques auteurs ont avancé qu'à raison de sa propriété isolante et non conductrice du fluide électrique, la soie a l'avantage de retenir l'électricité qui se dégage de nos organes, et d'en former autour d'eux une sorte d'atmosphère. Quelques-uns même ont prétendu qu'elle pourrait, dans les temps d'orage, garantir des funestes effets de la foudre ceux qui en sont revêtus; mais cette assertion ne saurait être appuyée de raisonnemens sérieux.

Les tissus de lin et de chanvre sont au contraire bons conducteurs du calorique, et par conséquent très-peu chauds. Ils se mouillent très-vite et laissent évaporer avec la même facilité l'humidité dont ils se trouvent alors imbibés : de là le refroidissement dangereux que ressentent les individus qui, après avoir transpiré abondamment, négligent de changer de linge.

Les étoffes fabriquées avec le coton, telles que celles que l'on connaît sous le nom de *percale* et de *calicot*, sont plus chaudes que le linge de toile et moins que les tissus de laine. Peut-être les chemises faites avec ces étoffes sont-elles plus convenables que celles de toile, en ce qu'elles absorbent facilement la sueur et exposent beaucoup moins aux suppressions subites de la transpiration : cependant celles de fil obtiennent encore la préférence.

Abstraction faite de la matière employée, les vêtemens sont d'autant plus chauds qu'ils sont plus épais ; mais le poids, trop souvent inséparable de l'épaisseur, gênant les mouvemens du corps, on a imaginé la *ouate* pour réunir, autant que possible, l'épaisseur à la légèreté ; et les vêtemens de soie ou d'une étoffe de laine ouatés sont les plus chauds et les plus convenables pour la saison des grands froids.

Quant à la couleur, il est reconnu en physique que les corps blancs réfléchissent la chaleur et ne l'absorbent pas, et que celle-ci est au contraire absorbée et transmise par les corps de couleur noire ou d'une teinte rembrunie ; d'où l'on a déduit la conséquence que les vêtemens blancs sont moins chauds et conviennent particulièrement pour l'été. Cependant on a observé avec raison que, de même que ces vêtemens réfléchissent par leur surface externe la chaleur atmosphérique, leur surface interne, c'est-à-dire celle qui est appliquée sur les diverses parties de notre corps, réfléchit et conserve notre calorique propre, et le transmet moins à l'atmosphère que ne le ferait une étoffe noire. D'après ce principe de physique, les étoffes blanches ne seraient donc point désavantageuses pour la saison de l'hiver ; et, d'un autre côté, les étoffes noires seraient convenables pendant les chaleurs, tant que la température atmosphérique est sensiblement au-dessous de celle du corps, parce qu'elles laisseraient plus facilement échapper le calorique dégagé par nos organes.

Il importe surtout, selon Tourtelle, de n'employer pour se vêtir que des étoffes de bon teint, c'est-à-dire qui puissent être mouillées par la pluie ou par la sueur sans que la matière colorante s'en détache ; car l'on a vu, dit-il , cette matière, absorbée par la peau, déterminer des accidens graves, lorsqu'on négligeait ensuite de faire usage de bains ou de lotions.

Les vêtemens larges sont en général préférables aux vêtemens étroits, surtout dans les saisons chaudes et tempérées : cependant , outre que les vêtemens un peu serrés conservent mieux pendant l'hiver la chaleur du corps, ils ne sont pas sans avantage pour ceux qui se livrent habituellement à certains exercices , tels que la marche, en ce qu'ils augmentent l'énergie musculaire sans entraver les fonctions. Mais il n'en est pas de même des vêtemens qui exercent des compressions locales ou des constrictions circulaires : ils gênent l'action des muscles, ralentissent ou interceptent la circulation, et peuvent occasioner des lésions plus ou moins dangereuses selon le lieu qui en est le siége.

On doit se régler pour le choix de ses vêtemens moins sur la saison que sur la température régnante. Dans les climats variables comme le nôtre , où l'on a , au milieu même de l'été , des nuits et des matinées froides, et en tout temps de grandes variations atmosphériques, on ne saurait être trop circonspect sur ce choix. Lorsque l'on passe de l'hiver au printemps, ce n'est que peu à peu que l'on doit quitter les vêtemens chauds ; et il faut d'abord substituer le coton à la laine, avant de faire usage des tissus de lin ou de chanvre. Lorsqu'au contraire on passe de l'été à l'automne, il faut se vêtir de bonne heure d'étoffes plus chaudes, attendu que cet excès de prévoyance ne peut avoir un grand in-

convénient. Il n'est permis qu'aux constitutions robustes, familiarisées par l'habitude avec les intempéries de l'air, de négliger ces précautions.

Des diverses Pièces de l'habillement. L'habillement peut être considéré comme composé de
deux pièces principales, destinées, l'une à recouvrir
le tronc, l'autre à revêtir toute la partie du corps
située au-dessous des hanches. Le vêtement du tronc
a varié et varie tous les jours quant à sa forme ;
mais, quels que soient les caprices de la mode, il
doit avoir une large emmanchure qui embrasse bien
l'épaule sans l'étreindre ; ses manches doivent être
suffisamment amples et se prolonger jusqu'aux poignets, et s'il ne faut jamais exercer sur la poitrine
une pénible constriction, il ne faut jamais non plus
la laisser découverte. Combien de cardialgies, de
spasmes de tout genre, de phthisies et d'hémoptysies, ont pour cause chez les femmes la funeste
habitude des corsets, de ces cages étroites qui forcent peu à peu la poitrine à prendre une forme
toute différente de celle qui lui est naturelle ; et
cette mode, non moins extravagante, de laisser à
nu les bras et une partie des épaules et des seins !
de là la constitution débile, la disposition maladive
que les femmes ont souvent à la fleur de l'âge, et
les cruelles souffrances qui, plus tard, empoisonnent
leur existence.

Les *corps baleinés*, ces véritables cuirasses, selon
l'expression de Buffon, imaginées pour soutenir la
taille et l'empêcher de se déformer, causent plus
de difformités qu'ils n'en préviennent. Presque
toujours ils rendent l'épaule droite plus grosse que la

gauche; parce que la première ayant à exécuter, comme le bras et la main du même côté, des mouvemens plus fréquens, parvient plus facilement à se mettre en liberté, et prend par cette raison un accroissement dont est privé le côté gauche, assujetti à une compression perturbatrice. On voit souvent des apoplexies, des engorgemens des viscères abdominaux, et particulièrement du foie, des hernies, des affections des ovaires, des cancers aux seins, des squirrhes de l'utérus, être les tristes suites de ces entraves imprudentes.

Bien que les corsets dont les femmes font communément usage aujourd'hui soient beaucoup moins durs, et présentent, par conséquent, moins de danger, on peut affirmer néanmoins qu'ils méritent en partie les mêmes reproches que les corps baleinés, et que leur usage est encore une des causes de ces affections nerveuses, de cet état de faiblesse et de langueur si fréquens chez les femmes. Mais en vain on représenterait que beaucoup de femmes se tiennent parfaitement droites sans avoir jamais porté de corsets, qu'elles ont une belle conformation, des épaules bien placées, la taille élégante; en vain on ferait observer que, malgré leurs professions, qui souvent exigent des attitudes forcées ou développent certaines parties aux dépens des autres, les hommes ne sont pas plus contrefaits que les femmes, que par conséquent les corsets sont aussi inutiles que dangereux : la raison les a proscrits de tout temps, et de tout temps la mode et les préjugés, plus puissans que la raison, en ont perpétué l'usage.

Une fois accoutumée à être emprisonnée sous un corset, la poitrine ne peut plus se passer d'être ainsi soutenue : les muscles de la partie postérieure du tronc, pour ainsi dire atrophiés, n'ont plus la force de maintenir seuls le corps dans une position droite ; les mouvemens respiratoires s'exécutent avec peine s'ils sont privés de ce point d'appui devenu nécessaire ; les viscères abdominaux, abandonnés à leur propre poids, font éprouver un sentiment de pesanteur incommode ; en un mot, un malaise général avertit qu'il n'est plus possible de se soustraire à l'empire de l'habitude, ou que du moins on ne doit le faire qu'avec ménagement.

Chez les jeunes personnes, les corsets sont avantageusement remplacés par une paire de manches d'un tissu à la fois résistant et élastique, qu'un lacet réunit derrière les épaules ; ou bien, au lieu de les fixer ainsi en arrière, on peut attacher à la partie supérieure et postérieure de chacune d'elles une large bande qui passe derrière le dos en croisant la bande du côté opposé, de manière à former, en suivant le contour de la poitrine, une ceinture propre à soutenir les seins et à en faire valoir les formes.

La *cravate* de l'homme mériterait presque autant que le corset d'être à jamais mise en oubli. Les anciens n'avaient pas la dangereuse coutume de se serrer ainsi le cou ; ils laissaient libre cette région du corps où passent tant de vaisseaux, et qui établit une communication continuelle entre tant d'organes qu'on ne gêne pas impunément. Cette coutume bizarre, dont un régiment de Croates donna la première idée en France, en 1660, a tous les inconvéniens des constrictions circulaires, et la cravate peut occasioner des vertiges, des congestions cérébrales, des apoplexies, si l'on n'a pas le soin de la laisser extrêmement lâche.

Le vêtement des parties inférieures n'est pas moins sujet aux vicissitudes de la mode. Par une heureuse innovation, le *pantalon* large a été substitué depuis quelques années à l'étroite *culotte* de nos pères, qui, nouée au-dessous du genou, causait souvent des varices ou des ulcères aux jambes. Il est avec raison généralement adopté aujourd'hui, si ce n'est par un petit nombre d'individus fidèles à d'anciennes habitudes et au costume du bon vieux temps, tels que ces fiers Écossais, qui, sous leur climat froid et brumeux, n'ont jamais voulu quitter leur *philibeg* (jupon court), et se sont révoltés lorsqu'en 1747 sa Majesté britannique ordonna que tous ses sujets portassent culottes.

Le pantalon doit être fait de manière à soutenir les organes de la génération sans les comprimer. Sa ceinture ne doit pas être trop serrée, parce que la compression qu'elle exercerait sur le milieu du ventre gênerait les fonctions des viscères abdominaux, refoulerait les intestins vers le bassin, et pourrait déterminer des hernies inguinales. Sous ce rapport, les culottes anciennes offraient quelque avantage : leur ceinture, lorsqu'elle était serrée modérément, soutenait et fortifiait la partie faible des parois abdominales, celle où les hernies se forment ordinairement. Les pantalons, tels qu'on les fait aujourd'hui, c'est-à-dire, ayant de chaque côté une longue patte fixée par derrière au moyen d'une forte boucle, produisent autant que possible le même effet, et nous semblent réunir les conditions les plus favorables.

Les ceintures appliquées autour des régions lombaire et sus-pubienne ayant une incontestable utilité, elles sont nécessaires aux cavaliers et à tous ceux qui, par l'exercice ou les travaux auxquels ils se livrent, sont exposés à des secousses plus ou moins violentes des organes contenus dans l'abdomen. Elles étayent en outre la masse musculaire de la partie postérieure du tronc; et les hommes que leur profession oblige à soulever ou à porter de lourds fardeaux ne manquent jamais de se ceindre d'une large bande de toile qui fait plusieurs fois le tour de leur corps.

Les *bretelles*, au moyen desquelles le pantalon est suspendu aux épaules, ne peuvent avoir aucun effet dangereux lorsqu'elles sont d'un tissu souple et qu'elles ont une élasticité suffisante. Les bretelles dites *élastiques*, et celles de laine tricotées, sont les plus convenables. Celles, au contraire, qui ne consistent qu'en des courroies de drap ou de cuir peuvent sans doute nuire au développement de la cavité thoracique, et gêner les mouvemens respiratoires chez les enfans et les jeunes gens; mais encore a-t-on exagéré leurs inconvéniens. Néanmoins il est plus prudent d'attacher le pantalon au gilet chez les enfans très-jeunes, afin d'éviter tout ce qui pourrait fatiguer leurs organes délicats.

Nous avons dit combien il importe de garantir les pieds de l'impression du froid, et nous avons signalé l'utilité des *chaussons de flanelle* : par la même raison l'efficacité des *bas de laine* ne saurait être contestée. Dans les saisons froides et humides, on leur doit souvent l'avantage d'être préservé de coryza, de maux de gorge, de catarrhes pulmonaires ; ou, si l'on y a recours au début de l'une de ces affections, leur action dérivative en arrête le développement ; mais aussi ceux qui ont contracté l'habitude d'en porter s'exposent-ils à des accidens graves s'ils les quittent momentanément ou sans précautions.

Les *jarretières*, avec lesquelles on maintient les bas, auraient les mêmes inconvéniens que les anciennes culottes, si l'on n'avait soin qu'elles fussent très-élastiques et peu serrées. Il ne peut, au reste, y avoir de doute sur le lieu où il convient de les placer, si l'on réfléchit qu'au-dessus du genou les vastes tendons qui viennent se rendre autour de l'articulation fémoro-tibiale, et qui ont une part active dans tous les mouvemens du membre inférieur, seraient nécessairement gênés par l'application d'un lien circulaire.

Les *chaussures*, quelles qu'elles soient, doivent avoir une forme exactement modelée sur celle du pied, une souplesse qui permette aux articulations de se mouvoir aussi librement que possible, et une densité qui s'oppose à ce que l'humidité du sol les pénètre facilement. Trop étroites, elles causent infailliblement des cors, des durillons, la déformation, et le chevauchement des orteils. Quelques auteurs ont exagéré les inconvéniens des *bottes*, d'autres les ont vantées outre mesure. A la vérité, elles garantissent mieux que les souliers de l'humidité extérieure ; mais peut-on raisonnablement affirmer que les pieds s'y trouvent plus à l'aise, que les souliers serrent plus douloureusement, et font naître plus souvent des cors? Ne pourrait-on pas assurer, au contraire, que l'articulation tibio-tarsienne étant nécessairement moins libre, il faut de plus grands efforts des muscles extenseurs et fléchisseurs, et que par conséquent elles rendent la marche plus pénible? Ne peut-on encore reprocher aux bottes d'empêcher l'évaporation insensible de la matière de la transpiration, et d'entretenir ainsi le pied et le bas de la jambe dans une humidité continuelle, qui les attendrit et les dispose à être excoriés par les frottemens inévitables pendant la progression? Malgré ces divers inconvéniens, les bottes méritent certainement la préférence dans les temps pluvieux, toutes les fois que l'on n'a pas de longues marches à faire ; mais il faut avoir soin qu'elles soient suffisamment larges à la hauteur du mollet, pour éviter la compression des muscles jumeaux et soléaire, compression qui est la principale cause de la lassitude extrême que l'on éprouve quelquefois en marchant avec cette chaussure.

Camper, qui n'a point dédaigné d'écrire sur cette matière, veut que chacun des pieds ait une chaussure particulière ; que le soulier soit noué sur le lieu correspondant aux os cunéiformes ; que le talon soit un peu en avant pour que le centre de gravité tombe plus directement sur lui ; et il blâme avec raison l'ancienne habitude de fixer sur une partie aussi essentiellement mobile que le pied des corps inflexibles, tels que des boucles d'argent ou de tout autre métal.

Quant à la tête, qui est aussi le siége d'une transpiration assez abondante, la chevelure rend moins
nécessaires les vêtemens de cette partie du corps.
Les *coiffures* doivent donc être légères, faites de
manière à permettre l'exhalation lente de la sueur,
et propres à garantir du soleil et de la pluie. Le
bonnet pesant de l'Écossais, le turban du Turc et
du Persan, le chapeau de feutre de la plupart des
Européens sont loin de remplir ces conditions; et
de toutes les coiffures, les nôtres sont peut-être
celles dont la forme est la plus absurde. Ni les rebords écourtés du chapeau ordinaire, ni les pointes
longues et étroites du chapeau dit *à trois cornes*,
n'abritent des intempéries atmosphériques. Renfermé, pour ainsi dire, hermétiquement entre le
crâne et les parois du chapeau, l'air s'échauffe et
se raréfie; le feutre étant très-mauvais conducteur
du calorique, la chaleur devient insupportable; et,
si l'on se découvre sans précaution, on est exposé à tous les effets de la suppression subite de la
transpiration. Aussi est-il avantageux que les chapeaux aient une forme spacieuse et élevée : outre
que la tête est mieux garantie contre les accidens
extérieurs, tels qu'un coup ou la chute d'un corps vulnérant, l'air qui y est contenu étant en plus grande
quantité s'échauffe et s'altère moins promptement.
Les chapeaux d'une forme étroite et déprimée font,
au contraire, l'effet d'une sorte de ventouse et déterminent plus fréquemment des maux de tête, auxquels
contribue la compression des nerfs tégumentaires, et
notamment de la branche frontale de l'ophthalmique
de Willis. Il est évident que c'est surtout pendant les

chaleurs de l'été que l'on doit éprouver les fâcheux effets de la forme vicieuse, de la pesanteur et de la texture imperméable des chapeaux de feutre : aussi adopte-t-on assez communément pour cette saison les chapeaux de paille à larges rebords ; et l'on donne alors la préférence aux chapeaux blancs, parce que, comme nous l'avons dit précédemment, la couleur blanche absorbe moins le calorique.

Quelques auteurs ont prétendu que nous sommes moins exposés aux ophthalmies, aux fluxions, etc., que ne l'étaient les anciens, et ils en trouvent la raison dans l'habitude que nous avons de nous couvrir la tête. Sans doute les individus qui ont contracté cette habitude, ceux qui habitent des contrées ou des maisons basses, froides et humides, ne peuvent sans inconvénient rester tête nue ; sans doute aussi il est prudent, et même nécessaire, en quelque circonstance que ce soit, de se couvrir la tête pendant la nuit, pour la garantir de la fraîcheur et de l'humidité nocturnes ; mais durant le jour, ceux qui ont été accoutumés dès l'enfance à avoir cette partie du corps découverte, et qui occupent des habitations sèches et salubres, se passent très-bien de coiffures, et même quelquefois éprouveraient, s'ils en portaient, du malaise, de la céphalalgie, et les divers symptômes d'une légère congestion cérébrale. Cette habitude d'avoir la tête nue est d'ailleurs d'autant plus avantageuse que mille circonstances de la vie sociale nous obligent à la découvrir.

En terminant les considérations relatives aux vêtemens, nous observerons qu'on doit éviter soigneusement de faire usage de ceux qui ont déjà servi à quelque autre individu; que souvent la teigne, les dartres, la gale, la syphilis, sont transmises de cette manière; que le linge et les divers tissus dont un malade a été revêtu sont toujours imprégnés d'émanations plus ou moins dangereuses, et qu'on ne saurait déterminer combien de temps ils conservent la funeste propriété de communiquer l'infection. On doit donc ne jamais employer que des étoffes ou des tissus neufs, ou du moins, il faut avoir le soin de les lessiver ou de les laver à grande eau. Quant à ceux qui auraient servi à des malades atteints d'affections contagieuses ou éminemment putrides, il est bon de les purifier par des fumigations acides (pag. 75) et par le *sereinage*, c'est-à-dire, par l'exposition au grand air. Ce dernier moyen n'agit qu'à la longue, et il est probable qu'il doit une partie de son efficacité à l'action de l'oxygène atmosphérique. Mais pour que la désinfection s'opère moins lentement et plus complètement, il est avantageux, ainsi que le mot *sereinage* semble l'indiquer, que les effets infectés restent jour et nuit à l'air libre, et soient ainsi exposés à l'action de la rosée (1).

______

(1) Feu M. Hallé traitait ordinairement des *lits* et des *siéges* immédiatement après les vêtemens; mais il avouait que, si les lits et les couvertures font en quelque sorte, à l'égard de notre corps, l'office de vêtemens nocturnes; ce rapprochement n'est cependant pas tellement naturel que l'on ne puisse admettre un ordre différent. Il nous a donc paru préférable de ne traiter des *lits* qu'à l'occasion du sommeil, et des *siéges* qu'en parlant des divers modes de station.

CHAPITRE II. *Des Bains, des Lotions, et de quelques pratiques accessoires aux Bains.*

§ Ier. *Des Bains.*

Le *bain* est l'immersion pendant un temps plus ou moins long, soit du corps entier, soit d'une partie seulement, dans l'eau liquide ou en vapeur, dans l'eau simple ou tenant en dissolution diverses substances : de là la distinction des bains généraux et des bains partiels, des bains ordinaires, des bains de vapeurs, et des bains d'eaux minérales.

Bains généraux. On distingue communément les bains généraux, sous le rapport de leur température, en bains chauds (de 25° à 30° + o R.), bains tempérés ou tièdes (de 20° à 25° + o), bains frais (de 15° à 20° +°), et bains froids (de 10° à 15° + o). On administre quelquefois, à la vérité, des bains dont la température excède 30°, ou est au-dessous de 10°; mais ils sont alors employés comme moyens thérapeutiques, et nous n'avons pas à nous en occuper.

Ne considérant les bains que sous le rapport hygiénique, nous observerons d'abord que leur température n'est souvent que relative, qu'un individu d'une constitution nerveuse trouve froid un bain qu'un individu sanguin ou athlétique ne trouve que frais ou même tempéré; et que les effets des bains sont plutôt en rapport avec la sensation éprouvée qu'avec la chaleur thermométrique : c'est ainsi, par exemple, que le bain chauffé à 25°, que l'on regarde généralement comme tiède, produira dans certains cas le même effet que le bain très-chaud, *et vice versâ.*

1°. Dans le *bain chaud*, la peau devient rouge, sa chaleur augmente, elle se gonfle sensiblement; la face se colore et se couvre de sueur; la bouche est sèche et pâteuse, la soif est vive, la circulation et la respiration s'accélèrent, on éprouve une pesanteur de tête incommode et de la tendance au sommeil. A la sortie du bain, la tête ne tarde pas à être débarrassée; mais le pouls conserve de la force et de la fréquence; l'abondance de la transpiration continue pendant une partie de la journée, ainsi que le sentiment de fatigue et de faiblesse; l'appétit languit, les urines sont rares, les facultés intellectuelles sont dans un état d'engourdissement: toute l'économie est débilitée. Aussi M. Rostan observe-t-il que le bain chaud, pris avec précaution, est un des plus puissans anti-phlogistiques que nous possédions. Les bains chauds conviennent pour exciter le système cutané et les tissus sous-jacens, chez les individus affectés de douleurs rhumatismales.

2°. Le *bain tiède* est le bain essentiellement hygiénique. D'un usage journalier chez les anciens, et aujourd'hui encore chez quelques nations, il est trop négligé chez nous; et, quoique l'heureuse invention du linge le rende moins nécessaire, on ne saurait nier cependant que l'omission de ce moyen de propreté ne soit la cause de fréquentes maladies. Le bain enlève en effet l'enduit que la poussière et la sueur forment à la surface de la peau, enduit qui bouche quelquefois les extrémités des vaisseaux exhalans, supprime la transpiration et détermine une irritation d'où proviennent des dartres et des boutons de tout genre. Nettoyée, assouplie par l'action du liquide, la peau semble se détendre et se ramollir; on éprouve un état de bien-être et de la propension au sommeil. En le quittant on sent un peu de froid, auquel succède une douce chaleur, dès que l'on s'est essuyé avec des linges bien secs. Pendant le reste de la journée on est, sinon plus fort, du moins plus dispos; toutes les fonctions s'exercent, non pas avec plus d'énergie, mais avec plus d'aisance. Le bain tiède est relâchant et calmant: il convient après les exercices soutenus du corps et de l'esprit; il est très-avantageux aux constitutions sèches et irritables, aux vieillards, aux hypochondriaques, etc. Il est utile, pendant la grossesse, aux femmes d'une grande susceptibilité nerveuse: dans les premiers mois, il prévient l'avortement; vers le septième ou huitième mois, il diminue le malaise résultant de la grande dilatation de la matrice, et empêche les *fausses douleurs* de commencer avant le terme.

3°. Le *bain frais* et le *bain froid* ne diffèrent que par quelques degrés, et le bain pris à la température atmosphérique pouvant être rapporté, selon la saison, tantôt à l'une et tantôt à l'autre de ces deux espèces de bains, nous présentons simultanément les considérations auxquelles ils peuvent donner lieu.

C'est particulièrement dans les fleuves ou dans

les rivières, et pendant l'été, que l'on prend des bains dont la température est, selon la circonstance, ou fraîche (de 15 à 20° R.), ou froide (de 10 à 15°). Ces bains d'eaux courantes ont un effet un peu différent de celui d'un bain domestique pris à la même température, à raison de la percussion plus ou moins forte que ces eaux exercent sur le corps; mais, abstraction faite des mouvemens du liquide et de ceux du nageur, l'effet de l'eau est, en général, de soustraire du calorique, et d'opérer, par la pression qu'elle exerce à la périphérie du corps, une sorte de refoulement des liquides de la circonférence vers le centre, double effet qui est d'autant plus prononcé que l'eau est plus froide.

Lorsqu'elle est seulement fraîche, on éprouve en y entrant un léger frisson, surtout si on n'y est point habitué et si on ne s'y plonge que graduellement. Lorsqu'on reste immobile, la respiration et la circulation ne tardent pas à se ralentir, et l'on éprouve un refroidissement plus ou moins pénible; dans le cas contraire, il s'établit une réaction vitale, suivie d'un état de bien-être.

L'eau est-elle froide, on éprouve un frisson violent, une espèce d'ébranlement nerveux qui se propage de la circonférence au centre, un léger tremblement convulsif, un malaise indéfinissable: la respiration est irrégulière, la peau est pâle et froide. Peu à peu les forces réagissent, la peau rougit, la vitesse du pouls augmente. Mais si l'on prolonge son séjour dans ce bain, et surtout si l'on y reste en repos, tous les phénomènes du refroidissement reparaissent avec une nouvelle intensité et sont accompagnés de crampes violentes et d'engourdissement général.

A la sortie d'un bain froid, l'homme robuste est frais, agile, et ressent bientôt le besoin d'alimens; au bout de quelques heures, il éprouve une chaleur agréable, quelquefois même il a la peau brûlante; son pouls a repris sa force et sa vitesse, qui peuvent même s'élever jusqu'à l'état fébrile.

L'homme faible, au contraire, supporte difficilement le bain froid; il se réchauffe avec peine; il reste long-temps dans un état d'engourdissement et de pesanteur. Le bain frais est pour lui ce que le bain froid est pour un individu vigoureux.

Il est bon de faire un peu d'exercice avant de se baigner; mais il faut éviter de s'échauffer, et surtout de se mettre en sueur. Il est reconnu, en effet, que le bain pris après un repos prolongé est beaucoup plus débilitant; et d'un autre côté, si la transpiration était abondante lorsqu'on se plonge dans l'eau, il en résulterait presque infailliblement une funeste rétrocession. Il est bon aussi de commencer par se rafraîchir la tête, soit par son immersion dans l'eau, soit en la mouillant d'une manière quelconque, afin de prévenir la congestion cérébrale qui pourrait avoir lieu si la tête seule ne participait point au refroidissement général. Après avoir pris cette précaution, il faut se plonger tout entier dans le liquide. On doit y rester d'autant moins longtemps que l'on est d'une constitution plus irritable; et en général, il faut en sortir dès qu'un second frisson vient succéder à l'impression agréable dont le premier avait été suivi. Il faut s'essuyer promptement, se frotter avec force et vitesse, s'habiller et prendre un peu d'exercice : c'est alors que l'augmentation de la chaleur, de la contractilité musculaire, de l'appétit et des forces digestives, prouve manifestement un effet tonique.

Personne n'ignore qu'il est dangereux de se baigner immédiatement après un repas; que presque toujours alors le travail de la digestion est arrêté, que la circulation et la respiration se troublent, que des congestions sanguines s'opèrent vers quelqu'organe important, et que souvent la mort a été la suite de cette imprudence.

Malgré les assertions de J.-J. Rousseau, on conçoit facilement que les bains froids ne sauraient convenir aux jeunes enfans. Ils peuvent suspendre les éruptions cutanées si communes à cet âge, ou, si celles-ci ne se sont pas encore manifestées, l'eau froide, par l'effet qu'elle opère sur la peau, la rend moins disposée à produire au dehors ces dépurations salutaires lorsque le temps en sera venu. D'une autre part la susceptibilité nerveuse des enfans étant souvent excessive, des convulsions peuvent être causées par l'ébranlement nerveux que nous avons dit être un des premiers effets du bain froid.

Le bain frais pourra être utile dans la deuxième enfance pour prévenir les scrophules, le rachitisme, et en général les maladies auxquelles expose la constitution lymphatique portée à l'excès.

L'âge où le bain froid a le moins d'inconvénient, c'est l'âge adulte. Il peut même avoir des avantages réels pour le jeune homme qui s'y livre à la natation. Mais toujours faut-il avoir une force de réaction suffisante, sans laquelle cet exercice ne manquerait pas de causer des diarrhées plus ou moins opiniâtres. Il faut aussi faire sérieusement attention aux dispositions individuelles, et l'on doit s'abstenir du bain pris à la température atmosphérique si l'on a la poitrine délicate ou si l'on est menacé d'hémoptysie. Que l'on étende ces considérations à l'âge viril, et l'on verra, sous l'influence des mêmes causes, ce bain produire des gonflemens hémorrhoïdaux, accroître la plupart des maladies abdominales, ou en favoriser le développement.

Le vieillard, pour peu qu'il soit disposé aux congestions cérébrales, ne peut, sans un danger imminent, faire usage du bain froid. Nous en dirons autant des individus de tout âge qui ont des éruptions cutanées, ou qui transpirent habituellement des pieds ou de quelqu'autre partie du corps.

Enfin, nous rappellerons que ce qui est avantageux dans un temps peut ne l'être pas dans un autre, soit que cette différence dépende d'une disposition individuelle momentanée, soit qu'elle tienne au lieu, au climat, ou à quelque condition atmosphérique particulière. Des médecins recommandables ont remarqué, par exemple, qu'il faut éviter de se baigner dans une rivière après un temps d'orage, parce qu'on est plus exposé dans cette circonstance à contracter des fièvres intermittentes; ce qui tient vraisemblablement à la quantité de substances organiques en décomposition dont les débris ont été entraînés par les pluies, et ont communiqué aux rivières des qualités analogues à celles des eaux marécageuses.

S'il est vrai qu'il soit dangereux, comme on le dit communément, de se baigner durant la canicule, l'unique raison qu'on puisse en donner, c'est que le soleil étant très-ardent à cette époque de l'année, il occasione plus souvent, faute de précautions, des congestions cérébrales, des inflammations des méninges, et surtout l'espèce d'érysipèle désigné sous le nom de *coup de soleil*. Par une raison analogue, le milieu du jour est moins propice que le soir ou le matin pour prendre un bain de rivière. A l'égard du bain chaud, ces diverses influences sont nécessairement nulles.

Bains de vapeurs. Les bains de vapeurs, d'un usage presque journalier comme moyen hygiénique, chez les nations septentrionales et chez les peuples orientaux, ne sont guère considérés chez nous que comme agens thérapeutiques : on les prescrit particulièrement aux individus affectés de douleurs rhumatismales, de roideur des articulations ou de maladies cutanées invétérées. A la vérité, la mode, qui étend, en France, son empire jusque sur les doctrines médicales, a tenté, il y a quelques années, de mettre ces bains en faveur; mais l'expérience n'a point confirmé les éloges emphatiques que leurs partisans leur prodiguaient, et il paraît certain que leurs effets ont une grande analogie avec ceux du bain d'eau très-chaude

Du Bain de mer. Ce bain est ordinairement frais, c'est-à-dire, à la température de 15° à 20° +0. Mais l'eau de mer tenant en dissolution une grande quantité de substances salines, elle paraît avoir un effet un peu différent de celui de l'eau ordinaire.

à raison et de sa densité plus grande et de la nature même des substances qu'elle contient. Peut-être cependant que les mouvemens des flots et des marées, et surtout ceux que le baigneur exécute, contribuent plus que la composition chimique de l'eau marine à l'action stimulante de cette espèce de bains et aux heureux effets qu'on leur attribue. On les conseille particulièrement aux personnes faibles, délicates, peu irritables, dont la peau est molle et lâche, dont les fonctions languissent ; mais probablement que le voyage, le changement de régime alimentaire, l'oubli momentané des occupations habituelles, l'exercice auquel on se livre dans un pays où tout excite la curiosité, concourent efficacement au maintien de la santé.

Des Bains d'eaux minérales. Nulle part cette heureuse influence des distractions et d'une vie active n'est mieux observée que dans les lieux où l'on va prendre annuellement les bains d'eaux minérales. Cependant on ne saurait nier que ces eaux ne doivent quelquefois aux principes chimiques qu'elles contiennent une action salutaire sur l'économie.

Les eaux thermales sulfureuses ou salines sont celles que l'on emploie le plus communément en bains. Quelques-unes contiennent si peu de sels particuliers, qu'elles n'agissent guère qu'à raison de leur température : telles sont celles de Dax, de Plombières, de Bagnère-de-Bigorre, d'Aix en Provence. Elles conviennent spécialement aux individus dont les digestions sont pénibles, dont les viscères abdominaux sont débilités ; elles produisent la constipation et font cesser la sécheresse de la peau, qui accompagne ordinairement cet état d'in-disposition. D'autres sont en même temps très-char-gées de matières salines et très-élevées en tempé-rature, comme celles de Balaruc, de Bourbonne-les-Bains, de Vichy, de Bourbon-l'Archambault : elles sont très-actives, et on en recommande l'u-sage contre les paralysies, les rhumatismes chro-niques, et la rigidité des articulations : celles de Vichy sont en outre prescrites avec succès contre les engorgemens chroniques du foie et des autres organes de l'abdomen.

Les eaux du Mont-d'Or, qui sont salines et en même temps acidulées par de l'acide carbonique, stimulent fortement le système cutané. On les con-seille avec avantage aux personnes menacées de phthisie pulmonaire; et, selon M. Hallé, souvent des individus tourmentés d'une toux opiniâtre, avec expectoration puriforme et fièvre, en sont revenues très-bien portantes. Elles sont en outre employées dans les mêmes cas que les autres eaux thermales.

L'effet le plus constant des eaux thermales sulfu-reuses est de faire cesser les accidens causés par la disparition des dartres ou de quelque éruption cu-tanée, en les rappelant à la peau : elles peuvent aussi contribuer à la guérison de quelques maladies de la peau; mais dans ce cas leur usage exige de grandes précautions.

Plusieurs eaux minérales, soit salines, soit sul-fureuses, contiennent, outre leurs principes miné-ralisateurs, une matière analogue à la gélatine, qui favorise leur action lorsqu'on les emploie en bains : telles sont, parmi les premières, celles de Plombières et de Dax; et parmi les secondes, celles de Barège.

Les eaux minérales sulfureuses sont celles que l'art imite le mieux; mais quelque reconnaissance que l'on doive aux chimistes et aux médecins qui sont parvenus à cet utile résultat, les eaux factices ne peuvent pas remplacer dans tous les cas, et avec le même succès, celles qui sont le produit du travail de la nature. A la vérité, en les composant dans nos laboratoires, nous sommes maîtres de les modifier, d'augmenter ou de diminuer la proportion de leurs principes, de les rendre par conséquent plus ou moins actives : mais s'il est vrai, comme on ne peut en douter, que les eaux naturelles contiennent chacune quelques principes particuliers qui ont échappé jusqu'à ce jour à l'analyse chimique, n'est-il pas évident que les eaux factices, composées d'après cette analyse incomplète, ne peuvent pas jouir des mêmes propriétés ?

Des Bains partiels. Tantôt les bains partiels sont de simples soins de propreté, tantôt ils ont un but hygiénique plus important, ils sont destinés à entretenir ou à favoriser une transpiration utile; tantôt ils remplissent des indications thérapeutiques.

Le *bain de siége*, c'est-à-dire, l'immersion de la moitié inférieure du tronc et d'une partie des cuisses dans l'eau, les jambes et la moitié supérieure du corps étant hors du liquide, n'est jamais employé que comme moyen curatif, et nous n'avons point à nous en occuper. Il en est de même ordinairement du *demi-bain* ou de l'immersion dans l'eau de toute la moitié inférieure du corps jusqu'à l'ombilic. Cependant le demi-bain convient, sous le rapport hygiénique, aux personnes délicates, dont la région épigastrique a une telle sensibilité que le bain entier leur causerait une oppression trop pénible. A une température modérée, il nettoie la peau et facilite les fonctions de cet organe comme le bain domestique ordinaire. Froid, il peut être utile pour déterminer une excitation tonique chez les jeunes filles, à l'époque de la puberté, lorsque l'évacuation menstruelle est retardée par défaut d'une activité suffisante de l'organe qui doit lui donner issue.

Le *pédiluve* très-chaud, ou l'immersion des pieds dans l'eau très-chaude, agit comme un stimulant partiel; il appelle vers les pieds l'afflux du sang : il est par conséquent dérivatif. Lorsque l'on veut obtenir cet effet, il faut que la température soit tellement élevée qu'on ait peine à la supporter : aussi la durée de cette immersion ne doit-elle être que de dix à douze minutes; car si on la prolongeait davantage, il en résulterait une augmentation d'activité dans la circulation, et des effets tout différens de ceux que l'on se propose.

On peut encore rendre ces bains plus actifs par l'addition d'une poignée de sel commun, ou de six à huit onces de farine de moutarde. Dans tous les cas, on ne doit faire usage des pédiluves que le matin à jeun, ou trois à quatre heures après avoir mangé.

A une température modérée, le bain de pieds ne fait que débarrasser la peau de la matière de la transpiration, qui s'y amasse beaucoup plus facilement que dans toute autre partie. Les personnes qui suent habituellement des pieds ne doivent point en négliger l'usage ; mais la durée de l'immersion doit alors être très-courte : il faut se borner à une simple lotion, parce que l'action trop prolongée du liquide tiède assouplissant la peau, la rendrait encore plus perspirable.

Le pédiluve froid supprime la transpiration, et de plus, chez les femmes, il arrête l'évacuation menstruelle : elles doivent par conséquent éviter soigneusement de se plonger les pieds dans l'eau froide.

Les *manuluves* produisent des effets à-peu-près analogues à ceux des pédiluves : très-chauds, ils sont dérivatifs ; à une température modérée, ils sont relâchans ; très-froids et prolongés, ils déterminent une sorte de reflux du sang vers les organes thoraciques, et une congestion souvent dangereuse. Quelquefois cependant la simple immersion des mains dans l'eau très-froide a fait cesser des crachemens de sang ou des hémorrhagies nasales, en déterminant sympathiquement une sorte de spasme.

Les bains froids des membres sont fort utiles dans les brûlures, les entorses et les contusions, lorsqu'on y a recours aussitôt après l'accident ; car alors l'espèce de crispation produite par l'action du froid fait souvent avorter l'inflammation. L'eau doit toujours être le plus froide possible. Dans les brûlures superficielles, il n'est pas nécessaire que le bain soit de longue durée ; mais dans les entorses et les contusions, on doit le prolonger davantage, à raison de la profondeur des tissus sur lesquels le froid doit agir.

§ II. *Des Lotions et des Pratiques accessoires aux Bains.*

Les *lotions* ont en partie les mêmes effets que les bains partiels. Froides, elles fortifient le tissu cutané; tièdes, elles le relâchent. Les parties habituellement découvertes et exposées au contact des corps étrangers, comme la figure, doivent être lavées fréquemment, ainsi que celles où se fait une transpiration abondante, telles que les organes génitaux. Dans le premier cas, l'eau froide suffit ordinairement, et doit même être préférée; dans le second cas, au contraire, il est évident que l'eau doit être tiède. Nous venons de parler des lotions des pieds et des mains, en traitant des bains partiels; quant aux lotions de la tête, elles déterminent souvent la céphalalgie ou des douleurs de dents opiniâtres : il ne faut en user qu'avec précaution.

Les *frictions* ont pour effet de stimuler le système cutané : leur sphère d'activité s'étend aussi aux organes sous-jacens; elles réveillent l'énergie des solides, et accélèrent la circulation des fluides. Les individus d'une constitution molle et lymphatique, ceux qui mènent une vie sédentaire, les vieillards, les goutteux, les rhumatisans, les enfans rachitiques ou scrophuleux, se trouvent très-bien des frictions répétées tous les jours; mais les individus sanguins et pléthoriques doivent s'en abstenir. Il faut aussi avoir soin de ne jamais se frictionner pendant le travail de la digestion. Les frictions consistent à trotter plus ou moins vivement pendant environ un quart d'heure, soit le corps entier, soit quelques-unes de ses parties, avec la main nue, ou avec une étoffe de flanelle, sèche ou imprégnée de quelques gouttes d'une liqueur alcoolique, telle que l'eau de Cologne. Les Anglais et les Hollandais se servent pour se frictionner habituellement de brosses rondes de cinq à six pouces de diamètre faites d'un crin doux; et cette pratique ne saurait être trop recommandée dans les contrées humides.

Après le bain froid, les frictions facilitent le développement de la réaction vitale et le retour de la chaleur; après le bain tiède, elles empêchent le refroidissement, elles achèvent le nettoiement de la peau, elles excitent une douce transpiration et un état de bien-être.

Les *onctions* avec un corps gras, si usitées chez les anciens, ne paraissent propres qu'à entretenir la souplesse de la peau et à diminuer l'impression du froid; et les expériences de MM. Berger et de la Roche ont prouvé que c'est à tort qu'on leur attribuait la propriété de s'opposer à une déperdition trop rapide de la sueur. On n'en fait plus usage que dans quelques circonstances particulières, pour prévenir les excoriations qui pourraient résulter du frottement de certaines parties. Les individus qui ont à faire une longue route ont soin de s'enduire d'un corps gras la région périnéenne, et empêchent ainsi ce que l'on appelle vulgairement l'*entrefesson*. Ceux qui n'ont point de bas dans leur chaussure se graissent également la plante des pieds pour préserver cette partie de l'attrition que produirait pendant la marche le contact de la semelle.

Il est difficile de définir d'une manière exacte le *massage* ou *massement*, attendu que l'on a réuni sous cette dénomination plusieurs pratiques réellement distinctes. Suivant quelques auteurs, le massage se borne à de simples attouchemens, à de simples pressions des parties charnues des membres; selon d'autres, il consiste à manier, à pétrir, à percuter doucement ces parties, en suivant de haut en bas la direction des muscles et des tendons et exécutant sur les articulations des manœuvres analogues; on agit de même sur l'épine dorsale, sur la poitrine et sur le bas-ventre, dont on presse alternativement chaque côté, pour imprimer aux viscères un léger balottement.

Au rapport des voyageurs qui ont éprouvé sur eux-mêmes les effets du massage dans les pays où il est journellement pratiqué, il en résulte l'accélération de la circulation capillaire, l'augmentation de la force contractile des muscles, une liberté plus grande du jeu des articulations, un prompt délassement, un bien-être inexprimable. Tout porte à croire que cette opération, de quelque manière qu'on l'exécute, offre les mêmes avantages que les frictions, et agit avec encore plus d'efficacité.

CHAPITRE III. *Des Cosmétiques.*

On comprend sous le nom de *cosmétiques*, d'une part, tous les soins extérieurs du corps prescrits par l'usage ou le désir naturel du bien-être, et, d'une

autre part, une foule de pratiques et de préparations inventées par la frivolité : celles-ci constituent
les *cosmétiques* proprement *dits*.

§ Ier. *Des Soins extérieurs du Corps*.

La *chevelure* étant un des plus beaux attributs
de l'espèce humaine, a de tout temps été soignée
avec une attention particulière, et l'art de la coiffure épuise encore chaque jour toutes les ressources
de la cosmétique. Les anciens parfumaient leurs
cheveux ; à leur exemple, les modernes ont long-
temps fait usage de pommades chargées de l'arome
de divers végétaux, ou d'huiles grasses combinées
avec une huile essentielle odorante. Mais bien que
cette mode, qui n'est plus guère en faveur qu'auprès des coquettes et des petits-maîtres, n'ait aucun inconvénient dans le plus grand nombre de
cas, elle peut cependant déterminer des accidens
chez les personnes douées d'une grande susceptibilité nerveuse, à cause de l'odeur forte de ces
huiles, qu'altèrent d'ailleurs la chaleur de la tête
et le mélange de la transpiration. Si l'habitude rend
ces essences parfumées supportables pour ceux qui
en font usage, les convenances sociales veulent
néanmoins qu'on s'en abstienne par égard pour ceux
qu'elles peuvent gravement incommoder ; et sans
ces baumes merveilleux, une chevelure bien pei-
gnée et tressée avec grâce n'en est pas moins le plus
bel ornement de la femme.

Chez l'homme, la mode presque généralement
adoptée maintenant de porter les cheveux courts est

tout à la fois la plus commode et la plus favorable à la santé. Tout le soin que les cheveux réclament aujourd'hui consiste à les couper de temps à autre, à les peigner et les brosser chaque matin. On rencontre encore néanmoins un petit nombre d'individus qui n'ont pu se résoudre à changer leur ancienne coiffure : leurs cheveux, rassemblés vers la nuque par de nombreux tours d'un lien circulaire, forment une sorte de pinceau que l'on est convenu d'appeler *queue*, et toute leur tête est plâtrée d'une poudre blanche qui forme un mastic d'amidon, de pommade et de sueur, qui s'oppose habituellement à l'exhalation de la transpiration, et qui, lorsque la sueur est abondante, s'écoule de toute part avec elle.

L'énorme *perruque* des temps anciens avait évidemment plus d'inconvéniens encore. D'autant plus serrée autour du crâne, que son poids nécessitait qu'elle fût maintenue solidement, elle occasionait souvent des céphalalgies, des éblouissemens, des tintemens d'oreilles, des battemens incommodes des artères temporales, des vertiges, de la somnolence ; et l'on assure même que les apoplexies étaient plus fréquentes alors qu'aujourd'hui. L'air, emprisonné sous cette enveloppe imperméable, et combiné avec l'humeur perspiratoire se raréfiait ; et souvent le soir, lorsqu'on ôtait la perruque, la peau du sommet de la tête était tuméfiée et bombée. Mais d'un autre côté, quelques auteurs ont prétendu qu'il y avait alors moins de coryza, d'ophthalmies catarrhales, de maux d'oreilles ou de dents : les perruques ne sont donc pas sans utilité dans certains cas; et d'ailleurs, minces, souples, perméables à la chaleur et à la transpiration, fixées par des liens élastiques qui n'exercent qu'une constriction modérée, les perruques sont loin de mériter aujourd'hui les mêmes reproches qu'autrefois. Les individus qui ont la tête sensible à l'impression du froid; ceux que des circonstances impérieuses obligent, contre leur habitude, à l'avoir découverte; ceux qui, ayant peu de cheveux, sont menacés de quelqu'une des affections indiquées ci-dessus; ceux enfin que quelque maladie a forcés à se faire raser la tête, ne doivent point hésiter à faire usage de cette coiffure.

On a blâmé avec raison les perruques qui adhéraient à la tête au moyen du blanc d'œuf ou de l'ichthyocolle: cependant c'est le seul moyen d'assujettir les *faux toupets*, et cette agglutination est sans grand inconvénient dans ce dernier cas, attendu qu'elle n'a lieu que sur une surface beaucoup plus circonscrite. Les faux toupets sont encore préférables aux perruques, lorsqu'une portion seulement de la tête est dégarnie de cheveux; ils procurent les mêmes avantages, et, selon l'observation de M. Percy, le brave général Lecourbe, qui avait le front chauve, fut délivré par ce moyen d'un coryza qui le tourmentait depuis plusieurs années.

La coloration des cheveux, cet artifice par lequel on veut remédier aux ravages du temps, ou faire disparaître une teinte naturelle défavorable à la beauté, peut déterminer les plus funestes accidens, attendu que l'on se sert communément de préparations qui contiennent des substances métalliques.

Les plus usitées, et celles qu'il importe surtout de ne point employer inconsidérément, sont la solution aqueuse de nitrate d'argent connue sous le nom *d'eau d'Égypte*, et un mélange de sulfure de plomb et de chaux vive que l'on délaie dans l'eau au moment de s'en servir. Il y a sans doute moins d'inconvéniens à se peigner avec un peigne de blomb, et à faire ensuite sur les cheveux des lotions avec du vin blanc dans lequel ont infusé des écorces de saule, de noyer, de grenade, de sumac, etc.; mais ces procédés mêmes, en apparence si innocens, peuvent néanmoins avoir sur la santé une fâcheuse influence.

Nous ne parlerons pas de ces nombreuses pommades auxquelles on suppose la propriété de faire pousser rapidement les cheveux. La moelle de bœuf, la graisse d'ours, les huiles décorées des noms pompeux de *philocome*, *d'huile de Macassar*, *d'huile de Sévigné*, n'agissent pas autrement que tous les corps gras en général; elles entretiennent une souplesse qui peut être quelquefois avantageuse, mais qui est loin de produire toujours l'effet attendu. Lorsque quelque cause accidentelle, telle qu'une maladie, a déterminé la chute d'une partie des cheveux, le moyen le plus assuré pour empêcher leur perte totale, et pour les faire repousser plus complètement, est de les raser. Cette opération, plusieurs fois répétée, a deux avantages : d'abord la racine des cheveux est maintenue en vigueur par une quantité de suc nourricier qui eût été insuffisante pour nourrir des cheveux très-longs; en second lieu, par leur section fréquente, de petits poils finissent par acquérir le volume et la consistance des cheveux ordinaires, et par concourir ainsi à la beauté de la chevelure.

Cependant, à la suite des maladies, il ne faut jamais se faire couper les cheveux, et encore moins se faire raser la tête, avant que la convalescence soit parfaite. La coupe des cheveux serait également dangereuse durant une éruption exanthématique, ou pendant une ophthalmie. Mais, si elle détermine souvent une céphalalgie plus ou moins intense, on l'a vue d'un autre côté faire cesser des migraines intolérables : on doit donc avoir égard à l'habitude et à l'idiosyncrasie.

La *barbe*, qui donne à la face de l'homme un caractère de force et de puissance, n'a du reste aucune utilité connue. Les cils qui garnissent les bords des paupières, les poils qui croissent à l'orifice de l'oreille sont autant de sentinelles vigilantes qui en écartent les corps nuisibles : mais on ne saurait assigner à la barbe une fonction analogue ; car, pourquoi l'homme seul en serait-il pourvu, et pourquoi ne l'aurait-il qu'à une certaine époque de sa vie ?

Le développement de la barbe peut être hâté par la coupe fréquente du duvet qui couvre le menton, par des lotions savonneuses, par des frictions avec des substances irritantes ou aromatiques.

Nul doute que, chez les Orientaux, qui ont conservé l'habitude de la laisser croître, il y aurait quelque danger à la raser sans précaution ; mais la coupe de la barbe est un usage presqu'universellement admis chez les autres nations, et ne présente aucun inconvénient, si ce n'est pendant les convalescences. Dans ce cas, en effet, l'on a vu des accidens graves, tels que des rechutes ou des symptômes nerveux, produits par trop d'empressement à se débarrasser d'une barbe incommode.

Dans l'état de santé, l'homme peut, sans s'astreindre à aucune règle, se raser la barbe quand il lui plaît et comme il lui plaît, et le conseil que donnait Camerarius de ne jamais la couper *ad cutem*, de ne faire que la rafraîchir, est évidemment inutile. Quant à l'emploi de l'eau froide ou chaude et au choix du savon, nous observerons d'abord que, les lotions ayant pour but d'enlever l'enduit huileux déposé à la surface de la peau par l'humeur sébacée, l'eau tiède peut seule remplir cette indication pendant la saison froide ; que l'eau à la température atmosphérique, loin de nettoyer la peau, la crisperait et rendrait plus difficile la coupe de la barbe ; que, du reste, peu importe, sous le rapport hygiénique, la température du liquide, pourvu que celle-ci ne soit pas trop élevée ; enfin que l'on peut sans inconvénient suivre en cela son habitude. Les savons les plus vantés, même celui dit *Ekmelek*, n'ont d'autre utilité que de faciliter le nettoiement de la peau, et le savon blanc ordinaire le fait tout aussi bien. On peut encore se servir du savon de Windsor, dans lequel l'huile est remplacée par des graisses fraîches et récentes agréablement aromatisées ; mais le seul avantage qu'il ait sur les savonnettes légères et parfumées de Provence, c'est d'être importé de l'étranger, grand motif de préférence aux yeux de nos petits-maîtres. Au reste, tous les savons, quels qu'ils soient, contenant un excès de potasse ou de soude, finiraient par dessécher et irriter la peau, si l'on n'avait pas le soin de faire ensuite d'abondantes lotions avec l'eau pure.

Ce que nous avons dit précédemment des pédiluves et des manuluves (p. 156 et 157) nous dispense d'entrer ici dans de longs détails sur les soins qu'exigent les pieds et les mains.

Pour les lotions des mains comme pour celles du visage, le savon simple peut tenir lieu de tous les savons de toilette que le charlatanisme multiplie chaque jour : néanmoins les pâtes composées avec la fécule d'amandes douces ou amères, le miel, un peu de savon et quelques essences sont sans inconvéniens.

Les mains et particulièrement les doigts sont assez fréquemment le siége de certaines affections tellement légères qu'on ne peut les considérer comme constituant un état pathologique, puisqu'elles réclament rarement le secours de l'art, et qu'elles cèdent à quelques soins particuliers que prennent eux-mêmes les individus chez lesquels elles surviennent : nous croyons donc, d'après cette dernière considération, devoir indiquer en peu de mots ces affections et les moyens convenables pour les prévenir ou les faire cesser. Nous ne parlerons point ici des *panaris*, qui sont si fréquemment la suite de piqûres profondes faites avec un instrument acéré, tel qu'une aiguille : ils déterminent ordinairement des accidens assez graves pour que les conseils et les soins d'un chirurgien deviennent indispensables. Nous ne dirons qu'un mot des *échardes*, petits corps étrangers introduits entre l'ongle et le derme, ou dans l'épaisseur de celui-ci: du moment qu'elles causent du gonflement et de la douleur, leur extraction est nécessaire, et l'on doit, au besoin, pratiquer, pour leur donner issue, une petite incision sur le lieu où ce double symptôme indique leur présence; si, au contraire, elles ne produisent qu'une gêne peu incommode, on peut les négliger sans inconvénient; elles seront bientôt expulsées par les seuls efforts de la nature. Les poireaux, les engelures et les envies méritent une attention plus particulière. Les *poireaux*, petites excroissances verruqueuses, plus ou moins dures, à-peu-près de la couleur de la peau, recouvertes comme elle par l'épiderme, tantôt lisses à leur surface, tantôt inégales et raboteuses, ont quelquefois un pédicule étroit, et d'autres fois une large base. Dans le premier cas, la meilleure méthode pour les enlever est de serrer leur pédicule avec un fil de soie; dans le second cas, il faut en faire l'excision, ou bien les détruire avec des caustiques. L'excision avec un instrument bien coupant est préférable. Les auteurs conseillent de baigner d'abord dans une eau de savon chaude, pendant environ une demi-heure, la partie où est le poireau, puis de le couper par lames très-minces, jusqu'à ce qu'il s'écoule quelques gouttelettes de sang, et de cautériser avec la pierre infernale la surface saignante. Si l'on craint le bistouri, on se contente de cautériser le poireau avec la pierre infernale, ou bien avec l'acide nitrique (l'eau forte), ou quel-

que autre acide concentré. Si l'on se sert d'un acide,
il faut avoir soin d'appliquer un petit emplâtre de
diachylon gommé, percé d'un trou qui ne laisse à
découvert que le poireau, afin que l'action du caus-
tique ne s'étende pas à la peau environnante. On
réussit aussi ordinairement à détruire lentement les
poireaux, sans inflammation ni douleur, en les
frottant deux ou trois par jour avec du sel ammoniac préalablement trempé dans l'eau.

Il n'est nullement vraisemblable que les poireaux puissent être communiqués par le simple contact. Mais l'opinion assez commune que le sang
qui en découle a la propriété contagieuse, n'est
point dénuée de fondement, puisque M. Barruel,
l'un de nos chimistes les plus distingués, a vu une
traînée de poireaux se développer sur la face dorsale de l'une de ses mains, précisément aux endroits
où avait jailli du sang fourni par la section d'une
semblable verrue. Au reste, lorsqu'un poireau n'incommode ni par sa situation ni par son volume, le
mieux est de n'y pas toucher; et, pour l'ordinaire,
il se détruit peu à peu.

Les *Engelures*, espèces de gonflemens inflammatoires avec ou sans ulcération, sont plus fréquentes
chez les femmes et chez les enfans d'une constitution scrophuleuse. Néanmoins on en observe aussi
chez des individus qui semblent n'offrir aucune
cause prédisposante; par conséquent, l'on doit
toujours, à l'approche de l'hiver, être en garde
contre cette affection également douloureuse et dégoûtante. Jamais le froid seul ne les détermine :
toujours elles proviennent d'une transition subite,

soit du chaud au froid, soit, plus ordinairement encore, du froid au chaud : on doit donc éviter soigneusement d'exposer ses mains à la chaleur d'un poêle ou du feu lorsqu'elles sont engourdies par le froid de l'atmosphère ou par leur immersion dans l'eau. Il faut, au contraire, les habituer au froid, en les lavant constamment avec de l'eau à la température de l'air, en les frottant avec les premières neiges, en s'abstenant de porter des gants trop chauds. Il est bon en outre de les frotter souvent avec de l'eau-de-vie simple ou camphrée, dont l'action tonique raffermisse la peau et les tissus sous-jacens. Si les engelures se développent malgré ces précautions, il faut insister sur les mêmes moyens fortifians, tant qu'il n'y a pas d'ulcération, et avoir soin en même temps de préserver la partie du contact habituel de l'air et du froid. On conseille assez communément de présenter au feu les mains malades, et d'exposer les engelures à la chaleur la plus forte qu'il soit possible de supporter ; mais outre que ce procédé est excessivement douloureux, il peut aussi, s'il manque son effet, contribuer à accroître le mal. Enfin, lorsque les lotions toniques n'ont pas réussi à empêcher l'ulcération, et que l'extrême sensibilité de la partie malade oblige de recourir à des applications moins excitantes, on se borne alors à panser les engelures avec de la charpie légèrement enduite d'un onguent digestif, et maintenue par une bandelette de linge souvent renouvelée, qu'il est avantageux de serrer autant que la douleur le permet. Si, la douleur diminuant, l'ulcération tarde à se cicatriser, si les chairs deviennent fongueuses, les soins d'un chirurgien sont alors nécessaires.

La section des *ongles* des mains n'offre aucune particularité digne de remarque; il faut éviter seulement de les couper trop courts, et n'en retrancher que ce qui dépasse l'extrémité des doigts, puisqu'ils sont destinés à en affermir la pulpe, et à contribuer ainsi à la perfection du toucher. On s'exposerait d'ailleurs, en les coupant trop près, à léser le corps réticulaire ou les papilles nerveuses situées sous les ongles, et à exciter ainsi une inflammation plus ou moins intense. On ne saurait trop blâmer l'habitude qu'ont certaines personnes de les ronger, non plus que celle de couper une partie du repli de la peau qui les borde du côté de leur racine. Loin de contribuer à la beauté de l'ongle en mettant ainsi à découvert la *lunule*, c'est-à-dire, la marque blanche qu'il présente en cet endroit, on ne fait que rendre la peau inégale et comme laciniée, en même temps qu'on affaiblit les moyens d'union de l'ongle et du derme.

Souvent il se détache au pourtour de l'ongle de petites pellicules, sous forme de lanières courtes et étroites, qui causent une douleur assez vive lorsque quelque corps, s'introduisant entre elles et le doigt, les relève en arrière. Ces pellicules, connues sous le nom d'*envies*, sont dues ordinairement aux frottemens contre des corps durs, au contact de substances corrosives, et souvent au froid. Il ne faut jamais les arracher ni les ronger, comme certaines personnes ont l'habitude de le faire: il pourrait en résulter une irritation dangereuse, un panaris, des fongosités excessivement sensibles et d'une guérison lente, et dans certains cas même la chute de l'ongle. On doit couper les envies aussi près que possible de la peau, avec des ciseaux dont les lames soient bien affilées; et les hommes que leur profession oblige de manier des substances nuisibles ou imprégnées d'un virus pernicieux, doivent éviter avec soin de se livrer à leurs occupations habituelles lorsqu'ils ont les doigts affectés de ces déchirures.

L'hygiène des pieds peut donner lieu à des considérations plus utiles encore que celle des mains, et dont nous avons déjà fait pressentir l'importance (pag. 140). On attache, en général, une idée de beauté à la petitesse du pied; et, entraînées par le préjugé commun, les femmes cherchent à se procurer cet agrément chimérique au moyen de chaussures étroites : elles diminuent ainsi les dimensions d'une partie destinée à soutenir le poids du corps dans la station ainsi que dans les mouvemens locomoteurs, et la gêne qu'elles éprouvent, leur démarche mal assurée, leur peu d'aptitude aux divers exercices les avertissent en vain que ce funeste usage ne peut convenir que chez les nations où la réclusion des femmes est prescrite par la religion et les mœurs. Nous avons observé précédemment que les chaussures doivent au contraire laisser aux pieds le plus de liberté possible, qu'elles doivent être imperméables à l'humidité, pour éviter la suppression de la transpiration (p. 140), et que celle-ci exige un fréquent usage des pédiluves (pag. 156); nous avons indiqué en passant l'habitude qu'ont les voyageurs de s'enduire le talon et la plante des pieds avec des corps gras (pag. 159), qui assouplissent l'épiderme et préviennent ses excoriations ainsi que la formation des ampoules , habitude exempte de tout inconvénient si l'on a le soin d'enlever chaque jour par des lotions tièdes l'enduit qui recouvre la peau.

La section des ongles des orteils demande un soin particulier. Ayant pour usage de garantir l'extrémité du pied de la douleur que lui causeraient continuellement les chocs des moindres corps résistans , et en même temps d'affermir cette extrémité sur laquelle pèse le corps au moment où le pied se détache du sol pendant la progression, les ongles doivent conserver toujours des dimensions suffisantes pour remplir convenablement cette double fonction. Ils doivent être coupés carrément et non pas arrondis comme ceux des mains : c'est le meilleur moyen d'empêcher que l'ongle *entre dans les chairs*. On conçoit, en effet, que lorsque le bout du pied supporte , comme nous venons de le dire , le poids du corps, la pulpe des orteils , appuyée inférieurement sur le sol ou sur la semelle résistante de la chaussure, et pressée supérieurement par l'ongle, forme une sorte de bourrelet autour de celui-ci ; que si l'ongle est coupé plus court qu'il ne doit l'être, ou s'il est arrondi sur les côtés , ce bourrelet est plus considérable encore , et que le bord de la substance cornée pressant alors sur une partie de la pulpe digitale d'autant plus molle qu'elle n'est pas destinée à être dénudée, ne peut manquer de l'entamer. Cet enfoncement de l'ongle dans les chairs, connu sous le nom d'*ongle incarné* ou d'*ongle rentrant*, est souvent aussi l'effet des chaussures étroites, et force, par les douleurs insupportables qu'il cause, à recourir à une opération chirurgicale.

Les affections auxquelles les pieds sont le plus exposés, et qui par leur peu de gravité requièrent rarement le ministère de la chirurgie, sont les engelures, les ampoules, les cors et les ognons.

Les *Engelures*, beaucoup moins communes sur cette partie qu'aux mains, attendu que celles-ci éprouvent bien plus souvent les variations subites du chaud au froid, ou du froid au chaud, affectent particulièrement le talon : elles nécessitent le repos et l'emploi des moyens que nous avons indiqués précédemment (pag. 169).

Les *Ampoules*, aux talons ou à la plante des pieds, sont l'effet ordinaire d'une marche forcée, et nous avons dit (pag. 159) par quels moyens les voyageurs s'en préservent. Il en survient aussi aux mains des individus qui se livrent à des travaux rudes dont ils n'ont pas l'habitude. Quel que soit leur siége, il faut se borner à les percer avec une épingle pour donner issue au fluide qu'elles contiennent, et s'abstenir d'enlever la peau. On peut en outre, si on le croit nécessaire, appliquer des compresses trempées dans une infusion de fleurs de sureau, à laquelle on ajoute quelques gouttes d'acétate de plomb (extrait de saturne).

Les *Durillons* sont l'effet de la compression de l'épiderme, dont les écailles superposées augmentent d'épaisseur; ils se forment, comme les ampoules, aux pieds et aux mains, dans les endroits exposés à un frottement prolongé. Ces callosités existent surtout autour du talon et sur les saillies correspondantes aux extrémités antérieures des os du métatarse. Les pédicures les enlèvent avec une sorte de grattoir, après avoir d'abord fait baigner les pieds et détaché, avec l'instrument en argent qu'ils appellent *fève*, la matière grasse dont la peau est enduite.

Les *Cors*, excroissances inorganiques produites le plus souvent par la compression qu'exercent les chaussures trop étroites, peuvent provenir aussi d'une cause tout opposée : on conçoit que le même effet peut résulter de souliers ou de bottes trop larges, et en même temps trop durs, dans lesquels les pieds portent tantôt contre un point et tantôt contre un autre, surtout si l'on marche sur un terrain inégal et raboteux. Il faut éviter par la même raison que les bas soient repliés dans les chaussures et y forment des bourrelets.

Chacun a son spécifique pour la cure radicale des cors : l'un vante son emplâtre, l'autre son onguent. La baudruche, les feuilles de lière, celles de pourpier, celles de joubarbe, sont tour-à-tour préconisées comme des remèdes infaillibles... ; et n'ont jamais guéri personne. La cautérisation par les acides nitrique ou sulfurique, quelquefois suivie de succès, est beaucoup plus dangereuse qu'on ne pense, et il n'est pas rare de voir les parties voisines s'enflammer, et les accidens envahir les tendons, les ligamens, les os eux-mêmes. L'extirpation est le seul moyen rationnel de se débarrasser des cors. On se sert pour procéder à cette opération d'une aiguille courte à pointe mousse, fixée sur un manche, avec laquelle on sépare peu à peu, dans toute sa circonférence, le cor d'avec les parties saines, et l'on arrive souvent jusqu'à ses adhérences les plus profondes, sans qu'il coule une goutte de sang et sans causer la moindre douleur. Le plus communément on se contente d'exciser, à mesure qu'elle se reproduit, la partie exubérante du cor avec un rasoir ou un canif, et l'on excave un peu au-dessous du niveau de la peau, tant qu'il existe de la dureté, ou bien on arrache avec l'ongle toute la substance cornée. Beaucoup d'auteurs conseillent de baigner les pieds avant d'extirper ou de couper les cors : l'expérience prouve cependant que, le pédiluve déterminant l'afflux du sang jusque dans les plus petits vaisseaux, l'opération devient plus difficile, et que l'on risque bien davantage de léser les parties saines. Lorsque le pied est sec, au contraire, les couches de l'épiderme endurcies se détachent facilement, on voit plus distinctement la racine du cor, on la suit plus profondément.

Les *Ognons* sont occasionés par les mêmes causes que les cors et les durillons; mais ceux-ci ne consistent que dans une altération organique de la peau, au lieu que dans les ognons il y a toujours gonflement de l'os. Tout onguent, toute application excitante, serait dangereuse. On peut, dès le début, tenter la cure de cette affection par le repos absolu et des cataplasmes émolliens ; mais plus tard ces moyens ne sont plus que de simples palliatifs, qui ne procurent qu'un soulagement momentané : la guérison est impossible.

§ II. *Des Cosmétiques proprement dits.*

Un volume contiendrait à peine toutes les recettes de préparations cosmétiques préconisées par le charlatanisme, et que le vulgaire accueille avec une aveugle crédulité. Combien de fards, d'eaux composées, de pommades, de pâtes, de baumes, d'opiats, d'élixirs, qui, loin de perpétuer la beauté, comme le feraient supposer de fastueuses annonces, ne lui donnent qu'un éclat d'un moment, ne satisfont qu'un seul instant la vanité, et préparent de longues années de souffrances et une hideuse décrépitude !

L'eau pure et fraîche est sans contredit le meilleur de tous les cosmétiques, et les lotions fréquemment répétées sont infiniment préférables à toutes les recettes de l'art de la toilette.

Nous ne proscrirons point cependant tous les cosmétiques indistinctement. Si l'action simultanée d'un air vif et d'une lumière intense, ou quelques autres circonstances particulières, ont altéré le teint, on peut sans inconvénient se servir des eaux distillées de roses, de plantain, de frai de grenouilles, et autres analogues ; nous n'interdirons point non plus les pommades de concombre, d'amandes douces, de cacao, de baume de la Mecque. Sans doute ces moyens peuvent contribuer à rendre à la peau sa souplesse et son coloris : mais encore arrive-t-il assez souvent que les corps gras ont sur la peau une action irritante qui s'oppose à ce qu'on en continue l'usage.

On peut emploier dans les mêmes circonstances une émulsion balsamique que l'on prépare en triturant dix gouttes de baume de la Mecque avec un gros de sucre et un jaune d'œuf, versant ensuite peu à peu dans le mélange six onces d'eau de roses distillée, et passant le tout à travers un morceau d'étoffe de laine blanche. On se frotte le soir le visage avec cette composition, qu'on laisse sécher sans s'essuyer; et le matin on se lave avec de l'eau pure.

Le *Lait virginal*, préparé en versant quelques gouttes de teinture de storax ou de benjoin dans de l'eau pure, qui devient alors d'un blanc de lait, n'offre pas de grands inconvéniens, non plus que les *eaux de Ninon*, *d'Ispahan*, etc., qui ne sont que des eaux spiritueuses aromatiques analogues à l'eau de Cologne.

Si l'on peut tolérer l'usage de ces préparations, dont il est cependant plus prudent de s'abstenir, on doit proscrire sévèrement toutes les eaux et toutes les pommades qui contiennent de l'acétate de plomb ou du sublimé corrosif. Elles n'agissent, ainsi que toutes les compositions dans lesquelles entrent des substances métalliques, qu'en répercutant les exanthèmes qui se portaient à la peau; et l'on voit tous les jours des métastases funestes, des ptyalismes, des phthisies pulmonaires qui n'ont point eu d'autres causes.

Parmi les fards blancs et rouges dont les femmes se plâtrent la figure pour rehausser l'éclat de leur teint, il n'en est aucun que ne réprouvent l'hygiène et la raison.

Le *Blanc de fard*, composé de craie de Briançon, et d'oxyde de bismuth ou de blanc de baleine ; le *vermillon* ou *sulfure de mercure*, qui doit à cette même craie sa faculté d'adhérer à la peau ; le *rouge végétal* ou *rouge de carthame*, obtenu au moyen du carbonate de soude et d'un acide végétal ; le *vinaigre de rouge*, qui est du carmin suspendu dans du vinaigre, à l'aide d'un mucilage, et en général toutes les compositions analogues, retiennent une portion des sels et des acides employés à leur préparation, crispent et ferment les pores de la peau, arrêtent la transpiration, établissent une sorte d'irritation permanente, et produisent à la longue, non-seulement les rides prématurées, mais encore les dartres, les éruptions de tout genre qui défigurent si souvent les femmes sur le déclin de l'âge.

On fait communément usage, pour les lèvres, d'une pommade qui ne peut avoir aucun effet nuisible, et qui convient particulièrement lorsqu'un froid vif a déterminé des gerçures : c'est une espèce de cérat coloré avec l'orcanette, et aromatisé avec l'essence de roses.

Les cosmétiques employés pour l'entretien de la bouche sont l'esprit de cochléaria, la teinture de gaïac, divers élixirs dans lesquels entrent le gérofle, le pyrèthre, le romarin, etc., et leur usage n'a aucun danger. Mais il faut se défier des poudres, des liqueurs, des teintures, des opiats, et de tous les prétendus *trésors de la bouche* dont la composition n'est pas bien connue. On doit surtout rejeter ceux qui blanchissent promptement les dents, comme la prétendue *poudre persane*, car ils contiennent infailliblement un acide capable de détruire leur émail et de les gâter pour jamais.

Une brosse bien molle, avec laquelle on enlève chaque jour le tartre qui se forme au collet des dents et qui finirait par les déchausser, la teinture de gaïac dont on verse quelques gouttes dans beaucoup d'eau, une poudre composée d'une once de sucre tamisé, d'autant de charbon pulvérisé, d'une demi-once de poudre de quinquina, d'un gros et demi de crème de tartre, et de vingt-quatre grains de cannelle : tels sont les meilleurs moyens à employer pour nettoyer et conserver les dents ; telle est, selon l'observation de M. Cadet de Gassicourt, la meilleure poudre dentifrice. Elle ne contient aucune matière dure ; il n'y a qu'une très-petite proportion d'un acide très-doux ; le quinquina et la cannelle raffermissent les gencives, et le charbon absorbe l'odeur que produisent les dents gâtées. Cette composition convient particulièrement aux individus qui ont quelques dispositions au scorbut.

Nous observerons, à l'occasion des soins que réclament les dents, que les *cure-dents* de métal peuvent, par leur dureté, en altérer l'émail, et qu'on doit préférer ceux d'écaille très-mince, et mieux encore ceux de plume.

Il est un genre particulier de cosmétiques plus pernicieux encore que tous ceux dont nous avons fait mention : ce sont les *pommades* ou *pâtes dépilatoires*, auxquelles les femmes ont quelquefois recours pour se débarrasser d'une barbe incommode à leur coquetterie. La chaux vive et l'orpiment, ou sulfure d'arsenic, forment la base de la plupart de ces composés, ainsi que du *rusma* des Orientaux ; et comme ils n'empêchent pas les poils de croître de nouveau, qu'ils ne font qu'en retarder la crue, on est obligé de revenir assez fréquemment à leur usage. C'est donc pour un avantage temporaire que l'on court les risques de ces dangereux topiques qui, pour peu que leur application soit prolongée, peuvent corroder la peau et déterminer même de véritables empoisonnemens.

En dernière analyse, autant les soins de propreté sont nécessaires pour conserver le corps dans un état de bien-être et ajouter à ses agrémens extérieurs, autant on doit être en garde contre les cosmétiques proprement dits, contre ces préparations presque toujours mystérieuses, qui, créant en apparence des grâces imaginaires, exposent à payer de frêles et douteux avantages au prix de la santé et de la vie.

CLASSE III.

DES CHOSES INTRODUITES PAR LES VOIES DIGESTIVES (*ingesta*).

Les choses qui appartiennent à cette classe sont hors de nous; mais introduites dans les voies digestives, et soumises à diverses élaborations que l'on tenterait en vain d'expliquer par les lois de la physique ou par celles de la chimie, elles fournissent les matériaux nécessaires au développement, à l'entretien et au renouvellement de nos organes. Ces choses sont toutes comprises sous la dénomination d'*alimens* : mais ceux-ci sont solides ou liquides; et de là la distinction des *alimens* proprement dits et des *boissons*, que nous allons successivement examiner. Nous placerons immédiatement après les alimens les substances qu'on a coutume de leur associer à titre d'*assaisonnemens*.

CHAPITRE Ier. *Des Alimens*.

La matière nutritive destinée à donner l'accroissement à nos organes et à réparer leurs pertes journalières, loin d'être unique et toujours la même, est aussi variée que la texture et la composition intime des diverses parties de notre économie, et peut être tirée de substances très-différentes. Tous les alimens sont pris dans le règne organique, parce que les substances animales et végétales sont les seules qui soient assez altérables par les fonctions digestives et assimilatrices; mais, examinés ensuite

chacun en particulier, ils offrent de grandes différences, et sont doués de qualités tout-à-fait distinctes, selon la nature ou les diverses combinaisons
de leurs principes nutritifs. Tous ne nourrissent pas
au même degré, tous ne recèlent pas sous un volume égal la même quantité de matière alibile; et,
en second lieu, introduits dans l'économie vivante,
tous ne déterminent pas sur les organes les mêmes
impressions, les mêmes effets. Il est des alimens qui
stimulent les tissus et accélèrent les mouvemens organiques; d'autres les modèrent, les ralentissent :
il en est qui ont une action fortifiante; d'autres
semblent plutôt agir comme relâchans. L'homme,
par exemple, qui ne vit que de farineux a une
complexion pléthorique et de la disposition aux
maladies inflammatoires; celui qui ne vit que de légumes aqueux ou mucilagineux a, au contraire,
des organes mous, un sang fluide, de la disposition
aux affections cachectiques.

Outre ces effets, qui dépendent d'une modification
dans la nature intime du sang et des divers tissus, et
qui ne peuvent être sensibles qu'au bout d'un certain laps de temps, la substance alimentaire produit un effet immédiat : les particules aromatiques, amères, salines, acides, qui se trouvent mé-
langées dans cette substance avec la matière nutritive, portées dans le sang, font bientôt sentir à tous
les appareils leur active influence. Que l'on fasse
usage de viandes épicées, bientôt la circulation
s'accélère, le pouls devient vif et fréquent, la respiration est plus grande, la chaleur est plus développée; il y a, en un mot, une excitation très-pro-

noncée. Que l'on prenne, au contraire, du lait, des végétaux mucilagineux, sans addition de substances aromatiques, leur influence émolliente et relâchante ralentit aussitôt les mouvemens des divers appareils organiques. Nous devons donc examiner attentivement les alimens pris dans l'un et l'autre règne, et rechercher quelle est la matière nutritive qui fait la base de chacun d'eux.

ARTICLE PREMIER.

Alimens tirés du règne animal.

Les substances alimentaires tirées du règne animal ont pour base la fibrine, la gélatine, l'albumine ou la matière caséeuse, et le plus ordinairement plusieurs de ces principes se trouvent combinés en diverses proportions.

La *fibrine* se rencontre particulièrement dans le sang et dans toutes les parties musculeuses auxquelles on donne le nom de *chairs*; dans celles-ci elle est unie à une plus ou moins grande quantité de gélatine, à des substances graisseuses, et souvent à un principe particulier qu'on appelle *osmazôme*.

La fibrine est facile à digérer, et nourrit vite; par conséquent elle produit pendant son assimilation plus de chaleur que les substances moins animalisées. Moins consistante dans la chair des jeunes animaux et dans les viandes tendres, elle s'y trouve unie à une plus grande proportion de gélatine, qui contribue à la rendre plus facile à diviser. Si, au contraire, les animaux sont épuisés par l'âge ou le travail, les fibres, accompagnées de moins de gélatine, devenues plus tenaces, se divisent moins facilement ; elles résistent davantage à l'action des dents et à celle de l'estomac. L'âge des bestiaux destinés à la nourriture est donc une circonstance à laquelle il faut avoir égard : la chair des animaux trop jeunes est indigeste par excès de gélatine, et peu d'estomacs peuvent la supporter ; celle des animaux trop vieux, ou exténués de fatigue, est indigeste par l'excès contraire, et d'ailleurs peu nourrissante.

Mais il ne faut pas confondre avec cette tenacité coriace de la fibre des vieux animaux la fermeté que donne aux chairs un tissu serré, dans lequel les fibres musculeuses sont étroitement unies, comme dans la chair du porc. Il ne faut pas confondre non plus les chairs tendres avec les chairs lâches : les chairs des femelles mammifères adultes, de la vache, par exemple, sont lâches sans être tendres. D'un autre côté, les chairs naturellement tendres le sont encore davantage lorsque leurs fibres sont entre-mêlées de gélatine et de parties graisseuses ; tandis que celles qui n'ont dans leurs interstices que très-peu de substances solubles, sans être coriaces, résistent davantage à la mastication.

Les chairs des animaux soumis à la castration sont plus tendres et plus pénétrées de sucs graisseux qui les rendent très-nourrissantes et d'une digestion facile, pourvu toutefois qu'elles ne soient pas trop chargées de graisse. Celles, au contraire, des animaux adultes qui n'ont pas subi cette opération restent plus sèches, plus coriaces ; et souvent elles ont une odeur et une saveur particulières à l'époque où devrait avoir lieu l'accouplement : il paraît même certain qu'elles sont alors moins salubres.

En général, les animaux qui vivent en liberté ont une chair plus compacte que ceux qu'on élève dans l'état de domesticité. Le gibier, et particulièrement les lapins de garenne, comparés aux mêmes espèces nourries dans des lieux plus ou moins étroits, nous en offrent un exemple remarquable. Mais si la chair des animaux sauvages est préférable lorsqu'elle est fraîche, elle est loin d'avoir la même qualité dès qu'elle présente ce premier degré de décomposition que les gastronomes appellent un *goût de viande faisandée*. Il est certain que toute viande qui est ainsi prête à se corrompre est insalubre, et les règlemens de police qui en interdisent la vente ne sauraient être trop sévères.

L'expérience a démontré qu'en supposant les conditions atmosphériques les plus ordinaires, les viandes ne peuvent se conserver sans altération au-delà du nombre de jours suivant :

La viande de bœuf . . . . 3 jours en été, 6 en hiver ;
  — de veau, d'agneau . . 2 . . . . 3 ;
  — de dinde, d'oie . . . . 4 . . . . 8 ;
  — de poulet, de pigeon . 2 . . . . 4 ;
  — de chapon, de poule . 3 . . . . 6 ;
  — de perdrix . . . . 2 . . . . 6 à 8 ;
  — de lièvre . . . . 3 . . . . 6 ;
  — de cerf, de chevreuil . 4 . . . . 8 ;
  — de sanglier . . . . 6 . . . . 10.

Quelques auteurs ont avancé, et peut-être avec quelque fondement, que le gibier *forcé*, c'est-à-dire, celui que les chiens ont pris après l'avoir long-temps et vivement poursuivi, est un aliment moins sain que celui qui tombe sous les coups du chasseur. S'il en est ainsi, on peut en dire à-peu-près autant des veaux et des moutons que les bouchers font harceler par leurs chiens, en les conduisant à leur destination. Tourmentés sans cesse, ces animaux sont dans un état de fièvre causée par la crainte, la douleur et la marche forcée : de là une décomposition plus prompte après leur mort, et peut-être une véritable altération morbide.

Le poisson se corrompt plus facilement encore que la chair des autres animaux, et le plus léger commencement de décomposition lui fait contracter une âcreté insupportable, le rend malsain, et peut, comme beaucoup de faits l'attestent, occasioner des indispositions plus ou moins graves. Indépendamment de cette extrême corruptibilité, le poisson destiné à servir d'aliment demande à tous égards une attention scrupuleuse. Certaines espèces sont suspectes en tout temps ; d'autres ne le sont que dans certaines saisons, quelques-unes sont sujettes à des maladies qui rendent leur chair insalubre : le saumon, par exemple, et la truite saumonée, sont quelquefois affectés d'une éruption vésiculaire qui doit les faire rejeter. Les poissons pêchés dans des eaux où l'on fait rouir du chanvre ou du lin sont presque toujours malfaisans ; ceux qui habitent, comme la perche, des eaux bourbeuses ne doivent être employés comme aliment qu'après qu'ils ont séjourné et dégorgé pendant quelques heures dans une eau pure ; enfin on doit regarder comme dangereux ceux qui proviennent du voisinage d'usines où l'on travaille le cuivre ou le plomb.

La *gélatine* se présente sous plusieurs états différens. Dans l'animal qui vient de naître ce n'est qu'un suc gluant et visqueux ; plus tard ce suc prend de la consistance ; enfin il parvient à l'état d'une gelée ferme et demi-solide. En même temps que ce changement s'opère , les propriétés alimentaires de la viande changent aussi : tout le monde sait que les viandes qui ne sont pas *faites* sont indigestes, qu'elles donnent souvent la diarrhée , ou que du moins elles augmentent sensiblement la quantité des évacuations naturelles et diminuent leur consistance. En général, elles sont d'autant plus laxatives qu'elles tiennent davantage de l'état de viscosité glaireuse ; elles sont d'autant plus nutritives qu'elles approchent davantage de l'état qu'elles doivent présenter dans les animaux adultes ; et pour qu'elles aient les qualités favorables à une parfaite nutrition , il faut les prendre dans le moment où la gélatine a perdu sa viscosité , et où la fibrine n'a pas encore acquis trop de solidité ni trop de prédominance sur la partie gélatineuse.

Il est à remarquer que , même chez les animaux adultes , certaines parties sont environnées d'une sorte de mucus visqueux et gluant analogue au mucilage : c'est ce qu'on observe surtout autour des ligamens articulaires des extrémités et dans les interstices de certains muscles. Cette substance mucilagineuse n'est pas plus convenable aux estomacs faibles que la chair des animaux trop jeunes , ni que le mucilage trop visqueux de certains végétaux.

Tant que la *graisse* n'est pas trop abondante, qu'elle est en quelque sorte amalgamée avec la gélatine, elle ne fait qu'amollir les fibres musculaires, que les rendre plus souples, plus aisées à diviser, à dissoudre, à digérer, ainsi que nous l'avons dit précédemment. Les muscles fessiers du bœuf, qui en sont pénétrés, les muscles psoas, qui en sont environnés, et qui forment le tendre de l'aloyau, donnent la preuve de ce que nous avançons. Ce sont ces derniers muscles que l'on sert sur nos tables sous le nom de *filet*, et qui, découpés par tranches, constituent les *beefstecks*, mets aussi succulent que nutritif et convenable à tous les estomacs.

Lorsque la graisse est trop abondante et moins intimement unie à la gélatine, elle est lourde et difficile à digérer; elle occasione des rapports brûlans qu'on confond souvent avec des aigreurs : tel est l'effet que produit la chair des volailles trop grasses.

L'*osmazôme* fait la base du jus de viande et du bouillon ordinaire. C'est à ce principe que les viandes grillées et rôties doivent leur saveur et leur couleur, et il se développe particulièrement dans la partie saisie par la chaleur du feu et désignée sous le nom de *rissolé*. L'absence presque complète de l'osmazôme est la principale cause du peu de saveur et de la propriété rafraîchissante des bouillons de veau et de poulet. Elle manque en effet dans la chair des animaux fort jeunes; elle se forme à mesure qu'ils avancent en âge : mais il est des espèces dans lesquelles elle est toujours beaucoup plus abondante que dans d'autres : de là la distinction des *viandes blanches* et des *viandes colorées*.

L'*albumine* n'existant en quantité notable que dans les œufs et dans quelques mollusques, et le *caséum* ne se rencontrant que dans le lait et dans les substances alimentaires préparées avec ce liquide animal, nous n'en parlerons qu'après avoir traité des viandes.

§ I". *Des Alimens qui ont pour base la fibrine.*

CHAIRS BLANCHES, c'est-à-dire, dans lesquelles la fibrine, unie à la gélatine, n'est point pénétrée d'osmazôme.

1°. Parmi les chairs blanches alimentaires, il en est dont la partie gélatineuse est imparfaite, glaireuse et toujours humide : telle est celle du cochon de lait, et presque toujours aussi celle du veau. C'est surtout dans les campagnes qui avoisinent les villes que la viande du veau présente cet état de viscidité, parce que les nourrisseurs, trouvant à débiter avantageusement leur laitage, livrent ces animaux aux bouchers dès qu'ils naissent, plutôt que de leur laisser consommer le lait de leurs mères. L'ordonnance de police qui défend, sous peine de confiscation et de trois cents francs d'amende, d'exposer en vente des veaux âgés de moins de six semaines, doit donc être strictement observée. A Paris, où l'on paye un droit d'entrée de 3 francs par tête, quel que soit le poids des veaux, et où il est par conséquent de l'intérêt des bouchers de n'en amener que de très-forts, ces animaux ont communément quatre à cinq mois quand on les livre à la consommation, et leur viande est alors rarement sujette à incommoder.

Le veau de bonne qualité est rafraîchissant ; il convient surtout aux tempéramens sanguins, aux individus irritables. Il y a néanmoins des personnes qui ne peuvent manger du meilleur veau sans éprouver des diarrhées plus ou moins opiniâtres.

Les poissons ne recèlent de substance analogue à cette gélatine visqueuse que dans le tissu de leur peau : aussi la peau de la morue, et celle de quelques autres poissons peu ou point écailleux, est-elle plus indigeste que leur chair.

2°. Les chairs de l'agneau et du chevreau, comme celles du veau bien *fait*, sont encore un peu glaireuses : cependant leur gélatine est plus parfaite ; elles fournissent une gelée très-douce ; et quand l'estomac n'est pas mal disposé, elles sont légères et tiennent seulement le ventre libre ; mais elles ne conviennent pas aux estomacs faibles, ni par conséquent aux convalescens.

On ne compte dans cette division des substances alimentaires que les jeunes quadrupèdes domestiques ; car la chair des oiseaux ne présente déjà plus la moindre viscosité quelques jours après leur naissance.

Nous pouvons y ranger encore quelques animaux aquatiques, tels que les grenouilles et quelques crustacés. La chair de la grenouille est blanche et délicate ; c'est un aliment sain que l'on recherche surtout en été et en automne : elle est moins bonne au printemps, saison de l'accouplement. L'écrevisse de rivière, *cancer astacus* ; le poupart, *c. pagurus* ; le homard, *c. gammarus* ; l'étrille, *c. puber* ; la crevette, *c. squilla* ; la langouste, *c. homarus* ; et quelques autres espèces du même genre, fournissent une quantité assez abondante de gélatine, et sont par conséquent nutritives ; mais il est bon d'observer qu'il est des individus dont l'estomac ne peut les supporter.

3°. Après les chairs dites rafraîchissantes, viennent celles qui sont tendres sans être molles, blanches et gélatineuses sans viscosité, humides sans être abreuvées de sucs : telles sont celles du poulet, des jeunes volailles et des jeunes gibiers à chairs blanches, comme les jeunes lapins et même les perdreaux. De toutes les chairs dont l'homme se nourrisse, aucune ne convient mieux aux estomacs faibles et aux convalescens : aussi le poulet de huit à dix mois, ni maigre ni trop gras, est-il un des premiers alimens dont les médecins permettent l'usage.

On doit rapporter à cette division quelques poissons de mer, comme les saxatiles, et en particulier le merlan, *gadus merlangus* ; la limande, *pleuronectes limanda* ; la sole, *p. solea* ; la plie ou carrelet, *p. platessa* ; et plusieurs poissons de rivière, comme la perche, *perca fluviatilis*, la carpe, *cyprinus carpio* (quand elle n'est pas trop grasse). La fibre très-tendre de ces poissons se digère promptement, et il est peu d'alimens qui pèsent moins sur l'estomac.

La barbue, *pleuronectes rhombus* ; le turbot, *p. maximus* ; la daurade, *sparus aurata* ; la truite commune, *salmo fario* ; la truite saumonée, *salmo trutta* ; la lotte, *gadus lota*, peuvent être placés à-peu-près sur la même ligne que les précédens.

Le hareng, *clupea harengus* ; le goujon, *cyprinus*

gobio, et mieux encore l'éperlan, *salmo eperla-
nus*, peuvent aussi être mis au nombre des alimens légers et d'une digestion facile; mais néanmoins on ne doit pas en faire le même cas.

4°. Nous plaçons dans une quatrième division les
chairs blanches pénétrées de graisse, telles que
celles des animaux adultes nourris abondamment
et dans un repos absolu. Cette graisse interposée
entre leurs fibres leur donne de la souplesse et les
entretient dans une jeunesse artificielle. Les grandes
volailles, les chapons, les poulardes, qui appartiennent à cette série, se rapprochent sous ce rapport
des animaux dont il a été question dans la division
précédente; mais leur chair a un degré de fermeté
de plus. Viennent ensuite les animaux plus gros
encore, comme les poules-d'Inde, etc. Quelque
tendre qu'elle soit la chair de ces volailles n'est
pas à beaucoup près aussi favorable à l'estomac que
celle des jeunes animaux, et la nature graisseuse de
leurs sucs est sans doute cause de cette différence.
Cela est si vrai que, malgré la mollesse de leur
chair, les volailles les plus grasses sont les plus difficiles à digérer, et ne conviennent nullement aux
convalescens.

Il faut, au reste, distinguer dans les volailles des
parties plus grasses et d'autres plus maigres : celles,
par exemple, qui tiennent à l'aile et s'étendent le
long de la poitrine, que l'on appelle communément
le *blanc* ou *l'aiguillette*, sont fort tendres, peu pénétrées de graisses, et bien préférables aux autres,
et surtout à celles qui avoisinent le croupion.

Nous croyons devoir profiter ici de l'occasion de

signaler comme également indigestes et insalubres ces *foies gras* si recherchés des gourmets. On sait que les animaux (particulièrement les oies) dont on veut convertir ainsi le foie en une substance graisseuse sont enfermés dans des lieux étroits et très-chauds, où on les gorge d'alimens sans boisson ; que leur corps devient d'une maigreur extrême, à mesure que leur foie acquiert plus de volume ; que c'est par une véritable maladie que cet organe se change ainsi en une masse adipocireuse.

A côté des alimens gras que fournissent la classe des mammifères et celle des oiseaux, nous placerons quelques poissons dont la chair fort tendre, mais en même temps onctueuse, pèse sur l'estomac, se digère lentement et est sujette à causer des rapports : tels sont l'anguille, *muræna anguilla* ; le congre, *m. conger*, la fameuse murène des anciens, *muræna helena* ; la carpe, *cyprinus carpio*, lorsqu'elle est trop grasse ; la brême, *cyprinus brama*, et l'alose, *clupea alosa*. Ce dernier poisson est celui qui s'altère le plus aisément et le plus promptement. En général, il est peu de poissons de mer, à l'exception des saxatiles, dont les chairs ne contiennent plus ou moins de substance huileuse, et cette substance a cela de particulier dans les poissons qu'elle rancit facilement, et donne à la chair altérée une âcreté insupportable.

Nous ne devons pas oublier ici le saumon, *salmo salar*, dont la chair est plus forte et plus nourrissante que celle des poissons dont nous venons de parler : c'est un aliment lourd et d'une digestion pénible. Nous rangerons dans la même catégorie la lamproie de mer et celle d'eau douce, *petromyzon marinus* et *p. fluviatilis*. Celle-ci était cependant très-estimée chez les Romains, ainsi que nous l'apprennent Pline et Ausone, qui l'ont désignée sous le nom de *mustela*.

On peut rapprocher aussi de cette série d'alimens la tortue, dont la chair, visqueuse et très-grasse, occasione souvent des diarrhées, quoique les marins lui attribuent assez gratuitement une grande efficacité pour la guérison du scorbut.

5°. Dans une cinquième division des chairs blanches, nous classerons celles qui, au lieu d'être tendres et molles comme les précédentes, sont fermes et compactes, et ne sont ni humectées ni abreuvées de graisse. Nous les partagerons en deux ordres, savoir : d'une part, celles des petits quadrupèdes, des oiseaux de basse-cour et de quelques poissons; d'une autre part, celles des animaux plus grands, soit parmi les quadrupèdes, soit parmi les poissons : car, quelle que soit la nature des chairs, il y a toujours, toutes choses égales d'ailleurs, une différence de fermeté et de solidité proportionnée au volume de l'animal.

Dans le premier ordre, on doit compter le lapin qui n'est plus très-jeune, dont la chair est naturellement très-serrée; le dindon, la pintade ou poule de Guinée, le paon, tous les oiseaux de basse-cour qui ont passé la jeunesse et qui n'ont pas été engraissés. Parmi ceux-ci les mâles ont une chair plus ferme, les femelles une chair plus lâche et moins fournie. Il est peu d'estomacs qui, dans l'état de santé, ne digèrent parfaitement les alimens de cette espèce, à moins qu'ils ne soient fermes au point d'être coriaces : mais ils ne conviendraient point aux convalescens.

On peut assimiler aux substances alimentaires de cet ordre les poissons qui ont une chair compacte et à fibres serrées : la tanche, *cyprinus tinca* ; le barbeau, *c. barbus* ; le brochet (1), *esox lucius* ; le rouget ou surmulet, *mullus barbatus* (bien déchu de son antique réputation, s'il est vrai, comme le rapporte Suétone, que trois de ces poissons furent payés 6,000 fr.) ; le maquereau, *scomber scombrus*, dont le sang et les entrailles macérés, et presque putréfiés dans de la saumure, servaient à préparer le fameux *garum* des Romains ; la morue, *gadus morrhua* ; la raie, *raia*, dont la chair n'est tendre qu'après une longue mortification, et devient promptement lâche et molle par un degré de plus d'altération ; enfin la merluche, *gadus merluccius* (*asellus* des anciens), qui est reléguée aujourd'hui parmi les alimens justement dédaignés. Tous ces poissons, et quantité d'autres moins usités, ne peuvent convenir qu'aux individus bien portans : encore ne doivent-ils en manger qu'avec modération.

Dans le deuxième ordre de cette cinquième divi-

---

(1) Les œufs du brochet et du barbeau passent assez généralement pour déterminer des vomissemens et des superpurgations ; mais rien de si peu constant que ces effets, dont on trouve cependant de nombreux exemples dans les auteurs. Il paraît que le degré de cuisson influe sur leurs qualités, et que c'est surtout lorsqu'ils ne sont pas suffisamment cuits qu'ils sont sujets à incommoder.

sion il faut ranger la chair de porc, chair très-dense, très-résistante, qui nourrit beaucoup ceux qui ont l'estomac assez fort pour la bien digérer. Quelque abondante que soit la graisse du cochon, elle pénètre peu dans l'interstice des fibres charnues; elle est presqu'entièrement rassemblée dans le tissu sous-cutané, où elle forme le *lard*. Les anciens regardaient la chair du porc comme un mets recherché, *animal propter convivia natum*. Selon Galien, elle est analogue à la nôtre, et par conséquent elle convient mieux que toute autre à notre nourriture. Personne ne partage aujourd'hui l'opinion du médecin de Pergame : le *porc*, même *frais*, est un aliment dont il ne faut faire usage que rarement et qu'en petite quantité; les individus vigoureusement constitués peuvent seuls en user sans inconvénient.

Mais si la chair de porc est indigeste, du moins n'est-elle pas insalubre, comme quelques auteurs l'ont avancé, à moins qu'elle ne provienne d'un animal malade. Un pareil préjugé n'a pu prendre naissance que dans les pays chauds, parce qu'il n'est en effet aucun animal domestique dont la santé supporte moins facilement les grandes chaleurs. Aussi fait-on généralement peu d'usage de viande de cochon pendant l'été, et l'expérience a-t-elle prouvé que les porcs tués en hiver ont une chair plus savoureuse et plus saine. C'est sans doute à raison de cette influence de la chaleur sur la santé du porc, et des inconvéniens qu'il y aurait à en faire trop usage dans les climats où règne habituellement une haute température, que la loi de Moïse l'a interdite aux Juifs, imprimant ainsi le sceau de la religion à une mesure purement sanitaire.

Le porc est particulièrement sujet aux hydatides : on en trouve non-seulement dans les viscères, mais encore dans la substance même du lard et des muscles. C'est à cette maladie, dont la nature a été long-temps inconnue, et que l'on croyait autrefois avoir quelque analogie avec la lèpre, que l'on a donné le nom de *ladrerie*. On prohibait avec une telle sévérité la vente des cochons qui en étaient atteints, que des *jurés langueyeurs de porc* étaient spécialement chargés de s'assurer, par l'inspection de la base de la langue des cochons exposés sur les marchés, s'ils n'étaient point ladres. Cependant il est prouvé que cette maladie n'a pas d'influence sur la salubrité de la chair ; que celle-ci n'est détériorée que dans le cas où l'étendue de la maladie et l'importance des organes malades ont occasioné chez l'animal de la tristesse, de la langueur, une altération sanguinolente de la racine des soies, qu'en un mot la maladie a dégénéré en une affection constitutionnelle. La prudence prescrit donc de maintenir la prohibition des porcs ladres ; et M. Fodéré observe d'ailleurs avec raison que, de quelque maladie qu'ils soient atteints, les porcs malades doivent être plus sévèrement rejetés des marchés publics que les autres animaux, parce que leur graisse, plus abondante, s'altère plus facilement.

Séparée des parties fibreuses et fondue à une douce chaleur, la graisse de porc est connue sous le nom de *saindoux*. Telle qu'on l'emploie dans les cuisines, elle a une grande blancheur, qu'elle doit à une certaine quantité d'eau avec laquelle on l'a battue vivement pendant qu'elle était en fusion. Mais ainsi préparée, elle a l'inconvénient de se rancir beaucoup plus vite que si l'on se contentait de la fondre et de la passer. Il paraît que la promptitude avec laquelle elle s'altère tient alors à l'action que l'oxygène des molécules aqueuses interposées a sur les particules graisseuses. Le saindoux très-blanc perd donc en qualité réelle ce qu'il gagne sous le rapport de l'apparence. Du reste, la graisse de porc et toutes les graisses animales servent à-peu-près aux mêmes usages que le beurre, et produisent sur l'économie des effets analogues.

La chair des grands poissons, tels que l'esturgeon, *acipenser sturio*, et le thon, *scomber thynnus*, n'est pas d'une digestion plus facile que celle du porc, et nous lisons avec étonnement que le premier de ces poissons était réservé pour la table des empereurs et des plus grands personnages de l'empire romain. Sans être tout-à-fait à dédaigner, l'esturgeon est loin de mériter qu'on en fasse tant de cas. Ses œufs, desséchés et salés, servent à préparer le *caviar*, aliment très-estimé dans le nord de l'Europe.

CHAIRS COLORÉES, c'est-à-dire dans lesquelles la substance fibreuse est pénétrée d'osmazôme.

Il n'y a que deux divisions à faire dans la classe des chairs colorées, selon qu'elles le sont peu, ou qu'au contraire elles ont une couleur très-prononcée ; mais on sait que ces divisions se touchent par des nuances successives.

1°. A la première division appartiennent les quadrupèdes dont la chair fait, avec le pain, la principale nourriture des nations européennes : le bœuf et le mouton. Personne n'ignore que ces viandes sont éminemment nutritives, et qu'elles conviennent à tous les individus dans l'état ordinaire de santé. La chair de la vache et celle de la brebis sont moins succulentes ; elles sont, avons-nous dit (pag. 185), plus lâches, mais moins tendres, et par conséquent moins faciles à digérer.

Nul doute que la viande des bœufs ou des vaches qui ont succombé à une épizootie, ou qui sont morts par suite d'une phthisie, c'est-à-dire, de la suppuration de quelque organe intérieur, n'ait des qualités malfaisantes ; et la police doit veiller avec d'autant plus de soin à ce que de pareille viande ne soit point exposée en vente, que ces animaux étant d'un prix assez élevé, les propriétaires se décident plus difficilement à en supporter la perte.

Le mouton et la brebis peuvent être atteints des mêmes maladies que les bêtes à cornes, à quelques exceptions près, et ils sont en outre sujets à certaines affections qui paraissent leur être particulières. La gale, lorsqu'elle est récente, et que l'animal n'a encore rien perdu de sa gaieté ni de son embonpoint ; l'épilepsie, lorsqu'elle est produite par la présence de vers ; le tournis, lorsqu'il résulte d'hydatides dans le cerveau, ne communiquent à la chair aucune qualité malfaisante. La dysenterie, au contraire, l'hydropisie de l'abdomen ou de la poitrine, ainsi que l'anasarque et le claveau, doivent la faire proscrire.

La chair du cheval, dont on ne fait guère usage en Europe qu'à défaut d'autres alimens, était très-employée autrefois, et il serait sans doute difficile de dire pour quel motif elle a été interdite par le pape Boniface III. Malgré la défense du pontife romain, la viande de cheval se vend aujourd'hui publiquement dans les boucheries de Copenhague. Chaque animal est visité préalablement par un vétérinaire, et marqué aux quatre sabots, lesquels doivent rester aux quartiers, afin que les consommateurs aient la certitude qu'il n'est point mort par maladie. La chair de cheval est un peu dure, mais savonreuse, aussi nutritive et tout aussi saine que celle du bœuf.

La dureté de la chair de l'âne a passé en proverbe, et paraît avoir été beaucoup exagérée. Elle n'était pas si dédaignée des anciens, surtout lorsqu'elle provenait de jeunes animaux : Pline nous apprend que Mécène en faisait sa nourriture favorite ; et s'il faut en croire Legrand-d'Aussy, le chancelier Duprat faisait engraisser des ânons pour sa table.

Si de la classe des mammifères nous passons à la nombreuse famille des oiseaux, nous rangerons dans cette première division des chairs colorées le pigeon, la perdrix, le faisan, le canard et l'oie. — Le pigeon ordinaire, *columba domestica*, est, après les chairs douces et légères des poissons saxatiles, du poulet, du lapereau et du perdreau, l'aliment qui convient le mieux aux estomacs délicats : sa chair est aussi légère, mais plus tonique. Le ramier, *columba palumbus*, a la chair plus ferme, quoique d'une saveur plus agréable. — La chair de la tourterelle, *columba turtur*, est délicieuse, et c'est à tort que Galien la regardait comme plus difficile à digérer que celle du pigeon. — La perdrix grise, *tetrao cinereus*, la perdrix rouge, *tetrao rufus*, et la bartavelle, *tetrao græcus*, trois variétés d'une même espèce, sont d'une digestion facile tant que l'âge ne les a pas endurcies. Il serait impossible de dire à laquelle est due la préférence ; car, dans les pays où la rouge est commune, la grise est plus estimée, et dans les contrées où abonde la grise la rouge est réputée plus exquise. — A l'égard du faisan, *phasianus colchicus*, c'est particulièrement le faisandeau qui peut être regardé comme un aliment salubre ; car le faisan adulte a besoin d'être très-mortifié pour que sa chair soit tendre, et par conséquent il ne saurait convenir aux estomacs délicats. Nous en dirons autant du coq de bruyère, *tetrao urogallus*, et de l'outarde, *otis tarda*. — La chair du canard et celle de l'oie ont entre elles beaucoup d'analogie. Selon M. Hallé, elles n'offrent aucun inconvénient lorsqu'elles sont tendres, et elles ressemblent alors pour le goût à la viande du mouton de bonne qualité. Quoi qu'il en soit elles sont peu estimées, et elles passent généralement pour indigestes, tant à cause de leur tissu serré, qu'à raison de la grande quantité de sucs graisseux dont elles sont communément imprégnées. Les muscles pectoraux, qu'on découpe par tranches sous le nom d'*aiguillettes*, sont les parties les plus tendres, les moins grasses, et par conséquent les meilleures. L'oie et le canard sauvages, toujours moins gras, sont préférés aux espèces domestiques : leur chair est en effet plus tonique.

Dans la deuxième division des chairs colorées, il faut placer celle du chevreuil, aliment exquis, au dire de nos gastronomes; celles du daim, du cerf, du sanglier, du lièvre, et de quelques autres quadrupèdes sauvages, qui, la plupart, ont la chair très-colorée, même dans leur jeunesse. La viande du sanglier ressemble beaucoup à celle du porc quant à ses propriétés; peut-être est-elle plus dure; mais néanmoins le principe stimulant dont elle est pénétrée, comme celle de tous les animaux qui vivent en liberté, la rend plus facile à digérer. Le lièvre a une viande véritablement noire : aussi quelques auteurs anciens ont-ils supposé qu'il engendrait l'*atrabile*, supposition plus ridicule encore que sa prétendue propriété diurétique.

Une multitude d'oiseaux doivent trouver leur place ici : la macreuse, la sarcelle, la poule d'eau, la caille, la bécasse, la bécassine, le merle, la grive, l'étourneau, le cul-blanc, le vanneau, l'alouette (particulièrement l'espèce connue sous le nom de *mauviette*), la gelinote, l'ortolan, et une foule de becs-figues, de passereaux, etc. : leur chair a une saveur d'autant plus prononcée qu'elle est plus foncée en couleur. Quelques - uns, comme les grives, les cailles, les becs-figues, les ortolans, sont très-gras, surtout dans la saison des vendanges, et le mélange de la graisse avec cette chair très-sapide a quelque chose de délicat : cependant, quand ces oiseaux à chair très - colorée sont en même temps très - gras , leur graisse se rancit beaucoup plus vite dans l'estomac et occasione des rapports brûlans.

En résumé, s'il est des circonstances où l'estomac, naturellement trop excité, ne demande que des sucs doux, que des viandes blanches, dont la digestion ne soit pas accompagnée de beaucoup de chaleur, comme dans la convalescence des maladies aiguës, il en est d'autres où l'estomac énervé a besoin d'une nourriture tonique. C'est dans ce dernier cas que les viandes plus ou moins colorées sont avantageuses; quelquefois même les plus noires doivent être préférées, en vertu de leur action stimulante. Reconnaissons néanmoins qu'en général il faut user sobrement des viandes chargées d'osmazôme, et qu'il serait dangereux d'en faire sa nourriture habituelle.

Des différentes manières d'apprêter les Chairs et de les conserver.

1°. *Modes de préparation.* Les principaux modes de préparation des chairs consistent à les faire rôtir ou bouillir, à les cuire à l'étuvée, ou à les faire frire.

Le *rôti* bien fait retient pour ainsi dire toutes les parties solubles de la chair. L'enduit brun qui se forme à sa surface donne au jus une saveur agréable, et une couleur d'autant plus foncée que la viande contient plus d'osmazôme, ce principe formant, comme nous l'avons dit, ce qu'on appelle le *rissolé.* Les viandes visqueuses ou peu *faites* ont plus que les autres besoin d'être rôties; et le cochon de lait, l'agneau et le chevreau, ne peuvent guère être mangés que de cette manière. En général, ce mode de préparation rend la viande tonique, nourrissante, facile à digérer.

Le *bouilli* retient peu de parties solubles, et seulement celles que renferme l'humidité dont il reste pénétré. Aussi ne se propose-t-on, en faisant cuire ainsi les chairs, que d'en extraire le suc étendu d'eau, que l'on connaît sous le nom de *bouillon*. Plus l'ébullition a été prolongée, moins il reste dans la viande de gélatine et d'osmazôme : par conséquent le bouilli contient beaucoup moins de matière nutritive et est beaucoup plus excrémenteux que le rôti ; il est moins tonique, il excite moins l'action des organes digestifs. Les viandes bouillies conviennent mieux que le rôti lorsqu'on veut obtenir un effet adoucissant, ou que du moins on craint de stimuler outre mesure les forces gastriques. Dans l'état ordinaire de santé, beaucoup de personnes ont l'habitude d'en relever la saveur au moyen du sel, du poivre, de la moutarde, ou de quelques autres assaisonnemens, qu'on ne peut blâmer si l'on en use modérément, et qui ne font que faciliter la dissolution du bouilli dans l'estomac.

On conçoit, d'après ce que nous venons de dire, que les *bouillons* sont essentiellement formés de gélatine et d'osmazôme : c'est plus particulièrement au premier de ces principes qu'ils doivent leur propriété nutritive ; c'est principalement au second qu'ils doivent leur effet plus ou moins tonique. Ils diffèrent par conséquent selon la nature des viandes employées à leur préparation, et de plus, selon leur degré de concentration, et selon les ingrédiens ajoutés. La présence de l'osmazôme dans le bouillon de bœuf lui donne l'odeur et la saveur qui le caractérisent : il est nutritif et restaurant. Son absence presque complète est la cause du peu de coloration des bouillons de veau, de poulet, de grenouilles, et de leur action rafraîchissante et laxative. Ces bouillons rafraîchissans ne sont guère employés qu'à titre de médicamens, dans tous les cas où il importe de calmer une excitation trop vive. Les bouillons très-nourrissans conviennent au contraire aux individus dont les forces ont été épuisées par de longues maladies ou par l'abus des plaisirs. Il n'est pas nécessaire cependant que le bouillon soit tellement chargé de principes nutritifs qu'il prenne par le refroidissement une consistance demi-solide; peut-être même pourrait-on affirmer que ces extraits de viandes désignés sous le nom de *consommés* ne sont pas un aliment très-salubre, quoique succulens et savoureux.

Il faut en général que le bouillon soit fait à petit feu. Pour que la viande cède à l'eau sa gélatine et son osmazôme, il faut que, par une température graduée, ce liquide pénètre peu à peu les fibres musculaires, et les dilate. Si l'on soumet tout-à-coup la viande à l'action de l'eau bouillante, l'albumine qu'elle contient, et qui a la propriété de se coaguler à une température un peu élevée, empêche que les autres principes de la viande se dissolvent complètement, et l'on n'a qu'un bouillon faible et sans saveur.

Tout le monde sait qu'un os, ajouté à la viande

dont on veut extraire du bouillon, contribue à
rendre celui-ci meilleur et plus nourrissant; mais
M. Cadet-de-Vaux a montré le premier qu'on peut
préparer avec des os seulement du bouillon tout à
la fois économique et salubre. A la vérité, ce bouillon d'os ne contenant pas la partie savoureuse de
la viande (l'osmazôme) serait d'une fadeur extrême
si l'on n'en relevait le goût par l'addition de quelques racines potagères, telles que la carotte, le
navet ou l'ognon torréfiés. On peut y ajouter aussi
quelques épices, et alors il n'a pas moins de saveur
que celui que l'on retire de la chair du bœuf.

Les avantages de l'*étuvée* sont de pénétrer fortement la chair de vapeurs chaudes, de l'attendrir,
de la cuire complètement sans l'épuiser, sans la dessécher; en un mot de lui laisser tout son suc : c'est
ainsi que l'on prépare la daube, le bœuf à la mode, etc. Les viandes cuites de cette manière doivent être très-faciles à digérer et très-nourrissantes.

Lorsque la *friture* est bien faite, la chair que l'on
a fait cuire ainsi est fort tendre; mais l'espèce de
croûte qui la recouvre, formée de beurre, de graisse
ou d'huile, qui a contracté toute l'âcreté de l'empyreume, est extrêmement nuisible aux mauvais estomacs. Aucune substance n'est plus sujette à causer
le fer-chaud. Les chairs frites ne sont exemptes de
cet inconvénient qu'autant que cette croûte est très-
mince et très-légère, qualités qui dépendent de la
pâte employée; en sorte que les poissons, qu'on
ne fait absolument que blanchir avec de la farine,
avant de les mettre dans la friture, sont ordinairement un aliment très-sain.

Les *roux*, c'est-à-dire, les sauces qui ont pour base le beurre ou la graisse fortement chauffés, avec addition d'une certaine quantité de farine, ne sont pas moins nuisibles que les fritures : ils irritent encore plus l'estomac; et les mets ainsi apprêtés, les *ragoûts*, sont toujours plus ou moins malfaisans.

Les *gelées animales* sont toutes plus ou moins adoucissantes. La plus légère, la plus transparente, et la plus douce, est celle qu'on prépare avec la colle de poisson. Mise en gelée, cette substance n'a pas la moindre viscosité; elle fond dans la bouche, et constitue un aliment salutaire qu'on peut employer avec avantage toutes les fois qu'on veut soutenir les forces sans irriter ni échauffer l'estomac. Les pharmaciens et les confiseurs en font des *tablettes gélatineuses*, qui sont aromatisées avec de l'eau de fleurs d'oranger, et édulcorées avec du sucre, et qui conviennent contre la toux et la diarrhée.

Après cette gelée, la première pour la pureté est celle qu'on retire de la corne de cerf; ensuite celle des os des animaux, de la chair des jeunes volailles, des pieds de veau ou de mouton; enfin de la viande de veau. Celle-ci est souvent mêlée d'un peu d'osmazôme qui lui donne plus de goût et qui la rend moins douce et moins relâchante.

Les *tablettes de bouillon*, dont on a tant vanté l'utilité pour les voyageurs, ont pour base l'osmazôme; mais cette matière extractive ayant la propriété d'attirer l'humidité de l'air, et ne pouvant être amenée à l'état sec qu'à l'aide d'une très-grande proportion de gélatine, le bouillon fait avec ces tablettes est rafraîchissant, peu sapide, peu restaurant, et ne remplace que bien imparfaitement le bouillon ordinaire. On vend même des tablettes de bouillon qui ne sont faites qu'avec de la gelée de corne de cerf et un peu de sucre.

Les *tablettes d'hockiac* sont des espèces de tablettes de bouillon qu'on apportait autrefois de l'Inde, mais qu'on imite aujourd'hui à Paris : on les croit préparées avec la peau de l'âne ou du zèbre. On les a vantées comme très-utiles aux individus menacés d'affections de poitrine et surtout d'hémoptysies ; mais leurs vertus sont les mêmes que celles de toutes les substances gélatineuses.

2°. *Modes de conservation.* On conserve, en général, les chairs en les imprégnant de sel, en les laissant baigner dans de la saumure, en les exposant ensuite à la fumée, dont les parties empyreumatiques pénètrent leurs fibres et recouvrent leur surface d'un enduit brunâtre ; excellent préservatif contre l'action de l'air extérieur, et contre l'attaque des insectes qui dévorent si souvent les substances solubles des viandes fraîches. C'est au moyen de la saumure qu'on conserve, sous le nom de *petit-salé*, la viande de porc ; c'est à l'aide de la fumée que l'on garde les jambons.

On s'est beaucoup élevé contre l'insalubrité des alimens de cette espèce ; et il serait en effet dangereux de faire, de viandes ainsi préparées, la base de sa nourriture habituelle : car, outre que les graisses qui environnent ces viandes et qui sont ainsi pénétrées de fumée et de sel sont singulièrement nuisibles à l'estomac, et capables de produire les ardeurs brûlantes dont nous avons déjà parlé, la chair même porte avec elle une âcreté que quelques auteurs regardent comme pouvant causer le scorbut, et augmenter outre mesure la proportion naturelle du muriate de soude que contiennent nos humeurs. Mais quand on mélange les viandes salées ou fumées avec une forte proportion de nourriture végétale, comme le font surtout les habitans des campagnes, ces inconvéniens disparaissent, et ces viandes ne sont plus elles-mêmes qu'un assaisonnement utile à la digestion.

Des auteurs ont avancé que les viandes fumées ou salées, quoique provenant d'animaux malades, pouvaient être consommées sans danger; mais des expériences positives n'ayant jamais prouvé jusqu'à quel point cette assertion est fondée, la police doit s'opposer, autant que possible, au débit de comestibles si justement suspects.

On conserve souvent des viandes en les faisant macérer dans le vinaigre ou en les imprégnant d'huile. D'après ce que nous avons dit de l'effet des alimens trop gras, on sent facilement les inconvéniens de cette dernière méthode. Quant aux chairs marinées dans le vinaigre, elles deviennent plus tendres, plus aisées à diviser, à raison de la propriété qu'a cet acide de dissoudre la fibrine : il est par conséquent avantageux de faire mariner les viandes naturellement fermes, comme celle de porc frais.

En Espagne, en Portugal, où les substances animales destinées à la nourriture de l'homme se corrompent très-promptement, et où il est difficile de

garder des viandes fraîches d'un jour à l'autre , on
fait un grand usage de viandes salées et épicées;
et, pour mieux les conserver, on les renferme ordinairement dans des intestins grêles de bœuf, sous
forme de *saucissons*. La plupart de ces intestins
étaient préparés, il y a quelques années , à Paris
et à Londres, d'où on les expédiait pour certaines
foires de l'Estramadure. Pour s'en servir, on les ramollit dans une eau tiède, un peu alcaline; on y
introduit ensuite les substances à conserver ; et elles
sont d'autant plus inaltérables qu'on a eu la précaution de tremper auparavant l'intestin dans de
l'huile , et que l'on place cette espèce de saucisson
dans un lieu sec. Les viandes et les graisses épicées,
contenues ainsi dans des intestins bien préparés,
et placées ensuite dans des tonneaux garnis de
substances pulvérisées et très-sèches, comme de
la cendre et du charbon pilé , conviendraient
beaucoup mieux pour les approvisionnemens de
siége, et à bord des vaisseaux, pour les voyages
de long cours, que la plupart des salaisons ordinaires, qui absorbent presque toujours l'humidité et finissent par se corrompre sous les climats
chauds.

Les saucisses , les saucissons , et une multitude
de préparations qui appartiennent à l'art du char-
cutier, consistent le plus ordinairement en viandes
diversement assaisonnées et renfermées dans des
intestins, ou enveloppées de portions d'épiploon.
Ce sont, en général, des alimens de haut goût,
dont la chair de porc est souvent la base; et leur
usage habituel aurait les mêmes inconvéniens que

celui du jambon ou des viandes fumées. On doit
rejeter sans balancer ceux de ces comestibles qui
ont une odeur rance ou qui ont contracté de l'humidité; et la police doit veiller à ce qu'on ne cherche pas à masquer un commencement de décomposition par un assaisonnement excessif d'épices et de
sel, abus qui est souvent l'effet d'une spéculation
des cabaretiers, qui excitent ainsi la soif des buveurs.

Le poisson sec, fumé, salé ou mariné n'exige pas
moins de surveillance. En général, on ne conserve
ainsi que des poissons qui ont naturellement une
chair assez ferme, et le genre de préparation qu'on
leur fait subir contribue encore à leur ôter de leur
qualité : aussi le hareng, le maquereau et la morue
salés figurent-ils rarement sur la table du riche,
dont l'estomac délicat aurait peine à les digérer. Le
hareng sec ou saur est le plus détestable de tous
les alimens, si l'on peut regarder comme aliment
une substance desséchée, chargée de principes empyreumatiques, et ne contenant plus qu'une bien
faible portion de matière nutritive : encore rien
n'est-il plus commun que de voir débiter à titre de
harengs saurs des harengs secs gâtés que l'on a
fumés pour corriger l'odeur et la saveur âcres et
fétides que la vétusté leur a fait contracter. — On
vend souvent dans les marchés de la morue salée,
que l'on a fait détremper dans une eau de chaux : elle
a un aspect agréable, elle est plus lamelleuse, plus
tendre ; mais ce procédé n'est probablement pas
sans inconvénient pour la santé des consommateurs.

Du Sang. Le sang contient les mêmes matériaux organiques que les chairs : aussi mangeons-nous le sang de divers animaux, principalement sous la forme de *boudin*. Par la cuisson, sa couleur s'exalte, et devient d'un rouge foncé, presque noir. Ainsi préparé, c'est un aliment très-animalisé et fort tonique, qui paraît très-soluble dans l'estomac, mais qui cause souvent des rapports incommodes ; et si le sang est mêlé de beaucoup de graisse ou de lard, comme cela arrive communément, ces rapports sont accompagnés d'une pyrosis extrêmement fatigante. La digestion du boudin et son assimilation s'opèrent avec un sentiment marqué de chaleur : on peut donc le ranger au nombre des nourritures échauffantes. On ne doit en manger qu'en très-petite quantité et l'associer à d'autres substances moins animalisées.

§ II. *Alimens qui ont pour base l'albumine.*

Un grand nombre de substances alimentaires contiennent de l'albumine ; mais les seules qui méritent sous ce rapport quelque attention, parce qu'elles paraissent avoir cette substance pour base principale, sont les œufs des gallinacées, ceux des poissons, et quelques mollusques acéphales.

Des Œufs. Le blanc de l'œuf est de l'albumine presque pure ; on y trouve seulement un peu de muriate de soude et de phosphate de chaux, et du soufre, qui noircit l'argenterie exposée à son contact. Dans l'état naturel, le blanc d'œuf est visqueux ; et bien que certaines personnes aiment à avaler des œufs au moment où ils viennent d'être pondus et où ils sont encore chauds, il est certain que la substance albumineuse pèse sur l'estomac, les membranes dans lesquelles elle est contenue se divisant difficilement. Réduit par la cuisson à l'état laiteux, comme dans les œufs bien frais et bien pleins qu'on fait cuire à la coque, le blanc est, au contraire, aisé à digérer. Durci, il prend facilement le goût et l'odeur hépatiques (odeur de foie de soufre ou de gaz hydrogène sulfuré), surtout lorsqu'il est très-cuit et que l'œuf n'est pas frais. De là une très-grande différence entre les œufs récemment pondus et les œufs déjà anciens : les premiers sont infiniment plus doux et causent rarement des rapports ; les autres sont réellement échauffans, non-seulement parce que les œufs en général ont la propriété de resserrer, de diminuer les évacuations alvines, mais aussi à cause de la formation du gaz hydrogène sulfuré, dont la propriété est d'augmenter la chaleur et d'exciter la transpiration.

Le jaune d'œuf est une substance émulsive dans laquelle l'albumine est unie à une huile grasse très-douce et à une matière colorante jaune dont la nature est peu connue, mais que l'on croit être du fer. Le jaune de l'œuf est sa partie la plus délicate ; c'est dans le jaune que l'on trouve beaucoup de substance nutritive, concentrée sous un petit volume. Il s'amalgame parfaitement avec le blanc, et le mélange forme, par la cuisson, une masse bien moins compacte que celle qui résulte du blanc seul : c'est pour cette raison que les préparations culinaires connues sous les noms d'*omelettes*, d'*œufs brouillés*, sont préférables à celles dans lesquelles chaque partie est cuite isolément, l'albumine concrète ne se dissolvant qu'imparfaitement dans les premières voies.

On fait une grande consommation des œufs de poule, de cane, de dinde, d'oie; mais quoiqu'il n'existe pas de différence bien essentielle entre les œufs de ces divers volatiles, ceux de poule sont les plus usités et les meilleurs. Frais et cuits à la coque, ils se digèrent bien, ils réparent promptement les forces; ils conviennent par conséquent aux personnes faibles ou épuisées par des excès, et aux convalescens, dès que leurs organes peuvent recevoir quelque nourriture substantielle.

On mange quelquefois, particulièrement à l'approche des fêtes de Pâques, des œufs durs colorés, soit en rouge, soit tout autrement. Ils peuvent être d'autant plus nuisibles qu'en général on ne débite ainsi que des œufs très-anciens, que d'ailleurs la matière colorante peut n'être pas sans danger, et que ces œufs sont recherchés principalement par les enfans, dont l'estomac délicat supporte difficilement une telle nourriture.

Le jaune d'œuf, étendu d'une certaine quantité d'eau tiède et fortement battu, forme une émulsion qui, aromatisée avec de l'eau de fleurs d'oranger et édulcorée avec du sucre, ou mieux encore avec un sirop adoucissant, constitue le *lait de poule*, aliment léger, restaurant, agréable, très-convenable dans les diverses irritations des organes pulmonaires.

Les œufs des poissons ont beaucoup d'analogie

avec ceux des oiseaux ; beaucoup néanmoins paraissent manquer de la substance albumineuse et ne contenir que le jaune. Quelques-uns passent, avonsnous dit (page 196), pour avoir une action purgative : ce sont ceux que la cuisson ne durcit pas toutà-fait, qui restent demi-transparens et mêlés d'une substance visqueuse.

Les œufs de tortue sont un des alimens que les navigateurs recherchent avec le plus d'empressement, et dont leur estomac, fatigué par l'usage des viandes salées, éprouve les plus heureux effets.

Divers mollusques acéphales paraissent avoir aussi l'albumine pour base principale : telles sont particulièrement quelques espèces de limaçons ou escargots, ainsi que les moules et les huîtres.

Les Romains engraissaient les *escargots* avec un soin tout particulier ; mais aujourd'hui on en fait rarement usage comme aliment : leur chair est insipide ; et malgré des lavages répétés, elle conserve une viscosité dégoûtante qui la rend difficile à digérer. Bartholini, Lindenius, Bœcler, la prescrivaient aux individus disposés à la phthisie pulmonaire ; d'autres auteurs non moins recommandables en ont, au contraire, blâmé l'usage, et leur opinion a prévalu avec raison, puisque nous possédons mille substances mucilagineuses moins désagréables et d'une efficacité plus certaine. La gelée, le sirop, le bouillon de limaçons peuvent de même être avantageusement remplacés par d'autres médicamens plus adoucissans encore.

Les *huîtres*, dont beaucoup d'individus mangent une prodigieuse quantité, se dissolvent très-promp-

tement dans l'estomac et se digèrent parfaitement.
Celles qui ont une teinte verdâtre sont les plus délicates, parce qu'elles doivent cette couleur au par-
cage dans des fosses voisines de la mer, et que
là elles se sont engraissées et attendries. Telle est
la cause de la préférence que l'on donne aux huîtres de Dieppe, et particulièrement à celles de Ma-
rennes. L'eau de mer que les huîtres contiennent
doit être regardée comme un assaisonnement qui
en accélère la digestion; mais c'est une erreur de
croire que le lait et le vin blanc aient sur elles une
action dissolvante.

On permet l'usage des huîtres dans la convalescence de certaines maladies; et souvent des personnes qui ne peuvent supporter aucun autre aliment s'en trouvent très-bien : elles conviennent
surtout aux individus atteints d'affections catarrhales
ou menacés de phthisie pulmonaire : l'expérience
a prouvé, du moins, qu'elles réussissent parfaitement aux personnes enrhumées.

C'est depuis le mois de septembre jusqu'au mois
d'avril que les huîtres sont bonnes. Les maladies
auxquelles elles sont sujettes pendant la saison des
chaleurs, et la facilité avec laquelle elles se corrompent, en a fait interdire la vente dans les rues de
Paris durant le reste de l'année. Pendant les mois
de juin et juillet surtout, la chair de l'huître est
molle, bleuâtre, gorgée d'un suc laiteux, insipide
et malsaine.

Les huîtres marinées, c'est-à-dire celles qu'on a
fait macérer dans de la saumure, deviennent plus
dures, et quoique ce liquide semble propre à en

faciliter et à en accélérer la digestion, les huîtres marinées sont loin de valoir les crues.

Les *moules* ont une chair indigeste dont on doit surtout s'abstenir pendant les mois de mai, juin, juillet et août: de là ce dicton populaire que les moules, non plus que les huîtres, ne valent rien dans les mois où il n'y a pas d'*R*. Le vulgaire attribue communément les accidens causés par les moules à la présence de prétendus crabes; mais les médecins et les naturalistes sont très-divisés d'opinion: les uns, avec Brunie et Durondeau, les attribuent à de petites astéries ou étoiles de mer, très-communes dans les moules à cette époque de l'année; d'autres à de petites méduses ou orties de mer que les moules peuvent avoir dévorées. Il en est qui ne voient dans ces accidens que l'effet d'une disposition particulière de l'estomac, qui peut se développer tout-à-coup, et qui persiste ou cesse au bout de quelque temps. Selon Hensler, on prévient tout danger en ayant la précaution de jeter ces coquillages, bien nettoyés, dans un seau d'eau où l'on a mis préalablement deux fortes poignées de sel, et les y laissant pendant une heure avant que de s'en servir.

Les indispositions causées par les moules se bornent quelquefois à du malaise, de la pesanteur à l'estomac, des nausées; d'autres fois il survient un état de spasme des mouvemens respiratoires, un gonflement et une vive coloration de la face ou même du corps entier, une éruption de taches rouges ou blanches plus ou moins étendues et plus ou moins saillantes, et quelquefois du délire. Il faut

administrer de suite l'émétique ; et dès qu'il a produit suffisamment d'effet , il faut faire usage d'acides
végétaux , et notamment de vinaigre ou de suc de
citron. D'après quelques observations récentes, l'é-
ther sulfurique , donné à forte dose dès le début des
accidens, les fait promptement cesser.

§ III. *Du Lait, et des Alimens qui ont pour base la
matière caséeuse.*

Le *lait* est une sorte d'émulsion animale composée de matière caséeuse et butyreuse, et d'un principe
sucré ; on y trouve aussi de l'hydro-chlorate, du
phosphate et de l'acétate de potasse, de l'acide lac-
tique , du lactate de fer, et un atome de phosphate
terreux. Mais les proportions de ces matériaux , et
particulièrement celles du beurre , du sucre et de
la matière caséeuse, présentent quelques différences
selon l'espèce de mammifère dont le lait provient,
et selon les alimens dont les animaux sont nourris.
On sait que ceux qui paissent dans des plaines humides, où les végétaux sont pleins de sucs aqueux
et peu nourrissans, fournissent un lait léger et séreux ; tandis que ceux qui paissent sur des montagnes, où la végétation est plus vigoureuse que partout ailleurs, donnent un lait épais, chargé de beurre
et de caséum. Celui-ci contient, sans contredit,
beaucoup plus de principes nutritifs que le premier,
mais il est plus lourd. Il faut donc, autant que possible, choisir entre ces deux extrêmes, et préférer
celui des vaches nourries dans des pâturages gras et
un peu élevés, tels que sont les meilleurs cantons

du pays de Bray, où croissent abondamment le fléau, le raygrass et la cretelle des prés (*phleum pratense, lolium perenne, cynosurus cristatus*).

Le lait de vache, abandonné à lui-même, se sépare en trois parties : la crême, qui gagne la partie supérieure ; le caséum, qui constitue à-peu-près un seizième de la totalité du lait, et qui se coagule peu à peu sous la crême ; et le sérum ou petit-lait, qui en forme à-peu-près les neuf dixièmes, et au milieu duquel nage l'espèce de caillot formé par la crême et le caséum.

Lorsqu'on expose le lait à l'action du feu, il se forme à sa surface une pellicule due à la coagulation de la matière caséeuse mêlée d'une certaine quantité de beurre ; et cette pellicule empêchant l'évaporation de l'eau contenue dans le lait, celui-ci se gonfle jusqu'à ce qu'une portion de la matière coagulable s'en trouve séparée.

En général, les matières butyreuse et caséeuse sont plus abondantes dans le lait des animaux ruminans, c'est-à-dire, de la vache, de la chèvre et de la brebis ; mais on y trouve beaucoup moins de matière sucrée que dans celui des non-ruminans. — Dans celui de chèvre, la matière butyreuse est plus solide que dans celui de vache, avec lequel il a d'ailleurs une très-grande analogie. Mais on remarque que son odeur forte, toute particulière, est surtout très-prononcée dans celui qui provient de chèvres noires, qu'elle l'est beaucoup moins dans celui des chèvres blanches et de celles qui n'ont point de cornes, qu'elle est insupportable dans le lait des chèvres qui ne sont point entretenues avec assez de propreté. — Le lait de brebis fournit plus de crême que le lait de vache et que celui de chèvre ; le caséum est plus gras et plus visqueux, le beurre est plus mou, le sérum est moins abondant. — Le lait de jument se recouvre d'une crême claire et jaunâtre, mais qui ne donne que difficilement une petite quantité de beurre fluide et de mauvaise qualité. On y trouve beaucoup de sucre, mais peu de matière caséeuse ; par conséquent il est peu nourrissant. — Le lait d'ânesse se rapproche beaucoup de celui de la femme, dont il a la consistance, l'odeur et la saveur. Il contient plus de sucre que tous ceux dont nous venons de parler ; mais, comme celui de jument, il nourrit peu.

Considéré sous le rapport alimentaire, le lait est la nourriture du premier âge et convient ordinairement jusqu'à la fin de la première dentition, surtout pour les enfans élevés à la campagne. Dans les grandes villes, il faut un aliment plus fortifiant pour mettre les enfans en état de résister aux causes débilitantes qui les environnent : de là la nécessité d'ajouter de bonne heure au lait quelque autre substance.

Il convient peu aux adultes : quelques individus délicats et faibles le supportent assez bien ; mais les hommes forts, ceux qui mènent une vie laborieuse et qui sont accoutumés à une nourriture substantielle, perdent promptement toute leur vigueur si on les assujettit à la diète lactée.

Le lait réussit mieux dans un âge avancé : il semble qu'il soit d'une digestion plus facile alors que l'énergie des organes est diminuée. Il suffit d'ailleurs à l'entretien des forces du vieillard, chez lequel il y a peu de déperdition. Néanmoins, l'usage en serait contre-indiqué chez le vieillard ainsi que chez l'enfant, s'il existait une grande débilité, ou certaines maladies organiques, telles que le ramollissement des os ou des engorgemens scrophuleux.

Le lait de vache est celui qu'on emploie le plus ordinairement, et il est certain que toutes les fois qu'on le digère bien, il ne le cède en rien aux autres. — Le lait de chèvre paraît avoir une action un peu plus excitante et on l'accuse de causer quelquefois l'insomnie : il serait moins nuisible que tout autre aux enfans scrophuleux, aux individus lymphatiques. — Le lait d'ânesse est particulièrement recommandé dans les catarrhes chroniques ; et dans ce cas, en effet, il est préférable aux autres, attendu qu'il est plus léger et plus adoucissant : cependant il faut avouer que la différence n'est pas tellement importante qu'on ne puisse se contenter du lait ordinaire, et que souvent c'est pour se conformer aux préventions du vulgaire que les médecins le prescrivent.

Quand le lait convient, il nourrit et engraisse ; mais dès qu'on le digère mal, il faut y renoncer, sauf à y revenir plus tard ; car il est certain que l'âge, apportant des modifications dans l'état de nos organes, le lait peut être momentanément un aliment indigeste, et devenir, au bout de quelques années, salubre et de facile digestion. Il est, au reste, difficile de dire pourquoi, dans certains cas, l'estomac qui s'accommode très-bien d'une espèce

de lait ne peut supporter les autres. On voit souvent des individus qui digèrent mal le lait d'ânesse,
tout léger qu'il est, et qui digèrent parfaitement le
lait de chèvre. On voit le lait de chèvre occasioner
des constipations chez certains enfans, et le lait d'â-
nesse produire, chez d'autres, la diarrhée. Ce dernier effet s'accorde assez avec les observations des
anciens, qui regardaient les laits d'ânesse et de jument comme laxatifs. Chez certains individus, le lait
paraît d'abord se bien digérer; mais bientôt la
bouche devient amère, la langue se charge, l'appétit se perd : il faut qu'ils renoncent promptement
au laitage, et souvent même qu'ils recourent aux
purgatifs. Chez d'autres, le lait pèse sur l'estomac,
occasione des aigreurs, des coliques, des dévoie-
mens. Dans tous les cas, à ces incommodités se joignent d'abondantes transpirations et un penchant à
la tristesse.

La diète lactée donne un embonpoint accompagné de mollesse, de dispositions aux engorgemens
lymphatiques et aux hydropisies, et elle n'affaiblit
pas moins le moral que le physique. Dans tous les
pays où le lait est le principal aliment, les hommes
sont plus doux, plus enclins à la mélancolie, comme
il est facile de s'en convaincre en comparant le
tranquille paysan de la Suisse ou de l'Auvergne
avec le vigneron sec, vif et joyeux de la Champagne et de la Bourgogne. Ce régime est d'une efficacité incontestable dans les maladies chroniques
accompagnées de maigreur, d'une grande irritabilité,
d'un pouls vif et fréquent, de chaleur fébrile. On
doit, au contraire, s'en abstenir lorsque la com-

plexion est lâche, humide et cachectique. Sa propriété relâchante le rend nuisible pendant la convalescence des fièvres intermittentes.

Le lait d'un animal quelconque, pris au pis, a
un arôme particulier qu'il perd dès qu'il a été exposé un seul instant au contact de l'air : de ce moment commence la décomposition. On doit par conséquent le prendre, autant que possible, aussitôt qu'il
vient d'être trait ; mais pour peu que l'on soit obligé
de le garder quelque temps, il faut avoir soin de
le faire bouillir pour retarder son acescence spontanée, cette précaution n'ayant pas d'ailleurs autant d'inconvéniens que quelques personnes le supposent.

Il est rare que, dans les grandes villes, le lait soit
de bonne qualité : le plus ordinairement il est étendu
d'eau, et épaissi par de la farine, quelquefois
même, selon quelques auteurs, par de l'oxyde de
zinc. Si le lait contient de la farine, l'ébullition l'é-
paissit à la manière de la bouillie ; s'il contient du
sulfate de zinc, cas infiniment rare sans doute, on
constate la fraude en évaporant le lait à siccité, et
le traitant par l'acide sulfurique étendu, qui donne
un sulfate de zinc. L'addition de l'eau dans le lait
est plus difficile à apprécier ; mais le coup-d'œil
bleuâtre du mélange et sa saveur aqueuse donnent
lieu de le soupçonner.

Les qualités du lait varient aussi selon qu'il s'est
écoulé plus ou moins de temps depuis que l'animal
a mis bas sa portée. Le lait de la vache qui est à la
veille de vêler est visqueux, jaunâtre, filant, d'une
saveur fade ; il a la consistance d'une espèce de sé-

rop et contient une grande proportion de crême : il se coagule lorsqu'on le fait chauffer : celui qu'elle donne pendant les trois ou quatre premiers jours après le vêlage se coagule de même par l'action du feu. Après ce temps, il prend peu à peu les caractères du lait ordinaire ; mais ce n'est que vers le troisième mois après le part qu'il a toute la perfection dont il est susceptible : c'est par conséquent ce lait de trois mois qui est le meilleur.

Il est évident que les maladies qui portent le trouble dans toutes les fonctions doivent influer aussi sur les propriétés du lait. M. Labillardière ayant analysé le lait d'une vache affectée de phthisie pulmonaire, a reconnu qu'il contenait sept fois plus de phosphate calcaire que celui d'une vache saine. Or, s'il est constant que la plupart des vaches qui fournissent du lait aux habitans des grandes villes, renfermées dans des étables trop étroites et peu aérées, sont atteintes de cette maladie, plus connue sous le nom de *pommelière*, n'a-t-on pas lieu de craindre qu'un aliment ainsi chargé de sels calcaires ne favorise le développement des maladies tuberculeuses déjà si communes dans les grandes villes? Nous nous garderions bien de donner à nos enfans des nourrices phthisiques, et, par une étrange contradiction, nous leur donnons pour nourriture habituelle le lait de vaches qui ont les poumons tuberculeux; nous donnons même ce lait aux individus menacés de phthisie. Sans doute nos craintes peuvent être exagérées, et jusqu'à ce jour aucun fait positif n'a démontré qu'elles soient fondées : néanmoins elles méritent toute l'attention de la police sanitaire, qui doit veiller à ce que les nourrisseurs n'aient que des vaches saines, entretenues avec toute la propreté nécessaire, dans des étables suffisamment spacieuses, où l'air se renouvelle facilement.

De la Crème. La crème se rapproche beaucoup du beurre sous le rapport des propriétés alimentaires; mais elle contient, outre la matière butyreuse, un peu de caséum et de petit-lait. Même très-récente, elle est indigeste pour beaucoup d'individus, surtout quand elle est épaisse et par conséquent chargée d'un principe gras abondant. Aussi la crème n'est-elle guère employée comme aliment qu'avec addition d'une certaine quantité d'infusion de café : elle devient alors un correctif des qualités trop stimulantes de cette graine, qualités qui sont elles-mêmes un correctif des inconvéniens de la crème.

Du Beurre. Le beurre est une substance huileuse concrète, plus aisée à digérer que les huiles, mais aussi plus sujette à rancir, altération qui survient plus promptement encore si le beurre contient un peu de petit-lait. Le beurre que l'on emploie communément a une belle couleur jaune qui ne lui est pas naturelle, mais qu'on lui donne en ajoutant, au moment de sa préparation, une matière colorante extraite du souci, de l'alkékenge ou du safran : cette matière est en trop petite quantité pour influer en aucune manière sur les qualités du beurre.

Le beurre fondu, c'est-à-dire celui dont le petit-lait et la matière caséeuse, coagulés par l'action du feu, ont été séparés avec soin, se conserve long-temps sans rancir; mais il acquiert, par cette opération, une âcreté d'une autre espèce, due au développement d'une certaine quantité d'acide sébacique.

Le beurre salé se conserve moins long-temps que le beurre fondu; néanmoins, le sel absorbant le petit-lait et donnant à la partie caséeuse la consistance de fromage sec, il retarde son altération spontanée.

Le beurre frais est un aliment très-sain, adoucissant et nourrissant, qui convient à la plupart des estomacs, même à ceux qui supportent difficilement le lait. On lui avait attribué la propriété de former beaucoup de bile; mais l'expérience prouve le peu de fondement de cette assertion, puisque dans les pays où il se fait la plus grande consommation de beurre (comme dans le département d'Ille-et-Vilaine) les affections bilieuses ne sont pas plus communes qu'ailleurs. Cependant le beurre ne saurait convenir, non plus que le lait (pag. 222), aux convalescens ni aux enfans d'une constitution scrophuleuse, et ses inconvéniens seraient à-peu-près les mêmes que ceux de ce liquide animal.

Employé comme assaisonnement, le beurre frais, fondu à une douce chaleur, rend plus faciles à digérer et plus nourrissans les végétaux cuits avec lesquels on le mêle; mais à l'état de roux et de friture, il a de graves inconvéniens que nous avons eu occasion d'indiquer (pag. 207 et 208).

Le *lait de beurre*, c'est-à-dire le liquide qu'on obtient lorsqu'on bat fortement la crême et que la matière butyreuse se sépare, est un mélange de caséum, de petit-lait, et d'une petite proportion de beurre, qui est restée interposée entre les flocons du caséum. Employé comme aliment dans les montagnes de l'Auvergne et de la Suisse, il est peu nourrissant et assez fortement laxatif.

Des Fromages. Les diverses espèces de fromages connues ont toutes pour base la matière caséeuse, obtenue soit par la décomposition spontanée du lait, soit par la coagulation de ce liquide au moyen de la présure ou d'un acide. Dans le premier cas, le caséum ne contient plus de beurre; dans le second, il en contient toujours une certaine quantité.

La matière caséeuse, encore imprégnée de petit-lait, est connue sous le nom de *caillé*; lorsqu'on l'a fait égoutter, elle constitue le *fromage blanc* (fromage mou, fromage à la pie), qu'on assaisonne avec du sel ou du sucre. L'un et l'autre nourrissent peu; ils sont très-légers et très-rafraîchissans. Il est à remarquer que le caillé, résultant de la décomposition spontanée du lait et ayant manifestement une saveur acidule, convient à beaucoup plus d'estomacs que celui qu'on prépare à l'aide de la présure et qui a toute la douceur du lait lui-même. Il semble que cette légère acidité stimule l'estomac, et facilite la dissolution du caséum, à laquelle concourt aussi l'addition du sel ou du sucre.

Le fromage à la crème, c'est-à-dire celui qu'on prépare avec du lait non écrémé, que l'on fait coaguler et auquel on ajoute même de la crème provenant d'autre lait, est d'autant plus doux et plus agréable que la partie butyreuse qu'il contient abondamment lui donne plus d'onctuosité; mais cette espèce de fromage nécessite, plus que toute autre, du sucre ou du sel, et elle est toujours plus indigeste que le fromage acidule. Tous les fromages récens et non salés, tels que ceux de Viry et de Neufchâtel, auraient à-peu-près les mêmes inconvéniens si l'on en mangeait en aussi grande quantité.

Les fromages que l'on ne mange pas à l'état frais, que l'on destine à être gardés plus ou moins long-temps, sont salés, ou bien on leur fait subir un commencement d'alcalescence. Les fromages salés ont l'avantage de stimuler les forces digestives de l'estomac ; les fromages alcalescens ont, en outre, la propriété de se dissoudre plus facilement dans les sucs gastriques. Que l'on combine ces deux moyens dans des degrés différens, avec des proportions différentes de parties caséeuse et butyreuse, et l'on aura toutes les variétés possibles de fromages connues.

Les fromages alcalescens sont de deux espèces : les uns humides et déliquescens, les autres secs et peu altérables. Les premiers, tels que ceux de Brie, de Livarot, de Marolles, ont été seulement salés, égouttés et recouverts de substances absorbantes ou séchés à l'air, de sorte qu'ils sont enveloppés d'une croûte de moisissure plus ou moins compacte, au-dessous de laquelle est une pâte qui se convertit en une huile nutritive avec développement d'ammoniaque, et qui, absorbant l'humidité de l'air, tend continuellement à s'altérer et à se résoudre en une sorte de putrilage.

Les fromages secs, tels que ceux de Hollande, de Gruyères, de Roquefort, de Parmesan, après avoir été bien égouttés, ont été soumis à l'action de la presse ou même à celle du feu. Ils sont formés d'une sorte de gluten huileux et alcalescent fort compacte.

Quelques-uns sont d'autant plus stimulans qu'on y incorpore, en les préparant, ou des graines d'ombellifères, comme dans le fromage de Gérarmer des Vosges, ou du persil, de la ciboule et de l'estragon, comme dans celui de Limbourg, ou du safran, comme dans le Parmesan.

En général, les fromages salés et alcalescens ont de l'analogie avec les alimens très-animalisés; et non-seulement la plupart des estomacs les digèrent avec facilité, mais même, pris au dessert, avec un vin généreux, ils facilitent la digestion des autres substances alimentaires. Tous sont, en effet, des assaisonnemens plutôt que des alimens proprement dits; ils ont besoin d'être mêlés à une forte proportion de nourriture végétale telle que le pain, et sous ce rapport ils sont d'une utilité incontestable pour la nourriture de la classe indigente. Le *macaroni* nous offre un exemple de cette union d'un fromage alcalescent avec un aliment farineux, et modifiés l'un par l'autre. Les deux substances dont se compose ce mets (le fromage de Parmesan ou de Gruyère et la fécule) se digèrent bien si l'on n'en mange pas avec excès.

ARTICLE II.

Alimens tirés du règne végétal.

Les alimens tirés du règne végétal présentent encore plus de diversité dans leur nature intime que ceux qui nous sont fournis par le règne animal. Un grand nombre sont farineux, c'est-à-dire contiennent abondamment de la fécule ; beaucoup ont pour base le mucilage, regardé autrefois comme la seule substance propre à nourrir ; d'autres, plus multipliés encore, contiennent des sucs mucoso-gélatineux unis tantôt à une matière sucrée, tantôt à un acide, d'autres fois à un principe aromatique ou à une matière extractive colorante ; il en est dans lesquels domine un principe huileux ; enfin, dans une dernière série doivent être placés les champignons, qui diffèrent autant des autres végétaux par leurs principes constituans que par leurs caractères physiques.

§ I. *Alimens végétaux farineux.*

Les farineux, c'est-à-dire, les substances qui ont pour base la fécule amylacée, appartiennent tous au règne végétal, et de quelque plante, de quelque partie des plantes qu'on la retire, la fécule pure est toujours la même, tant pour le goût que pour les propriétés chimiques.

Les alimens farineux produisent une grande quantité de chyle, et par conséquent une nutrition très-active : aussi dit-on vulgairement qu'ils *font beaucoup de sang*. Mais en même temps que, par la diète farineuse long-temps prolongée, le sang devient plus abondant, il est plus épais, plus concrescible ; les organes sont plus forts, plus robustes ; le corps acquiert une constitution remarquable par la plénitude et la vigueur du pouls, le gonflement des veines cutanées, la coloration de la peau et le volume des muscles ; en un mot, il présente tous les caractères du tempérament athlétique (pag. 27). Les farineux sont par conséquent peu convenables aux individus naturellement sanguins : on les conseillera au contraire à ceux qui sont faibles, épuisés ou convalescens.

On leur reproche de se gonfler dans l'estomac et dans les intestins, ce qui tient à la propriété qu'ont les fécules de s'étendre lorsqu'elles sont dissoutes, et d'avoir alors plus de volume qu'auparavant. Mais cet inconvénient provient en grande partie de ce qu'on n'a pas soin de les faire cuire convenablement : car, lorsque les substances farineuses sont bien *crevées*, selon l'expression vulgaire, c'est-à-dire, lorsqu'elles ont acquis par l'ébullition dans un liquide le plus grand volume possible, elles n'ont plus au-dedans de nous l'effet que nous indiquons ici.

On regarde aussi les farineux comme une nourriture *venteuse*, c'est-à-dire, produisant dans les voies digestives une grande quantité de gaz. C'est en effet ce qui arrive lorsque la fécule est unie à une substance mucilagineuse ou sucrée, qui développe en elle la propriété fermentescible.

Pure, la fécule serait éminemment nutritive et ne laisserait même dans les premières voies que très-peu de matières excrémentitielles ; mais les végétaux ne nous la présentent jamais dans cet état d'isolement parfait. Quelquefois, à la vérité, elle est presque pure, comme dans l'orge et le riz mondés ; d'autres fois, au contraire, elle est unie à un principe vénéneux, comme dans la bryone et le manioc. Ordinairement elle est associée avec une matière sucrée, comme dans le pois ; avec un principe extractif colorant, comme dans le haricot rouge; avec une huile grasse, comme dans les semences émulsives; avec un mucilage visqueux, comme dans le seigle; ou bien avec le gluten, sans lequel la fécule ne saurait être convertie en pain.

Alimens dans lesquels la fécule est presque pure. L'orge, *hordeum vulgare*, contient beaucoup de fécule et peu de gluten: aussi le pain fait avec la farine d'orge seule ne vaut rien, ou plutôt n'est qu'une masse friable et gercée, que l'estomac ne peut digérer. Il existe dans l'orge une certaine quantité de mucilage qui la rend rafraîchissante. La germination y développe aussi, plus promptement que dans les autres graminées, un principe sucré qui la fait passer aisément à la fermentation vineuse, et la rend utile pour la fabrication de la bière.

Le riz, *oriza sativa*, est une nourriture également substantielle et agréable. Son usage est encore plus généralement répandu que celui du froment lui-même chez la plupart des peuples inter-tropicaux. Aucune semence ne contient une plus grande proportion de fécule, et n'est par conséquent plus nutritive. Le riz de Caroline et celui de Piémont diffèrent très-peu sous ce rapport : le premier cependant paraît mériter la préférence. Selon beaucoup d'auteurs, l'opinion vulgaire qui attribue au riz et à sa farine la propriété de resserrer, de produire la constipation, serait dénuée de fondement: néanmoins Lorry et quelques autres praticiens ont vu des individus qui ne pouvaient manger de riz sans avoir la peau couverte de rougeurs, effet qui ne résultait jamais, chez eux, de l'usage des autres farineux ; or, l'on sait qu'en général les substances qui ont une action sur la peau en ont une aussi sur les intestins, et ces faits tendraient à prouver qu'il existe dans le riz un principe particulier d'où résulterait une propriété resserrante, infiniment faible, il est vrai, mais néanmoins réelle.

Le *maïs* ou *blé de Turquie*, dont on fait des gâteaux dans quelques provinces de la France et de l'Espagne, est également impropre à la panification. Nous en dirons autant des gros et petit *millets*, avec lesquels beaucoup de peuplades africaines préparent leur *couscous*. Cuit dans le bouillon ou le lait, le millet est un aliment très-sain et agréable.

Le *sagou*, fécule d'une espèce de palmier ; le *salep*, fait avec des bulbes radicaux de diverses espèces d'orchis ; l'*arrowroot*, que l'on extrait à la Jamaïque de la racine du *maranta indica*, contiennent peu de substances étrangères à la fécule ; mais ils n'ont pas d'autres propriétés que celles des fécules en général. Geoffroy a prouvé que le salep préparé avec nos orchis indigènes est absolument le même que celui qu'on fait venir à grands frais de la Turquie et de l'Asie mineure, sous le nom de *salep d'Orient* ; et Parmentier a préparé un *salep de pomme de terre* qui n'en diffère en rien. Renonçons donc à la ridicule manie de supposer des vertus toutes particulières aux productions des pays lointains.

Alimens dans lesquels la fécule est unie à une substance vénéneuse. Quand la nature a réuni, dans une même partie végétale, la fécule et un corps vénéneux, elle les a tellement disposés, que les moyens les plus simples suffisent ordinairement pour les séparer : les fécules du manioc, de la bryone, de l'arum nous en offrent des exemples.

Dépouillé de son écorce, broyée, mise avec de l'eau dans un sac fait d'écorce de palmier, la racine du *jatropha manihot* fournit par l'expression un suc chargé d'un principe âcre et volatil qui s'écoule avec l'eau ; ce qui reste dans le sac étant séché et pulvérisé est la *farine de cassave*, mélange de fécule, de fibres végétales et d'un peu de matière extractive. D'une autre part, la fécule très-fine que le liquide obtenu par l'expression a entraînée avec le suc vénéneux se dépose au fond du vase : recueillie par la décantation, bien lavée et séchée, elle est livrée au commerce sous le nom de *tapioka* ou quelquefois sous celui de *sagou blanc*, et elle ne le cède pas, sous le rapport des propriétés alimentaires, au sagou, au salep, aux meilleures fécules.

On retire avec la même facilité des racines de l'*arum* ou pied de veau, et de celle de la bryone, des fécules très-douces, malgré les sucs caustiques contenus dans ces mêmes racines ; et Lémery nous apprend que, dans des temps de disette, l'on a essayé d'en faire du pain ; tentative infructueuse, à cause de l'absence du principe glutineux. On n'a pu en faire que des galettes minces et grossières, analogues au pain de cassave dont on nourrit les nègres.

Alimens farineux dans lesquels la fécule est unie à un principe sucré. Les fécules unies à une matière sucrée jouissent en général de la propriété adoucissante ; mais un de leurs effets les plus constans est de fermenter dans les premières voies, de produire des aigreurs et des flatuosités. L'association de ce principe avec la fécule ne rend pas celle-ci plus propre à la fermentation panaire; car le pain fait avec la farine de sarrazin ou avec celle d'avoine mérite à peine ce nom.

L'avoine de Bretagne est beaucoup plus douce que les autres espèces du même genre : aussi la préfère-t-on pour faire le *gruau*, avec lequel on prépare des crèmes légères et rafraîchissantes fort utiles aux convalescens.

Le sarrazin ou blé noir, *polygonum fagopyrum*, forme en partie la nourriture du peuple des campagnes dans la basse Normandie et la haute Bretagne. C'est à tort que Tourtelle regarde le pain d'avoine comme préférable à celui de sarrazin. Le premier n'est qu'une pâte grossière, humide, noirâtre, également désagréable et indigeste ; tandis que le second, blanc, sec et un peu compacte, ne peut nuire qu'à des estomacs délicats. On fait aussi avec le blé noir des galettes que les médecins proscrivent sans examen comme un aliment de mauvaise qualité et très-lourd. Ce reproche est sans doute très-fondé si la galette est mal préparée ; mais dans le cas contraire, elle a une saveur assez agréable, elle nourrit bien, et est même légèrement tonique. L'expérience a démontré que quelquefois des malades dont l'estomac ne pouvait supporter les alimens les plus légers, n'étaient nullement incommodés par cette espèce de nourriture.

Il est à remarquer que, dans presque toutes les

légumineuses et les céréales, le goût sucré, plus ou moins sensible avant la maturité de la graine, disparaît presqu'entièrement lorsque cette maturité est parfaite : d'où l'on peut conclure que la fécule a, comme substance nutritive, un degré de perfection de plus que la substance sucrée, et que la substance sucrée se convertit en substance farineuse. C'est à ce principe sucré que les graines récentes doivent leur saveur agréable, qu'elles n'ont plus après leur dessiccation. Les pois, semences du *pisum sativum*, sont pour cette raison les plus estimés de tous les légumes, tant qu'ils sont à l'état frais; mais lorsqu'ils sont secs on ne peut guère les manger que réduits en purée. Personne n'ignore, en effet, que la pellicule des graines légumineuses sèches n'est point digestible et qu'on la rend par les selles sans qu'elle ait subi aucune altération. — Les pois chiches, semences du *cicer arietinum*, se mangent comme les pois ordinaires et sont au moins aussi nourrissans ; mais étant plus fermes, ils sont plus difficiles à digérer. —Les haricots, semences des *phaseolus vulgaris* et *p. nanus*, fournissent une nourriture plus substantielle que les pois, sont moins sucrés, d'une digestion moins facile, et plus venteux. Cependant, frais, ils conviennent encore à beaucoup d'estomacs. —La fève de marais, graine du *vicia faba*, contient aussi de la matière sucrée, lorsqu'elle n'est pas encore à sa maturité ; elle renferme en outre un principe colorant vert plus adhérent à la pellicule qui enveloppe le corps farineux qu'au corps farineux lui-même. Quand on la dépouille de sa robe avant de la faire cuire, elle reste verte et d'une sa-

veur douceâtre ; quand elle est cuite avec cette enveloppe, elle prend une couleur brune et une saveur particulière qui se mêle à celle des substances
farineuse et sucrée et leur sert en quelque sorte d'assaisonnement. Mais ce n'est que quand les fèves
sont très-jeunes qu'on peut se dispenser de les dépouiller ; plus tard la consistance coriace de la robe
exige qu'elle soit enlevée. La fève de marais contient, outre la fécule, un mucilage visqueux qui
ajoute à sa propriété nutritive. L'expérience a prouvé
que sa farine se combine très - bien avec celle du
froment pour faire du pain, et que, même seule,
elle fermente et lève assez bien, ou du moins mieux
que celles des autres légumineuses, de manière à
donner un pain préférable à celui que l'on ferait
avec les farines de riz, d'orge ou de maïs.

La châtaigne est une des graines farineuses où la
substance sucrée est le plus évidente : son sucre est
exactement semblable à celui de la canne, et la variété cultivée en Toscane en contient jusqu'à 0,14.
La châtaigne est une ressource précieuse pour la
classe indigente des départemens de la Creuse, de
la Haute-Vienne, de la Dordogne, de la Lozère,
et en général de toutes les Cévennes. Au rapport de
M. Bodard, les hommes qui en font leur nourriture
habituelle sont les plus robustes, les plus capables
de supporter de rudes travaux. Outre la fécule et la
substance sucrée, la châtaigne contient du gluten
analogue à celui des céréales : néanmoins, Parmentier a démontré qu'il serait peu avantageux de
la dénaturer pour la convertir en pain, puisqu'elle
a par elle-même une sapidité très-prononcée, et

qu'elle n'a besoin d'aucun assaisonnement étranger pour plaire au palais et stimuler l'estomac.

Farineux dans lesquels la fécule est unie à un principe extractif colorant. Quand les substances colorantes ont un certain degré d'intensité, les farineux ont une propriété tonique qui est même indiquée par leur saveur particulière. La lentille, par exemple, a une saveur très-marquée, tout-à-fait étrangère à celle de la fécule simple; et le haricot rouge diffère de même essentiellement du haricot ordinaire. Cette vertu tonique active la digestion; et, de tous les légumes farineux, la lentille et le haricot rouge sont les moins venteux, et ceux qui occasionent le moins dans l'estomac ce sentiment de gonflement et de plénitude que causent quelquefois, comme nous l'avons dit, les autres graines de la même classe. La lentille jouit même de cette action tonique au point d'échauffer et de resserrer beaucoup de personnes.

Alimens dans lesquels la fécule est unie à un mucilage visqueux. Lorsque la fécule est unie à un mucilage visqueux, celui-ci fait l'office du gluten, et donne à la farine la propriété de former avec l'eau une pâte plus ou moins liée et susceptible de s'étendre sans se rompre; mais lorsqu'on la fait bouillir, l'eau de la décoction se convertit par l'évaporation en un mucilage collant et filant. On trouve du mucilage visqueux dans la fève de marais, dont nous avons déjà fait mention; mais le seigle et la pomme de terre sont les substances farineuses alimentaires dans lesquelles il est le plus apparent.

Dans une grande partie de la France, les habi-

bitans des campagnes ne mangent que du pain de
seigle ou de méteil (mélange de froment et de seigle).
Le pain de méteil a une saveur agréable, et se conserve long-temps frais, avantage précieux lorsqu'on
ne cuit que de loin en loin. Le pain de seigle est
moins nourrissant que celui de froment. Il cause
quelquefois des aigreurs, surtout lorsqu'il est mal
fait. Il passe pour rafraîchissant et même un peu
relâchant, et on le conseille surtout aux personnes
qui ont un peu trop d'embonpoint. M. Cadet Devaux
a prétendu que ceux qui s'en nourrissent sont rarement exposés à l'apoplexie, et semble en conclure
que le seigle a quelque vertu anti-apoplectique;
mais si l'on fait attention que la plupart des individus qui vivent de ce pain font beaucoup d'exercice et mauvaise chère, on concevra facilement
pourquoi l'apoplexie est rare parmi eux.

Le mucilage visqueux existe en si grande proportion dans la pomme de terre, qu'il est nécessaire
d'ajouter à sa pâte, quand on veut en faire du pain,
une certaine quantité de fécule, quoiqu'elle en
contienne déjà près d'un quart de son poids.

La pomme de terre doit son odeur et sa saveur
à une très-petite quantité d'une résine et d'une matière animalisée particulière que l'on y reconnaît
par l'analyse. Sa fécule, qu'on obtient pure par des
procédés très-simples, se dissout dans l'eau bouillante, et se prend par le refroidissement en une
masse gélatineuse et transparente qui, après la dessiccation, est analogue au salep : aussi Parmentier
a-t-il prouvé, ainsi que nous l'avons dit, qu'il était
facile d'en faire un salep et un sagou indigènes,

non moins analeptiques, non moins convenables aux estomacs délicats, à ceux qui ont besoin d'une nourriture douce et restaurante sous peu de volume.

Les funestes propriétés de beaucoup de plantes de la famille des solanées, à laquelle appartient la pomme de terre, et l'odeur vireuse de la plante qu'elle produit, ont fait craindre qu'elle ne recelât, comme le manioc et la bryone, un principe plus ou moins nuisible; mais de nombreuses analyses chimiques ont démontré que ces craintes n'ont aucun fondement. Nonobstant l'opinion contraire du savant professeur Fodéré, la pomme de terre est un des alimens les plus substantiels et les plus salutaires; sa farine peut être mêlée sans inconvénient à celle des céréales pour faire du pain, et sous quelque forme qu'on l'emploie, ce précieux végétal mérite la réputation dont il jouit aujourd'hui. Nous devons dire néanmoins que les pommes de terre ne doivent être recueillies que lorsqu'elles ont atteint leur parfaite maturité. Celles qui ne sont pas bien mûres ne sont pas aussi salubres : c'est, du moins, ce qui semble résulter de quelques observations particulières. On a aussi prétendu que celles qui n'ont pas été enfouies assez profondément dans la terre, qui ont poussé trop près de la surface du sol, sont nuisibles lorsqu'on les mange trop fraîches. C'est à l'expérience seule qu'il appartient d'apprécier la valeur de ces assertions; car, dit M. Decandolle, lors même qu'on parviendrait, dans certains cas, à extraire de la pomme de terre quelque peu d'extractif narcotique, il ne faut pas perdre de vue que presque tous nos alimens contiennent comme elle un principe qui pourrait être nuisible s'il était en plus grande quantité ; mais qui, dans de justes proportions, est nécessaire pour leur servir de condiment naturel.

Farineux dans lesquels la fécule est unie au gluten. Toutes les espèces de froment contiennent la fécule et la matière glutineuse dans les proportions les plus convenables à la panification : aussi le pain de froment est-il le plus léger, le plus facile à digérer, le plus exempt de toute saveur étrangère. Il a encore l'avantage, quand il a été bien fait et bien cuit, de ne pas s'altérer en se durcissant, de ne jamais attirer l'humidité de l'air, de ne pas se moisir comme le pain de seigle. Quand le pain est bien levé, par conséquent léger, intimement pénétré par le levain, il nourrit plus promptement, mais il nourrit moins ; il convient mieux aux estomacs faibles, mais il ne nourrirait pas suffisamment les individus dont les organes digestifs jouissent de toute leur vigueur, et qui, ayant à supporter de pénibles travaux, ont besoin d'une alimentation substantielle. La qualité du pain est donc relative : les hommes de peine, les habitans des campagnes, habitués à se nourrir d'un gros pain à peine fermenté, ne peuvent se contenter du pain léger des boulangers de Paris, qui n'apaise leur faim que momentanément ; et les délicats habitans des villes, au contraire, supportent difficilement le pain communément appelé *pain de ménage.*

Le pain moisi paraît être un poison pour les chevaux et pour quelques autres animaux, lorsqu'on leur en donne une certaine quantité ; et bien qu'aucune observation n'ait fait connaître qu'il ait un effet semblable sur l'homme, on doit s'abstenir d'en manger, puisque l'on peut admettre la possibilité d'accidens plus ou moins graves.

Le pain azyme, c'est-à-dire sans levain et par conséquent non fermenté, comme le mangent encore les Napolitains et les Espagnols, est lourd et indigeste, et cause souvent des rapports aigres et brûlans dont on se soulage en s'abstenant de vin.

Le biscuit qui sert communément à la nourriture des marins est une espèce de pain azyme, surtout lorsqu'il est fait à la manière des Anglais, qui laissent à peine la pâte subir un commencement de fermentation. C'est un aliment assez difficile à digérer quand on n'en a pas l'habitude ; mais il est très-nourrissant, puisque la ration de biscuit n'est que de dix-huit onces, tandis que celle du pain est de vingt-quatre. Pour être de bonne qualité, il faut que le biscuit soit bien cuit dans toute son épaisseur, sans être brûlé ; qu'il soit intérieurement d'un grain fin et serré, d'une cassure nette et brillante ; qu'il trempe et se gonfle dans l'eau sans s'émietter.

On peut regarder encore comme du pain azyme ce que l'on connaît sous le nom d'*hostie* (pain à chanter, pain d'autel); mais on ne l'emploie guère que pour envelopper des bols ou pilules, ce qui est sans inconvénient. S'il faut en croire un médecin allemand, il y a du danger à humecter dans sa bouche, comme on a coutume de le faire, les pains à cacheter bleus, jaunes, verts : nous ne partageons pas ces craintes exagérées ; mais nous pensons qu'il serait dangereux d'avaler un certain nombre de ces

pains à cacheter, à cause des substances avec lesquelles ils sont ainsi colorés.

DES DIVERSES PRÉPARATIONS DES ALIMENS FARINEUX.
La décoction dans l'eau est à-peu-près la seule préparation qu'on fasse subir aux graines légumineuses,
telles que les lentilles, les haricots. Cette décoction,
plus difficile et plus longue que celle des semences
céréales ou des fécules libres, ne peut se faire qu'avec
des eaux pures, parce que les eaux séléniteuses,
telles que celles des puits et de beaucoup de sources
(*voy.* à l'article EAU) les pénètrent difficilement.

De toutes les semences qui ont la fécule pour
base, le froment est sans contredit celle dont on fait
le plus d'usage en Europe; et nul doute que sa farine ne soit plus salubre sous forme de pain que de
toute autre manière. Mais il n'en est pas de même
des autres farineux : la fermentation leur fait perdre
de leurs propriétés sans leur en donner aucune. On
doit donc, si la nécessité oblige de se servir, en place
de pain, d'une farine non glutineuse, lui donner la
forme de gâteaux, de galettes, comme on mange le
maïs en Franche-Comté et en Espagne; et il est
d'ailleurs certain que beaucoup d'individus qui ne
vivent ainsi que de gâteaux préparés avec des fécules non fermentées ne sont pas sujets à plus
d'incommodités que ceux qui se nourrissent de pain
bien levé.

La simple décoction dans l'eau ou le lait est une
des meilleures préparations du riz et des pâtes féculentes; mais il ne faut pas oublier ce que nous
avons dit (pag. 232), que toutes les fécules ont be-

soin de bouillir pendant quelque temps, et qu'elles ne sont suffisamment cuites que lorsqu'elles ont acquis, en se combinant avec l'eau, un volume beaucoup plus grand que celui qu'elles avaient auparavant. Ce moment arrive plus tôt quand elles sont en farine, plus tard quand ce sont les graines elles-mêmes qu'on fait cuire. Dans tous les cas, on doit avoir le soin d'ajouter au moins autant de liquide qu'elles peuvent en absorber. Lorsque la graine approche du terme de sa cuisson, elle se développe et s'étend en tout sens : on dit alors qu'elle est *crevée*; encore un coup de feu, et elle a toute la mollesse dont elle est susceptible; elle commence à se diviser, et finit par se mettre en bouillie. Il en est de même, quoique moins sensiblement, pour les fécules en poudre : dans le premier moment de la cuisson, l'eau se trouble et s'épaissit : c'est l'instant où les petits grains de la fécule se dilatent comme le feraient des graines entières; il ne faut qu'un moment de plus pour que la cuisson soit parfaite. L'eau de la décoction est devenue alors un liquide homogène, qui, par l'évaporation, se prend en gelée.

Cuits de cette manière, soit dans le bouillon de viande, soit dans du lait, soit dans de l'eau à laquelle on ajoute ensuite du sel et du beurre très-frais, le gruau, la semouille, le riz, le vermicelle, le tapioka, le sagou, le salep, l'arrowroot, constituent l'espèce de mets connus sous le nom de *potage*; et quelle que soit celle de ces substances farineuses que l'on emploie (pag. 231), on a un aliment qui n'exige que peu d'action de la part de l'estomac pour être complètement digéré, qui s'assimile facilement, dont l'usage convient surtout aux convalescens, et leur permet d'arriver promptement à une nourriture plus substantielle. Une attention que l'on doit avoir dans la préparation des potages au maigre, c'est que le beurre soit de la meilleure qualité possible, et qu'il n'y en ait que la quantité nécessaire.

Les *soupes*, qui diffèrent des potages en ce qu'elles sont faites avec le pain, sont comme eux la nourriture de tous les âges, de toutes les professions ; c'est un aliment très-sain et d'une digestion facile. Les meilleures de toutes sont sans contredit celles que l'on fait avec le bouillon de bœuf ; celles au laitage ou aux légumes sont beaucoup moins nutritives. La soupe faite avec la croûte du pain est moins nourrissante que celle qui contient beaucoup de mie ; mais elle a plus de saveur, elle se digère mieux.

Quelques auteurs ont blâmé l'usage habituel de la soupe, et l'on entend souvent répéter qu'elle affaiblit et énerve l'estomac, qu'elle est difficile à digérer, qu'elle forme une sorte de cataplasme intérieur. Il ne s'agit que de s'entendre : dans les circonstances ordinaires de la vie, tant que l'estomac a la vigueur que comporte l'état de santé, la soupe est un des alimens les plus salutaires ; si cet organe est surexcité, s'il est doué d'une susceptibilité trop vive, la soupe est de tous les alimens celui qui lui est le moins contraire ; mais si l'estomac fait mal ses fonctions, s'il est habituellement surchargé de mucosités, comme cela arrive fréquemment chez les individus lymphatiques, chez ceux qui mènent une vie indolente et inactive, nulle doute qu'il ne faille préférer à la soupe une nourriture sèche et stimulante. Il est certain aussi que les soupes épaisses et grossières dont se nourrissent souvent les habitans des campagnes ne peuvent convenir qu'à leurs estomacs vigoureux, qu'elles disposeraient aux scrophules ou aux engorgemens lymphatiques ceux qui n'auraient pas l'habitude d'en faire usage, surtout s'ils se trouvaient en même temps exposés à l'influence d'une température épaisse, humide et froide. C'est peut-être parce que cette constitution atmosphérique règne communément en Angleterre, que, par une sorte d'instinct naturel, les Anglais ont pour la soupe une répugnance à laquelle contribue sans doute aussi la mauvaise qualité de celle dont ils font parfois usage.

Les *panades*, soupes dans lesquelles le pain est réduit par l'ébullition en une sorte de bouillie, conviennent très-bien, ainsi que les *crêmes de pain*, aux enfans et aux convalescens; mais il faut que le pain employé soit très-cuit, sinon elles sont visqueuses et d'une digestion pénible: aussi les panades destinées aux enfans très-jeunes doivent-elles être faites avec du pain que l'on a préalablement coupé par tranches et exposé ainsi à la chaleur du four.

C'est pour obtenir un résultat analogue que les nourrices font sécher et un peu roussir au four la farine de froment qu'elles destinent à faire de la bouillie à leurs nourrissons. Cette opération favorise la combinaison du gluten avec la partie amylacée, donne à la farine plus de saveur, la rend plus tonique. D'un autre côté, il est à remarquer que le lait cuit en bouillie avec quelque farineux que ce soit est plus facilement digéré par les enfans que le lait pur, puisque ceux qui boivent du lait rendent parmi leurs excrémens des matières blanches et grumeleuses, qui ne sont autre chose que du caséum qui a résisté aux forces digestives; tandis que ceux à qui l'on donne de la bouillie rendent des matières excrémenteuses homogènes et jaunes dans toutes leurs parties. Il est donc certain que lorsque la bouillie est préparée avec de la farine légèrement torréfiée, qu'on a soin de la faire bien cuire et d'éviter qu'il s'y forme des grumeaux, elle ne saurait être aussi nuisible que quelques auteurs l'ont affirmé. Quoi qu'il en soit, regardée par les uns comme l'aliment le plus convenable aux enfans; par d'autres, et particulièrement par Zimmermann, comme le plus insalubre, la bouillie peut être avantageusement remplacée par les substances qui contiennent la fécule pure ou presque pure, particulièrement par la semouille; on doit même lui préférer les panades dont nous avons parlé ci-dessus, que l'on sucre et que l'on aromatise convenablement.

Des Pâtisseries. Les pâtisseries sont, en général, lourdes et indigestes, si l'on n'en use avec modération. Une attention qu'il importe d'avoir pour la cuisson de ce genre d'alimens comme pour celle du pain, c'est que les fours ne soient pas chauffés indistinctement avec toute espèce de débris; car, pour peu que quelques-uns de ces débris contiennent des particules métalliques susceptibles de se volatiliser ou de se fixer au sol du four, de funestes accidens peuvent en résulter : c'est ce qui est arrivé plusieurs fois, et notamment, au rapport de Combalusier, à neuf individus qui avaient mangé du pain cuit dans un four chauffé avec de vieux treillages qui conservaient encore quelques traces de peinture.

On ne saurait être indifférent non plus sur le choix des matières dont on enduit les pâtisseries pour les rendre plus agréables à l'œil, ou des œufs et du beurre qui entrent dans leur préparation. Faits avec des farines communes, du beurre rance et de mauvaise qualité, ces gâteaux de toute espèce que l'on débite dans les rues des grandes villes et que recherchent surtout les enfans, leur causent souvent des indispositions plus ou moins graves.

Si les pâtisseries contiennent en outre une substance aigrelette et sucrée, comme celles que l'on connaît sous le nom de *tartes*, elles peuvent être d'autant plus nuisibles qu'alors leur pâte, loin d'être levée, est très-mate et toujours mal cuite, et que d'un autre côté leur saveur n'invite que trop souvent à en surcharger l'estomac.

On doit de même ne faire usage qu'avec la plus grande circonspection de la *frangipane*, qu'on prépare en pilant des amandes avec du lait et du sucre, et laissant ensuite évaporer le mélange jusqu'à une certaine consistance; et du *nougat*, que l'on fait avec des amandes et du sucre à l'état de caramel. La première de ces préparations est nourrissante, mais indigeste; la seconde se digère peut-être plus facilement, mais elle nourrit moins, et elle peut avoir sur l'estomac une action un peu irritante.

Les *biscuits*, sorte de pâtisserie plus légère et plus délicate, faite avec des œufs, de la farine et du sucre, et aromatisée avec l'eau de fleur d'oranger ou la vanille, sont loin d'avoir les mêmes inconvéniens : cependant il est des individus qui ne les digèrent qu'avec peine : sans doute parce que leur pâte spongieuse se gonfle beaucoup dans l'estomac. — Les *échaudés* sont bien préférables pour les enfans.

Le *pain d'épices*, fait avec la fleur de farine de seigle, le miel jaune ou l'écume de sucre, et une certaine quantité de poudre dite de *quatre-épices*, est très-nourrissant. Il est un peu pesant à cause de la farine de seigle qu'il contient, et sa matière sucrée est disposée à l'acescence ; mais les aromates contre-balancent ce double inconvénient, et s'il est bien fait il ne peut être nuisible que dans le cas où on en userait avec excès : bien des personnes même ont l'habitude d'en manger à la fin des repas pour activer les fonctions de l'estomac. Le pain d'épices fait selon la manière anglaise, c'est-à-dire beaucoup plus aromatisé que nos pains d'épices de Rheims ou de Montbelliard, et remis plusieurs fois au four, donne de l'appétit, relève et soutient les forces digestives, et porte dans tout l'organisme une excitation salutaire qui en fait un aliment précieux pour les enfans disposés aux affections scrophuleuses.

§ II. *Alimens végétaux mucilagineux.*

Les végétaux mucilagineux sont ceux dont l'eau de végétation tient en dissolution une certaine quantité de gomme, et dont par conséquent les sucs, plus ou moins visqueux et filans, selon qu'ils sont mêlés d'une plus ou moins grande proportion de parties aqueuses, ne se prennent jamais en gelée par l'évaporation et le refroidissement. Ce dernier caractère distingue le mucilage du principe gélatineux contenu dans un grand nombre de fruits.

La plupart des plantes qui nous servent de nourriture, surtout les plus douces, contiennent une plus ou moins grande quantité de mucilage. Lorsqu'il est visqueux et épais, il est difficile à digérer, il excite même souvent des nausées et quelquefois le vomissement ; mais lorsqu'il est combiné avec de l'eau, avec un acide, avec du sucre, avec la partie âcre des alliacées, avec le principe volatil des crucifères, avec le principe aromatique propre à certaines plantes, ou seulement avec la matière extractive que l'on trouve dans presque toutes, ses propriétés changent : il a moins d'inconvéniens, et souvent même il n'a plus que des qualités avantageuses.

Le mucilage pouvant ainsi s'associer à une multitude de substances diverses qui modifient ses effets, il est difficile d'indiquer d'une manière générale l'influence que la diète mucilagineuse peut avoir sur l'économie. Abstraction faite de tout principe étranger, les alimens végétaux mucilagineux ont une action débilitante ; ils recèlent peu de matière nutritive : aussi l'usage exclusif et trop long-temps continué de cette espèce de nourriture finit-il par déterminer un état d'atonie, l'appauvrissement du sang, le ralentissement de la respiration et de la circulation, une diminution sensible de la chaleur animale et l'affaiblissement des mouvemens locomoteurs. Le cerveau participant à la débilité générale, la sensibilité est émoussée, les passions sont moins vives. Le régime mucilagineux prédispose à la nombreuse série des affections cachectiques, aux écoulemens muqueux, aux hydropisies, etc. ; d'où l'on peut conclure qu'il est utile aux individus sanguins et pléthoriques, qu'il convient toutes les fois qu'il y a surabondance de sang ou que ce fluide est trop riche en principes nutritifs, ou enfin qu'il y a exaltation des forces vitales : il serait nuisible dans les circonstances opposées. Mais, nous le répétons, ces effets du mucilage considéré isolément sont singulièrement modifiés par les diverses combinaisons dont il est susceptible.

Les malvacées sont, de toutes les plantes, celles qui contiennent le mucilage le plus visqueux et le plus épais. Quelques espèces servent d'alimens dans certains pays; mais, en général, on n'en prend que les tiges et les feuilles très-jeunes, dont le mucilage est encore très-délayé, et, à l'aide de la cuisson et des condimens, il devient assez facile à digérer.

Les plantes de la famille des arroches, telles que l'arroche ou bonne-dame, *atriplex hortensis* ; la bette, *beta vulgaris*, et l'épinard, *spinacia ole-racea*, renferment un mucilage très-étendu d'eau. Les feuilles de la bette ou poirée entrent dans les bouillons rafraîchissans, et leurs nervures ou côtes moyennes, qui sont blanches et très-épaisses, sont employées comme aliment sous le nom de *cardes*. Le principe colorant de l'épinard, combiné au mucilage, n'éprouve presque aucune altération pendant le travail digestif, et teint en vert la matière des déjections, ce qui a fait croire mal-à-propos que cette herbe potagère était indigeste. Ces alimens sont, au contraire, légers; ils passent très-bien et sont fort adoucissans. Nous en dirons autant des feuilles du *tetragonia expansa*, plante de la famille des ficoïdes : aussi bonnes que celles des épinards, elles sont plus nourrissantes.

La mâche, *valeriana locusta*, a les mêmes propriétés que les autres plantes mucilagineuses; elle paraît seulement un peu laxative. C'est à tort qu'on l'a regardée comme anti-scorbutique.

Les plantes alimentaires du genre *laitue* abondent aussi en mucilage aqueux, et la plupart doivent à l'étiolement l'absence de la matière colorante et le peu de saveur de leur suc. De ces plantes étiolées, la plus usitée est la laitue commune, *lactuca sativa*, dont la romaine et la laitue pommée ne sont que des variétés. — La laitue et la romaine sont des alimens très-peu substantiels; elles ont besoin d'assaisonnemens qui relèvent leur saveur fade et les rendent plus faciles à digérer. Cuites, elles peuvent remplacer les épinards. On regarde la laitue comme un peu sédative et narcotique : Galien fut, dit-on, débarrassé d'une longue et pénible insomnie par l'habitude qu'il prit d'en manger tous les soirs. C'est sans doute à raison de cette propriété sédative qu'elle passe pour anti-aphrodisiaque.

Plus ou moins amères et astringentes, les diverses espèces de chicorées sont toniques, stomachiques et dépuratives. Elles constituent toutes des alimens très-sains; mais on doit donner la préférence à la chicorée sauvage, *cichorium intybus*, dont nous mangeons durant l'été les jeunes feuilles vertes, et qui nous donne en hiver, sous le nom de *barbe de capucin*, une salade non moins salutaire. On estime aussi, et avec raison, la chicorée des jardins ou endive, *cichorium endivia*, dont on connaît deux variétés principales, la scariole et la chicorée frisée.

Le pissenlit, *leontodon taraxacum*, contient également un suc laiteux d'une saveur amère, et jouit de propriétés analogues. On le regarde particulièrement comme apéritif et diurétique. On attribue à-peu-près les mêmes effets à la raiponce, *campanula rapunculus*; mais, dénuée de principe amer et presque insipide, elle doit être à-peu-près inerte.

Certaines plantes mucilagineuses doivent leur douceur à leur jeunesse, comme l'asperge. Ses jeunes pousses sont un très-bon aliment, et se digèrent d'autant mieux que cette plante se nourrit surtout de matières animales et végétales à peine désorganisées, et qu'elle a une tendance manifeste à l'alcalescence. L'asperge jouit d'une propriété diurétique très-connue; mais il paraît que l'action stimulante du principe particulier qu'elle contient se borne aux voies urinaires (1).

Dans le nombre des racines employées à titre d'alimens, quelques-unes contiennent aussi du mucilage. Ces racines sont la plupart fusiformes ou tubéreuses : tels sont, parmi les premières, la scorsonère, *scorzonera hispanica*, et le salsifis, *tragopogon porrifolium* ; et parmi les secondes, le topinambour, *helianthus tuberosus*, dont une variété connue sous le nom d'*artichaut de Canada* ne diffère de l'espèce commune que par un peu plus de délicatesse. Le mucilage contenu dans ces racines paraît avoir peu de viscosité. Il se digère facilement et a une saveur légèrement sucrée ; mais il est sujet à causer des vents, surtout celui des racines tubéreuses, car on ne fait pas ce reproche aux salsifis ni à la scorsonère. On attribue à ces deux dernières plantes une vertu diaphorétique et même échauffante qui est loin d'être démontrée. — Les racines tubéreuses du chervi, *sium sisarum*, que l'on mange comme les salsifis, sont réputées apéritives.

L'artichaut, réceptacle des fleurs du *cynara scolymus*, contient un mucilage analogue à celui des racines dont nous venons de parler ; il a de même une saveur peu relevée, mais délicate et légèrement sucrée. Il est facile à digérer et un peu diurétique. Beaucoup de personnes le regardent comme échauf-

---

(1) Au moyen de quelques gouttes d'essence de térébenthine versées dans le vase destiné à recevoir les urines, il est facile de corriger leur fétidité, qui est alors remplacée par une odeur de violette.

fant et prétendent qu'il cause de l'agitation pendant le sommeil, qu'il excite les désirs vénériens ; mais on ne trouve dans l'artichaut rien qui justifie cette opinion. — Les cardons ne sont autre chose que les côtes des feuilles du *cynara cardunculus*, que l'on a fait étioler avec soin : ils diffèrent à peine des cardes (pag. 253).

Le mucilage est uni à un acide dans l'oseille, *rumex acetosa*, qui, seule ou mêlée à l'arroche et à la poirée, fait la base de tous les potages dits *aux herbes* : elle est très-rafraîchissante.

Il est uni à une matière sucrée dans beaucoup de fruits, particulièrement dans la figue et la datte. Ce mélange est assez commun aussi dans les racines ; mais, en général, il y est associé à une assez grande quantité d'eau pour n'avoir plus rien de sa viscosité naturelle. — La carotte, *daucus carota*, contient du mucilage sucré, une matière colorante jaune, et un principe aromatique. Elle est très-nourrissante, agréable et saine ; elle ne produit point de vents. — Le panais, *pastinaca sativa*, contient du mucilage sucré, un principe colorant sapide, et de plus une substance qui a quelque analogie avec la fécule. Il est sain, nourrissant, d'une digestion facile, et les accidens qui lui ont été attribués ont toujours dépendu de quelque méprise. — La betterave, *beta ravia crassa*, variété de la bette commune, contient une plus forte proportion de matière sucrée que toutes les autres racines ; mais elle contient aussi plus d'eau que la carotte et le panais, et elle est par conséquent moins nourrissante. — Le navet, *brassica napus*, renferme également du mucilage sucré, mais étendu de beaucoup d'eau et uni à un principe un peu âcre et volatil qui existe plutôt dans l'écorce que dans la pulpe. Le navet se gonfle peu dans l'estomac, mais il cause beaucoup de vents, propriété qui lui est commune avec beaucoup de plantes alimentaires appartenant comme lui à la famille des crucifères.

Peu abondant dans le navet, ce principe âcre l'est davantage dans la rave, le petit radis, et le radis noir, trois variétés du *raphanus sativus*. Il l'est plus encore dans le raifort sauvage, *cochlearia armoracia*, auquel il donne une saveur tellement forte qu'on ne peut l'employer que comme assaisonnement. Le petit radis et la rave, mangés avec un peu de sel au commencement du repas, excitent l'appétit; mais ils sont difficiles à digérer, et quelques personnes leur attribuent une propriété un peu narcotique, sans doute parce que le malaise qu'ils causent quelquefois pendant le travail de la digestion provoque le sommeil. Le radis noir, beaucoup plus stimulant, est en même temps plus indigeste encore. Mais nous devons observer, qu'en vertu de ce principe si actif et si excitant, qui échauffe notablement quand il est porté à un certain degré, le radis, la rave, le raifort, et toutes les plantes du même genre conviennent parfaitement aux individus chez lesquels existe la disposition glaireuse, c'est-à-dire cette propension que paraît avoir la nature, dans certaines constitutions, à produire une quantité excessive de mucus animal.

Les plantes de cette même famille des crucifères dont on mange les tiges ou les feuilles contiennent le même principe âcre, et ont, par conséquent, des propriétés semblables. Mais toutes ou presque toutes sont disposées, pendant qu'elles croissent, à une sorte de turgescence : les cellules de leur tissu, abreuvées d'eau, se dilatent et se chargent de mucilage, et pour peu que ces plantes soient cultivées à l'abri du soleil, et que leur principe volatil ne se développe pas avec excès, elles fournissent des alimens agréables : tel est le chou, *brassica oleracea*, dont le choufleur et le chou brocoli ne sont que des variétés. Personne n'ignore combien est insupportable l'odeur de l'eau dans laquelle ont cuit des chouxfleurs; il est certain cependant que de la soupe trempée avec cette eau n'a rien de malfaisant, non plus que celle que l'on fait avec de l'eau de choux. En général ces végétaux ont l'inconvénient de dégager dans les voies digestives beaucoup de gaz, qui prennent dans les intestins l'odeur de l'hydrogène sulfuré, sans que pour cela la digestion soit troublée ni retardée. Le chou ne produit pas cet effet lorsqu'on le fait cuire avec des viandes grasses et que l'on mange ensemble ces deux alimens, qui se corrigent mutuellement; mais il est alors plus indigeste et ne peut convenir qu'aux estomacs robustes. Les anciens attribuaient au chou la propriété de s'opposer à l'ivresse, et de nos jours encore c'est une opinion admise parmi le peuple, qu'on peut boire avec excès sans s'enivrer lorsque l'on mange des choux.

La *chou-croûte* est du chou auquel on a fait subir un commencement de fermentation acide, et dont on a arrêté ensuite la décomposition au moyen d'une saumure suffisamment chargée de sel, dans laquelle on laisse baigner le chou, à l'abri du contact de l'air. C'est un aliment salubre, tonique, stimulant et anti-scorbutique, dont la digestion est plus facile que celle du chou à l'état frais.

Les autres plantes de la famille des crucifères, beaucoup d'alliacées et de plantes ombellifères ou labiées n'étant guère employées qu'à titre d'assaisonnemens, nous les passerons ici sous silence.

§ III. *Alimens végétaux ayant pour base des sucs mucoso-gélatineux unis à une matière sucrée, à un acide, à un principe aromatique, ou à une matière extractive colorante.* (Fruits).

C'est à cette division des substances alimentaires que nous rapportons les diverses espèces de fruits succulens, dont les effets sur l'économie animale diffèrent peu de ceux que produisent les alimens que nous venons d'énumérer, et varient de même selon la nature du principe uni au mucilage ou à la substance gélatineuse : ce principe est le plus ordinairement acide ou sucré.

Le *sucre* existe en plus ou moins grande proportion dans presque toutes les substances alimentaires, et, en général, dans un très-grand nombre de végétaux. Les Américains méridionaux l'extraient de la canne, les Canadiens d'une espèce d'érable ; en Europe on en retire des raisins et plutôt encore de la betterave.

Qu'il provienne de la canne, de l'érable ou de la betterave, le sucre ne diffère que par une cris-

tallisation plus ou moins serrée, par plus ou moins
de blancheur, par une légèreté plus ou moins
grande : ses qualités alimentaires sont exactement
semblables. Le sucre de raisin, celui de miel, celui
des fruits, ne cristallisent pas comme celui de canne
ou de betterave : ils restent ordinairement sous
forme de petits grains agglomérés ; leur saveur est
moins agréable et ils sucrent beaucoup moins.

Les auteurs ne sont pas d'accord sur les qualités
nutritives du sucre. Il semble résulter des expériences de M. Magendie que le sucre, comme toutes
les substances dépourvues d'azote, nourrit peu ;
qu'il est facilement digéré et presque complètement assimilé, et que cependant il ne fournit qu'un
chyle faiblement réparateur. Quoi qu'il en soit, si
l'on ne peut pas dire comme Rouelle l'aîné que
le sucre soit le plus parfait des alimens, on ne peut
pas non plus révoquer en doute sa propriété nutritive.

On reproche au sucre d'être échauffant. A la vérité, l'usage immodéré du sucre a pour effet presque
constant d'affadir, de blaser le goût, de rendre la
bouche pâteuse, d'exciter la soif, d'augmenter la
chaleur générale, de diminuer les excrétions alvines.
A ces phénomènes se joignent quelquefois des tiraillemens et même des ardeurs d'estomac et d'entrailles, principalement lorsque le sucre est uni à
des substances mucilagineuses. Mais, à part ce dernier résultat, qui ne dépend pas du sucre lui-même,
les autres lui sont communs avec la plupart des
substances éminemment nutritives prises immodérément, et l'on ne peut pas en conclure que le sucre

ait une action nuisible : de même qu'en voyant les nègres des colonies se nourrir presque exclusivement de *vezou* (suc de canne tel qu'il est obtenu par expression), on aurait tort de croire que le sucre puisse suffire à l'alimentation, puisque, dans ce cas, il est loin d'être pur et de former par conséquent l'aliment unique.

En quantité modérée le sucre convient généralement ; il est surtout utile aux constitutions lymphatiques ; il est un peu excitant ; il active la digestion des autres substances alimentaires et particulièrement du chocolat, du lait, et de certains fruits, tels que les pêches, les fraises, etc. Un verre d'eau sucrée pris deux ou trois heures après un repas copieux facilite les fonctions de l'estomac ; mais c'est à tort qu'on y ajoute communément de l'eau de fleurs d'oranger, dont la propriété sédative ne peut que ralentir l'action de cet organe.

Sous forme de *dragées*, ou associé par l'art du confiseur à une foule de substances de nature diverse, le sucre mérite la plupart des reproches qu'on lui fait : c'est alors surtout qu'il porte le trouble dans les fonctions digestives, et qu'il peut déterminer la pyrosis, surtout chez les enfans.

La *mélasse*, espèce de sucre incristallisable, qui se trouve dans la canne, la betterave et le miel, est un mélange d'une matière sucrée et d'une plus ou moins grande quantité de substances étrangères. Employée comme aliment, elle serait indigeste et laxative. Les *cassonades* rouges ou brunes en contiennent toujours plus ou moins. Les cassonades blanches, dont la mélasse a été séparée au moyen du terrage, peuvent sans inconvénient remplacer le sucre.

Le *sucre candi*, qui est du sucre ordinaire dissous dans de l'eau et converti en gros cristaux par une évaporation lente, n'a pas de propriétés particulières ; mais comme il se fond plus lentement dans la bouche, il convient mieux comme adoucissant et pour faciliter l'expectoration. — On emploie dans les mêmes circonstances le *sucre tors* et le *sucre d'orge*. Le sucre tors est fait avec de beau sucre dissous dans une décoction d'orge, cuit à la plume, coulé sur un marbre huilé, puis allongé et tortillé lorsqu'il a pris par le refroidissement une certaine ductilité. L'amidon que les confiseurs y ajoutent pour qu'il soit plus blanc le rend pâteux et d'une saveur moins agréable. Le *sucre d'orge* est ainsi appelé parce qu'on le préparait autrefois en dissolvant du sucre dans une forte décoction d'orge perlée, aromatisée avec un peu de safran ; mais aujourd'hui on se sert d'eau simple au lieu d'eau d'orge, et cette graine céréale n'y entre plus en aucune manière.

Le *miel* est aussi un aliment sucré, salubre et agréable, surtout lorsqu'il est bien blanc et que la matière sucrée s'y montre sous la forme de petits grains, comme dans les miels de Narbonne ou du Gâtinais. Néanmoins il a une action légèrement laxative, et il cause chez certaines personnes des flatuosités qui doivent les faire renoncer à son usage. Il a d'ailleurs l'inconvénient de s'aigrir ; et loin d'être alors adoucissant, il contient un principe alcoolique que la fermentation a développé et qui le rend plus ou moins excitant.

Les *acides* qui accompagnent le plus souvent les substances sucrées, gélatineuses et mucilagineuses, sont les acides malique, acétique, citrique, tartrique, oxalique ou gallique ; mais aucun d'eux ne peut constituer à lui seul un aliment.

Les principes aromatiques et les matières extractives colorantes sont, au moins en partie, absorbés dans les organes digestifs et impriment des qualités particulières à nos liquides et à nos solides. Les premiers ont une action spéciale sur le système nerveux ; les dernières, généralement remarquables par plus ou moins d'amertume, sont toniques. Mais rien de plus commun que de voir tous ces principes sucré, acide, aromatique, extractif, varier dans les fruits selon les diverses époques de la maturité, se succéder les uns aux autres ou se combiner en proportions diverses. En général, les fruits sucrés commencent par être acerbes, deviennent ensuite acides, et ne sont sucrés que lorsqu'ils sont complètement mûrs ; quelques-uns restent acerbes même dans leur maturité parfaite. Nous les passerons successivement en revue, en commençant par ces derniers.

I. *Fruits acerbes.* Les fruits naturellement acerbes sont les coings, les nèfles, les cormes, et un grand nombre de fruits sauvages, dont les espèces deviennent douces par la culture.

Deux moyens détruisent plus ou moins cette acerbité, la décoction et l'altération spontanée. — Le coing a une odeur et une saveur aromatiques toutes particulières et très-prononcées ; mais la décoction lui enlève en partie l'une et l'autre, en même temps que son acerbité ; et quand il est pénétré de sucre, il forme une confiture qui conserve encore la propriété de déterminer la constipation. — La nèfle est un des fruits les moins estimés. D'une acerbité insupportable tant qu'elle n'a pas subi un commencement de décomposition, elle éprouve par l'altération spontanée un changement analogue à celui qui a lieu dans les poires blettes ou molles. Il ne lui reste plus alors qu'un peu d'acidité mêlée d'un goût sucré médiocrement agréable; et il est douteux qu'en cet état ce fruit ait encore une vertu astringente. — Les cormes, fruits du sorbier domestique, ont besoin comme les nèfles d'être gardées long-temps; mais elles sont toujours difficiles à digérer, et leur usage peu modéré serait dangereux. Plus malfaisantes encore, les baies rondes et rouges du sorbier des oiseleurs sont loin cependant d'être vénéneuses comme on le dit communément, puisque, dans quelques contrées de l'Allemagne, on en prépare une espèce de cidre et même de l'eau-de-vie.

Nous rangerons parmi les fruits acerbes certaines poires, telles que celles dites de *cotignac*, qu'on ne mange ordinairement que cuites et assaisonnées de sucre. Il en est qui, même après la coction, conservent encore un peu d'acerbité, et qui ont, comme le coing, la propriété de resserrer. Tel est aussi l'effet des fruits qui sont acerbes faute d'être assez mûrs.

II. *Fruits acides et sucrés.* Pour rendre plus facile et en même temps plus concise l'énumération des fruits qui doivent avoir leur place dans cette série, nous suivrons principalement les analogies botaniques; et nous contentant d'indiquer succinctement les propriétés alimentaires de chacun d'eux, nous placerons à la suite de cette énumération un aperçu général de leurs effets sur l'économie.

Nous trouvons d'abord dans le genre *prunier* les cerises, les prunes, les abricots, les pêches. Toutes les espèces ou variétés de cerises peuvent être rapportées à trois principales : les bigarreaux, les guignes et les cerises proprement dites. Les bigarreaux, fruits du *cerasus bigarella*, ont une chair ferme, peu succulente, qu'on ne digère pas aisément. Les guignes, fruits du *cerasus juliana*, d'une digestion moins difficile que les bigarreaux, sont néanmoins d'une qualité bien inférieure aux cerises. Parmi celles-ci, il en est de plus ou moins acides. Elles sont d'autant plus rafraîchissantes que l'acidité domine davantage ; et d'autant moins nourrissantes que leur suc est plus liquide. Elles conviennent spécialement aux individus bilieux, et sujets à des constipations opiniâtres ; elles sont utiles dans les maladies inflammatoires, dans les embarras gastriques ou intestinaux. — La merise sauvage, fruit du *cerasus avium*, qui paraît être le type de toutes les espèces de cerisiers, n'est guère employée qu'à la préparation de certaines liqueurs spiritueuses.

Le suc des prunes est moins liquide que celui des cerises. Quelques espèces ont une pulpe ferme et cassante ; d'autres l'ont molle, plus ou moins mucilagineuse ou sucrée. Les prunes d'une bonne espèce et bien mûres joignent à une saveur sucrée et légèrement acidule un parfum agréable.—La reine-claude, fruit du *prunus claudiana*, est, avec raison, préférée à toutes les autres variétés du même genre ;

nous placerons en seconde ligne la sainte-catherine, la grosse mirabelle, *pr. cereola;* le perdrigon, *pr. perdrigona;* et quelques autres prunes, telles que le gros damas et le monsieur. Les prunes sont nutritives, rafraîchissantes, et doucement laxatives; mais elles sont moins salubres que les cerises, et beaucoup d'estomacs ne les supportent pas facilement. Réduites en confitures, ou mieux encore converties en pruneaux, c'est un aliment recherché avec raison pendant l'hiver. Cuits, les pruneaux conviennent très-bien aux malades et aux convalescens, surtout s'il est utile de tenir le ventre libre. Pour obtenir ce dernier effet, on donne souvent la préférence au petit damas noir.

Les prunelles, fruits de l'épine noire ou prunier épineux, *prunus spinosa*, que les enfans mangent le long des haies et des bois, ont une saveur acerbe qui les rend astringentes avant leur maturité; mais lorsqu'elles sont complétement mûres, et surtout lorsqu'elles ont été un peu frappées de la gelée, elles deviennent au contraire laxatives, et l'on a même proposé de les substituer aux tamarins dans les potions purgatives. La boisson aigrelette que les pauvres préparent avec ces fruits, dans certaines provinces, détermine souvent des obstructions des viscères abdominaux.

Les abricots, fruits du *prunus armeniaca*, sont encore plus sucrés et plus parfumés que les prunes. C'est un préjugé vulgaire, mais heureusement peu fondé, que ce fruit exquis cause souvent des fièvres. L'abricot, comme la prune, ne peut nuire que par l'abus qu'on en ferait; et, sous le rapport alimentaire, ces deux fruits présentent peu de différence. L'abricot de Nancy ou abricot-pêche, fruit de l'*armeniaca macrocarpa*, le plus gros et le meilleur de tous, est aussi le plus léger, le plus rafraîchissant et le plus salubre.

La pêche, fruit de l'*amygdalus persica*, est très-rafraîchissante. Il est peu de personnes qu'elle incommode : cependant celles qui ont l'estomac délicat, qui ont habituellement les digestions lentes et pénibles, ne la digèrent facilement qu'à l'aide du sucre et du vin : aussi doit-on n'en manger qu'avec modération, surtout à la fin des repas. Les diverses espèces de pêches peuvent toutes se rapporter à trois divisions principales : 1°. les *pêches* proprement dites, qui ont la peau veloutée et dont la chair est fondante et se détache aisément du noyau ; 2°. les *pavies*, qui ont également la peau veloutée, mais dont la chair est ferme et adhérente ; 3°. les *brugnons*, qui ont la peau lisse et violette et la chair cassante. Les premières, dont le suc est très-doux, très-aqueux, sucré, et mêlé de quelque chose d'acidule, sont beaucoup plus salubres que les autres.

Les fruits de la famille des citronniers ont tous un suc très-délayé ; mais la plupart sont trop acides pour qu'on puisse les employer autrement qu'à titre d'assaisonnemens ou pour préparer des boissons rafraîchissantes. (Voyez *Limonades*.) C'est particulièrement à ce dernier usage que servent le citron et le limon, qui diffèrent si peu l'un de l'autre que le limon est vendu journellement à Paris sous le nom de *citron*. Le cédrat, le poncire, le ballotin, autres variétés de la même espèce, ne nous intéressent pas davantage sous le rapport alimentaire, non plus que l'aigre bigarade ou orange amère, et l'énorme pampelmouse. — L'orange de Portugal, fruit du *citrus aurantium olyssiponense*, adoucie par la culture, renferme, sous une écorce aromatique et excitante, un liquide d'une agréable acidité, qui convient mieux que le suc de tout autre fruit pour diminuer la sécheresse de la bouche, tempérer l'ardeur de la soif, apaiser une chaleur incommode.

Il serait difficile d'énumérer toutes les variétés des poires et des pommes. On connaît la diversité prodigieuse qui existe entre les premières, depuis les poires fondantes ou poires d'été jusqu'à celles qui sont croquantes et fermes comme les poires d'hiver ou d'automne, depuis les poires douces et sucrées jusqu'aux acides et aux astringentes, depuis les poires les plus insipides jusqu'aux plus parfumées. Celles qui sont fondantes, douces et sucrées, comme la verte-longue ou mouille-bouche, le beurré, le doyenné, sont rafraîchissantes. Celles dont la chair est plus ou moins acerbe sont au contraire astringentes, et doivent être mangées cuites.

Les espèces de pommes ne sont guère moins multipliées. Avant leur maturité, toutes ont une saveur austère; un principe sucré s'y développe ensuite : mais lors même qu'elles sont parfaitement mûres, leur suc et leur pulpe, comme ceux des poires, répandent toujours dans la bouche un sentiment de fraîcheur qui décèle la présence d'un acide. Les plus estimées sont celles où, comme dans la reinette, un mélange d'acidité et de saveur sucrée est relevé par un parfum agréable. Hippocrate et Galien regardaient les pommes comme malfaisantes : on leur a reproché de causer des maux d'estomac et des dysenteries ; mais la pomme suffisamment mûre est très-salubre et ne peut nuire qu'aux estomacs trop délicats. Cuite et édulcorée avec du sucre, c'est un des premiers alimens et des plus agréables que l'on permette aux convalescens. Le suc des pommes se prend en gelée lorsqu'on l'évapore ; et, au moyen du sucre, on en forme de petites tablettes pectorales et adoucissantes préférables à toutes les autres sucreries.

La groseille, rouge ou blanche, fruit du *ribes rubrum*, est un des fruits les plus acides, après le citron. La blanche est plus douce, mais néanmoins elle contient, comme la rouge, un mélange d'acides malique et citrique. La rouge doit sa couleur à une matière colorante encore peu connue. L'une et l'autre contiennent en outre du sucre, et leur suc est susceptible de se prendre en gelée par l'évaporation : aussi sont-elles tout à la fois rafraîchissantes, un peu nutritives et légèrement relâchantes. Le suc de groseilles, mêlé avec partie égale en poids de sucre et réduit par l'ébullition et le refroidissement en consistance de gelée, constitue la confiture la plus saine, celle de toutes qui convient le mieux aux estomacs des enfans et des convalescens. — La groseille à maquereau, fruit du *ribes grossularia*, n'est presque pas acide lorsqu'elle est mûre ; elle finit même par devenir fade. Elle est beaucoup moins saine que la groseille ordinaire. — Le cassis, fruit du *ribes nigrum*, est sucré et pénétré d'un arôme particulier. Lorsque son suc s'écoule par de simples incisions faites aux baies, il est seulement acide et un peu gélatineux, et il jouit de propriétés rafraîchissantes et relâchantes analogues à celles du suc de la groseille ; mais lorsqu'on l'exprime fortement, de manière à écraser la pellicule du fruit, le suc se charge du principe aromatique, et il est alors légèrement excitant. On attribue au cassis la propriété d'augmenter la sécrétion des urines, ce qui est loin d'être démontré.

Nous placerons immédiatement à côté des groseilles les fruits de quelques espèces du genre airelle, *vaccinium* : celui de la canneberge, *vaccinium oxycoccos*, est une baie d'une acidité agréable, dont on fait d'assez bonnes confitures et un sirop rafraîchissant. Les baies de l'airelle myrtille ou lucet, *vaccinium myrtillus*, sont assez agréables mais un peu astringentes.

Le raisin, fruit du *vitis vinifera*, présente un grand nombre de variétés remarquables. Son suc, toujours très-abondant, est tantôt acidule, tantôt sucré (comme dans le chasselas), tantôt aromatique (comme dans le muscat). Il se condense en gelée par l'évaporation ; mais celle que forme le raisin très-doux est bien moins ferme que celle du verjus, qui, quelque mûr qu'il soit, conserve toujours quelque chose d'acidule. Le raisin est nutritif, rafraîchissant, adoucissant et un peu laxatif. Il convient à tous les tempéramens, et surtout aux individus bilieux et irritables, à ceux qui sont disposés aux irritations gastriques et aux affections inflammatoires. On en a souvent obtenu les plus heureux effets dans un grand nombre de maladies, et

notamment dans les engorgemens des viscères abdominaux : en un mot, c'est le plus salubre de tous
les fruits. — Les raisins secs que l'on sert sur nos
tables, plus sucrés que les raisins frais, sont aussi
plus adoucissans : ils ont de même une action un
peu laxative. Ceux de Damas, qui viennent de Syrie,
comme leur nom l'indique, plus gros et rougeâtres,
ont une saveur de muscat fort agréable. Ceux de
Corinthe, petits et presque noirs, en grains séparés
de la râfle, sont peu employés en France. On fait
plus communément usage de ceux de Provence, dits
raisins de caisse, qui sont jaunes, et dont le principe sucré, très-abondant, effleurit souvent à leur
surface : ils entrent dans les boissons pectorales ;
mais on doit avoir le soin de rejeter ceux qui ont
contracté de l'humidité.

La fraise et la framboise contiennent l'une et
l'autre un suc légèrement acidule et un peu visqueux qui désaltère et rafraîchit agréablement. C'est,
dit M. Hallé, à raison de cette viscosité qu'il convient d'y ajouter du sucre pour en faciliter la digestion, surtout lorsqu'on en mange à la fin des repas.
Quelques variétés, telles que la fraise ananas, fruit
du *fragaria vesca ananassa*, et le caperon ou ca-
piton, fruit du *fr. vesca moschata*, sont plus grosses
et ont un parfum plus prononcé ; mais la fraise des
bois mérite à tous égards la préférence. Les fraises
conviennent à presque tous les tempéramens, et
surtout au bilieux et au sanguin. Prises avec modération, elles ne sont jamais nuisibles ; et s'il est
des circonstances où les fraises ont paru avoir déterminé des éruptions cutanées, une sorte d'emphy-

sème, des mouvemens fébriles, il faut attribuer ces symptômes à une disposition particulière des individus, ou bien au mélange de quelque substance nuisible, et ne point en accuser un fruit éminemment salubre.

On a prétendu que l'usage habituel des fraises dissolvait et enlevait le tartre qui s'amasse au collet des dents; on a même affirmé que, par ce moyen, l'on était parvenu à dissiper des concrétions arthritiques. Le célèbre Linné prévenait ainsi les accès d'une goutte qui, pendant de longues années, lui avait causé de violentes douleurs. Gesner et Boerhaave leur attribuaient la propriété de soulager les personnes affectées de la pierre. Quoi qu'il en soit de ces éloges évidemment exagérés, toujours est-il vrai que l'abus même de ce fruit est loin d'être dangereux.

Nous n'en dirons pas autant des framboises : prises en grande quantité, elles causeraient des coliques et de la diarrhée. Elles ont d'ailleurs l'inconvénient de se corrompre très-promptement et de contenir presque toujours des vers.

La mûre, fruit du *morus nigra*, extrêmement acide jusqu'au moment de sa maturité parfaite, puis douce et fort sucrée, a quelque analogie avec la framboise ; mais elle n'a pas son parfum. Comme elle, elle pourrait causer des coliques et relâcher.

La figue, fruit du *ficus carica*, et la datte, fruit du *phœnix dactylifera*, contiennent un mucilage abondant auquel est uni une grande proportion de sucre : aussi sont-elles l'une et l'autre très-nutritives et très-adoucissantes. Les figues fraîches se digèrent facilement, et il faudrait en manger une bien grande quantité pour qu'elles produisent les accidens d'une indigestion. Il n'en est pas de même des figues sèches : leur substance est plus compacte et d'une digestion moins facile. Celles dont le principe sucré se sépare du mucilage et effleurit à la surface sont fades, et souvent détériorées : elles doivent être rejetées. Quelques auteurs conseillent l'usage des figues pour tenir le ventre libre. C'est à cause de l'abondance de la matière nutritive qu'elles contiennent et de leur action relâchante, que leur usage habituel est contraire aux constitutions molles et lymphatiques, et aux individus disposés à prendre trop d'embonpoint. On a prétendu que ceux qui s'en nourrissent deviennent plus sujets aux hernies ; ce qui dépendrait, dit M. Barbier, de la laxité que l'usage continué de ces fruits donne aux solides de l'économie animale. On a dit aussi que les figues rendaient fétide la transpiration cutanée, et qu'elles disposaient à contracter plus facilement la gale ; mais rien de moins prouvé que ces assertions.

La datte, étrangère à nos climats, nous arrive presque toujours plus ou moins altérée, et peut être facilement remplacée, sous le rapport alimentaire comme à titre de médicament, par les figues ou les raisins secs.

Les jujubes, fruits du *rhamnus ziziphus*, que l'on mange fraîches en Languedoc, en Provence, en Italie, ont une chair un peu ferme, que relève une saveur aigrelette et vineuse. Sèches, elles sont adoucissantes et béchiques : on les compte au nombre des fruits pectoraux, et on les associe aux figues et aux dattes.

Les fruits des cucurbitacées contiennent un principe odorant et caractéristique par lequel presque tous les genres se ressemblent avant la maturité. Ce principe, tel qu'on l'observe alors dans le concombre et le melon, a quelque chose de rebutant et de nauséabond. Dans cet état, les fruits des cucurbitacées causent des nausées et sont plus ou moins purgatifs. — Le suc du concombre, *cucumis sativus*, en perdant par la décoction son principe odorant, perd aussi en partie sa saveur ; et ce fruit devient un aliment fort aqueux et rafraîchissant, qui convient particulièrement aux individus bilieux et sujets à des constipations opiniâtres, mais qui serait nuisible à ceux qui ont l'estomac faible et paresseux. — Nous en dirons autant du melon, *cucumis mélo*, qui est salubre et bienfaisant si l'on en use avec modération, et qui devient fréquemment la cause d'accidens graves par l'excès auquel semble inviter la douceur de son suc. Les individus sujets à des digestions pénibles, et surtout les convalescens, doivent s'en abstenir ; on doit éviter aussi d'en manger immédiatement après un exercice violent, qui a exalté la chaleur animale et excité la transpiration. Dans tous les cas, il est bon de l'assaisonner de sel et de poivre, et de boire en même temps une petite quantité d'un vin généreux. Plein d'un mucilage aqueux très-abondant, la pulpe de ce fruit offre à peine quelques traces du principe résineux auquel la plupart des cucurbitacées doivent leur propriété drastique. Elle tempère, rafraîchit, relâche, et convient parfaitement pour apaiser l'ardeur produite par les chaleurs brûlantes de l'été. Sous le rapport hygiénique, il serait difficile d'établir des différences entre les diverses variétés de melons : cependant la chair fondante et parfumée du melon de Malte ou du délicieux cantaloup paraît mériter la préférence. — Tous les autres fruits de la même famille, le potiron, *cucurbita melopepo*, le giraumon et le bonnet d'électeur, variétés du *cucurbita pepo*, et surtout la pastèque ou melon d'eau, *cucurbita citrullus*, sont de même rafraîchissans et peu nutritifs : tous peuvent être nuisibles pour peu qu'on en mange sans modération, ou que l'estomac soit mal disposé.

Nous trouvons encore, dans quelques autres familles de végétaux, des fruits alimentaires. Celle des solanées, si féconde en plantes vénéneuses et assoupissantes, nous donne l'aubergine ou mélongène, *solanum melongena*, la tomate ou pomme d'amour, *s. lycopersicum*. Le premier de ces fruits est loin d'être nuisible, comme on l'a prétendu, puisqu'il s'en fait annuellement une grande consommation dans le Languedoc, la Provence et la plupart des pays chauds ; mais on n'est pas d'accord sur ses propriétés, puisqu'il passe dans quelques contrées pour aphrodisiaque, et que cependant on le regarde aussi comme rafraîchissant. La tomate n'est employée que comme assaisonnement, et ne paraît pas avoir de propriété importante.

Nous nous sommes abstenus de faire entrer dans cette nomenclature un grand nombre de fruits étrangers à nos climats, tels que les fruits des palmiers, les ananas, les mangues, les bananes,

les goyaves, les papayes, les mangoustans, et une
multitude d'autres que nous ne connaissons guère
que par des relations incertaines, et que nous n'a-
vons jamais tels que la nature les produit sur leur
sol natal.

Résumé des propriétés des fruits. La propriété
plus ou moins nutritive des fruits dépend des proportions respectives de leur partie mucilagineuse
ou gélatineuse, de leur partie sucrée et de leur
pulpe. Les moins nourrissans sont ceux dans lesquels l'eau est dans une forte proportion relativement aux autres principes : tels sont les cerises, les
pêches, les citrons, les oranges, les airelles, les groseilles, les mûres et les fruits des cucurbitacées. Au
contraire, les plus nourrissans sont ceux où l'eau est
en moindre proportion : les prunes sucrées, les abricots, les pommes, certaines poires, les raisins fort
sucrés et très-mucilagineux, les figues, etc.

La propriété rafraîchissante est en raison de la
quantité d'eau et d'acide unis au suc. Elle est moins
prononcée dans les fruits qui contiennent beaucoup
de sucre avec un mucilage fort épais. Ainsi les groseilles et les citrons, à raison de leur acide et de
leur eau; les fruits des cucurbitacées, par leur eau
et par le principe particulier qu'ils contiennent,
sont très-rafraîchissans. Viennent ensuite les cerises, les mûres, les pêches, et tous les fruits qui
joignent une grande quantité d'eau à un acide
moins développé. Les pommes, les poires, qui ont
un acide fort doux et contiennent une moindre
quantité d'eau, ont la propriété rafraîchissante à
des degrés variables selon la proportion de leurs

divers principes. Enfin, tous les fruits qui contiennent un suc très-épais, fort sucré, peu ou point acidule, comme les raisins secs, les figues d'automne et les dattes, ne peuvent être mis au rang des alimens rafraîchissans.

Tous les fruits ne se digèrent pas avec la même facilité et ne conviennent pas à tous les estomacs : ce qui peut dépendre 1°. de l'acidité trop grande, que l'on corrige en ajoutant de l'eau, qui délaye l'acide et l'affaiblit, ou du sucre, qui l'adoucit et diminue sa proportion respective; 2°. de la trop grande quantité d'eau, qui nuit seulement à quelques estomacs auxquels les délayans ne conviennent pas; 3°. de la fermeté de la chair, qui exige un trop grand travail des forces gastriques, inconvénient auquel on remédie par la cuisson; 4°. de la viscosité du suc, comme on l'observe dans les figues sèches et les dattes, qui se digèrent plus facilement cuites dans l'eau; 5°. d'un principe particulier qui agit sur le système nerveux, tel que celui des cucurbitacées, que l'on détruit aussi par la cuisson dans ceux de ces fruits qui sont susceptibles de cette préparation; 6°. de la tendance à la fermentation ou à toute autre altération spontanée, inconvénient qu'ont les sucs doux, gélatineux, sucrés, et ceux qui contiennent un acide faible avec beaucoup de gelée. A l'égard des sucs fort acides, ils fermentent en général moins vite, à moins qu'ils n'aient commencé à fermenter et à tourner à l'aigre avant d'être introduits dans les voies digestives. Cette acidité fermentée occasione les plus violentes coliques; elle cause à l'estomac les convulsions les plus douloureuses ; elle détermine une affection analogue à la colique de plomb.

Nous ne dirons qu'un mot des mélanges et des préparations que l'on fait subir aux fruits pour les adoucir, les conserver ou ajouter à leur agrément. Les propriétés des gelées, des marmelades, des confitures, des compotes, tiennent nécessairement de celles des fruits employés à leur confection : mais ces préparations sont moins rafraîchissantes que les fruits eux-mêmes et que leur suc, surtout lorsque le sucre y est prodigué. La gelée de groseille est celle que l'on préfère généralement et dont on permet l'usage aux convalescens. Le raisiné bien fait, et dans lequel il n'entre que du moût de raisin et des poires de bonne qualité, telles que celles de messire-jean, est sain et agréable ; mais celui que l'on préparerait avec le moût seul évaporé en consistance de miel serait âcre et irritant, une portion du suc se trouvant carbonisée par la coction. Celui que débitent les épiciers de Paris n'est fait le plus communément que de moût de cidre et de mauvaises pommes : aussi cause-t-il souvent des maux d'estomac et des troubles de la digestion.

§ IV. *Alimens végétaux huileux.*

Les substances végétales qui contiennent une huile grasse fluide sont les semences émulsives et la pulpe qui enveloppe le noyau de l'olive.

L'olive, telle qu'on la prend sur l'arbre, est d'une âcreté détestable, même dans sa parfaite maturité. On ne détruit cette âcreté que par des infusions répétées, et en faisant confire les olives dans la saumure. Il est difficile que, dans cet état, la pulpe de l'olive soit très-nourrissante ; elle pèse d'ailleurs sur l'estomac, pour peu qu'on en mange une certaine quantité, et le mieux est de s'en abstenir.

Dans les semences émulsives, l'huile est intimement unie à la fécule, et c'est à cette combinaison qu'il faut attribuer la difficulté avec laquelle les amandes se laissent pénétrer par l'eau bouillante. Les semences émulsives nourrissent à raison de la fécule qu'elles ont pour base ; mais elles résistent long-temps aux forces gastriques, et si on les prenait entières, elles passeraient presque sans altération par les selles. Quand elles sont bien brisées, le mucilage uni à l'huile se dissolvant avec elle dans l'eau, l'huile reste divisée et suspendue dans le liquide, et forme ce qu'on appelle un *lait d'amandes*. Dans cet état, le suc des amandes se digère plus aisément ; l'huile ajoute à la propriété adoucissante du mucilage, et celui-ci ôte à l'huile sa pesanteur.

Un grand nombre de semences émulsives sont pénétrées d'un principe aromatique et amer qui est de l'acide prussique. Les amandes de la pêche et de l'abricot, et particulièrement les amandes amères, fruits de l'*amygdalus amara*, en contiennent assez abondamment, et l'on ne pourrait sans danger manger une certaine quantité de ce dernier fruit. Mais lorsque ce principe est uni à une grande proportion de fécule, loin de produire des accidens fâcheux, il devient tonique ; il accélère la digestion, d'ailleurs assez pénible, des amandes.

Les noix et les avelines ont une saveur particulière et un principe odorant qui leur est propre. Les premières contiennent beaucoup d'huile, qui se rancit plus facilement que celle des amandes. Elles deviennent alors âcres au goût et d'une digestion difficile. En général, fraîches ou sèches, les noix et les avelines sont souvent nuisibles. Les *cerneaux*, qui sont des noix imparfaites, et que l'on assaisonne avec le sel et le verjus, sont moins malfaisans, mais ont encore plus d'inconvéniens que d'utilité.

Nous mettrons aussi au nombre des semences émulsives celles du cacao, dont la fécule est imprégnée d'une huile concrète et d'une matière colorante brune, amère et légèrement aromatique. Dépouillé d'une partie de cette huile par la torréfaction, le cacao sert à la préparation du chocolat. Composé d'une fécule, d'une matière grasse abondante et d'une assez grande quantité de sucre, le chocolat a des propriétés un peu différentes, selon les proportions de la matière grasse et de l'empyreume développé par la torréfaction. Celui qui a été préparé à la manière espagnole, c'est-à-dire avec du cacao peu torréfié, contient beaucoup de beurre de cacao et peu d'empyreume; il est plus onctueux, plus doux, plus agréable au goût; mais il prend peu d'arôme, il rassasie promptement et se digère avec peine. Celui qui a été préparé à l'italienne, c'est-à-dire avec du cacao fortement torréfié, est d'une couleur plus foncée, contient moins de beurre de cacao et plus d'empyreume ; il est plus amer, moins onctueux, et se digère, en général, plus promptement. Lorsque le chocolat est fait avec le cacao et le sucre seulement, sans addition d'aucune substance aromatique, on lui donne le nom de *chocolat de santé*, dénomination peu convenable, puisqu'on doit préférer à ce chocolat celui qui est aromatisé avec un peu de vanille et de cannelle, dont l'effet est de le rendre plus agréable et plus facile à digérer. Souvent on altère le chocolat en ajoutant à la pâte une fécule quelconque. Ainsi falsifié, il se gonfle beaucoup en se délayant dans l'eau chaude, et se prend par le refroidissement en une masse tremblante. Ce chocolat est plus nourrissant, mais souvent indigeste, la fécule qui s'y trouve mêlée ne subissant pas une coction suffisante. — Le *chocolat* dit *analeptique*, aussi appelé *chocolat au sagou*, n'est que du chocolat ordinaire contenant, non pas du sagou, mais de la fécule ordinaire.

Le chocolat convient parfaitement à certains estomacs, tandis que d'autres ne peuvent le supporter, sans que l'on puisse assigner la raison de cette différence. On voit même certaines personnes qui digèrent très-bien le chocolat en tablettes, et non le chocolat à l'eau : le chocolat au lait convient encore à moins d'individus.

§ V. *Des Champignons.*

Les champignons ne diffèrent pas seulement des autres végétaux par leur forme et leur organisation, mais aussi par la présence d'un principe tout particulier, auquel on a donné le nom de *fongine*. Ceux dont les caractères distinctifs paraissent le mieux connus et auxquels on doit s'en tenir pour l'usage alimentaire, sont au nombre de quatre seulement : l'agaric comestible, le mousseron, la morille et l'oronge.

L'agaric comestible ou champignon de couche, *agaricus edulis*, doit avoir environ la grosseur d'une châtaigne. Son stipe est épais, court, plein, blanc ; son chapeau est convexe supérieurement, lisse, glabre, sec et facile à peler ; son collet est souvent un peu rongé sur les bords ; sa face inférieure est garnie de feuillets ou lames d'une couleur rosée. Une variété de ce champignon a les lames blanches et n'est pas moins saine ; mais elle doit être rejetée, attendu que plusieurs champignons vénéneux qui ont quelque ressemblance avec elle, peuvent s'y trouver mêlés. Le champignon de couche a une consistance un peu ferme, une odeur et un goût agréables. Il faut qu'il ait poussé promptement, dans un lieu découvert et exposé au soleil, et qu'il n'ait point vieilli sur terre.

Le mousseron, *agaricus odoratus*, qui se montre, dès le premier printemps, sur les pelouses sèches et sur la lisière des bois, a un pédicule épais et d'un pouce à un pouce et demi de long, surmonté d'un chapeau presque globuleux, glabre et un peu sinueux à la circonférence ; ses lames sont étroites, très-serrées, blanches ; sa chair est cassante, blanche et agréable.

La morille, *boletus esculentus*, qui se trouve au printemps dans les bois, se reconnaît facilement à sa tête ovale-conique, creusée de cellules très-profondes, irrégulières, et sillonnée de rides : d'un gris brun quand elle est jeune, elle devient noire en vieillissant.

L'oronge, *agaricus aurantiacus*, qu'on trouve dans le midi de la France, a d'abord la forme d'un œuf; puis, la membrane blanche qui la recouvre venant à se déchirer, elle laisse à nu un chapeau d'un jaune orangé ou d'un rouge écarlate qui acquiert plusieurs pouces de diamètre. Mais on doit se garder de confondre avec ce champignon la fausse oronge, qui est plus belle encore et qui n'en diffère que par sa membrane ou son *volva*, qui ne recouvre pas complètement le chapeau.

A ces espèces, qui présentent moins que toutes les autres la possibilité de funestes méprises, nous pourrions en joindre encore quelques-unes non moins estimées; mais l'incertitude de leurs caractères distinctifs doit faire renoncer à leur usage. Il vaudrait bien mieux encore que tous les champignons indistinctement fussent bannis de nos tables, puisque tous sont indigestes, et que tous peuvent, dans certaines circonstances, devenir malfaisans, soit par l'effet de certaines qualités du sol, soit à raison de la température régnante, de la saison ou de l'âge. L'examen des caractères botaniques et une longue expérience ne peuvent pas même rassurer complètement, puisque l'on voit des gens qui croyaient ne pas pouvoir s'y tromper, être victimes

de leur sécurité (1). De là, la nécessité de tenir
du moins à l'exécution rigoureuse des ordonnances
de police relatives à la vente des champignons. A
Paris, on ne vend guère que des champignons de
couches, et le Marché aux Poirées est le seul où
doivent être d'abord apportés tous ceux que l'on
destine à être ensuite exposés dans les autres marchés de la capitale : tous doivent être visités et
examinés avec soin avant l'ouverture de la vente,
et il est défendu, sous peine de 5o francs d'a-
mende, d'en débiter qui aient été gardés d'un jour
à l'autre.

La famille des cryptogames nous fournit encore
un aliment très-recherché des gourmets, dans lequel l'analyse chimique a démontré l'existence
d'une fécule abondante : c'est la *truffe*, dont on
connaît trois variétés principales : celle de Bourgogne, celle de Provence et celle de Périgord, qui
est la plus estimée. Les truffes, en général, sont
lourdes et causent fréquemment de graves indigestions. On leur attribue la propriété d'exciter aux

------

(1) Lors d'un empoisonnement par les champignons, il
faut donner de suite au malade, dans une chopine d'eau,
3 ou 4 grains d'émétique, auxquels on ajoute 24 grains d'i-
pécacuanha et 6 à 8 grains de sel de Glauber. Le vomissement fait rejeter les champignons et suffit quelquefois pour
dissiper tous les accidens. Dans le cas contraire, on fait
prendre des lavemens avec la casse, le séné et le sulfate de
magnésie, et l'on administre une potion faite avec l'huile
de ricin et le sirop de fleur de pêcher, que l'on aromatise
avec l'éther ou la liqueur d'Hoffmann.

plaisirs vénériens, vertu que l'on suppose aussi à la plupart des champignons, et notamment à la morille, à l'oronge et à diverses autres espèces d'agarics, de bolets et de phallus.

CHAPITRE II. *Des Assaisonnemens.*

En nous présentant dans un si grand nombre de substances alimentaires la matière nutritive accompagnée de saveurs propres à flatter diversement le goût et à rendre plus puissante l'action de nos organes, la nature elle-même nous a enseigné l'art des assaisonnemens, art avantageux, sans doute, lorsqu'il n'a pour but que de nous faire remplir utilement et agréablement la mesure de nos besoins, mais qui, plus ordinairement, ne sert qu'à élever nos désirs au-delà de nos facultés.

Si nous en exceptons le sel, le seul condiment que nous fournisse le règne minéral, le sucre que l'art extrait à grands frais de quelques végétaux ; le beurre, la crême, et les graisses animales, que l'on peut ranger parmi les substances alimentaires aussi bien que dans la classe des assaisonnemens, ceux-ci peuvent tous être rapportés à quatre divisions principales : les assaisonnemens huileux, acides, aromatiques et alliacés.

Sel. Le sel, le plus usité de tous les assaisonnemens, sert en même temps, comme nous l'avons vu précédemment, à conserver certains alimens. Considéré comme assaisonnement, il relève la saveur des viandes et des légumes peu sapides ; il active la digestion stomacale ; il produit de bons effets tant qu'on n'en use point inconsidérément. C'est un préjugé ridicule que de croire qu'il produise des calculs vésicaux. Comme moyen de conservation, tantôt le sel est employé seul, comme dans la préparation des harengs et de la morue salée, des anchois, des sardines, etc. ; tantôt on associe à l'action du sel celle de la chaleur et de la fumée (jambons, harengs saurs) ; tantôt on dissout le sel dans une petite quantité d'eau, on en fait la saumure. Ce que nous avons dit précédemment (pag. 209) nous dispense d'examiner ici l'effet de ces substances sur l'économie. Nous ajouterons seulement qu'en même temps que le sel les conserve long-temps sans altération, il leur donne des propriétés éminemment excitantes et même une certaine âcreté, et que l'on doit, en général, être très-réservé dans l'usage des alimens ainsi gardés.

Sucre. Sans entrer non plus dans de nouveaux détails sur les propriétés du sucre, nous rappellerons qu'il est le meilleur correctif de la saveur fade des fruits aqueux et de l'acidité de beaucoup d'autres, qu'il en rend la digestion beaucoup plus facile ; que, lorsqu'il est incorporé et cuit avec le suc de ces fruits, il forme des gelées, des confitures, des compotes, préférables, sous quelques rapports, aux fruits eux-mêmes.

La crème, le beurre et les graisses animales, dont nous avons signalé précédemment les propriétés relâchantes (pag. 226), ne nous arrêteront pas davantage ; mais nous retrouverons des propriétés analogues dans les huiles extraites de l'o-

live, de la noix ou de quelques semences ombellifères.

Huiles. L'huile d'olive est incontestablement la
meilleure; elle s'allie bien plus facilement que les
autres avec toutes les substances alimentaires et se
digère beaucoup plus promptement. Mais son mode
de préparation influe sur sa qualité. Celle qui a été
extraite sans l'aide de la chaleur ni d'aucune fermentation préliminaire, qui se congèle au moindre
froid, qui n'a pas d'odeur, ou qui du moins n'en
a pas d'autre que celle de la pulpe du fruit, et qui
a conservé un peu de sa couleur verte, est infiniment préférable à l'huile que l'on n'a extraite qu'a-
près avoir entassé les olives jusqu'à ce que la fermentation y ait développé un certain degré de chaleur. Les huiles obtenues par ce second procédé,
qui a pour but d'en faciliter l'expression complète,
sont plus fluides, jaunes et d'une odeur peu agréable; elles pèsent bien plus sur l'estomac et sont
moins digestibles.

Souvent l'huile d'olives est falsifiée dans le commerce avec une huile bien inférieure en qualité,
que l'on extrait des graines du pavot, et que l'on
connaît improprement sous le nom d'*huile d'œillet*.
Long-temps on a cru que cette huile pouvait être
dangereuse, à raison de la plante dont elle provient; mais Rozier a prouvé que, loin qu'elle présente le moindre inconvénient, c'est peut-être,
après l'huile d'olive, celle qui mérite la préférence
pour l'usage alimentaire.

L'huile de noix, beaucoup moins bonne que
l'huile d'olive, a l'inconvénient de se rancir faci-

lement. L'huile de faîne, celle de colsa et de navette, sont moins bonnes encore. Les fruits de l'arachide ou cacahuète, que l'on appelle aussi *pistache de terre (arachis hypogæa)*, et que l'on cultive dans le midi de la France, donnent près de la moitié de leur poids d'une huile limpide *délicieuse*, selon l'expression de M. Virenque, professeur à Montpellier, et cette huile peut être employée à tous les usages alimentaires, comme elle l'est depuis long-temps aux Antilles.

L'huile nourrit plus que le mucilage; mais les alimens où elle domine sont fortement laxatifs: aussi l'usage habituel d'une nourriture huileuse énerve et allanguit toutes les fonctions vitales, et ce n'est qu'en associant à l'huile des épices, des aromates, que l'on prévient les effets de son action relâchante.

Assaisonnemens acides. Les plus usités sont le vinaigre, le suc de citron ou celui de verjus. Le suc de citron et le verjus ne sont guère employés qu'en très-petite quantité pour aciduler certaines substances alimentaires, les rendre plus agréables, et hâter leur digestion. Le vinaigre, d'un usage presque universel, est rafraîchissant et légèrement tonique. Pris modérément, il aiguillonne l'appétit, favorise l'élaboration stomacale, augmente la sécrétion urinaire. Il convient aux constitutions molles et chargées d'embonpoint; mais il est nuisible aux constitutions sèches et irritables, et à tous les individus qui ont la poitrine délicate. On sait que, pris habituellement en certaine quantité, il détermine l'amaigrissement; mais ce fait, constaté par l'expérience journalière, n'a pas encore été expliqué d'une manière satisfaisante. Selon Cullen, le vinaigre aurait une action chimique sur la graisse animale ; selon Nysten, l'amaigrissement dépendrait en grande partie de ce que le vinaigre dissout la fibrine musculaire et divers autres tissus auxquels il arrive par les vaisseaux absorbans ; selon le plus grand nombre d'auteurs, il résulterait simplement de l'action de cet acide sur les premières voies. Quoi qu'il en soit, cet amaigrissement factice porte presque toujours à la santé une atteinte irréparable.

On trouve fréquemment dans le commerce des vinaigres falsifiés qui peuvent avoir des effets plus ou moins fâcheux. Long-temps, par exemple, on a débité sous le nom de *vinaigre* de l'acide sulfurique étendu d'eau, et les accidens qui en ont résulté ont provoqué, en 1809, une ordonnance qui défend sévèrement cette substitution. Mais on aurait dû comprendre dans les mêmes prohibitions les vinaigres faits avec du tartre, du cidre ou des fruits acides, ceux que l'on fabrique à Paris avec de l'orge ou de la bière, de la mélasse et d'autres substances susceptibles d'éprouver les fermentations alcoolique et acéteuse.

Le *vinaigre de bois* n'est pas entièrement privé d'odeur empyreumatique et sulfureuse ; il contient en dissolution une assez grande quantité d'acétate de soude, et, d'un avantage incontestable pour les arts, il ne doit, en aucun cas, remplacer le vinaigre de vin dans la préparation des substances alimentaires.

Les *salades* et tous les alimens dont le vinaigre est le principal assaisonnement, participent à la propriété rafraîchissante. Mais lorsqu'au vinaigre on ajoute la moutarde, comme dans les *rémoulades*, on a alors un assaisonnement très-excitant, dont il ne faut user qu'avec la plus grande modération. Nous en dirons autant des fruits ou autres parties de végétaux confits dans le vinaigre, tels que les câpres et les cornichons, qui sont d'autant plus irritans que le principe plus ou moins âcre ou acerbe qu'ils contiennent unit son action à celle du vinaigre.

Assaisonnemens aromatiques. On peut réunir d'abord sous cette dénomination le céleri, le cerfeuil, le persil, l'estragon, la pimprenelle, la sarriette, le thym, le laurier, le romarin, les semences de quelques ombellifères, telles que celles de la coriandre, de l'anis, de la badiane, et beaucoup d'autres substances analogues, qui agissent comme digestives, toniques et carminatives, mais qui n'ont point une action assez énergique pour irriter et porter le trouble dans l'économie. A une seconde série des assaisonnemens aromatiques appartiennent tous ceux dont la propriété fortement stimulante exige qu'on ne les emploie qu'à très-petite dose : tels sont le poivre, la mignonette (poivre dépouillé de son écorce et concassé), la moutarde, le gérofle, le gingembre, la muscade, la cannelle, etc. Ils produisent dans l'estomac une excitation qui se propage à tous les systèmes; ils accélèrent la circulation; ils augmentent la chaleur. Ils sont nuisibles surtout aux individus sanguins et pléthoriques,

aux jeunes gens, aux constitutions nerveuses, à tous
ceux dont l'estomac ou les poumons ont une disposition inflammatoire. Ils peuvent, au contraire, avoir
quelque utilité pour les individus lymphatiques,
pourvu toutefois qu'on n'en abuse pas. Pendant les
chaleurs fortes et prolongées, et dans les pays
chauds, ils peuvent contribuer à donner du ton aux
organes énervés par une température débilitante.

Le céleri, réputé aphrodisiaque, ne l'est pas
plus que les autres ombellifères et que toutes les
substances faiblement aromatiques. La roquette,
consacrée par les anciens à Vénus, et cultivée jadis
dans les jardins des moines, au rapport de Lobel
et de Simon Paulli, ne mérite guère plus cette réputation. L'estragon, la pimprenelle, la sarriette,
et surtout le thym, le romarin et le laurier, plus
actifs que les autres plantes de cette première série, n'offrent, du reste, rien de particulier. Mais
il ne faut pas confondre avec le laurier ordinaire
ou laurier - sauce, *laurus nobilis*, dont il est ici
question, le laurier - amande ou laurier - cerise,
prunus lauro - cerasus, dont on emploie quelquefois les feuilles pour donner au lait un goût
agréable, analogue à celui de l'amande. Si l'on fait
attention que la saveur que ces feuilles communiquent est due à l'acide prussique qu'elles contiennent, et que cet acide est un des poisons les
plus violens, on conçoit qu'il suffit de faire infuser
dans le lait une quantité un peu trop forte de ces
feuilles ou de les y laisser séjourner trop long-
temps, pour être exposé aux plus graves accidens.

Le poivre est un des plus puissans excitans que

nous possédions, et il est difficile de se rendre compte des préjugés vulgaires qui lui attribuent une vertu *rafraîchissante*. Ainsi que la moutarde et le gérofle, il est souvent employé pour relever la saveur des viandes blanches et gélatineuses, ou des poissons qui recèlent, comme l'anguille, un principe huileux abondant. Dans ce cas, il ne peut être nuisible que par son excès ; mais les individus qui font abus du poivre et de la moutarde éprouvent souvent de la constipation, une chaleur importune, des maladies cutanées ou inflammatoires.

Assaisonnemens alliacés. Un grand nombre de plantes de la famille des alliacées doivent à un principe âcre très-volatil des propriétés qui les ont rendues d'un usage journalier dans nos cuisines. L'ail et la rocambole, qui ne sont, pour ainsi dire, que deux variétés d'une même espèce, ont une action stimulante très-prononcée. Utiles surtout aux individus robustes, qui se nourrissent d'alimens grossiers, de pain mal fermenté, de viandes de mauvaise qualité, ils sont, dans les contrées du Nord, le correctif des alimens visqueux dont on y use habituellement, comme le piment est le correctif des boissons débilitantes et de l'inertie de l'estomac chez les habitans des pays méridionaux. L'ail paraît stimuler vivement les systèmes muqueux et lymphatique, et convenir surtout lorsqu'il existe des matières glaireuses dans les poumons et dans les premières voies. S'il peut contribuer à préserver des maladies contagieuses, ce n'est pas, comme le croit le vulgaire, en neutralisant les miasmes, mais seulement en excitant les tissus organiques, et les mettant par là en état de réagir contre les causes débilitantes.

L'échalotte jouit, ainsi que la ciboule et la civette, de propriétés analogues à celles de l'ail, mais plus faibles; et ces propriétés se retrouvent encore à un moindre degré dans le poireau et l'ognon. Mais le principe âcre de ces deux derniers bulbes se dissipant en grande partie par la coction, ils ne sont plus alors qu'alimentaires et émolliens, à raison du mucilage abondant qu'ils contiennent. En général, les alliacées excitent la transpiration et augmentent la sécrétion urinaire : toutes ont l'inconvénient d'occasioner de fréquens rapports.

Peut-être pourrait-on regarder aussi comme un assaisonnement l'eau de fleurs d'oranger, avec laquelle on aromatise certains alimens. Elle modère la susceptibilité nerveuse; elle jouit d'une propriété calmante dont le principe est encore inconnu, mais dont les effets sont bien constatés.

Nous devons aussi faire mention de la pistache, renommée autrefois comme pectorale et analeptique. Elle n'a aucune propriété particulière, et mérite à peine d'être distinguée des autres semences émulsives. Les crèmes et les glaces dans lesquelles on la fait entrer doivent, dit-on, leur couleur verte à du jus d'épinard qu'on y ajoute, la pistache ne les colorant pas suffisamment.

CHAPITRE III. *Des Boissons.*

Des Boissons en général.

La nature nous indique le besoin des boissons par la sensation de la soif; mais ce n'est pas seulement pour calmer cette sensation que nous y avons recours: nous en faisons aussi usage pendant le repas pour favoriser la dissolution des alimens solides, et elles-mêmes peuvent servir, dans certains cas, d'alimens; dans d'autres, elles font l'office d'assaisonnemens; elles stimulent les organes digestifs; quelquefois elles agissent spécialement sur certains organes; elles développent certaines facultés; elles provoquent ou éloignent le sommeil, ou bien, selon la quantité que l'on en prend, elles égaient, elles étourdissent, elles enivrent.

I. *Des Boissons considérées comme moyen d'étancher la soif.* L'eau simple étanche la soif en humectant l'intérieur de la bouche et des voies digestives. Introduite dans l'estomac, elle est bientôt absorbée, et elle répare, en passant dans la circulation, les liquides dissipés par toutes les évacuations. Elle produit d'autant mieux l'effet désiré que sa température diffère davantage de celle de notre corps. Ainsi l'eau froide et l'eau bien chaude sont préférables à l'eau tiède. Mais, malgré l'opinion de Persio, l'eau sensiblement fraîche ou froide désaltère encore mieux que l'eau très-chaude, surtout

si la soif est accompagnée d'une chaleur intense,
soit à raison de la température atmosphérique, soit
par quelque cause interne. Son action est aussi plus
durable, surtout lorsqu'on a l'attention de boire
lentement, pour imprégner les surfaces de l'arrière-
bouche et du gosier.

Mais lorsque le corps est très-échauffé et couvert
de sueur, par suite d'un exercice violent, l'eau
froide produirait un refroidissement général et la
suppression subite de la transpiration, d'où résulterait une vive irritation de la poitrine ou des intestins. Il faut donc alors s'abstenir d'eau froide et
commencer par prendre un peu de vin pur que l'on
boit lentement. Alors aussi l'eau ou tout autre liquide froid ou même à l'état de glace, conservé en
petite quantité dans la bouche et s'y fondant peu
à peu, désaltère parfaitement, à raison de la
grande différence de température et de son action
directe sur les organes qui sont le siége de la soif.
Porté ensuite plus lentement et sous un moindre
volume dans l'estomac, après avoir perdu sa température dans la bouche, ce liquide n'a plus le
même danger que l'eau froide avalée sans précaution et en grande quantité.

Les liquides acidules, tels que les sucs de beaucoup de fruits, et notamment ceux de la groseille
ou du citron, suffisamment étendus d'eau et édul-
corés avec du sucre, l'eau acidulée par le vinaigre,
par les acides tartrique, oxalique, citrique, carbonique, etc.; l'eau fraîche aromatisée par l'eau distillée de menthe poivrée, les vins acidules légers,
les vins blancs, les vins mousseux, le cidre, le poi-

ré, la petite bière, surtout si elle est mousseuse, l'eau mêlée d'un peu de vin rouge ou de quelques gouttes d'eau-de-vie, étanchent encore mieux la soif que l'eau pure, indépendamment de leur température, et seulement par l'excitation particulière qu'ils produisent dans les organes.

Les sucs des cucurbitacées ont aussi cette propriété, non pas comme excitans, mais en éteignant, pour ainsi dire, l'irritation des organes altérés : il semble qu'ils refroidissent réellement les surfaces avec lesquelles ils sont mis en contact, et ce n'est pas sans raison qu'on leur reproche d'être *froids* et de troubler souvent les digestions. Ces divers sucs, et l'*orgeat*, qu'on peut leur assimiler quant à ses effets, sont fréquemment nuisibles (1).

Tous ces liquides ont l'avantage de désaltérer beaucoup sous un petit volume et d'une manière durable. L'expérience prouve, au contraire, que si les vins doux et sucrés, les vins aromatiques, les vins très-alcooliques et très-colorés apaisent d'abord la soif, leur propriété plus ou moins excitante ou nutritive détruit bientôt l'effet qu'ils ont pu

---

(1) Nous observerons, relativement à l'orgeat, que bien que son nom semble indiquer que l'orge entre, comme autrefois, dans sa composition, le *sirop d'orgeat* ne contient plus maintenant que de l'eau, du sucre, des amandes, de l'eau de fleurs d'oranger et un peu d'esprit de citron ; qu'une once de ce sirop, étendue de 8 à 10 onces d'eau, constitue la boisson appelée *orgeat*, boisson plus agréable que salutaire, qui ne doit son effet calmant et légèrement narcotique qu'à l'acide prussique fourni par les amandes.

produire dans le premier moment. La bière forte, telle que le porter, les liqueurs alcooliques, les alcools sucrés et aromatisés présentent les mêmes inconvéniens : ils finissent par rallumer une soif plus vive qu'auparavant.

Cependant ces mêmes liquides ont une action plus durable si on les prend de façon à agir exclusivement sur la membrane muqueuse de la bouche et sur les organes salivaires. Les vins généreux, l'eau distillée ou les pastilles de menthe, les tablettes dans lesquelles le sucre est uni à un acide végétal, certains sels qui produisent une sensation de froid en se fondant dans la bouche, et mieux encore l'eau-de-vie que l'on promène dans toute la cavité buccale, calment très-bien la soif et en empêchent le trop prompt retour. L'eau-de-vie, mêlée avec de l'eau, forme une boisson qui désaltère parfaitement, en même temps qu'elle soutient le ton des organes et qu'elle empêche une transpiration trop abondante ; au lieu que l'eau vinaigrée, comme tous les liquides acidules, débilite promptement les organes digestifs et le système musculaire, et provoque les sueurs. De là les bons effets de l'eau-de-vie prise à petites doses pendant les marches forcées et les exercices pénibles.

II. *Des Boissons considérées comme facilitant la dissolution des alimens solides.* On doit prendre, pendant les repas, plus ou moins de boisson, selon que les alimens eux-mêmes sont plus secs ou plus humides, selon qu'ils se laissent plus ou moins facilement pénétrer par les fluides salivaire et gastrique, selon qu'ils forment par leur viscosité une masse plus ou moins tenace, selon enfin qu'ils sont plus ou moins de nature à distendre l'estomac et à y séjourner une certain temps.

La quantité de boisson doit varier aussi selon les constitutions individuelles. Les personnes sèches et bilieuses, dont les organes sont très-irritables et dont la chaleur propre est plus ardente, dont les évacuations intestinales sont plus habituellement dures et sèches, ont besoin d'une plus grande quantité de liquides aqueux et frais.

La proportion des boissons aux alimens doit encore varier selon l'influence des saisons et de l'état atmosphérique.

On peut poser en principe, 1°. qu'une quantité de boisson qui excède trop la mesure des besoins naturels énerve et retarde les digestions; 2°. qu'une quantité de boisson insuffisante prolonge le séjour des alimens dans l'estomac, et entretient le sentiment de plénitude qui en est la suite. Mais il faut, à cet égard, se tenir en garde contre l'habitude, qui outre-passe la mesure plutôt qu'elle ne reste en deçà : chacun doit connaître par son expérience quelle quantité de liquide est la plus favorable à son estomac, et faire attention que la soif déterminée par l'usage d'alimens secs, qui ont épuisé les organes salivaires, n'est souvent que momentanée, qu'elle se dissipe bientôt par le renouvellement de la salive, et qu'il y aurait de l'inconvénient à céder entièrement à la soif factice qu'ils causent au moment de leur ingestion. Ces observations sont surtout importantes pour ceux dont les digestions sont lentes et imparfaites, pour ceux qui sont sujets

aux aigreurs, et chez qui les fonctions gastriques
seraient aisément troublées par la surabondance des
liquides.

III. *Des Boissons considérées comme alimens.*
Toutes les boissons qui contiennent un principe
nutritif en dissolution sont de véritables alimens,
qui traversent les premières voies avec la plus
grande facilité et une extrême promptitude, et qui
n'exigent presqu'aucun travail des organes digestifs.
On sait que l'homme pourrait, à la rigueur, s'en
nourrir exclusivement : cependant un tel régime
ne saurait convenir aux personnes bien portantes,
à celles dont les forces vitales ont toute leur énergie; laissant l'estomac dans une inactivité presque
complète, ces alimens liquides l'énerveraient, en
lui ôtant l'habitude et par suite la faculté d'agir, et
cette débilitation s'étendrait successivement à toute
l'économie. Mais lorsque les forces générales sont
épuisées, l'alimentation s'opère très-bien au moyen
des liquides : aussi les bouillons de viandes plus ou
moins chargés de principes nutritifs conviennent-ils
dans certaines convalescences, après les grandes
fatigues et après les grands écarts de régime. C'est
la première nourriture dont doivent faire usage
ceux qui ont eu à souffrir une faim prolongée ou
des évacuations excessives. Dès que, dans les circonstances dont nous parlons, les forces commencent à revenir et permettent de donner quelque
substance plus consistante, telle que du pain ajouté
au bouillon, il vaut mieux faire tremper le pain
dans le bouillon par le convalescent lui-même, que
de le donner à l'état de soupe, afin de provoquer

l'exercice de la mastication, qui contribue à rendre
la digestion plus parfaite.

IV. *Des Boissons considérées comme assaisonnemens.* Les liquides stimulans que l'on boit pendant
les repas pour activer la digestion peuvent être
regardés comme des assaisonnemens. Ainsi les vins
sucrés dont on fait usage en Italie, les vins acidules
et légèrement toniques que préfèrent les Français,
les vins alcooliques, astringens et toniques que
boivent les peuples du Nord, et surtout ceux qui
habitent des contrées humides, la bière forte, si
usitée en Flandre et en Angleterre, les boissons
à la glace en usage surtout dans les régions méridionales, les boissons aromatiques très-chaudes que
l'on prend à certains repas, telles que le thé et le
café, sont autant d'assaisonnemens dont le choix
doit être subordonné à la constitution et aux besoins
de l'homme, aux circonstances dans lesquelles il se
trouve placé, à la disposition de l'estomac et aux
habitudes de ce viscère, non-seulement d'après une
théorie raisonnée, mais encore d'après une judi-
cieuse expérience.

ARTICLE II.

Des diverses espèces de Boissons.

§ Ier. *De l'Eau.*

L'eau est la plus simple et la plus nécessaire de
toutes les boissons, et ce n'est même qu'en raison
de ce que les alimens liquides et solides en con-

tiennent plus ou moins, qu'on peut se dispenser quelquefois d'en faire usage.

L'eau, pour être salubre, doit être limpide, inodore, légère et aérée. Elle ne doit être ni désagréable, ni fade, ni piquante, ni salée, ni atramentaire.

L'eau qui n'est point suffisamment aérée, c'est-à-dire qui ne contient point assez d'air atmosphérique, n'a pas cette saveur particulière qui caractérise l'eau de bonne qualité. Aussi l'eau distillée et celle qu'on a fait bouillir sont-elles très-fades et ne reprennent-elles leur saveur qu'après avoir été agitées à l'air libre.

Les eaux séléniteuses, les eaux *crues*, comme l'on dit vulgairement, c'est-à-dire celles qui contiennent des quantités notables de sulfate calcaire, rendent souvent les digestions pénibles, surtout chez les personnes délicates et chez celles qui ne sont pas habituées à leur usage. Néanmoins, lorsque ce sel terreux n'y existe pas en trop grande abondance, et qu'il n'y est point uni à quelque autre substance étrangère, elles n'ont pas les dangers qu'on leur attribue communément, puisque l'on voit à Paris, par exemple, l'eau d'Arcueil, qui est très-séléniteuse, servir sans inconvénient de boisson habituelle aux habitans de tout un quartier.

Au reste, la présence des sels terreux dans l'eau est facile à constater. On sait que l'eau séléniteuse, au lieu de dissoudre le savon, comme le fait l'eau pure, le décompose; qu'il se caillebotte par la combinaison de son huile avec la chaux du sulfate. On sait aussi que cette eau n'opère jamais parfaitement la coction des légumes farineux secs, parce que, dit M. Vauquelin, les substances alcalines que ceux-ci contiennent, décomposant de même le sulfate calcaire, la chaux forme avec la matière végéto-animale de ces mêmes légumes un composé insoluble.

Les eaux qui contiennent des matières animales ou végétales, telles que celles qu'on puise dans les étangs et les marais, sont toujours dangereuses, lors même qu'elles ne recèlent que des quantités inappréciables de substances organiques en putréfaction, ou de produits gazeux provenant de leur décomposition. Leurs effets nuisibles se manifestent à la longue par la débilitation des forces gastriques, par des fièvres intermittentes, par des engorgemens des viscères abdominaux et une asthénie générale.

L'eau de la Seine, prise au centre de Paris, a en partie les mêmes inconvéniens que ces eaux marécageuses. Les immondices que les égouts y versent de toutes parts, les matières organiques de toute espèce qu'elle entraîne dans son cours à travers cette immense cité, ne sont pas sans danger pour ceux qui font de cette eau leur boisson habituelle, et elle détermine souvent un effet laxatif chez ceux qui en boivent pour la première fois. Les filtres de sable de rivière ou de pierres poreuses disposées par couches dans les fontaines domestiques, présentent, à la vérité, le grand avantage de dépouiller cette eau des substances qu'elle tient en suspension, pourvu que l'on ait l'attention de les nettoyer fréquemment ; mais ces filtres ne sauraient lui enlever les substances qui y sont dissoutes, et l'on doit, sans contredit, préférer à l'eau ainsi clarifiée l'eau épurée que l'on distribue chaque jour dans tous les quartiers de la capitale. Situé presque à l'entrée de Paris, du côté de l'est, l'établissement où se fait cette épuration reçoit l'eau de la Seine avant qu'elle ait été infectée par les ruisseaux et les usines. Reçue d'abord sur des éponges qui la dépouillent des matières les plus grossières, l'eau filtre ensuite à travers du charbon en poudre qui la purifie, et retombant, sous forme de pluie, dans un vaste réservoir, elle reprend ainsi la quantité d'air qu'elle avait perdue pendant l'opération.

L'eau des puits de Paris contient à-peu-près les mêmes substances étrangères que l'eau de la Seine, mais en plus grande quantité. Outre les sulfates, les muriates et les carbonates terreux et alcalins qu'on trouve dans l'une et dans l'autre, il y a, de plus, dans l'eau de puits, un peu de nitrate de potasse et du carbonate d'ammoniaque, provenant de la décomposition de matières organiques. L'impureté des eaux de puits dépend en grande partie du sol dans lequel ces puits sont creusés et des matériaux employés à leur construction. Si, dans un terrain siliceux, à travers lequel filtre une eau pure, on construit un puits en pierres calcaires, nul doute que bientôt l'eau sera détériorée. Les puits doivent donc toujours être faits en pierres siliceuses et sans mortier, surtout dans leur partie inférieure. Il faut, en outre, avoir la précaution d'éviter le voisinage des écuries, des égouts, des dépôts d'immondices et des fosses d'aisances.

Les eaux de pluie sont les plus pures de toutes ; non pas celles qui tombent après que le temps a été long-temps serein, mais celles que l'on recueille après que la pluie a déjà duré quelques heures. Les premières pluies, en effet, chargées de substances qu'elles rencontrent dans la partie la plus basse de l'atmosphère, se croupissent plus ou moins promptement ; les secondes seules peuvent très-bien servir aux usages domestiques, et sont, en certains pays, mises en réserve dans des citernes.

Les eaux provenant de la fonte des neiges et des glaces sont d'abord fades, parce qu'elles ne contiennent pas assez d'air ; mais elles en reprennent bientôt par l'agitation, et alors il paraît qu'elles ne sont pas plus nuisibles que les autres. On a long-temps prétendu qu'elles causaient des goîtres : cependant on ne voit point de goîtreux dans certains cantons des Alpes où ces eaux sont la boisson journalière, et l'on en rencontre, au contraire, en très-grand nombre dans d'autres cantons où les eaux sont très-bonnes, et où celles de neige ne sont d'aucun usage : d'où l'on doit conclure que cette maladie, encore peu connue, ne peut pas être attribuée à la qualité des eaux.

La meilleure eau potable est celle des rivières qui coulent rapidement sur un lit de sable ou de roc. — Si l'on était néanmoins dans la nécessité de boire des eaux dites *séléniteuses*, on pourrait les rendre parfaitement salubres en y versant un peu de carbonate de potasse, et séparant ensuite, au moyen du filtre, le carbonate de chaux précipité. — Pour rendre potables les eaux des étangs et des marais, il faut d'abord les faire bouillir, pour que l'ébullition cuise les matières organiques et dégage les principes gazeux insolubles; après le refroidissement, on les agite pour leur rendre l'air qu'elles ont perdu; enfin, on les filtre à travers le sable ou le charbon.

Nous avons dit (pag. 294) quels sont les effets de l'eau pure et fraîche. Nous ajouterons que, plus que tous les autres liquides, cette boisson peut convenir à tous les âges, à toutes les constitutions, tant que l'on n'a pas contracté l'habitude des liqueurs fermentées; mais qu'en général l'eau à laquelle on mêle une petite proportion d'un vin généreux est la boisson la plus convenable.

§ II. *Des Sucs aqueux végétaux et animaux.*

Les sucs végétaux dont l'eau est la base sont ou acidules ou sucrés. Les sucs acidules, tels que ceux de groseilles, de citron, d'orange, étanchent très-bien la soif, ainsi que nous l'avons dit, tant à raison de leur véhicule qu'à cause de leur acidité; ils sont peu nourrissans. Les sucs sucrés calment bien moins la soif que les sucs acidules et même que l'eau pure, mais ils nourrissent beaucoup plus. Les sirops préparés avec un suc acide et le sucre, tels que les sirops de groseilles, de vinaigre, etc., participent un peu des propriétés de l'un et de l'autre; mais ils tiennent toujours davantage de celles du suc qui entre dans leur préparation.

Les limonades préparées à froid, dans la proportion d'un fort citron bien plein et bien juteux avec une à deux onces de sucre et une pinte d'eau, ou bien en mêlant trois onces de sirop de limon dans la même quantité de liquide, sont des boissons acidules et agréables très-convenables dans la saison des chaleurs. Mais, chez beaucoup d'individus, elles provoquent la toux, et l'on doit alors préférer les limonades cuites, c'est-à-dire celles que l'on prépare en versant de l'eau bouillante sur le citron coupé par tranches. Cette boisson est beaucoup plus douce, sans doute parce que l'eau bouillante dissout une petite portion du mucilage que contient le citron.

Pour rendre plus rafraîchissantes encore les boissons préparées avec les sucs aqueux végétaux on les prend quelquefois à l'état de *glaces*. Connues depuis l'an 1660, les glaces, que nous devons à l'Italien Procope, sont un objet de luxe plutôt que d'utilité. L'homme faible ou fatigué, et celui chez qui domine le tempérament lymphatique, doivent s'en abstenir : elles peuvent porter le trouble dans les organes digestifs, causer des anxiétés, du frisson et un abattement général. L'homme robuste, au contraire, peut en faire usage sans inconvénient : il s'établit chez lui une réaction plus ou moins vive, qui, de l'estomac, se propage dans toute l'économie et fait éprouver un sentiment de bien-être et de vigueur aussi agréable que salutaire. Les glaces ne conviennent par conséquent qu'aux jeunes gens, aux hommes bien portans, aux femmes douées d'une forte constitution, et nullement aux vieillards. Si les femmes ne doivent jamais en prendre qu'avec précaution, à plus forte raison doivent-elles s'en abstenir pendant le temps de leurs règles.

Pour que les glaces produisent de bons effets, il faut que la chaleur générale du corps dépende du bon état des fonctions et de la température atmosphérique : aussi est-ce seulement en été et dans les pays chauds qu'on doit en faire usage. Toutes les fois que la chaleur du corps provient d'un exercice violent, les glaces sont dangereuses : on ne saurait donc trop blâmer l'habitude d'en prendre lorsque l'on est échauffé par la marche ou la danse : un punch léger est, dans ce dernier cas, infiniment préférable.

Une attention non moins importante c'est de ne jamais prendre de glaces à jeun, ni pendant le travail de la digestion ; mais seulement le soir, lorsque la digestion du dîner est terminée ou très-avancée.

Le choix des glaces ne saurait être indifférent. Les glaces très-acides, telles que celles au citron, peuvent exciter la toux : ce serait les plus nuisibles si l'estomac contenait encore des alimens ; elles sont surtout contraires aux individus accoutumés aux boissons spiritueuses. Les glaces à la fraise, à la framboise, ont moins d'inconvéniens : néanmoins beaucoup de personnes les trouvent *froides*, et ressentent après les avoir prises des pesanteurs d'estomac. Les glaces aromatiques, telles que celles au café, à la vanille, sont infiniment préférables.

§ III. *Des Infusions dans l'eau.*

Les infusions aqueuses tirent leurs propriétés et de l'eau qui leur sert de véhicule et de la nature

des substances dissoutes : tels sont particulièrement le thé et le café.

Du Thé. Le thé est une des infusions les plus
en usage en Europe, surtout dans les pays humides
et brumeux, comme l'Angleterre et la Hollande. Il
contient une substance de la nature du tannin,
mêlée à un aromate particulier ; mais celui-ci varie
selon l'âge de la feuille, selon le pays où il a été
recueilli, et par une multitude de circonstances
accessoires. Les thés verts, tels que le thé perlé et
surtout le thé heyswen, sont plus fortement aromatiques, plus âcres, que les thés noirs. Parmi
ceux-ci on estime particulièrement le thé congo,
le thé saotchon et le thé péko ; mais le thé boui
est celui que l'on trouve communément dans le
commerce. Plus doux que les autres espèces, il convient mieux aux estomacs délicats et à tous ceux
qui n'ont pas l'habitude de ce genre de boisson.

La mauvaise qualité des eaux, en Chine, nécessite l'usage du thé dans tout ce vaste empire. Au
rapport des voyageurs, la précaution que l'on a
de les faire bouillir avec des feuilles de thé avant
de les employer aux usages domestiques les rend
également agréables et salubres, ce qui donne lieu
de croire que l'on pourrait tirer le même parti de
cette feuille exotique dans certaines contrées de la
France où l'on n'a que des eaux saumâtres. A part
cette utilité réelle, il est difficile de concevoir la
vogue dont jouit l'infusion de thé. Si, d'une part,
sa propriété de favoriser la transpiration et de stimuler l'action de l'estomac peut la rendre utile aux
habitans des pays humides et marécageux, à ceux

chez lesquels prédomine le système lymphatique ;
d'un autre côté, l'habitude de se gorger, comme le
font les Hollandais, de ce liquide aqueux et chaud,
contribue puissamment à débiliter, à énerver toute
leur économie, à leur donner cette leucophlegmatie, cette apathie physique et morale qui les caractérisent.

Pris en petite quantité, le thé est réputé digestif. Il le devient en effet si l'estomac, surchargé
d'alimens solides, a besoin d'être stimulé. Mais lorsque des indigestions sont causées par le vin ou par
toute autre boisson spiritueuse, l'excitation de l'estomac étant déjà trop vive, le thé ne saurait convenir, à moins qu'on ne le donne très-étendu d'eau :
dans ce cas, ce n'est pas le thé qui agit, c'est l'eau,
qui adoucit et délaye la partie alcoolique des boissons et en diminue l'activité.

Nous observerons aussi que le thé, quand il est
trop fort, produit chez beaucoup de personnes
l'insomnie, des spasmes, un tremblement général,
ce qui annonce évidemment une action particulière
de cette boisson sur le système nerveux. Ces accidens sont rares lorsque l'infusion est très-légère,
et le plus ordinairement elle est anti-spasmodique.

Du Café. Torréfié convenablement, réduit en
poudre et soumis à l'ébullition, le café se gonfle
et présente les caractères d'une fécule. Cependant
la torréfaction lui a ôté une partie de sa propriété nutritive ; elle y a développé un principe
aromatique et une huile empyreumatique qui stimulent les organes digestifs : aussi l'usage du café

est-il en général avantageux à la fin des repas. Chez la plupart des individus, le café, pris à doses modérées, favorise l'élaboration des substances alimentaires, excite les fonctions de l'entendement et l'action musculaire, active les sécrétions et les exhalations. Il convient par conséquent à ceux qui mènent une vie sédentaire, aux hommes de cabinet, à tous ceux qui sont soumis à l'influence de causes débilitantes. A la vérité, il occasione souvent, chez les personnes qui n'y sont pas habituées ou qui en ont pris une dose trop forte, l'accélération de la circulation, une agitation générale, l'insomnie, quelquefois même, dans quelques constitutions très-irritables, de l'anxiété, des palpitations, le tremblement des membres, et un véritable mouvement fébrile ; les individus éminemment nerveux, les hypochondriaques, les hémorrhoïdaires doivent s'en abstenir. Néanmoins on a certainement exagéré ses inconvéniens : et l'âge auquel sont parvenus Voltaire et Fontenelle, qui en prenaient beaucoup, atteste que, si le café est un poison, comme on l'a souvent répété, c'est un poison bien lent, et qui produit avant de nuire de merveilleux effets.

L'habitude d'en prendre se convertit bientôt en un besoin, et l'estomac ne peut plus en être privé sans qu'il en résulte un état de torpeur, de malaise, d'insomnie : les preneurs de café ne doivent donc se sevrer de cette boisson que peu à peu, en diminuant insensiblement leur dose journalière et en se contentant d'une infusion de moins en moins chargée.

Souvent on associe au café le lait ou la crème.

D'une part, le lait modère la trop grande activité du café; de l'autre, le café rend plus facile la digestion du lait. La crème produit un effet analogue; mais, en raison de la substance grasse qu'elle contient et qui la rend naturellement plus indigeste que le lait, elle exige une plus forte proportion de café. L'un ou l'autre de ces mélanges, pris à la fin d'un repas, est loin d'avoir autant d'avantages que le café pur, et peut même entraver le travail de la digestion. Pris, au contraire, au déjeuner, le café au lait ou à la crème est l'aliment favori de beaucoup de femmes, qui ne sauraient même s'en passer, par l'habitude qu'elles ont de cette excitation modérée qu'il imprime à toute leur économie. Néanmoins celles qui ont le système nerveux très-irritable doivent, avant de se mettre à l'usage du café au lait, examiner si elles n'en éprouvent point une trop vive agitation.

Souvent on mélange au café de la racine de chicorée sauvage torréfiée et réduite en poudre. Evidemment amère et très-saine, elle a seulement l'inconvénient de dénaturer les propriétés du café; et l'on ne voit pas trop sur quels fondemens repose l'assertion de quelques médecins allemands qui ont prétendu que le café qui contient de la chicorée donnait lieu à des amauroses.

§ IV. *Des Boissons fermentées.*

Toutes les boissons fermentées ont des effets communs qui dépendent de l'alcool qu'elles contiennent en plus ou moins grande proportion. Prises en quantité modérée, elles sont toniques, stimulantes, elles donnent de la gaîté, aident et accélèrent la digestion. En quantité plus forte, elles agitent, étonnent, étourdissent, et ce premier effet est bientôt suivi de faiblesse et de somnolence : si la digestion n'est pas accomplie, elle finit par être troublée par des aigreurs et des rapports désagréables. En quantité excessive, après avoir étourdi, elles font perdre la raison, elles causent une gaîté turbulente ou une véritable fureur, elles font vaciller la marche, elles plongent ensuite dans la stupeur et l'assoupissement : alors surviennent une véritable indigestion avec vomissemens de matières aigres et piquantes, un désordre de toutes les fonctions, et à la longue l'abrutissement des facultés intellectuelles.

Les boissons fermentées dont on fait le plus généralement usage sont le vin, la bière, le cidre et le poiré.

Du Vin. Chaque espèce de vin produit, outre les effets communs aux autres boissons fermentées, des effets particuliers dépendant des proportions respectives de l'alcool, de la matière mucoso-sucrée, de la matière colorante extractive, du tartre et des acides qu'ils contiennent.

Les vins de la Brie, ceux des environs de Paris, et une partie des vins de l'Orléanais sont faibles d'alcool, imparfaitement fermentés et chargés d'acides : ils désaltèrent bien, mais ils stimulent fort peu l'estomac. Bus en trop grande quantité pendant des repas copieux, ou par des individus qui ont l'estomac délicat, ils donnent d'abord des rapports aigres, puis des coliques intestinales. Bus assez abondamment pour causer l'ivresse, ils occasionent un assoupissement suivi d'indigestion qui se termine par des vomissemens aigres. Ils ne conviennent pas aux estomacs faibles, chargés de glaires, et qui digèrent lentement.

Les vins d'Espagne, de Malaga, d'Alicante, de Rota; la plupart de ceux de Portugal et d'Italie; les vins du Languedoc et du Roussillon bien fermentés, tels que ceux de la Ciotat, de Frontignan, de Lunel, de Condrieux, d'Arbois, de Rivesalte; ceux de Tavel, de Tokay, de Chypre, de Chio, qui contiennent beaucoup d'alcool uni à leur principe mucoso-sucré, désaltèrent peu, stimulent fortement et accélèrent la digestion : aussi les sert-on communément comme vins de dessert. Pris en petite quantité vers la fin des repas, ils conviennent aux estomacs paresseux; mais ils sont nuisibles aux individus dont la tête se trouble facilement et dont la circulation est susceptible de s'accélérer par la moindre excitation. L'ivresse causée par ces vins pris en excès est forte, mais rarement accompagnée de symptômes d'indigestion.

Les vins les plus favorables à la digestion et dont la quantité et l'abus présentent en même temps le moins d'inconvéniens sont ceux qui, légèrement acidules et suffisamment généreux, contiennent une proportion modérée d'alcool, peu de mucilage sucré, une petite proportion de matière extractive colorante et de tartre. Ainsi, les vins de Bordeaux dépouillés par leur âge d'une partie de leur substance colorante; les vins de Bourgogne, âpres et

tartareux dans les premiers mois, doux quand ils
ont suffisamment vieilli; les vins de la Champagne
méridionale, bien fermentés, plus acides et plus
légers que les vins de Bourgogne; enfin les vins
du Nord, comme ceux de Bar, du Rhin et de la
Moselle, lorsqu'ils sont très-vieux, sont ceux qui
conviennent à un plus grand nombre d'estomacs.

Les vins qui sont long-temps à se faire, et qui
dans leur perfection conservent toujours un peu
d'âpreté, comme ceux de Bordeaux rouges et blancs,
sont toniques, très-peu stimulans, et n'enivrent
qu'à grandes doses. Ils conviennent aux estomacs
faibles et irritables : aussi en permet-on l'usage aux
convalescens. Dans un repas ordinaire, ils soutiennent bien les forces digestives; mais ils ne les excitent
pas assez dans les excès de table.

Les vins blancs sont en général plus légers que
les vins rouges, quand ils ne contiennent pas un
principe mucoso-sucré trop abondant, et qu'ils ne
sont pas, d'ailleurs, très-généreux. Ils étanchent
mieux la soif, ils excitent davantage la sécrétion
urinaire; leur abus cause une ivresse plus prompte
mais moins durable : tels sont les vins de Pouilly,
de Châblis, etc.

Le vin de Champagne, et tous les vins légers mis
en bouteilles avant leur fermentation terminée, imprégnés par conséquent d'acide carbonique qui les
rend mousseux, stimulent vivement et promptement,
désaltèrent bien, échauffent peu, et donnent lieu,
même lorsqu'on n'en prend qu'une quantité modérée, à une ivresse momentanée, qui se borne à
égayer, étonner, étourdir, et qui se termine bientôt

sans troubler la digestion, et sans conséquences fâcheuses.

Il importe aussi, dans le choix des vins, de faire
attention à leur âge : il y en a, et ce sont les plus
faibles, qui ont au bout d'un an, ou même seulement de six mois, toute l'énergie qu'ils peuvent
avoir ; d'autres continuent à se bonifier pendant un
grand nombre d'années. Cette dernière propriété
est particulière aux vins rouges riches en mucoso-
sucré, ou en matière colorante et en tartre : à la
longue, leur principe mucoso-sucré se convertit en alcool, le tartre se précipite et entraîne la matière colorante ; et ces vins deviennent ainsi moins amers,
moins acides et plus chauds. C'est parce que le
tartre n'est pas soluble dans l'alcool que ces vins
généreux en contiennent peu : tels sont les vins
d'Espagne, qui ont l'avantage de se conserver
très-long-temps. Les vins de Bordeaux, qui sont
très-chargés de tartre, en précipitent beaucoup à
mesure qu'ils vieillissent ; et la fermentation insensible étant continuellement ralentie par la présence
de cette substance et de la matière extractive, ils
ne perdent que lentement leur âpreté. Par la même
raison, les vins du Rhin n'acquièrent leur perfection
qu'au bout de quinze ans, de vingt ans et plus.

Mais rien de plus commun que les vins dont
l'âge et la qualité sont déguisés à l'aide de mélanges ou de procédés plus ou moins dangereux.
Les vins communs du Languedoc étant très-spiri-
tueux et très-colorés, sont souvent mêlés avec des
vins de mauvais crûs, ou bien avec des vins blancs
faibles ; falsification dont le principal inconvénient

est de dénaturer le vin, d'induire en erreur sur les effets qu'on peut en attendre. — Souvent aussi le vin est mélangé de cidre ou de poiré, et il en a alors toutes les qualités malfaisantes. — L'addition d'une certaine quantité d'eau-de-vie pour rendre le vin plus capiteux n'est pas moins répréhensible ; et, selon M. Deyeux, les ivresses furieuses, qui lui semblent plus fréquentes aujourd'hui qu'autrefois, dépendent uniquement de cette cause.

Il serait trop long de détailler ici toutes les fraudes inventées par la cupidité des marchands de vin. Souvent, dans le but d'adoucir des vins qui tournent à l'aigre, ils y ajoutent des substances terreuses, et spécialement de la chaux ou de la magnésie, qui absorbent l'excès d'acide : et lors même que ces vins ne semblent point altérés, ils ne sont pas moins à la longue nuisibles à la santé, par l'irritation qu'ils ne peuvent manquer de déterminer sur le canal intestinal. Certains vins sont colorés avec les baies d'yèble ou de troène, avec le bois d'Inde ou de Fernambouc. Les vins de Bordeaux sont imités, dans le Nord, avec des vins communs dans lesquels on fait infuser des baies d'airelle, ou du bois de campêche. On fait du vin de Champagne au moyen de la sève du bouleau mise en fermentation avec du vin blanc, du sucre et du jus de citron. On fait du vin de Malaga avec un mélange d'alcool, d'hydromel et d'autres substances inconnues ; du vin muscat, avec une infusion de fleurs de sureau dans du vin blanc sucré.

La plupart des marchands de vins ont l'habitude de les soufrer, en plongeant dans les tonneaux des

mèches toute allumées, afin de prévenir ou d'arrêter la fermentation insensible, et de donner aux
vins une saveur plus douce. Les vins peu soufrés,
et que l'on ne boit que long-temps après qu'ils ont
subi cette opération, sont sans inconvénient. Mais
il n'en est pas de même de ceux qui contiennent
trop d'acide sulfureux : ils échauffent, ils produisent
des toux fatigantes, des cardialgies, des crachemens de sang. Il serait important aussi que ces
mèches ou bandelettes de toiles enduites de soufre
ne continssent réellement que du soufre pur : celles
qui sont verdâtres, et plutôt encore les rouges,
doivent être sévèrement interdites, parce qu'elles
contiennent toutes ou de l'arsenic, ou quelque autre
substance nuisible. Il suffit, au reste, pour constater
qu'un vin est trop soufré, d'y placer une pièce
d'argent pur : au bout de quelques heures, on la
retire plus ou moins noircie.

De toutes les sophistications, la plus dangereuse
sans contredit est celle pour laquelle on emploie
des oxydes de plomb. Lorsqu'on pense aux funestes
effets que ce métal produit dans l'économie animale,
on ne saurait être trop effrayé des accidens auxquels expose l'usage des vins sophistiqués avec la
litharge. Il est prouvé que certains vins peuvent
dissoudre jusqu'à 24 grains de cet oxyde par pinte,
et que ce sont précisément les plus mauvais, ceux
que l'on a le plus intérêt à falsifier, qui en dissolvent davantage. On sait d'ailleurs que, même à
très-petite dose, la litharge peut déterminer l'empoisonnement.

De la Bière. La bière varie singulièrement quant

aux proportions de l'orge, du houblon et des autres substances qui entrent dans sa composition, et quant aux procédés employés pour sa préparation.

On fabrique presque partout, comme à Paris, de petites bières très-légères et mousseuses, qui, lorsqu'elles sont bien faites, suffisamment houblonnées, claires et d'un jaune doré, conviennent à la plupart des estomacs, désaltèrent bien, excitent les urines ou une douce moiteur à la peau, relâchent un peu les membranes muqueuses en général, et rendent par conséquent les évacuations intestinales plus faciles. Ces petites bières ne sont bonnes qu'au printemps, et peu de temps après qu'elles ont été brassées : elles fermentent promptement et passent bientôt à l'aigre. Tous les auteurs en recommandent l'usage aux goutteux ; ils les regardent aussi comme très-utiles pour prévenir la formation des graviers et des calculs urinaires ; et l'expérience a démontré, en effet, que la pierre et la gravelle sont plus rares dans les pays où l'on fait un usage habituel de cette boisson.

Les bières fortes sont de deux espèces ; il en est de blanches ou brunes, épaisses, quelquefois troubles, qui sont faites avec des drèches mal préparées, trop ou trop peu torréfiées, qui sont ensuite mal cuites, ou qui n'ont pas suffisamment fermenté : telles sont la plupart des grosses bières de Paris, de Caen, de la Belgique et de la Hollande. C'est à cette espèce de bière que s'appliquent la plupart des reproches que l'on a faits à la bière en général ; elles peuvent déterminer, surtout lorsqu'elles sont nouvelles, des coliques, des vents, l'ischurie, des écoulemens muqueux par le canal de l'urèthre, des rétentions d'urine. Ces accidens, qui ne surviennent que chez ceux qui ne sont pas accoutumés à boire de la bière, ou qui en ont bu avec excès, paraissent dépendre de la présence d'une certaine portion de levure, qui ne s'est pas encore suffisamment assimilée. Lorsque ces bières sont restées quelque temps en tonneaux, et qu'elles ont été bien collées, elles ne produisent plus les mêmes indispositions ; mais elles n'ont pas moins l'inconvénient de favoriser le relâchement des organes abdominaux, de disposer à des engorgemens des viscères, ou à un développement excessif du tissu cellulaire graisseux, d'où résulte une obésité incommode.

Les bières fortes de la seconde espèce, plus généreuses, dans lesquelles les principes sont bien combinés, et qui ont subi une longue cuisson et une fermentation suffisante, abondent en principes nutritifs, en même temps qu'elles déterminent dans nos organes une excitation analogue sous certains rapports à celle que produit le vin. Les meilleures doubles bières de Paris et d'Amiens méritent à peine d'être rangées dans cette classe, et ne peuvent être comparées ni aux bières fortes de Louvain et de Bruxelles, ni aux porters anglais. — Le seul reproche que l'on puisse faire à celles de Louvain, c'est d'être un peu lourdes et trop nourrissantes, à raison de la farine de froment ou d'avoine qu'on ajoute à la drèche. — Par son odeur et sa saveur piquante et alcoolique, le faro de Bruxelles se rapproche de certains vieux cidres : il jouit comme eux de propriétés stimulantes, et cause même parfois un peu d'irritation. — Aussi toniques, sans être ni aussi chauds ni aussi irritans que les vins très-alcoolisés, les porters sont beaucoup plus nutritifs et tout aussi enivrans.

L'ivresse produite par les bières fortes est accompagnée de vertiges et d'indigestion; elle dure plus long-temps que celle qui est causée par les vins alcooliques; elle détermine plus promptement l'affaiblissement des facultés mentales.

Nous avons parlé de la propriété singulière qu'ont les bières fortes de déterminer un écoulement qui pourrait en imposer pour une blennorrhagie vénérienne. Une quantité très-modérée de bière suffit quelquefois pour occasioner ce symptôme, qui se dissipe souvent spontanément du second an troisième jour, et que l'on fait cesser plus promptement encore, et pour ainsi dire sur-le-champ, en buvant un peu d'eau-de-vie, moyen auquel les Belges ont communément recours.

Du Cidre et du Poiré. Une multitude de causes font varier les propriétés du cidre comme celles du vin. Les qualités de cette boisson dépendent d'abord de celles des pommes, qui sont plus ou moins douces, plus ou moins acides, ou plus ou moins acerbes, selon les espèces auxquelles elles appartiennent et selon les crûs; les qualités varient encore suivant le mode de préparation du cidre, le degré de fermentation qu'il a subi, son âge, etc.

Tous les cidres nouveaux sont plus ou moins doux; ils contiennent beaucoup de mucilage sucré, et sont d'autant plus pesans, plus venteux et plus difficiles à digérer pour certains estomacs, qu'ils sont plus voisins de l'état de moût : ils produisent chez presque tous les individus un effet purgatif; mais à mesure que la fermentation secondaire détruit peu à peu le mucilage sucré, le cidre devient plus piquant, quelquefois un peu amer et légèrement acide. On dit, quand il est dans cet état, qu'il est *paré*, et c'est alors que les habitans des pays à cidre le trouvent potable : il constitue en effet une boisson saine et nourrissante, que ceux qui en boivent habituellement trouvent agréable, et qui passe pour donner beaucoup de lait aux nourrices.

Les cidres qu'on a soutirés dès qu'ils se sont éclaircis, et qu'on a mis de suite en bouteilles, sont sucrés et mousseux, parce qu'on a arrêté par ce moyen la fermentation secondaire : tels sont la plupart des cidres d'Isigny et de Pressigny. Ces cidres mousseux, de bonne qualité, ont un effet légèrement sédatif, et se rapprochent à cet égard des bières mousseuses : ils ne valent pas, comme boisson habituelle, les cidres parés.

Les *gros cidres*, préparés avec des pommes de bonne qualité et très-peu d'eau, ne *parent* souvent qu'au bout de huit à dix mois. Ils ne contiennent plus alors qu'une très-petite proportion de matière sucrée, de mucilage et d'acide carbonique; ils sont fortement alcoolisés, et loin d'avoir la propriété laxative des cidres doux et mousseux, ils ont une action stimulante et tonique très-marquée. Ils se rapprochent des vins de Champagne non mousseux; mais ils sont peut-être plus forts, et ils exciteraient une ivresse longue et dangereuse si on en usait immodérément.

En coupant ces gros cidres parés avec une certaine quantité d'eau, quelques jours avant de les boire, on fait des *cidres moyens* aussi forts qu'on le désire ; et il suffit de voir l'état de santé et de vigueur des hommes, la fraîcheur et l'embonpoint des femmes de tous les pays où l'on en fait usage, pour être convaincu de leur salubrité. Ces cidres moyens sont rafraîchissans et diurétiques : la pierre et la gravelle paraissent être plus rares dans les provinces de la France où l'on en boit habituellement. Ce sont ceux qui conviennent le mieux aux individus faibles, maigres, bilieux.

Les petits cidres sont aussi très-salubres quand ils sont récens ; mais, à raison de la grande quantité d'eau qu'ils contiennent, ils sont très-légers, très-faibles, très-rafraîchissans et à peine nutritifs.

Les cidres éprouvent souvent dans le commerce des falsifications analogues à celles qu'on fait subir aux vins, et il peut en résulter les mêmes dangers (p. 315). La couleur foncée du cidre étant ordinairement un indice de sa force, les marchands mettent dans les tonneaux, pendant la fermentation secondaire, diverses matières colorantes. Ceux d'Isigny emploient une décoction de fleurs de coquelicot, qui peut peut-être augmenter la propriété enivrante. Du côté d'Avranches, on se sert de merises séchées au four ; ailleurs de baies d'yèble ou de sureau, moyens qui n'offrent aucun inconvénient bien grave. Les cidres qui restent long-temps doux et mousseux, comme ceux qu'on vend à Paris pour des cidres d'Isigny, contiennent toujours une certaine quantité de sirop de cidre ou de miel, qui leur ôte leur propriété rafraîchissante et les rend plus lourds.

Dans les pays où le cidre est la boisson ordinaire, on a la mauvaise habitude de le tirer à la futaille au fur et mesure de la consommation : or, quand le tonneau est en vidange, et qu'une grande surface du liquide se trouve ainsi en contact avec l'air, le cidre prend de l'acidité, il devient trouble et difficile à digérer ; il cause des coliques violentes, des maux d'estomac, des aigreurs. Tel est aussi l'effet des cidres mal préparés, qui passent promptement à la fermentation acéteuse. Peut-être peut-on leur attribuer en partie la fréquence des affections goutteuses dans certains cantons de la Normandie, et le développement des vers intestinaux si communs parmi les enfans. Quant aux cidres qui tournent au brun, ou *se tuent*, comme on dit ordinairement, ils perdent de leurs qualités toniques et nutritives ; mais ils ne paraissent pas nuisibles à la santé.

Le *poiré*, plus acide, un peu plus alcoolique et moins sucré que le cidre, s'altère cependant plus promptement ; il irrite davantage le système nerveux ; il enivre promptement, et, mêlé au vin, il ajoute à l'ivresse que cause celui-ci des douleurs d'entrailles. C'est une boisson d'une qualité bien inférieure au cidre.

Le *cormé*, préparé avec les cormes ou fruits du sorbier, a beaucoup d'analogie avec les petits cidres acerbes, à cause de ses propriétés peu nutritives ; mais il est plus capiteux, plus irritant, et sous ce rapport il agit à-peu-près comme le poiré. En général peu salubre, il ne peut convenir qu'à défaut d'autres boissons fermentées.

On est assez dans l'usage, à Paris, de faire une sorte de cidre ou de poiré avec des poires et des pommes de toute espèce, découpées et séchées au soleil ou au four. Ces fruits secs, qui viennent en grande partie du Maine, sont mêlés de pommes et de poires sauvages; mais ce mélange, loin d'être nuisible, rend la boisson plus piquante, et y introduit du tannin qui ne peut que la bonifier : néanmoins le cidre de fruits secs, tel qu'on le fait à Paris, est sujet à peser sur l'estomac et à causer beaucoup de vents.

Dans les pays vignobles, on fait avec le marc qui a passé au pressoir, ou bien avec des raisins à moitié mûrs, une piquette que l'on connaît sous le nom de *râpé*. Quand on y met beaucoup d'eau, la boisson est à peine vineuse et n'a guère qu'une propriété rafraîchissante. Quand le râpé est fait avec un raisin assez mûr pour qu'on puisse se dispenser de mettre beaucoup d'eau dans la futaille, qu'il fournit un véritable vin, il altère, il échauffe et dessèche la bouche et la gorge, il trouble l'appétit et la digestion, occasione des éructations et la pyrosis, et pourrait déterminer à la longue des obstructions des viscères abdominaux.

Chaque contrée possède, outre le vin, qui est presque partout la boisson du riche, quelque espèce de piquette que la modicité de son prix met à la portée du pauvre. Les fruits du sorbier, ceux du cornouiller, de l'aubépine, de l'azérolier, du néflier, du prunellier, de l'airelle, de l'arbousierunedo, les mûres des buissons, les baies du troène, peuvent servir à faire des boissons qui sont toujours préférables à l'eau saumâtre que les habitans de la campagne boivent souvent dans la saison des chaleurs.

§ V. *Des Liqueurs et des Préparations alcooliques.*

La liqueur alcoolique la plus usitée en France est *l'eau-de-vie*, que l'on obtient particulièrement par la distillation du vin, mais que l'on peut retirer aussi des liqueurs vineuses provenant de la fermentation de toutes les substances végétales dans lesquelles il existe du sucre. Les meilleures eaux-de-vie de vin sont celles d'Aix, de Cognac, de Montpellier, d'Orléans; celles d'Andaye sont toujours aromatisées avec quelques gouttes d'huile essentielle d'anis, incorporées préalablement dans une petite quantité de sucre.

Le *kirchenwasser* est de l'eau-de-vie de merises, qui doit sa saveur d'amande à un peu d'acide prussique. La distillation de la mélasse fournit le *rhum* ou *tafia*. Le produit de la distillation du riz est *l'arack*. Ce que l'on appelle communément *rack* est de l'eau-de-vie de grain. Une partie des eaux-de-vie qu'on débite maintenant à Paris provient des graines céréales ou de la pomme de terre; beaucoup aussi doivent à l'addition d'une certaine quantité de poivre une force factice qui les rend infiniment plus irritantes. Nous en dirons autant de ces eaux-de-vie empyreumatiques, ou qui sentent le brûlé, particulièrement recherchées par les gens du peuple.

L'eau-de-vie, quelle qu'en soit l'espèce, prise à très-petite dose, et de manière à agir exclusivement sur la membrane muqueuse de la bouche et sur les organes salivaires, convient parfaitement, comme nous l'avons dit, pour apaiser la soif, toutes les fois qu'il y aurait quelque inconvénient à introduire dans l'estomac une grande quantité de liquide ; elle a aussi l'avantage de modérer la transpiration. Dans toutes les circonstances où l'on est momentanément privé d'alimens, un peu d'eau-de-vie, soit pure soit étendue d'eau, calme très-bien la faim. Mais habituellement on ne doit faire usage de cette liqueur qu'avec la plus grande circonspection. A la fin des repas un peu copieux, elle peut convenir, en petite quantité et pour ainsi dire à titre d'assaisonnement, aux individus d'une constitution lymphatique ou qui ont l'estomac paresseux ; elle favorise et accélère la digestion, et excite en même temps toute l'économie : à dose trop forte, elle produirait une ivresse violente et les plus grands désordres. Les individus qui ont, au contraire, l'estomac irritable, ceux chez qui cet organe remplit convenablement ses fonctions, doivent toujours s'en abstenir.

L'usage habituel de l'eau-de-vie, même à une dose modérée, émousse à la longue la sensibilité de l'estomac, endurcit ses parois, altère les sucs gastriques, rétrécit le calibre des vaisseaux absorbans, et finit par éteindre la sensibilité générale. Aussi les individus qui font abus des liqueurs spiritueuses perdent l'appétit, digèrent mal, ne tardent pas à avoir des obstructions, et périssent souvent hydropiques et dans un état d'abrutissement. Tel est surtout l'effet de l'eau-de-vie prise à jeun ou pendant la vacuité de l'estomac : en contact immédiat avec les parois gastriques, l'eau-de-vie les irrite, les enflamme, et le squirrhe du pylore est souvent la suite de cette funeste habitude, si commune dans la classe ouvrière, qui croit utile pour sa santé de commencer ainsi sa journée.

Un préjugé non moins dépourvu de fondement, c'est de croire que l'eau-de-vie pure soit préférable à toutes les autres liqueurs de table. Plus une liqueur alcoolique est forte, plus son action doit être dangereuse. Or, dans les liqueurs de table, qui contiennent toutes du sucre et quelques autres ingrédiens, tels que des fruits ou des sucs de fruits, la force de l'eau-de-vie est mitigée, et doit nécessairement avoir moins d'inconvénient.

Les *ratafias* ou infusions aromatiques faites dans l'eau-de-vie et sucrées, présentent, en grande partie, les mêmes dangers que l'eau-de-vie, et ne peuvent convenir que dans les circonstances où celle-ci pourrait elle-même être utile (pag. 326) : ils ont cependant quelques propriétés particulières, selon la nature des substances qui entrent dans leur composition. Les liqueurs un peu amères, comme le brou de noix, l'absinthe, le curaçao, et toutes celles que l'on prépare avec le zeste de l'orange ou du citron, excitent particulièrement les fonctions de l'estomac, et sont en conséquence de bons toniques. Celles où domine la partie aromatique des amandes amères, telles que l'eau de noyau, ont une action particulière sur le système nerveux; celles qui sont aromatisées par la vanille semblent un peu aphrodisiaques. En général, on doit préférer les ratafias faits avec une seule substance, et s'abstenir des liqueurs composées, telles que les ratafias des sept graines, le vespétro, le mexico, la crême de créole, le rosolio, et une multitude de préparations qui réunissent tous les inconvéniens de chacun de leurs ingrédiens. Nous en excepterons cependant l'élixir de Garus, espèce de teinture alcoolique qui a pour base la myrrhe, l'aloès, le safran, la cannelle et la muscade, et qui est complètement édulcorée par le sucre : c'est un excellent stomachique, dont la préparation est ordinairement confiée aux pharmaciens.

Nous ne devons pas passer sous silence le *punch*, sorte de limonade spiritueuse composée d'eau-de-vie ou de rhum, de suc de citron, de sucre, d'eau ou d'une infusion de thé. Il est plus ou moins excitant ou enivrant, selon la proportion d'eau-de-vie qu'il contient. Lorsqu'il est suffisamment étendu d'eau, loin d'avoir aucune action dangereuse, il est utile pendant les saisons froides et humides pour rétablir ou entretenir la transpiration, et donner du ton aux organes. Sous ce rapport, il peut convenir dans les rhumes ou catarrhes, mais seulement à leur début, ou bien lorsque l'irritation est dissipée. Le punch est la seule boisson dont on devrait faire usage dans les soirées d'hiver, où on se livre à l'exercice de la danse : il a, dans ce cas, le double avantage d'empêcher la suppression de la transpiration, et d'en prévenir l'excès, en même temps qu'il soutient les forces générales.

CHAPITRE IV. *Du Régime.*

La faim, ce besoin impérieux qui se fait sentir chaque fois que le jeu continuel de nos organes rend nécessaire d'introduire dans l'économie des élémens réparateurs, se renouvelle d'autant plus promptement et est d'autant plus pénible qu'on est plus jeune et plus robuste. Bien plus fréquemment, en effet, que l'adulte, et surtout que le vieillard, l'enfant éprouve le besoin d'alimens ; son organisation à peine ébauchée réclame sans cesse de nouveaux matériaux pour achever son développement, et pour réparer en même temps les pertes journalières que multiplie sa turbulente activité. En général, à tout âge, la privation d'alimens amène bientôt l'épuisement des forces, et la vie ne tarderait pas à s'éteindre au milieu des plus douloureuses angoisses. Mais cet affaiblissement est plus rapide chez les individus maigres que chez ceux qui ont de l'embonpoint, parce que, dans ce dernier cas, la graisse déposée dans le tissu cellulaire est repompée, rentre en partie dans le torrent circulatoire, et sert ainsi pendant quelque temps de nourriture supplémentaire.

Il est difficile néanmoins, quelle que soit la constitution, quelles que soient les circonstances, de croire que l'abstinence absolue puisse se prolonger pendant plusieurs semaines, plusieurs mois, ou plusieurs années ; et si, parmi les nombreuses observations de ce genre consignées dans les auteurs, il en est qu'on puisse regarder comme authentiques, elles sont relatives à des personnes faibles, délicates, hystériques, maniaques ou léthargiques, vivant dans une inaction absolue, et chez lesquelles les organes ne faisaient, comme chez les animaux dormeurs, que très-peu de déperdition.

Il y a loin de cette abstinence absolue et destructive à l'abstinence hygiénique, qui n'est que le retranchement momentané d'une portion des alimens dont on fait habituellement usage. L'effet physique et immédiat de l'abstinence, considérée sous ce dernier point de vue, est de diminuer le travail de la digestion; son utilité est de rendre cette fonction plus prompte, plus facile, plus complète; de rétablir le libre exercice de toutes les autres fonctions, et particulièrement des facultés intellectuelles; enfin de dissiper les crudités que peut avoir amassées dans l'estomac une suite de digestions laborieuses. L'abstinence devant avoir pour résultat de faire renaître régulièrement aux heures des repas le sentiment du besoin, du moment que l'on est arrivé à ce but elle ne peut être prolongée sans inconvénient.

Mais si, dans certains cas, une abstinence plus ou moins complète et plus ou moins prolongée peut avoir des avantages réels, jamais, au contraire, une alimentation surabondante n'est sans danger. Notre estomac est-il accidentellement surchargé, une digestion pénible et laborieuse, ou même une indigestion complète nous punit d'avoir enfreint les lois de la sobriété. Cette surcharge est-elle un état habituel, a-t-on accoutumé l'estomac à être gorgé d'alimens sans qu'il en résulte immédiatement un trouble apparent des fonctions digestives , il se développe , selon les circonstances , des phénomènes tout opposés. Tantôt on voit de grands mangeurs rester maigres , parce que les forces gastriques ne suffisant pas à élaborer la quantité d'alimens qu'ils prennent chaque jour , une portion est expulsée par les déjections : de là des selles copieuses et une restauration incomplète ; de là aussi une irritation chronique des intestins, qui détériore la constitution , engendre de nombreuses maladies et finit par conduire au tombeau. Tantôt les grands mangeurs digèrent complètement une énorme quantité de substances alimentaires ; tous les systèmes de l'économie et notamment le tissu cellulaire se pénètrent d'abondans principes nutritifs et acquièrent un excessif embonpoint. Ces individus sont lourds, peu irritables, assoupis ; ils sont disposés à l'apoplexie et à toutes les congestions intérieures. Chez eux les inflammations , et en général toutes les maladies aiguës , se terminent difficilement par résolution ; sans doute parce que la diète , qui est ordinairement le meilleur moyen de parvenir à cette terminaison, est alors moins efficace, leur propre embonpoint suppléant , comme nous l'avons dit , à la nourriture dont on les prive.

Comme l'habitude de manger beaucoup finit par créer des besoins factices, de même , par l'habitude de l'abstinence, l'estomac finit par se contenter d'une quantité d'alimens bien moindre que celle qui est nécessaire pour les besoins ordinaires. C'est entre ces deux extrêmes qu'est placée la véritable sobriété, qui consiste à s'arrêter à propos, à ne jamais outre-passer les forces naturelles et à ne pas rester en deçà. Hippocrate a dit, il est vrai, qu'il était utile de faire un excès une fois par mois : mais son intention n'a pas été d'autoriser l'intempérance; il a voulu seulement faire comprendre qu'il y aurait de l'inconvénient à s'astreindre à un régime trop constamment uniforme; et il est certain, en effet, que beaucoup de constitutions s'allanguissent par trop d'uniformité dans la manière de vivre; que les forces digestives s'endorment pour ainsi dire, si quelques légères commotions ne viennent de temps à autre dissiper leur engourdissement.

De même qu'il importe d'éviter les excès quant à la mesure des alimens, il faut se garder aussi de se nourrir habituellement d'un seul genre de substances alimentaires. Un régime exclusif ou presque exclusif a, comme nous l'avons vu (pag. 183), une influence incontestable sur le physique et le moral; et l'on peut avancer sans paradoxe qu'il est possible de changer la constitution et le caractère de l'homme par un régime invariable et long-temps soutenu. On sait que ceux qui mangent beaucoup de viande, qui usent copieusement des boissons fermentées, sont remarquables par un état pléthorique, une activité, une vigueur, une hardiesse, une énergie de caractère que n'ont jamais ceux qui ne vivent que de végétaux et qui ne boivent jamais de vin. Si l'on considère les hommes collectivement, on voit que les nations dont la nourriture est presque toute animale sont turbulentes, guerrières, souvent cruelles; qu'au con-

traire les peuples qui vivent des productions de la
terre sont humains et pacifiques. Mais ces derniers, incapables de grands crimes, sont également
incapables de hautes vertus : dénués de cette noble
énergie qui brise le joug des tyrans, sans force
même contre le glaive de leurs ennemis, ils semblent, comme les malheureux Indous, esclaves-nés
des nations carnivores.

Cette différence de régime alimentaire, qui influe
si puissamment sur les mœurs et le sort des peuples, provient en grande partie de la différence des
climats. Essentiellement omnivore, l'homme s'accoutume de préférence au genre de nourriture qu'il
peut se procurer le plus facilement et qui lui pa-
rait le plus propre à satisfaire ses besoins. Dans les
climats froids, les organes digestifs ayant une prodigieuse activité, il faut des alimens abondans,
succulens, nutritifs, qui entretiennent la chaleur
vitale et déterminent une réaction salutaire : l'homme
recherche la chair des animaux. La température
chaude des tropiques affaiblissant, au contraire,
les organes de la digestion, en appelant les forces
vitales à l'extérieur, l'homme préfère les alimens
légers, les végétaux, les fruits de toute espèce que
la nature semble avoir à dessein prodigués autour
de lui. Dans les pays où règne une température
modérée, comme en France, l'homme a en quelque sorte une organisation et des besoins mixtes :
aussi a-t-il adopté un régime mi-parti de substances
animales et végétales.

Un régime alimentaire dans lequel les végétaux
entrent au moins pour la moitié est, en effet, celui qui

nous convient le mieux, sauf les modifications qu'exigent dans certains cas les constitutions individuelles. Ceux chez qui prédomine le système nerveux doivent choisir des viandes blanches, bouillies et non épicées, des alimens farineux et mucilagineux, des fruits bien mûrs et sucrés. Ceux d'un tempérament sanguin doivent manger peu de viande et s'abstenir surtout des chairs toniques ou fortement assaisonnées, ainsi que des boissons spiritueuses : les farineux ne leur conviennent pas; les bouillons rafraîchissans, les végétaux mucilagineux, les fruits acidules, les boissons délayantes doivent être la base de leur nourriture habituelle. Les individus lymphatiques, au contraire, doivent se nourrir particulièrement de viandes colorées et succulentes, rôties, en daube, à l'étuvée; les végétaux qui contiennent un principe âcre et aromatique, les assaisonnemens excitans, les vins généreux, ne peuvent leur être nuisibles tant qu'ils en usent avec modération.

Les saisons apportent aussi quelques modifications au régime, et leur influence, sous ce rapport, est analogue à celle des climats. Dans l'hiver l'abstinence serait dangereuse : toute l'activité vitale étant en quelque sorte concentrée à l'intérieur, tout concourant à augmenter la force digestive, les alimens doivent être pris parmi les substances les plus nutritives : les viandes bien faites, le rôti, les légumes farineux conviennent parfaitement. On doit surtout insister sur ce régime tonique lorsque la constitution atmosphérique est en même temps froide et humide; on doit, au contraire, augmenter la proportion de la nourriture végétale et être plus sobre de vin pendant les temps froids et secs. — Pendant l'été et l'automne, la vie semble portée toute entière au dehors, la nutrition languit, l'appétit est rare et faible : l'alimentation ne doit pas être trop abondante ; les végétaux mucilagineux, les fruits horaires doivent être associés aux chairs blanches, aux viandes légères ; les boissons fermentées peu excitantes doivent être préférées aux vins généreux. Cependant, à l'époque où de grandes chaleurs abattent les forces et énervent l'énergie des viscères intérieurs, il est nécessaire d'ajouter aux alimens des assaisonnemens aromatiques, qui stimulent les organes digestifs, raniment l'appétit et donnent du ton à toute l'économie. En s'abandonnant outre-mesure au goût naturel qui fait rechercher alors les fruits rafraîchissans, les herbes potagères, les alimens acidulés, on s'affaiblirait de plus en plus ; des affections bilieuses, des dysenteries opiniâtres, pourraient résulter d'un pareil régime trop long-temps soutenu, et l'on serait hors d'état de résister aux causes de maladies si fréquentes à la fin de l'automne. Il convient donc de combiner alors les régimes animal et végétal ; et, sans exclure les boissons rafraîchissantes, il faut aussi user modérément d'un vin généreux.

Le printemps étant, comme nous l'avons dit (pag. 99), l'époque du changement le plus notable que la révolution des saisons amène dans notre économie, c'est alors que le régime est moins indifférent que jamais, et qu'il importe de ne point entraver par une surcharge alimentaire l'expansion des forces vitales. Sans doute, en instituant des jeûnes et des abstinences, les fondateurs des religions avaient pour but d'influer sur le moral en débilitant les forces physiques, de rendre les hommes plus doux, de réprimer en eux les passions et peut-être aussi de les plier plus facilement à une aveugle obéissance : c'est néanmoins une chose digne de remarque que l'accord de ces institutions religieuses avec les règles de l'hygiène. Un sommeil trop prolongé durant les longues nuits de l'hiver, l'inaction à laquelle beaucoup d'hommes se trouvent souvent réduits pendant cette saison, les orgies du carnaval, reste indestructible du paganisme, sont autant de causes qui tendent à déterminer, à l'approche du printemps, une pléthore d'autant plus dangereuse qu'elle peut troubler le mouvement qu'opère alors la nature. Le carême, survenant dans de telles conjonctures, prévient les suites funestes d'une nutrition surabondante, en prescrivant la diète végétale, ou les alimens pris dans la classe des poissons, alimens en général peu substantiels, dont les effets sur l'économie se rapprochent tout au plus de ceux des viandes blanches, et dont la prétendue propriété aphrodisiaque est loin d'être démontrée (1).

Gardons-nous donc de ne voir dans les jeûnes et les abstinences que des pratiques futiles imposées

---

(1) Il est évident, d'après ce que nous avons dit (pag. 101) des solstices et des équinoxes, que les *quatre-temps*, qui répondent à ces quatre points cardinaux de l'année, ont, comme le carême, une utilité hygiénique.

pour assujettir les hommes. Reconnaissons, au contraire, la sagesse des pieux législateurs qui, par ces
utiles institutions, ont obligé l'homme de suivre,
presque à son insu, le régime le plus convenable
à sa santé. Mais rappelons en même temps que
l'observance plus ou moins rigoureuse de ces rites
doit être subordonnée au climat, à la saison, à l'âge,
au sexe, à la constitution, à l'habitude et à l'idiosyncrasie ; et ne confondons pas avec ces abstinences
avouées par la raison les austérités nuisibles ou même
extravagantes que réprouvent la religion et l'hygiène.

Une question souvent agitée par les auteurs et
sur laquelle ils ont émis des opinions diverses, c'est
de savoir combien on doit faire de repas par jour,
et quelles sont les heures les plus favorables à l'a-
limentation.

En général, les individus adultes et vivant dans
une activité modérée peuvent se borner à deux repas, l'un, plus léger, vers dix heures du matin,
l'autre, plus copieux, vers cinq heures du soir ; mais
il y a de nombreuses exceptions à cette règle. Les
enfans, les jeunes gens, ne peuvent rester si long-
temps sans prendre d'alimens, et le régime généralement adopté dans les maisons d'éducation leur
est beaucoup plus convenable : quatre repas séparés par des intervalles égaux, et de manière qu'un
plus léger alterne avec un plus copieux, sont nécessaires à ces âges. Deux repas, suffisans pour l'homme
sédentaire et pour celui qui ne se livre point à des
travaux pénibles, ne sauraient suffire à l'entretien
des forces de l'homme de peine et du laborieux ar-

tisan. Souvent aussi il faut céder à l'impérieuse loi de l'habitude, et l'individu accoutumé à faire trois ou quatre repas ne saurait en supprimer un seul sans éprouver du malaise et du besoin.

Quel que soit le nombre des repas, ils doivent être réglés de manière que le principal n'ait lieu qu'à la fin de la journée, à l'heure où, comme nous l'avons dit, il semble que les forces vitales se reportent vers les organes de la vie intérieure. L'heure adoptée actuellement pour le dîner est par conséquent la plus convenable; et l'on remarque généralement que ces déjeuners copieux que l'on fait quelquefois au milieu de la journée sont presque toujours suivis de pesanteur, de digestions plus ou moins pénibles. Les repas nocturnes, tels que les soupers d'autrefois, ont plus d'inconvéniens encore : la digestion en est toujours lente et difficile, même lorsqu'on reste debout et éveillé; l'insomnie, le cauchemar et quelquefois même l'apoplexie peuvent en être la suite; et toujours on a le lendemain matin la bouche pâteuse et l'estomac embarrassé, indices certains de la surcharge des premières voies.

Doit-on se borner à chaque repas à un seul mets, ou peut-on en manger plusieurs? Sans doute un seul mets peut suffire à l'alimentation; et en variant à chaque repas, pour éviter le dégoût qui naîtrait bientôt de l'uniformité, on peut très-bien se contenter d'un pareil régime, comme nous en avons journellement la preuve. Cependant il n'y a pas d'inconvénient à faire usage de deux ou trois plats : la diversité de leurs saveurs excite modérément l'appétit et les forces gastriques, et active la nutrition. Nul doute qu'un déjeuner frugal, varié selon la saison, ou déterminé par l'habitude, et un dîner composé d'un potage, d'un bouilli, d'un rôti et d'un mets végétal quelconque, ne soient parfaitement convenables à la santé. Nous n'en dirons pas autant des tables somptueuses ou surchargées de mets de tout genre : il est impossible que tant de substances alimentaires différentes, destinées à former un même chyle, soient également digestibles, et que leurs combinaisons diverses n'excitent point un trouble au moins momentané. Comment d'ailleurs se renfermer strictement dans les bornes de la tempérance et de la sobriété, lorsque toutes les combinaisons de l'art gastronomique concourent à nous tromper sur nos besoins réels ?

L'ordre dans lequel doivent se succéder les diverses espèces d'alimens mérite aussi quelque attention. On commence ordinairement par les mets les moins stimulans, par la soupe ou le potage, qui apaisent l'appétit, et dont la présence dans l'estomac garantit ensuite cet organe de l'action plus irritante des mets suivans. Après le potage, viennent les pièces dites de résistance, les mets d'une saveur plus relevée. Enfin, lorsque l'appétit est satisfait, on sert les alimens les plus délicats et les plus légers. Mais il faut être surtout en garde à la fin des repas contre les sucreries et les pâtisseries de toute espèce, qui, n'ayant pas la propriété excitante des mets précédens, ne font communément qu'augmenter la surcharge de l'estomac, et ne valent pas, à beaucoup près, sous le rapport hygiénique, les fromages un peu alcalescens (pag. 229), auxquels beaucoup de personnes donnent avec raison la préférence. Enfin c'est après ces repas surabondans que le café et quelques liqueurs de table, pris en petite quantité, sont, pour ainsi dire, un assaisonnement nécessaire.

En certains pays on commence, au contraire, le repas par la salade et les alimens qui jouissent d'une propriété stimulante ; et si l'on observe que c'est dans les contrées humides et brumeuses que cet usage a prévalu, on en sent facilement les avantages : une telle constitution atmosphérique rendant l'appétit peu vif et l'estomac paresseux, la soupe et tous les alimens farineux émolliens ou rafraichissans augmenteraient cet état d'inertie naturelle ; et, l'appétit cessant complètement dès le commencement du repas, l'alimentation serait insuffisante.

Si l'on peut, comme nous l'avons dit, manger de plusieurs mets, l'on doit, au contraire, se contenter d'un seul vin, et donner, autant que possible, la préférence au vin de Bourgogne, ou au vin de Bordeaux dépouillé par le temps d'une partie de sa matière colorante (pag. 313). Il faut surtout éviter de faire succéder des vins sucrés et doux à des vins acidules, des vins qui aient *beaucoup de corps*, c'est-à-dire beaucoup de matière colorante extractive, à des vins légers. Il y a moins d'inconvénient à remplacer le vin du premier service par un vin plus vieux, plus généreux et plus sec, c'est-à-dire qui ait peu de mucoso-sucré et de matière colorante, et à substituer ensuite à celui-ci un vin mousseux suffisamment fermenté. Mais si parfois ces changemens de vins peuvent être de quelque utilité lors d'une alimentation un peu trop copieuse, il n'est pas moins vrai qu'ils sont presque toujours nuisibles. A plus forte raison l'hygiène et la sobriété proscrivent-elles la ridicule coutume de prendre après le premier service des vins de Madère ou de Xérès, pour exciter un appétit factice.

Ce que nous avons dit en traitant des boissons (pag. 298) nous dispense d'entrer ici dans de nouveaux détails sur la quantité relative de solides et de liquides qu'il convient de prendre à chaque repas : nous rappellerons seulement qu'il est rare que la digestion s'opère bien si l'on mange sans boire ou si l'on boit beaucoup en mangeant peu ; que les solides et les liquides doivent être pris alternativement, en commençant par les solides, que quelque soif qui nous presse au moment du repas, il faut prendre, avant de la satisfaire, une ou deux bouchées d'alimens ; que c'est en buvant dans le courant du repas une quantité suffisante d'une boisson convenable qu'on évite cette soif consécutive qui oblige à se désaltérer quelques heures après avoir mangé. Nous devons dire aussi que souvent les boissons prises après le repas troublent la digestion, que par conséquent il faut attendre pour boire que celle-ci soit à-peu-près terminée : alors les liquides ingérés n'ayant plus qu'à délayer le chyme déjà formé, précipitent l'aliment, selon le langage vulgaire, c'est-à-dire favorisent l'entière déplétion de l'estomac. Beaucoup de personnes préviennent d'ailleurs cette soif consécutive de l'alimentation en buvant un verre d'une boisson rafraî-

chissante avant de sortir de table, et en évitant de
se renfermer dans un lieu trop échauffé ou de se
livrer à une conversation trop animée.

En terminant ce que nous avons à dire relativement aux repas, nous ferons observer que la température des alimens tant solides que liquides peut
avoir sur les dents une action plus ou moins nuisible, qu'une trop grande chaleur leur est peut-
être encore plus contraire que le froid, ou que du
moins les occasions où des alimens trop chauds peuvent être introduits dans la bouche se présentant
beaucoup plus fréquemment, c'est particulièrement
cet excès de chaleur qui cause la phlogose des gencives et des organes dentaires, et qui peut même
déterminer ou hâter leur carie. On doit surtout avoir
soin de ne jamais faire succéder tout-à-coup l'une
à l'autre des températures trop opposées.

CHAPITRE V. *Des Vases et autres ustensiles
domestiques dans lesquels sont préparées ou
conservées les substances alimentaires.*

Les diverses espèces d'argile, le verre, quelques
métaux ou alliages métalliques, sont les matériaux
avec lesquels on confectionne le plus ordinairement les vases et autres ustensiles nécessaires pour
tous les besoins relatifs à l'alimentation.

Les vases faits avec l'argile seraient perméables
aux liquides et sans aucune solidité s'ils n'étaient
enduits d'un vernis métallique préparé avec des
oxydes de plomb. A cet état le plomb est difficilement oxydable, et l'on peut, en général, se servir

de ces vases sans grand inconvénient. Il est évident néanmoins qu'il doit y avoir, sous ce rapport,
une différence bien grande entre les poteries grossières faites avec l'argile commune et les faïences
plus ou moins fines, comme aussi entre celles-ci et
les porcelaines. — Les poteries de terre, qui sont,
par la modicité de leur prix, la vaisselle des
pauvres, et que l'on voit partout aussi dans les cuisines des riches, sont sujettes à contracter une ran-
cidité qui oblige à renoncer à leur usage ; mais il
est infiniment rare de voir des accidens causés par
la préparation métallique dont elles sont enduites.
Cependant si l'on y faisait bouillir des substances
acides, celles-ci dissolveraient plus ou moins de
plomb et pourraient acquérir des propriétés malfaisantes. — La *faïence*, la *terre de pipe*, *la terre
anglaise*, qui ne diffèrent de la poterie que par la
pureté de l'argile et le soin mis à leur préparation,
étant enduites d'une couche d'oxyde moins épaisse
et mieux combinée avec la terre, doivent être préférées dans toutes les circonstances où elles peuvent remplacer la poterie. — La *porcelaine*, faite
avec les plus belles argiles (le kaolin ou la ponce),
est d'un prix trop élevé pour être d'un usage habituel. — D'un prix très-modéré, au contraire, le grès
n'a ni la fragilité de la porcelaine ou de la faïence,
ni les inconvéniens de la poterie, à laquelle il serait
avantageux de le substituer dans beaucoup de cas.

Le *verre* et le *cristal*, destinés ordinairement
à contenir les boissons, ne présentent aucun danger, puisqu'il paraît prouvé que lors même que des
fragmens de l'une ou de l'autre des ces substances

seraient introduits par mégarde dans les voies alimentaires, ils ne pourraient nuire ni chimiquement ni mécaniquement. Cependant, s'il est certain que le verre n'ait aucune action chimique, il semble, d'un autre côté, difficile à croire que des fragmens de cette substance puissent parcourir toutes les circonvolutions du canal intestinal sans blesser en quelques points ses parois.

L'*étain*, à l'état métallique et non oxydé, ne produit non plus aucun effet nuisible dans l'économie; mais plusieurs faits prouvent que, dans certaines circonstances, des liquides ou des solides qui avaient séjourné dans des vases d'étain ont causé des vomissemens et des évacuations alvines. Ces accidens, que l'on a attribués tantôt à l'arsenic, tantôt à l'antimoine ou au plomb combinés avec l'étain, paraissent plutôt dépendre de l'oxydation de ce dernier métal lui-même, puisque l'arsenic et l'antimoine ne s'y trouvent jamais qu'en quantité infiniment petite, et que lors même que le plomb y entrerait pour moitié, l'étain, beaucoup plus oxydable, s'opposerait par sa présence à ce que l'oxygène se portât sur le plomb. Quelque rares, du reste, que soient les accidens que l'on a observés et quelle qu'en soit la cause, il sera toujours prudent de ne pas laisser séjourner trop long-temps des alimens salés, acides, albumineux, ni des boissons dans des vases d'étain, et il faut les entretenir avec la même propreté que les vases de cuire. Moyennant ces précautions, l'étain est propre à un grand nombre d'usages domestiques, et l'on peut sans inconvénient se servir de cuillers, de gobelets, et même d'assiettes de ce métal. Mais comme l'étain ne peut supporter une haute température sans entrer en fusion, il est remplacé dans la préparation des vases destinés à être exposés à l'action du feu, par le *fer-blanc*, c'est-à-dire, par la tôle ou fer laminé revêtu d'étain sur ses deux surfaces.

Tout le monde connaît les funestes effets des ustensiles de *cuivre*, si l'on n'a pas le soin d'enlever le vert-de-gris qui se forme à leur surface ou si l'on y laisse refroidir les substances alimentaires. Non plus que l'étain, le cuivre pur, à l'état métallique, ne cause aucun accident ; il paraît qu'il n'est oxydé ni par les sucs gastriques, ni par les substances grasses, ni même par les alimens acides avec lesquels il peut se trouver en contact dans l'estomac ; et l'on a vu des morceaux de ce métal rejetés par les selles sans la moindre altération, après avoir séjourné plusieurs jours dans les organes digestifs.

Cependant la plupart des expériences tentées à ce sujet ayant été faites sur des animaux, il n'est pas encore bien certain qu'il en soit de même chez l'homme ; et d'ailleurs, dans les circonstances où il est possible que du cuivre soit introduit dans les voies digestives, il est rare que ce métal soit complètement décapé. Les pièces de monnaie, par exemple, qui peuvent être avalées par des enfans, sont toujours plus ou moins oxydées et pourraient quelquefois déterminer des accidens plus ou moins graves si l'on ne s'empressait de les faire rejeter par le vomissement.

L'eau pure, la bière, le thé, le lait, le café et la plupart de nos alimens les plus simples n'ont aucune action sur le cuivre et peuvent bouillir sans inconvénient dans des vases de ce métal, quoique des auteurs aient soutenu une opinion contraire. Le sel en dissolution dans l'eau bouillante agit sur le cuivre, et en dissout une proportion suffisante pour avoir des effets dangereux; mais ce qui est assez remarquable, c'est que jamais le bœuf, le lard, le poisson que l'on met cuire avec du sel et de l'eau dans un vase de cuivre ne contiennent un seul atôme de ce métal; ce qui semble prouver que le sel perd son affinité pour le cuivre en se combinant avec les substances animales. Le sang des animaux fait exception à cette règle : il devient nuisible dès qu'on le fait chauffer ou qu'on le conserve très-peu de temps dans un vase de cuivre, quelque net que soit celui-ci.

Toutes les espèces possibles d'alimens, surtout ceux qui sont gras, salés, acides ou cuits dans des acides, attaquent le cuivre et deviennent des poisons redoutables, si le vase avait préalablement du vert-de-gris, si on suspend leur ébullition, ou si on néglige de les transvaser dès que la cuisson est terminée.

Le vin est du nombre des liquides qui dissolvent le cuivre à l'aide de l'ébullition, et sans même que celle-ci soit interrompue. Cinq livres de vin blanc que l'on avait mis bouillir dans un vase de ce métal se sont chargées de 21 grains de vert-de-gris, et il en serait probablement de même du vin rouge. Les câpres, les cornichons nous offrent aussi un exemple de la dissolution du cuivre par les acides : c'est en faisant bouillir et refroidir plusieurs fois dans

un chaudron le vinaigre qui contient ces parties
végétales, que celles-ci acquièrent une belle couleur verte, indice certain de la présence de molécules cuivreuses. Le résiné préparé dans des bas-
sines de cuivre avec du vin doux, les courts-bouil-
lons faits avec un vin fermenté en contiennent toujours aussi; et nous pourrions sans doute en dire
autant de beaucoup d'autres substances alimentaires
solides et liquides dans lesquelles sa présence ne
nous échappe que parce qu'il est en trop petite
quantité pour produire des accidens.

Il est donc de la plus grande importance de surveiller avec une attention particulière la propreté
des ustensiles de cuivre en usage dans les cuisines.
Ces ustensiles doivent être de préférence en cuivre
jaune (1), qui est moins attaquable par les acides
que le rouge. Il ne faut jamais interrompre l'ébullition des substances que l'on fait cuire dans des
vase de ce métal, et l'on doit les transvaser à l'instant même où on les retire du feu. Aucun liquide,
même à froid, ne peut y séjourner sans danger,
parce qu'il se fait toujours une évaporation insensible qui se condense sur la partie supérieure des
parois du vase et ne tarde pas à les oxyder. Les pas-
soires et les écumoires de cuivre sont extrêmement
dangereuses, par l'impossibilité de nettoyer exactement tous les trous dont elles sont percées. Il en
est de même des robinets de cuivre adaptés aux
tonneaux qui contiennent du vin, du cidre, de la

---

(1) Le cuivre jaune, aussi appelé *laiton*, est un alliage
de cuivre et de zinc.

bière ou du vinaigre ; ils se recouvrent intérieurement de vert-de-gris, dont le contact de l'air hâte
la formation, et lorsque l'on soutire de nouveau
quelqu'une de ces boissons, les premiers flots du
liquide entraînent une assez grande quantité d'oxyde
pour causer des coliques et la diarrhée. Des ordonnances de police interdisent la vente du vin,
du vinaigre et du lait dans des vases de cuivre ;
mais la même défense de se servir d'ustensiles de
ce métal devrait être faite aux bouchers, aux charcutiers et à tous ceux qui vendent ou préparent,
pour servir d'alimens, le sang ou la chair des animaux. Il faudrait aussi veiller à la propreté des
balances de cuivre dont on se sert pour peser les
comestibles.

L'*étamage*, c'est-à-dire le soin que l'on a de recouvrir d'une couche très-mince d'étain la surface
interne des vases de cuivre est moins un véritable
préservatif qu'un palliatif trompeur propre à inspirer une funeste sécurité. Toujours on voit, à la
loupe, dans une casserolle nouvellement étamée,
beaucoup de points où le cuivre est resté à nu, et sur
lesquels il peut se former du vert-de-gris. On avait
proposé de substituer à l'étamage le doublé de zinc
ou le doublé d'argent ; mais comme le zinc est plus
mou et plus fusible que le cuivre, il s'oxyde facilement et son oxyde est vénéneux : le doublé d'argent
n'est pas lui-même sans danger, et d'ailleurs son
prix est trop élevé. D'un autre côté, les ustensiles
de fer-blanc ou de terre vernissée ne peuvent pas
toujours remplacer ceux de cuivre, et il a fallu s'en
tenir à ces derniers, dont tout le danger dépend,

comme nous l'avons vu , de la négligence de ceux qui s'en servent, ou de l'aveugle confiance que l'étamage inspire mal-à-propos.

On croit communément que l'*argenterie* ne peut jamais avoir la moindre action nuisible ; mais pour qu'il en fût ainsi, il faudrait que l'argent fût parfaitement pur. Or, rien de plus commun au contraire que de voir l'argenterie de table fabriquée avec un métal d'un titre beaucoup trop bas et contenant une assez forte proportion de cuivre. De là ces taches de vert-de-gris que l'on remarque souvent sur les cuillers et les fourchettes qui n'ont point servi depuis long-temps ; de là cette saveur douceâtre des boissons conservées dans des gobelets ; de là des accidens d'autant plus dangereux , qu'on ne se méfie nullement de leur cause. Une dame et ses filles s'étant servies , pour leur café , de sucre qui était resté pendant tout l'hiver renfermé dans un sucrier d'argent , faillirent périr empoisonnées. Ce fait et plusieurs autres non moins positifs prouvent que l'argenterie demande plus de précautions qu'on n'en prend communément.

En général, tous les métaux qui forment la matière de nos vases usuels présentent plus ou moins d'inconvéniens , qu'on ne peut éviter que par une surveillance continuelle ; et l'on sent encore plus combien est nécessaire une extrême propreté , lorsqu'on réfléchit qu'indépendamment des accidens qui peuvent résulter de l'action chimique des métaux sur l'économie animale, les vases peuvent , dans certains cas, transmettre d'un individu à un autre des principes contagieux. On sait combien

il importe de ne jamais boire l'un après l'autre au
même gobelet, non plus qu'au même verre; que
les cuillers, les fourchettes peuvent communiquer
une maladie syphilitique, des aphthes, et même, selon quelques auteurs, la coqueluche et certaines
affections catarrhales.

CLASSE IV.

DES EXCRÉTIONS, OU DES CHOSES QUI DOIVENT ÊTRE REJETÉES HORS DE L'ÉCONOMIE (*Excernenda*).

On appelle *Excrétions*, *excreta*, ou mieux *excernenda*, toutes les matières solides ou liquides qui, formées au-dedans de nous par l'action de nos organes, doivent être rejetées hors de l'économie, soit pour la débarrasser d'alimens dont la présence ou l'excès lui deviendraient préjudiciables, soit dans un but d'utilité ultérieure. Toutes sont le produit d'une élaboration plus ou moins compliquée, toutes portent le sceau de l'animalisation et le caractère propre d'un organe spécial.

Parmi les excrétions, les unes sont habituelles, d'autres ne sont que temporaires et dépendantes de certaines circonstances de la vie, d'autres ne sont qu'accidentelles, mais salutaires.

CHAPITRE Ier. *Excrétions habituelles et permanentes*.

Les excrétions habituelles sont, 1°. celles qui ont lieu à la surface de l'appareil cutané; 2°. les exhalations qui s'opèrent continuellement sur les membranes muqueuses pulmonaire, gastrique ou intestinale; 3°. l'excrétion qui a son siége dans les cavités nasales; 4°. les diverses excrétions qui concourent à l'accomplissement des phénomènes digestifs.

ARTICLE PREMIER.

Excrétions cutanées.

Lors même que ni la vue ni le toucher n'indiquent la présence d'un liquide à la surface de la peau, celle-ci est cependant continuellement humectée par la *transpiration insensible*, dont les molécules sont absorbées à mesure par l'air atmosphérique ou essuyées par les vêtemens. Mais si les propriétés vitales de la peau sont exaltées sous l'influence d'une haute température atmosphérique, d'un exercice forcé, ou d'une alimentation stimulante, l'exhalation cutanée augmente, et son produit se présente alors sous forme de gouttes qui constituent la *sueur*.

Rien de plus variable, même dans l'état de santé, que la quantité et les propriétés physiques et chimiques de ce fluide perspiré. La transpiration diminue immédiatement après l'introduction des alimens dans l'estomac, au moment où les forces se concentrent vers l'appareil digestif; elle augmente, au contraire, dès que la digestion est achevée, et que le chyle, versé dans le torrent circulatoire, rend aux organes toute leur énergie vitale. Les âges, les sexes, les saisons, les passions même, la font également varier. Diminuée ou supprimée par toutes les émotions tristes, elle augmente toutes les fois que la gaîté active la circulation sanguine et épanouit les tissus organiques. Abondante et acidule chez l'enfant, elle prend, à l'époque de la puberté,

une odeur plus ou moins musquée ; généralement
plus abondante chez l'homme que chez la femme,
elle devient aigre, chez celle-ci, à l'époque des
règles. Moindre dans l'hiver que dans l'été, elle
est alors compensée par une sécrétion plus abondante d'urine : car il y a une sorte de solidarité
entre la transpiration et les autres excrétions ; un
froid subit vient-il interrompre cette évacuation,
les urines sont plus copieuses, les selles sont plus
liquides, la pituitaire distille cette eau claire et
quelquefois âcre qui caractérise le coryza, ou la
membrane muqueuse pulmonaire devient le siége
d'une sécrétion plus active qui constitue le *catarrhe*.

Il est donc de la plus grande importance d'éviter
tout ce qui peut supprimer ou contrarier l'exhalation cutanée ; et si quelque partie du corps est le
siége d'une transpiration plus active, ainsi qu'on
l'observe principalement aux pieds, aux aînes, aux
aisselles, on doit l'entretenir avec un soin particulier. Les accidens qui peuvent résulter d'une transpiration supprimée sont surtout à craindre pour
les enfans, pendant le travail de la dentition, ou
pendant ces éruptions auxquelles on donne vulgairement le nom de *gourmes* ; ils ne le sont pas moins
pour les femmes en couches, pour tous les individus qui se livrent à des exercices violens, et particulièrement pour les personnes rousses. Au sortir
du lit, ou bien quatre à cinq heures après un
dîner copieux, au moment où la transpiration est
plus active, le passage subit du chaud au froid serait plus dangereux que dans les autres temps de la

journée, où l'exhalation cutanée n'est communément qu'une simple évaporation inodore.

L'hygiène prescrit par conséquent de se garantir soigneusement du froid humide et surtout des vicissitudes atmosphériques, à l'aide du feu et de vêtemens appropriés à chaque saison ; de changer de linge toutes les fois qu'un exercice un peu forcé a provoqué une transpiration plus abondante que de coutume ; de s'abstenir surtout alors de boissons froides, et de préférer, pour apaiser la soif, une petite quantité d'un vin généreux ; elle recommande aussi d'entretenir, au moyen de frictions et de bains pris de loin en loin, l'état de souplesse et la perméabilité de la peau. (Voyez *Vêtemens*, *Bains*, *Boissons*, etc.)

La *sueur* n'étant, comme nous l'avons dit, qu'une transpiration surabondante, elle nécessite les mêmes précautions hygiéniques ; et par cela même que les propriétés vitales de la peau sont alors dans un état d'exaltation, tout ce qui pourrait porter le trouble dans cette fonction aurait une influence bien plus funeste encore que lorsque la transpiration est peu active. Mais il ne faut pas croire que les accidens qui surviennent dans ce cas tiennent à la rétrocession d'une matière excrémentitielle dont l'expulsion importait à l'économie : ils dépendent seulement d'une sorte de métastase du mouvement vital, d'une augmentation d'action dans quelque organe intérieur, en remplacement de celle dont la peau était le siége. L'expression de *transpiration* ou de *sueur rentrée* présente en cela une idée fausse : la transpiration est seulement *interceptée*, et les bains tièdes , les frictions, la douce chaleur du lit, les infusions aromatiques chaudes prises en boissons, suffisent souvent pour rétablir son cours naturel.

Nous devons observer aussi que souvent la sueur et la matière de la transpiration sont imprégnées d'odeurs ou de principes colorans très-variés, soit à raison des substances prises pour alimens, soit même sans aucune cause connue, et sans qu'il y ait pour cela le moindre dérangement de la santé.

Outre la transpiration et la sueur, une humeur onctueuse est continuellement exhalée sur la peau, qu'elle paraît destinée à lubrifier : c'est l'*humeur sébacée*. Sécrétée par de petits follicules, de petits corps glanduliformes logés dans l'épaisseur du tissu cutané, elle est plus abondante partout où les parties sont sujettes à des frottemens, particulièrement aux pieds, entre les orteils, aux aines, aux aisselles. Cependant son utilité n'est pas purement mécanique et locale, puisque sa suppression peut donner lieu aux mêmes accidens que celle de la transpiration. Comme celle-ci elle varie beaucoup, chez les divers individus, sous le rapport de la quantité : tantôt elle est à peine sensible, tantôt elle est si abondante que tout l'appareil cutané semble huileux. Dans ce dernier cas, il importe de faire un usage plus fréquent de bains et de lotions, pour enlever l'enduit onctueux qui fermerait les pores cutanés.

Les petits corps plus ou moins durs que l'on connaît sous le nom de *tannes*, et que l'on fait sortir, à l'aide de la pression, à travers les pores de la peau, particulièrement sur les ailes du nez, ne sont que des follicules dont les orifices sont quelquefois marqués par autant de petits points noirs dûs aux matières qui voltigent dans l'air et qui viennent adhérer à l'enduit sébacé. Ces follicules, qui sortent sous forme de petits vers ou de petits globules cornés, acquièrent quelquefois un volume démesuré, et peuvent donner naissance à des loupes volumineuses.

Le *cérumen* de l'oreille, qui a quelque analogie avec l'humeur sébacée de la peau, et qui sert à lubrifier le conduit auditif, à entretenir la souplesse du tympan, peut-être aussi à repousser, par son âcreté, les insectes qui tenteraient de s'introduire dans l'oreille, est en partie dissous et absorbé par l'air atmosphérique : souvent néanmoins il se condense en une matière jaunâtre plus ou moins épaisse, qu'il est nécessaire d'extraire au moyen d'un cure-oreille ; et si l'on négligeait ce soin, il pourrait arriver que le cérumen endurci produisît une surdité plus ou moins complète.

ARTICLE II.

Excrétions muqueuses.

Il se fait sur la surface des membranes muqueuses, comme sur celle de la peau, une excrétion continuelle dont la matière est fournie en partie par les vaisseaux exhalans et en partie par une sécrétion folliculaire. Si cette excrétion vient à être accidentellement augmentée, il en résulte des *mucosités*, de même que de l'augmentation de la transpiration résulte la sueur.

1. *Exhalation pulmonaire*. L'exhalation pulmonaire mérite surtout notre attention. Dans l'état ordinaire, c'est une vapeur chaude et halitueuse que l'air entraîne avec lui dans le mouvement d'expiration ; mais si quelque cause en contrarie le dégagement ou en accélère outre mesure la formation, la matière exhalée se dépose sur les parois membraneuses, s'y condense en mucosités plus ou moins épaisses ; et bientôt un état d'engouement sollicite le besoin de l'expectoration. Comme il y a des individus qui transpirent plus abondamment, de même il y en a qui ont davantage de mucosités pulmonaires, qui ont, comme l'on dit communément, la *poitrine grasse* : telles sont, en général, les personnes replètes. D'autres, au contraire, ont une sécheresse de poitrine qui les rend moins sujets aux affections catarrhales : tels sont surtout les hommes maigres.

La surabondance des mucosités pectorales est souvent l'effet d'un état d'inertie des propriétés vitales de la membrane pulmonaire, inertie que l'on observe surtout chez les individus lymphatiques, et pendant une température froide et humide. Dans ce cas, un régime alimentaire fortifiant, la respiration d'un air vif, les frictions cutanées alcooliques, suffisent souvent pour ramener l'exhalation aux proportions convenables. Mais si, au contraire, cette surabondance de mucosités est survenue à la suite d'une irritation plus ou moins vive, dont la cause première a été l'impression d'un froid subit et la suppression de la transpiration, elle constitue les *rhumes*, les *catarrhes* ; elle réclame un traitement adoucissant jusqu'à l'entière disparition des symptômes inflammatoires.

Certains individus d'une constitution faible ou avancés en âge expectorent chaque matin, sans aucun effort de vomissement et par une sorte de régurgitation, un liquide incolore, plus ou moins visqueux et ténu, que l'on connaît sous le nom de *pituite*. Cette évacuation, qui n'est pas tout-à-fait incompatible avec l'état de santé et qui cède difficilement aux moyens thérapeutiques, est plus utilement combattue par un régime de vie propre à relever les forces générales.

Le besoin de *cracher*, ou la formation des *crachats*, suppose un dérangement de l'excrétion pulmonaire. Naturellement le fluide perspiré doit être seulement en quantité suffisante pour remplir les fonctions qui lui sont départies : aussi les hommes robustes sont-ils ceux qui crachent le moins. Le plus ordinairement le besoin de cracher n'est que le résultat d'une habitude contractée, habitude dont nous trouvons peut-être la cause dans le préjugé si commun que les mucosités dont on ne se débarrasse point par l'expuition *tombent* sur la poitrine. Les moindres notions d'anatomie prouvent qu'en aucun cas les mucosités ne peuvent passer du pharynx dans les voies aériennes, que celles même que l'expectoration amène des bronches dans la bouche sont conduites, si elles sont ravalées, dans l'estomac, où elles se mêlent sans inconvénient aux autres substances qui s'y trouvent contenues.

II. *Excrétion de la membrane muqueuse gastrointestinale.* La membrane muqueuse des voies digestives présente également des exemples de ces exhalations anomales.

L'augmentation ou la diminution des excrétions muqueuses intestinales peuvent déterminer des symptômes plus ou moins graves; et la même chose peut arriver dans tous les organes abdominaux que tapissent une membrane muqueuse, comme le prouvent les catarrhes vésicaux et utérins. Si ces dérangemens surviennent souvent sous l'influence de causes morbifiques spéciales, souvent aussi ils sont occasionés par l'omission des plus simples précautions hygiéniques, et il suffit quelquefois pour s'en préserver, ou du moins pour en diminuer l'intensité, de se garantir soigneusement des vicissitudes atmosphériques, et d'entretenir la transpiration dans une activité convenable.

III. *Excrétion de la membrane pituitaire*, ou *mucus nasal*. Ce mucus, destiné à entretenir à la surface des cavités nasales une humidité favorable à l'olfaction, est très-abondant chez les enfans, chez les individus lymphatiques, chez ceux qui ont ce tempérament partiel que nous avons nommé *pituiteux* : il n'est au contraire produit qu'en très-petite quantité chez les adultes, et particulièrement chez les individus nerveux ou bilieux.

Le catarrhe nasal ou coryza, si improprement appelé *rhume de cerveau*, a ordinairement pour cause l'action d'un air froid, et surtout les variations subites de la température et le refroidissement des pieds, d'où il est facile de déduire quelles sont les précautions à prendre pour s'en garantir. Les individus sujets à cette indisposition doivent se rappeler aussi l'observation déjà citée (pag. 163) du général *Lecourbe*, qui, ayant le front chauve, ne put se débarrasser d'un coryza opiniâtre qu'à l'aide de faux cheveux ; ce qui prouve la nécessité d'avoir la tête couverte pour dissiper cette affection et en prévenir le retour.

Ce que nous avons dit de l'habitude de rejeter par les crachats le superflu des mucosités bronchiques et pharyngiennes peut s'appliquer en partie au besoin de moucher. L'homme, dans l'état de nature, ne mouche pas plus qu'il ne crache ; mais mille circonstances de la vie sociale tendant à augmenter ou pervertir la sécrétion du mucus nasal, c'est maintenant une nécessité de débarrasser les narines d'un engouement incommode et qui met obstacle à l'impression des odeurs : de là l'usage des *mouchoirs*. Ceux de lin ou de chanvre sont sans contredit les plus convenables, et l'on a reproché avec raison aux mouchoirs de coton de causer des rougeurs et des boutons : néanmoins ceux dont le tissu est gros et commun ont seuls ces inconvéniens ; et encore seraient-ils préférables à ces mouchoirs de soie connus sous le nom de *foulards* dont l'usage paraît plaire à nos petits-maîtres. En général, la propreté des mouchoirs est la condition la plus essentielle, puisque l'on voit souvent des dartres, des ozènes, des ophthalmies ou des ulcères contagieux communiqués par cette voie. On accuse les mouchoirs blanchis au savon de causer de l'irritation au pourtour des narines ; mais lorsqu'après avoir été savonnés ils ont été suffisamment lavés, ils ne peuvent avoir aucun effet irritant, et l'on serait plus fondé peut-être à faire ce reproche aux mouchoirs empesés et à tous ceux que l'on repasse avec un fer chaud.

L'usage du tabac contribue à rendre plus abondante et à dénaturer la sécrétion du mucus nasal ; et sans admettre la ridicule exagération de certains auteurs qui ont vu dans l'habitude de *priser* le germe de presque toutes les infirmités humaines, il est certain cependant que le tabac, qui détermine une excitation, une titillation particulière chez ceux qui n'en prennent que rarement, finit par dépraver l'odorat ; que, par son action stupéfiante, il peut, si l'on en use avec excès, ralentir et engourdir les fonctions intellectuelles et affaiblir surtout la mémoire : sans doute aussi que l'irritation continuelle des fosses nasales peut favoriser le développement des polypes.

Souvent on n'a pas d'abord d'autre but, en prenant du tabac, que d'établir une sorte d'exutoire ou une voie de dérivation pour faire cesser ou diminuer des céphalalgies opiniâtres, des maux d'yeux ou d'oreilles, etc. On réussit quelquefois ; mais le plus ordinairement le seul fruit qu'on en retire c'est de s'être créé un besoin qui est bientôt aussi impérieux que celui de la faim et de la soif, de s'être fait une habitude dont on ne doit ensuite chercher à se défaire que peu à peu.

Les individus nerveux, bilieux, d'une constitution sèche, disposés à la phthisie pulmonaire ou aux hémorrhagies nasales, doivent particulièrement s'interdire l'usage de cette poudre irritante. Les individus lymphatiques, chargés d'embonpoint, qui font peu d'exercice ou qui habitent des lieux froids et humides, peuvent à la rigueur en user quelquefois s'ils en éprouvent un grand désir, mais encore auront-ils souvent le regret d'avoir cédé à un penchant peu raisonnable.

Douées d'une sensibilité nerveuse plus exquise, les femmes éprouvent bien plus facilement les dangereux effets du tabac sur les facultés mentales. Douées aussi de formes plus gracieuses, elles en ressentent plus tôt la funeste influence sur le physique. La rougeur et le volume de leur nez trahissent d'abord leur dégoûtante habitude ; et ensuite, la sensibilité venant à s'émousser, leurs narines étoupées d'une croûte noirâtre laissent découler un liquide embruni qui n'attend pas même l'office du mouchoir.

IV. *Excrétion de la membrane muqueuse génito-urinaire.* Chez la femme, la mucosité sécrétée par la membrane muqueuse du vagin rend nécessaires de fréquentes lotions et les plus grands soins de propreté. Indépendamment de sa fétidité naturelle, le mucus vaginal contracterait une acrimonie qui suffirait pour déterminer une sorte d'écoulement leucorrhéique.

Nous en dirons autant de la matière sébacée qui, chez l'homme, s'amasse autour de la couronne du gland. Si l'on néglige de laver souvent cette partie, elle peut causer un prurit insupportable, des excoriations, l'inflammation du prépuce, et un écoulement dont l'origine est d'abord méconnue et qui en impose quelquefois pour une blennorrhagie vénérienne.

ARTICLE III.

Excrétions relatives à la digestion.

Parmi les fluides qui jouent un rôle plus ou moins important dans les phénomènes digestifs, il en est dont la portion excrémentitielle est toujours mêlée au résidu des alimens et des boissons, et dont par conséquent nous n'avons point à nous occuper séparément : tel est le suc gastrique, si toutefois il existe un fluide qui mérite spécialement ce nom ; tels sont aussi le suc pancréatique et la bile. La salive, les déjections alvines et la sécrétion urinaire doivent donc seules nous arrêter un moment.

I. *De la Salive.* La salive, qui entretient dans la bouche l'humidité nécessaire pour la gustation, qui ramollit les substances alimentaires, et concourt à l'élaboration digestive, est singulièrement augmentée par la vue d'un met appétissant, par l'usage d'alimens acerbes, aigrelets ou salés, et par la mauvaise habitude de cracher souvent.

Le tabac fumé, soit au moyen d'une pipe, soit sous forme de cigarre, a aussi pour résultat immédiat la production d'une plus grande quantité de salive. Mais il ne borne pas là ses effets : il cause de la sécheresse et de la soif, il attaque et détruit l'émail des dents, il occasione parfois des vertiges et un état d'ivresse et d'apoplexie lorsqu'on n'y est pas accoutumé. Selon quelques auteurs, souvent le cancer des lèvres a pour unique cause l'usage de pipes à tuyau très-court, et dont par conséquent le foyer se trouve très-près de la bouche.

L'habitude de fumer n'est cependant pas sans quelque utilité pour ceux qui vivent dans des habitations froides et humides, parce que le principe excitant dont la salive se trouve alors imprégnée stimule l'estomac et les intestins. Tel est l'avantage qu'en retirent les soldats et les marins, logés souvent dans des espaces étroits, peu aérés et ordinairement pénétrés d'humidité. Mais on ne peut que vouer au ridicule les jeunes gens qui en font un objet de mode, toujours sans motifs et le plus souvent aux dépens de leur santé.

Quant à la mastication du tabac, usage dégoûtant et que l'on n'observe guère que dans la dernière classe du peuple, ses effets sont à-peu-près les mêmes que ceux du tabac fumé; mais ils sont incontestablement plus actifs et par conséquent plus préjudiciables dans les circonstances ordinaires de la vie. On ne peut douter néanmoins que les masticatoires excitans ne soient nécessaires dans les régions équatoriales. Le bétel des Indiens concourt, avec les bains froids et les onctions huileuses, à diminuer la transpiration souvent excessive sous ce climat brûlant, en même temps qu'il stimule les organes salivaires et digestifs. Préparé avec les feuilles d'une espèce de poivre, avec celles du tabac, avec la chaux vive et la noix d'arec, il corrode tellement la substance dentaire que ceux qui en font habituellement usage sont privés, dès l'âge de vingt-cinq ou trente ans, de toute la partie des dents qui est hors des gencives. Malgré cet inconvénient, l'usage du bétel ou de quelque autre masticatoire âcre est général dans toutes les contrées qui avoisinent les tropiques, et les Européens qui arrivent dans ces pays n'ont pas de plus puissant moyen de se soustraire aux funestes maladies d'acclimatement.

II. *Des Déjections alvines.* Dans l'état de santé et chez les adultes, le besoin d'évacuer le résidu solide des alimens se fait communément sentir une fois dans les vingt-quatre heures, et le plus ordinairement le matin. Cependant il est des individus qui ne vont à la selle que tous les deux ou trois jours et quelquefois plus rarement encore, sans en être incommodés : c'est ce qu'on remarque surtout chez ceux qui font beaucoup d'exercice, chez qui les organes digestifs, doués d'une énergie plus grande, élaborent plus complètement la substance alimentaire.

La quantité des matières évacuées habituellement par les selles doit être de 4 à 5 onces par jour ; elles doivent être d'un jaune brun, fermes sans être dures, évacuées facilement et sans douleur.

Chez les enfans, les déjections sont plus fréquentes, plus molles, moins colorées ; souvent elles sont caséeuses, c'est-à-dire qu'elles contiennent une matière grumeleuse blanchâtre qui indique que le lait est mal digéré ou pris en trop grande quantité. Elles ont ordinairement une odeur forte pendant la dentition. A mesure que l'on avance en âge, la sensibilité et la contractilité diminuant, et les sécrétions intestinales devenant aussi moins abondantes, les selles sont de plus en plus rares et dures, et les vieillards sont ordinairement constipés.

En général, une constipation modérée s'accorde

assez bien avec une santé solide : elle annonce des digestions plus parfaites, une constitution plus robuste. Cependant la constipation survient aussi chez les individus qui ont l'habitude de rester trop longtemps au lit, chez ceux qui mènent une vie sédentaire ou qui se livrent trop assidument aux travaux de cabinet, chez ceux qui usent avec excès du vin et des liqueurs fortes, on qui, au contraire, observent des jeûnes trop austères : or, il est évident que, dans ces divers cas, elle est loin d'avoir les mêmes avantages que lorsqu'elle tient à la constitution naturelle.

Lorsque la constipation devient excessive et opiniâtre, la chaleur qu'elle cause dans la dernière portion du canal intestinal, la compression que les matières amassées dans le rectum exercent sur les vaisseaux les plus voisins, et la gêne qu'éprouve nécessairement la circulation du sang dans le système veineux abdominal, deviennent la cause des hémorrhoïdes si communes surtout chez les individus avancés en âge. Quelquefois aussi les matières fécales acquièrent par un séjour trop prolongé une si forte consistance qu'elles ne sont expulsées qu'avec peine, et que quelquefois même, chez les vieillards, on est obligé d'en faire chaque jour l'extraction à l'aide d'un doigt ou d'une curette introduite dans l'anus.

De la céphalalgie, de l'agitation, de l'insomnie, sont les premiers troubles que cause une constipation accidentelle. Un exercice modéré en plein air, une alimentation rafraîchissante, du pain de seigle, des épinards ou autres légumes mucilagineux, du lait, des pruneaux, des boissons aqueuses abondantes, sont le régime convenable en pareille circonstance. Mais le moyen le plus efficace est de prendre, les matins, des lavemens, soit avec l'eau simple, soit avec l'eau de guimauve ou de graines de lin. On observera cependant que lorsque l'âge, un commencement de paralysie, une diminution de la sensibilité et de la contractilité intestinales sont la cause de cette constipation, il ne faut pas insister sur ce régime rafraîchissant, et qu'il faut au contraire attaquer l'inertie du canal intestinal par quelques pilules purgatives ou par des lavemens un peu excitans, tels que ceux où l'on ajoute du sel commun. Il est même alors de toute nécessité de tenir toujours le ventre libre à l'aide de ces derniers moyens, qui produisent un effet dérivatif et empêchent les congestions vers la tête.

Beaucoup plus commune que la constipation, la diarrhée, c'est-à-dire l'excrétion fréquente de matières plus ou moins abondantes et fluides, n'est le plus souvent qu'une indisposition passagère qui ne réclame que des soins hygiéniques. Souvent elle est causée par une alimentation surabondante ou par l'usage d'alimens indigestes; et la diète, aidée de quelques boissons délayantes, est le seul moyen curatif nécessaire. D'autres fois elle est produite par l'impression subite d'un air froid, par la suppression de la transpiration et surtout de celle des pieds: des boissons diaphorétiques chaudes suffisent pour la faire cesser, en rétablissant l'évacuation naturelle. Des fatigues excessives, des affections morales tristes, une frayeur subite, quelquefois des emportemens de colère, peuvent aussi occasioner une diarrhée momentanée, qui a rarement des suites fâcheuses et qui cesse le plus ordinairement avec la cause qui l'a produite. Celle qui est déterminée par l'usage de certaines eaux, des eaux de la Seine, par exemple, lorsqu'on n'y est pas accoutumé, n'a non plus rien d'inquiétant.

Personne n'ignore combien est salutaire le dévoiement qui survient chez les enfans à l'époque de la première dentition, pourvu qu'il ne soit point excessif. Mais souvent aussi le relâchement général et la mollesse de la fibre qui existent à cet âge et qu'augmente encore l'excrétion trop fréquente de matières liquides, occasionent une incommodité qui cesse ordinairement un peu plus tard sans qu'il soit besoin d'employer aucun moyen particulier : c'est la chute de l'anus. Il faut avoir soin, chaque fois que la membrane muqueuse du rectum vient ainsi se présenter au dehors, de la faire rentrer doucement à l'aide d'un ou de deux doigts enveloppés d'un linge que l'on a la précaution d'enduire d'un corps gras.

Beaucoup de personnes, qui attribuent toutes les maladies aux *humeurs*, voient dans les évacuans le remède à tous les maux. Non contentes de se purger dès qu'elles éprouvent quelque malaise, elles se purgent chaque printemps, parce que cette saison met les *humeurs* en mouvemens; elles prennent de temps à autre des purgatifs de précaution, et plus l'activité du médicament qu'elles s'administrent procure de selles, plus elles se félicitent d'une si heureuse prévoyance; souvent même elles en concluent

qu'une seconde *médecine* est nécessaire pour expulser un reste d'*humeurs recuites*.

Aussi les purgatifs ont-ils toujours été en grande
vogue, et les charlatans ont-ils profité de ce préjugé populaire pour inventer une foule de composés
mystérieux. Mille tisanes, sirops, poudres et pilules ont été prônés tour-à-tour. A la fameuse
poudre d'Ailhaud a succédé de nos jours le *remède
de Leroy*, que les Facultés de Médecine et les praticiens les plus recommandables ont justement pros-
crit, et qui fait cependant tous les jours de nouvelles
dupes et de nouvelles victimes. Des douleurs violentes dans la région de l'estomac et dans les voies
digestives, des spasmes nerveux, une irritation permanente de la muqueuse intestinale sont les moindres accidens qui en résultent tôt ou tard; et l'on a
vu frappés d'une mort prompte des individus qui,
avant d'en avoir fait usage, avaient à peine une légère indisposition.

Si les purgatifs sont peu employés aujourd'hui
par les médecins, c'est qu'en effet les circonstances qui
les rendaient si fréquemment nécessaires autrefois
se présentent plus rarement. On ne saurait trop
avertir ceux qui n'ont aucune notion des fonctions de
l'économie animale, que la quantité et la nature
des matières évacuées par l'effet d'un purgatif ne
sont point une preuve suffisante que le médicament a été administré à propos; que les purgatifs
déterminent, pour la plupart, une irritation du canal intestinal, d'où résulte une sécrétion plus abondante de mucosités; que plus on se purge, plus
cette irritation s'accroît, plus par conséquent on

évacue de matières qui n'existaient point avant l'introduction du médicament dans les voies digestives.

Les purgatifs les plus simples sont ceux qui présentent le moins d'inconvéniens. Les eaux de Sedlitz ou de Seidschutz, les sels de Glauber ou d'Epsom, le sel de Guindre, et même les pilules écossaises ou d'Anderson, sont loin d'avoir les dangers des compositions que nous avons signalées précédemment. Mais encore vaut-il mieux réserver ces moyens pour les circonstances où ils sont réellement nécessaires.

Nous en dirons autant des *lavemens*, même de ceux avec l'eau ordinaire. Rien de plus commun que de voir des individus qui, pour en avoir pris trop souvent, finissent par ne plus pouvoir aller naturellement à la garde-robe. Les lavemens pris ainsi chaque jour occasionent à la longue un état d'inertie du rectum : les selles sont de plus en plus difficiles ; il peut même arriver que les stimulans les plus actifs deviennent insuffisans pour réveiller la contractilité de l'intestin, et qu'il faille chaque jour extraire les matières, comme nous avons dit qu'il est quelquefois nécessaire de le faire chez les vieillards.

III. *De l'Urine*. Rien de plus difficile à déterminer que la quantité naturelle des urines dans un temps donné : elle varie, chez le même individu, selon la proportion et la qualité des boissons, selon l'état de sommeil ou de veille, selon l'abondance des autres excrétions et surtout de la transpiration. Dans l'été, où l'on transpire abondamment, on urine peu ; dans l'hiver, où la transpiration est toujours plus ou moins ralentie, on urine copieusement. Ceux qui vivent dans une atmosphère chargée d'humidité, ou qui boivent beaucoup de bière, de cidre, de thé, sont aussi obligés de satisfaire plus fréquemment à ce besoin. Certaines émotions, diverses affections de l'âme, telles que l'impatience, la crainte, l'inquiétude produisent le même effet. L'habitude exerce aussi son empire sur cette excrétion plus que sur toute autre. C'est par suite d'une habitude contractée que l'on éprouve le besoin d'uriner en se couchant et en se levant, lors même que la vessie, vidée quelques momens auparavant, contient à peine quelques gouttes de liquide. Enfin, rien ne prouve mieux l'influence de l'habitude que cette envie d'uriner que l'on ressent toutes les fois que l'on passe près d'un lieu où déjà l'on a satisfait à ce besoin.

Les qualités physiques et chimiques de l'urine ne varient pas moins que sa quantité. Rien de plus fréquent que de voir des individus dont l'urine est habituellement épaisse sans cause connue et sans la moindre indisposition. Tout le monde sait, d'ailleurs, que beaucoup d'alimens altèrent l'odeur, la couleur et la limpidité naturelles des urines, et que ce changement survient très-promptement, quelquefois même quelques instans seulement après l'introduction de ces alimens dans l'estomac. Ces phénomènes s'observent surtout chez les personnes délicates, chez celles dont les digestions sont difficiles. On remarque aussi, dans l'état de santé, des urines troubles, après des refroidissemens, après l'usage de boissons trop chaudes ou de vins acides, après des exercices trop violens ou des affections morales trop vives. Tissot cite un homme d'un caractère très-gai dont l'urine avait une forte odeur de violette dès qu'il éprouvait quelque contrariété.

Les caractères de l'urine étant si variables, il est évident que l'inspection de ce liquide ne peut seule fournir des renseignemens positifs sur l'état de santé ou de maladie, et que la plupart du temps on ne peut en tirer aucune induction chez l'homme bien portant. Il faut donc vouer au mépris ces *médecins d'urine* qui, abusant de l'ignorance et de la crédulité du vulgaire, prétendent avoir le talent de juger, d'après l'examen de ce liquide, si l'on est malade et de quelle maladie l'on est atteint, si la femme qui les consulte est enceinte et à quelle époque de la grossesse elle est déjà parvenue.

Toutes les fois que l'on éprouve le besoin d'uriner, il faut, autant que possible, le satisfaire à l'instant même; car il pourrait arriver que la vessie, trop long-temps distendue, refusât ensuite de se contracter lorsque l'on voudrait expulser le liquide qui s'y trouve contenu. On doit surtout avoir cette attention lorsque l'on est à cheval ou en voiture, parce que, les secousses que le corps éprouve fatiguant plus vite la vessie, il en résulterait plus promptement une *rétention* plus ou moins complète.

Les auteurs recommandent aussi d'évacuer chaque fois jusqu'à la dernière goutte d'urine, de faire, lorsqu'elle a cessé de couler par un jet continu, un dernier effort pour vider complètement les voies urinaires; parce que la portion de l'urine la plus ténue étant la première évacuée, celle qui resterait, plus chargée de principes urineux, pourrait déposer un sédiment qui deviendrait peut-être la base de calculs vésicaux.

Dans les deux périodes extrêmes de la vie, rien de plus commun que l'incontinence d'urine. Chez le jeune enfant, les muscles du périnée et le col de la vessie n'ayant pas encore assez de force pour opposer une résistance suffisante, l'urine s'écoule par la seule contraction des parois vésicales, et cette incontinence n'a rien qui doive inquiéter. A mesure que les organes se fortifient, que les sensations se développent et que l'enfant en acquiert la conscience, il acquiert aussi la faculté de retenir son urine; et ordinairement, avant la fin de la première dentition, ce n'est plus que pendant le sommeil ou pendant les distractions causées par le jeu, que les urines sont encore évacuées involontairement. Si cependant cette incontinence persiste jusqu'à la seconde dentition ou même au-delà, elle peut finir par constituer une véritable infirmité, à laquelle sont plus particulièrement sujets les enfans lymphatiques et d'un embonpoint excessif; ceux qui ont les cheveux blonds, le teint coloré, l'iris dilaté, ceux, en un mot, qui ont des dispositions aux scrophules ou au rachitisme. Un régime propre à combattre ces dernières maladies est le seul moyen de faire cesser en même temps la débilité des organes urinaires.

L'incontinence sénile a une cause toute opposée : elle tient à l'affaiblissement de la sensibilité ; elle augmente avec l'âge et est presque toujours incurable. La seule ressource alors est de porter habituellement un petit appareil destiné à recevoir le fluide urinaire à mesure qu'il s'écoule.

CHAPITRE II. *Excrétions temporaires.*

Les excrétions *temporaires*, c'est-à-dire celles qui n'ont lieu qu'à des intervalles plus ou moins éloignés, que pendant un certain temps et seulement dans certaines circonstances de la vie, ont toutes rapport à la reproduction de l'espèce. Chez la femme, qui, dans ce grand œuvre, a plus de fonctions à remplir, ces excrétions sont plus nombreuses que chez l'homme, qui ne contribue à la reproduction que par la sécrétion spermatique. Nous réservant de parler des menstrues, des lochies, de la lactation, lorsque nous traiterons de l'hygiène spéciale de la femme, nous ne nous arrêterons ici qu'aux excrétions qui ont lieu pendant l'acte vénérien.

Du Coït. Sécrété par les testicules, tenu en réserve dans les vésicules séminales et mêlé au fluide de la glande prostate, le sperme est éjaculé pendant le coït, et l'instant de son émission est marqué par une agitation spasmodique, par un ébranlement général auquel succède bientôt un état d'abattement et de langueur. Comme toutes les sensations vives, les jouissances vénériennes exigent la plus grande modération. Lorsque les deux sexes, après une continence qui a rendu aux organes toute leur énergie, satisfont convenablement au vœu de la nature, toutes les fonctions vitales en ressentent une sorte de bien-être; elles s'exécutent avec plus d'aisance et d'activité, l'appétit est augmenté, la digestion plus prompte et plus parfaite, la circulation plus rapide, les mouvemens locomoteurs sont plus agiles et plus vigoureux, les sens plus subtiles, les facultés intellectuelles plus libres. Mais pour que l'union des sexes contribue à entretenir cette harmonie parfaite, il faut se garder surtout de s'épuiser par des jouissances précoces ou trop réitérées.

Les évacuations du fluide spermatique avant que le corps ait acquis un développement suffisant, portent à la santé des atteintes irréparables, et sont une des causes les plus fréquentes de la phthisie pulmonaire. Non moins dangereuses à quelque âge que ce soit, les jouissances trop réitérées amènent la perte de l'appétit, des digestions pénibles, la maigreur, la pâleur, des palpitations, la gêne des mouvemens respiratoires, des douleurs dans le dos et sous le sternum; et si l'on ne se hâte de réparer par la continence les forces épuisées, des pollutions nocturnes, l'affaiblissement de tous les sens et des facultés intellectuelles, la consomption, la mélancolie, l'idiotisme, sont les préludes d'une mort inévitable.

C'est surtout jusqu'à l'âge de vingt-cinq à vingt-six ans que la modération est de toute nécessité. Mais elle ne saurait être trop recommandée, dans toutes les époques de la vie, aux individus d'un tempérament sanguin, ou d'une constitution nerveuse, ainsi qu'à ceux dont la poitrine est disposée à quelque affection organique. Les vieillards doivent renoncer de bonne heure à des plaisirs dont ils éprouvent rarement un besoin réel, et dont les effets débilitans peuvent abréger leur existence. En général, la période de vingt-cinq à cinquante ans chez l'homme, de vingt à quarante chez la femme, paraît la plus propre à l'exercice des fonctions de la vie génératrice.

Il est évident, au reste, qu'on ne saurait indiquer d'une manière positive combien de fois, dans un temps donné, l'homme peut sans inconvénient satisfaire ses désirs; que ce qui serait excès pour l'un ne l'est pas pour l'autre; que l'âge et la constitution établissent, sous ce rapport, de bien grandes différences. L'homme adulte, doué d'une constitution robuste, et qui observe un régime alimentaire propre à entretenir la vigueur, peut se livrer aux plaisirs conjugaux tous les deux jours, quelquefois même tous les jours, sans pour cela s'épuiser; mais il est plus sage de mettre quelques jours d'intervalle. On conçoit, d'ailleurs, que les individus moins fortement constitués, ceux qui n'ont pas encore atteint ou qui ont déjà passé l'âge de consistance, ne doivent exercer le coït que tous les huit, dix ou quinze jours. Les convalescens doivent bien se garder de céder aux désirs qui se réveillent souvent dès les premiers jours du retour de la santé : en satisfaisant trop tôt des besoins illusoires, ils s'exposeraient à des rechutes funestes, ou du moins la secousse débilitante que le coït imprime à toute l'économie retarderait leur complet rétablissement. C'est alors, au contraire, que l'on ressent le mieux les heureux effets de la continence; et que le fluide spermatique, reporté dans le torrent circulatoire, donne à tous les organes une nouvelle énergie.

Toutes les saisons, tous les instans de la journée ne sont pas non plus également propices à l'accomplissement de l'acte conjugal. L'époque du réveil de la nature, le printemps est pour l'homme, comme pour tous les autres êtres, la saison où les désirs sont plus vifs, et où la vie, long-temps refoulée vers les organes intérieurs, demande à se répandre au dehors. Pendant l'hiver, les longues nuits, le repos plus prolongé, la pléthore qui en résulte, invitent aussi quelquefois au rapprochement des sexes; et, après le printemps, c'est peut-être la saison la plus favorable. Au contraire, les grandes chaleurs de l'été et de l'automne, et les causes débilitantes plus multipliées à l'approche de l'hiver, font une loi d'être alors plus réservé.

La nuit est généralement plus convenable que le jour, et le moment du réveil après le premier somme est préférable à toute autre heure, parce que tous les organes sont alors reposés des travaux de la journée et que le reste de la nuit pourra réparer les forces. Vers l'heure de midi, au contraire, et pendant tout le temps du jour où les sens sont ouverts à une foule d'impressions extérieures, où le corps est fatigué, où l'esprit est distrait, le coït énerve bien davantage. Au reste, ce qu'il importe surtout d'éviter, c'est d'exercer cet acte immédiatement après un repas copieux et lorsque l'estomac est encore chargé d'alimens; car on a vu des indispositions les plus graves, et quelquefois l'apoplexie, résulter du trouble qu'éprouvent alors les fonctions digestives.

Si l'épuisement vénérien peut avoir les suites funestes que nous avons signalées, à plus forte raison cet effrayant concours d'accidens est-il à craindre lorsque les évacuations spermatiques sont provoquées par la *masturbation*. Non-seulement la facilité de s'y livrer à toute heure du jour et de la nuit ajoute au danger de ces manœuvres solitaires, mais il est certain qu'elles affaiblissent beaucoup plus que le coït, et que l'ébranlement qu'elles communiquent au système nerveux est toujours plus violent et plus durable, comme l'atteste la prostration plus grande qui en résulte.

Comment prévenir ce triste abus de soi-même, ou comment réprimer cette honteuse habitude, lorsque les organes, une fois accoutumés à de dangereux attouchemens, sollicitent sans cesse des jouissances qui peuvent long-temps être secrètes? On a conseillé de mettre l'ouvrage de Tissot dans les mains de tous les jeunes gens; mais est-on certain des effets que produira sa lecture? A la vue de l'effrayant tableau de l'onanisme, l'enfant sera-t-il frappé d'une terreur salutaire? ou bien se figurant qu'il n'a été chargé des couleurs les plus sombres que pour inspirer des craintes exagérées, son imagination ne s'arrêtera-t-elle pas de préférence aux descriptions de ces jouissances illicites? ne sera-t-il pas tenté d'essayer sur lui-même des pratiques qui lui étaient peut-être encore inconnues? Le livre de l'*Onanisme* ne doit être confié aux enfans que lorsqu'on a la certitude qu'ils se sont déjà livrés à la masturbation, et que leur esprit est disposé à tirer de sa lecture le fruit qu'on peut en attendre.

Indépendamment des affections plus ou moins

graves que peut déterminer l'abus du coït, il en est
d'autres que cet acte communique par contagion.
Personne n'ignore qu'il suffit d'une seule cohabitation avec une personne affectée de blennorrhagie
ou de syphilis pour contracter ces dégoûtantes maladies. De froids moralistes les ont regardées comme
un frein nécessaire pour arrêter les progrès du libertinage, par les craintes qu'elles inspirent. Mais
s'il est certain que, dans l'âge des passions, l'imagination exaltée par de séduisantes illusions ou-
blie ou brave souvent les dangers de la syphilis, et
que le jeune homme sans expérience peut aussi bien
que le libertin déhonté être victime d'un moment
d'imprudence, le médecin ne doit pas dédaigner
d'indiquer les moyens de se préserver d'un virus
qui peut avoir de si funestes effets. Étrange contradiction! le remède contre la maladie vénérienne
se vend dans toutes les pharmacies; on distribue
publiquement les adresses d'une foule de guéris-
seurs plus ou moins ignorans, et l'on craint de faire
connaître le seul préservatif dont l'efficacité ne
saurait être douteuse! Ne pourrait-on, en prenant
les précautions que réclame la bienséance, propager
l'usage de ces *capotes de santé*, selon l'expression
de M. Cullerier, dont la vente ne se fait que mys-
térieusement, et que l'on ose à peine, comme l'a
dit un savant praticien (1), mentionner dans les
livres de l'art.

Nous observerons, en terminant ce que nous

___

(1) *Dict. des Sc. méd.*, art. *Redingottes anglaises.*

avons à dire de la cohabitation des deux sexes, qu'il y a aussi quelques maladies constitutionnelles qui peuvent à la longue se transmettre de l'un à l'autre époux. Il paraît que la phthisie pulmonaire, qui passe de génération en génération et qui marche avec plus de rapidité pendant le mariage, est contagieuse pour l'époux le plus jeune, pour peu qu'il y ait la moindre prédisposition. L'épilepsie essentielle, qui est de même héréditaire, et qui de même s'exaspère par le coït, peut aussi devenir contagieuse par la frayeur qu'elle inspire et par une sorte d'imitation automatique. Enfin les scrophules, le rachitisme, et quelques autres infirmités graves, qui passent presque toujours des pères et mères aux enfans, devraient être autant de motifs légaux d'opposition au mariage, tant que la guérison n'en paraît pas bien confirmée.

Mais si les lois doivent s'opposer à des unions que réprouve l'hygiène publique, qui compromettent l'existence ou la santé de l'un des époux ou qui ne donneraient naissance qu'à une population infirme, ce n'est, d'un autre côté, qu'avec la plus grande circonspection qu'elles peuvent interdire le mariage à des êtres chez lesquels les désirs et les besoins sont communément plus vifs que chez les individus fortement constitués. Il est certain qu'autant les évacuations spermatiques excessives peuvent être dangereuses, autant l'excès opposé, la continence absolue peut avoir d'inconvéniens dans certains cas. Souvent la nature cherchant alors à se débarrasser du fluide amassé dans les vésicules séminales détermine des écoulemens nocturnes salutaires; mais souvent aussi ces pollutions involontaires se répètent et se multiplient par l'effet de l'habitude, abattent les forces et conduisent à la consomption comme le ferait la masturbation elle-même. D'autres fois, ces évacuations n'ayant pas lieu, il se manifeste dans les organes sexuels de la chaleur, de la tension, du gonflement; l'irritation se transmet sympathiquement au cerveau et excite des spasmes, une mélancolie érotique, ou des symptômes nerveux de toutes les formes.

Quoique, dans l'acte de la reproduction, les femmes n'aient point à fournir de fluide spermatique, et que leurs organes génitaux soient seulement alors le siége d'une plus abondante sécrétion de mucosités, le coït n'en a pas moins d'influence sur leur organisation. Les jouissances prématurées flétrissent et détériorent leur constitution, et souvent elles trouvent dans des mariages précoces le germe des plus affreuses maladies. D'un autre côté, la continence absolue leur est peut-être encore plus difficile à supporter qu'à l'homme. Les spasmes nerveux, la chlorose ou les pâles couleurs, l'hystérie, la nymphomanie ou la fureur utérine n'ont souvent pas d'autres causes que des besoins non satisfaits : ces affections disparaissent alors par le mariage, et surtout lorsque la fécondation a imprimé aux forces vitales une direction nouvelle.

En vain on tenterait de détruire par de prétendus anti-aphrodisiaques cette tendance naturelle des deux sexes l'un vers l'autre. Ni le camphre, ni le sirop de baies d'*agnus castus*, ni le nénuphar n'ont les vertus qu'on leur suppose.

Peut-être même que la saveur aromatique des baies de l'agnus et l'huile volatile dont elles sont pénétrées, les rendent plus propres à échauffer qu'à rafraîchir ; et la saveur amère et astringente du nénuphar annonce aussi des effets tout opposés à ceux qu'on en attend. Une diète plus ou moins sévère, un régime mucilagineux , des boissons abondantes aqueuses ou acidulées , des bains tièdes , un exercice assidu et proportionné aux forces , la vie champêtre, d'agréables distractions, et surtout le plus grand soin d'éviter les lectures et les spectacles propres à exalter l'imagination, peuvent seuls modérer ce penchant irrésistible, qui indique clairement que le célibat est un état contre nature. Cette dernière assertion ne saurait être révoquée en doute. Il est constant que les célibataires vivent moins longtemps que les gens mariés , et que le célibat est plus contraire à la santé et à la longévité de la femme qu'à celles de l'homme. C'est en se mariant lorsqu'elles sont parvenues à l'âge de nubilité parfaite, et en remplissant tous les devoirs de la maternité, que les femmes peuvent se préserver des maladies de l'âge critique. Les cancers aux seins, les squirrhes des ovaires et de la matrice, sont beaucoup plus communs chez les femmes vouées au célibat religieux que chez celles qui ont vécu dans l'état de mariage : parmi les femmes mariées , celles qui ont allaité elles-mêmes leurs enfans y sont beaucoup moins exposées que celles qui n'ont été mères qu'à demi.

CHAPITRE III. *Excrétions accidentelles salutaires.*

Parmi les nombreuses affections dont la peau peut être le siége, on en voit qui persistent plus ou moins long-temps, et quelquefois pendant toute la durée de la vie, ou qui se reproduisent périodiquement, et qui, dans l'un et l'autre cas, prennent pour ainsi dire rang parmi les excrétions naturelles, tant elles sont devenues nécessaires au maintien de la santé. Tels sont certaines dartres anciennes, et certains érysipèles périodiques, qui, s'ils manquent de reparaître à l'époque habituelle, sont le plus souvent remplacés par des maladies graves.

Ce n'est qu'avec la plus grande circonspection qu'il faut entreprendre la guérison de ces maladies cutanées, de même que celle des exanthèmes chroniques en général. Loin de supprimer ceux qui existent, on doit s'attacher à les rétablir dès qu'une cause accidentelle en a déterminé la suppression. Rien de plus commun que de voir, par l'usage imprudent des répercussifs, tels que les lotions avec l'eau salée ou l'eau blanche (extrait de saturne), des boutons, des dartres, être effacés presque subitement, et donner lieu aussitôt au développement d'affections pulmonaires qui marchent rapidement à une terminaison funeste.

La chirurgie ne doit pas moins respecter ces saignemens de nez si communs chez les jeunes gens; elle doit également favoriser et entretenir soigneusement cette fluxion hémorrhoïdaire qui, à une époque plus avancée de la vie, préserve souvent de congestions sanguines beaucoup plus dangereuses. Elle doit entretenir ces plaies anciennes, ces vieux ulcères, qui, chez les vieillards, sont des couloirs nécessaires à leur existence.

Souvent même l'art, imitant la nature, doit établir des excrétions supplémentaires pour détourner des organes intérieurs une irritation morbifique. Mais il ne faut pas croire que les vésicatoires et les cautères ne soient utiles que par la sécrétion purulente dont ils sont le siége, et qu'il faille par conséquent s'efforcer de les faire suppurer abondamment. Il est, au contraire, certain que les divers exutoires agissent particulièrement en excitant un afflux du sang dans les vaisseaux capillaires, un surcroît de vitalité qui appelle, pour ainsi dire, en un lieu déterminé, tous les mouvemens fluxionnaires qui peuvent survenir dans l'économie, et qui, sans cette espèce de garantie, se porteraient ou vers la tête ou vers la poitrine, et occasioneraient, selon les dispositions individuelles, une apoplexie, une hémoptysie, etc. En un mot, c'est à cause de leur action irritante et dérivative, beaucoup plus qu'à titre d'émonctoires, que les vésicatoires et les cautères sont avantageux dans les catarrhes pulmonaires, dans les phthisies imminentes, et dans beaucoup d'autres affections, où la fluxion artificielle qu'ils établissent diminue ou déplace celle qui tendrait à se fixer sur la partie malade.

On croit généralement qu'on ne peut sans danger supprimer les vésicatoires et surtout les cautères établis depuis long-temps, préjugé qu'il importe de détruire, puisque c'est souvent le seul motif pour lequel des individus qui pourraient en retirer des effets salutaires se refusent à ce moyen thérapeutique. On conçoit sans doute que la suppression brusque d'un exutoire ancien pourrait avoir des inconvéniens plus ou moins graves : mais en choisissant l'époque des chaleurs, pour que la transpiration augmentée supplée, au besoin, à l'excrétion que fournissait la plaie supprimée, en favorisant encore la transpiration au moyen de quelques bains, en se purgeant une fois ou deux pour détourner l'irritation du lieu accoutumé ; enfin en prenant, selon le conseil de quelques praticiens, des sucs dépuratifs ou des tisanes amères, la suppression d'un cautère ne peut avoir le moindre inconvénient, s'il est bien reconnu que les mêmes causes qui l'ont fait établir primitivement n'existent plus.

CLASSE V.

EXERCICES OU ACTIONS EXÉCUTÉES PAR LES MOUVEMENS VOLONTAIRES. (*Gesta.*)

On comprend sous la dénomination de *gesta*, qui signifie *choses faites*, tous les mouvemens que l'action musculaire imprime au corps entier ou seulement à quelques-unes de ses parties, les divers modes de station, les diverses attitudes ou positions, qui elles-mêmes dépendent de cette action musculaire diversement combinée ; enfin tous les mouvemens étrangers auxquels le corps obéit, et qui peuvent avoir sur sa manière d'être une influence plus ou moins directe, plus ou moins utile ou plus ou moins préjudiciable.

Mais en traitant des exercices et des mouvemens actifs et passifs auxquels l'homme se livre pendant la veille, on ne peut se dispenser d'entrer aussi dans quelques détails sur le sommeil, dont le retour périodique réduit au repos les organes de la locomotion, en même temps qu'il ferme nos sens aux impressions extérieures et qu'il suspend l'action de nos facultés intellectuelles. L'examen de l'état de veille et de l'état de sommeil est donc une introduction nécessaire aux deux classes qui nous restent à examiner, les *gesta* et les *percepta*.

CHAPITRE Ier. *De la Veille et du Sommeil.*

La lumière, la chaleur, le bruit, la multiplicité des objets qui font incessamment impression sur nos organes des sens, les mouvemens qu'exécute notre appareil locomoteur, et toutes les autres causes d'excitation dont nous sommes environnés, entretiennent pendant le jour notre activité : mais bientôt le sommeil est nécessaire pour rendre à l'économie ses forces épuisées. Un engourdissement général s'empare de tout notre être ; nos paupières abaissées ferment nos yeux à la lumière ; nous nous endormons, et nous n'avons plus même la conscience de notre état.

Mais pendant ce repos général des organes de la vie de relation, les fonctions intérieures continuent de s'exécuter, et quelques-unes même, comme l'absorption, semblent redoubler d'activité : aussi le séjour dans une atmosphère insalubre, dans un lieu marécageux ou infecté de miasmes putrides, est-il plus dangereux encore pendant le sommeil que pendant la veille ; et personne n'ignore que, si les habitations humides et les maisons récemment bâties sont toujours pernicieuses, c'est surtout lorsque l'on y couche.

La circulation et la respiration s'exécutent, à la vérité, avec plus de lenteur pendant le sommeil, mais avec plus d'énergie ; le pouls est plus lent mais plus fort ; la respiration est moins fréquente, mais plus profonde, plus égale, et quelquefois accompagnée de *ronflemens*, indice d'un sommeil complet mais peu intense.

Loin de partager le sommeil des sens et des organes locomoteurs, l'appareil génital éprouve communément une véritable excitation, soit à raison de la chaleur du lit, soit par quelqu'autre cause difficile à apprécier, soit qu'il y ait, ainsi qu'on l'a

pensé, quelques rapports particuliers entre les organes génitaux et le cervelet, et que le surcroît d'énergie qu'ils éprouvent dérive d'une sorte de congestion sanguine vers cette partie de l'encéphale,
congestion que semble favoriser la position horizontale que l'on prend communément pour dormir.

Une activité modérée durant la veille, des travaux manuels ou qui occupent peu l'imagination,
la santé corporelle et la tranquillité de l'esprit sont
les conditions les plus propres à procurer un sommeil éminemment réparateur ; mais il s'en faut bien
que ce sommeil de la vie de relation soit toujours
général et complet, que toujours toutes les facultés
intellectuelles et toutes les parties de l'appareil locomoteur soient simultanément endormies. Le plus
ordinairement quelques-unes des habitudes contractées, quelques-unes des pensées, des connaissances, dont se compose avec plus moins d'étendue
l'intelligence propre à chaque individu, se reproduisent pendant le sommeil et donnent lieu à des
rêves plus ou moins suivis.

Des Rêves. Les rêves, assemblages d'idées ou d'images tantôt bizarres et incohérentes, tantôt combinées et associées avec un certain ordre, doivent
être considérés comme des accidens du sommeil.
Les uns sont indépendans de tout dérangement de
la santé : ils surviennent particulièrement vers le
matin, à l'approche du réveil naturel, au moment
où toutes les facultés, suffisamment reposées, sont
sur le point de rentrer en exercice. Les autres, dépendans de quelque affection organique dont ils

semblent annoncer le début ou les premiers développemens, se renouvellent fréquemment et surtout pendant le premier sommeil.

Les rêves non morbides, c'est-à-dire sans aucun trouble de la santé, sont souvent l'effet de longues contentions d'esprit, d'émotions vives, d'affections ou de passions dominantes : tels sont les rêves des hommes de lettres, des artistes, de ceux que tourmentent la fureur du jeu ou les soucis de l'ambition. D'autres fois ils résultent de causes purement physiques, d'un exercice immodéré auquel on s'est livré avant de se coucher, d'une impression accidentelle de froid ou de chaud qu'on éprouve en dormant, d'une position pénible, de la compression de quelque partie, d'un bruit inaccoutumé qui réveille à demi, etc.

Certaines causes qui, si elles agissaient avec plus d'intensité, produiraient l'insomnie et un état maladif, peuvent aussi, à un degré plus faible, déterminer seulement des rêves : tel est surtout l'effet d'une digestion laborieuse, de l'usage insolite du thé, du café, ou de quelque boisson spiritueuse.

Le somnambulisme n'est le plus souvent qu'un rêve non morbide. Le somnambule marche et agit comme dans l'état de veille; il associe et combine des idées comme il a coutume de le faire dans ses occupations journalières, et quelquefois il fait preuve d'une intelligence plus développée, parce que son attention est concentrée toute entière sur l'unique objet qui l'occupe.

Les rêves morbides varient à l'infini, non-seulement selon la nature et le siége de la maladie à laquelle ils sont liés, mais aussi suivant le tempérament, la profession, le genre de vie du malade. Ils peuvent néanmoins fournir, dans certains cas, des indices précieux, et faire apercevoir des affections organiques que rien ne laisse encore soupçonner pendant la veille. — Des rêves pénibles pendant lesquels on voit des objets enflammés ou colorés en rouge, présagent des congestions sanguines ou des hémorrhagies. — Au début de l'hydropisie de poitrine, à peine le malade est-il endormi qu'il se croit placé dans les positions les plus périlleuses, sur le point d'être étouffé, par exemple, sans pouvoir opposer la moindre résistance. — Au début des affections du cœur et des gros vaisseaux, les rêves sont très-courts et suivis de réveil en sursaut : des précipices, des ténèbres épaisses, la mort sous toutes les formes, se présentent sans cesse à la pensée. — Les rêves causés par une digestion laborieuse, par un embarras gastrique ou intestinal, par la présence de vers dans les voies digestives, ne consistent guère qu'en visions fantastiques, en images fugitives, en idées bizarres et peu suivies. C'est le plus ordinairement aussi à cet embarras des premières voies qu'est due l'angoisse oppressive, la suffocation douloureuse qui constitue le *cauchemar*.

Il ne faut pas cependant, à l'exemple du vulgaire, chercher dans le moindre songe un présage infaillible ; on ne doit pas perdre de vue que les rêves ne sont le plus ordinairement, ainsi que nous l'avons dit, que la suite des occupations auxquelles nous nous sommes livrés durant le jour, ou l'effet des impressions que nous recevons à notre insu pendant le sommeil.

De l'heure et de la durée du sommeil. La nuit est évidemment le temps que la nature nous prescrit de consacrer au sommeil, et l'habitude de faire de la nuit le jour et du jour la nuit ne peut manquer d'avoir sur la santé une influence plus ou moins nuisible. Se coucher et se lever régulièrement à la même heure est une des lois les plus importantes de l'hygiène, et presque tous les hommes qui ont parcouru une longue carrière sans infirmité ont eu pour règle constante de ne point prolonger leurs veillées et de se lever chaque jour de grand matin.

En général, les individus jeunes et délicats, les femmes, et surtout les enfans, dorment long-temps et profondément : huit à neuf heures de sommeil leur sont nécessaires. Les enfans très-jeunes, vifs et bien portans, ont même quelquefois besoin de dormir une heure ou deux de plus, à cause de l'extrême mobilité naturelle à leur âge ; mais pour les enfans menacés de scrophules, pour ceux qui sont replets et indolens, un sommeil trop prolongé est nuisible. Les hommes faibles et lymphatiques, dont la constitution se rapproche de celle des femmes, peuvent aussi leur être assimilés quant à la durée du sommeil, qui doit être de sept à huit heures. Ceux, au contraire, qui sont bilieux et mélancoliques dorment peu et ont un sommeil léger : cinq à six heures leur suffisent communément. L'adulte dort moins que l'enfant, l'homme robuste et dans l'âge viril dort moins encore que l'adulte, toutes choses égales d'ailleurs ; et pour lui la durée naturelle du sommeil est de six à huit heures. Mais l'habitude modifie singulièrement cette durée, et l'on voit des individus doués d'une bonne constitution ne consacrer au sommeil que quatre à cinq heures, et se porter néanmoins parfaitement.

L'habitude d'un sommeil trop prolongé énerve à la fois le physique et le moral. Plus on dort plus on éprouve de propension au sommeil ; les perceptions deviennent plus lentes, l'esprit tombe dans une sorte d'hébétude, la mémoire s'affaiblit, l'imagination s'éteint, la contractilité musculaire s'engourdit. Les grands dormeurs acquièrent de l'embonpoint ; mais ils ne peuvent se livrer sans fatigue au moindre exercice, non plus qu'au moindre travail intellectuel. C'est particulièrement aux hémoptysiques et à tous les individus sujets à des hémorrhagies, à des congestions sanguines, qu'il importe de ne pas dormir trop long-temps, et surtout de prendre l'habitude de se lever de bonne heure.

Le sommeil trop court est encore plus préjudiciable à la santé. L'homme qui passe en veilles laborieuses une partie de ses nuits maigrit bientôt, a le teint pâle et décoloré et digère avec peine. La nutrition s'opère toujours chez lui d'une manière irrégulière et imparfaite, et toutes les infirmités de la vieillesse viennent l'assaillir avant l'âge. Les veilles prolongées sont surtout nuisibles aux femmes, à raison de la faiblesse de leur constitution : elles sont une des causes les plus ordinaires des affections nerveuses si variées, des flueurs blanches si communes chez les femmes des villes. Dangereuses pour tous les âges, à plus forte raison le sont-elles pour les enfans, dont elles entravent et arrêtent la croissance.

De la Méridienne ou la Sieste. Dans les pays chauds, l'impossibilité de se livrer au travail à l'heure où le soleil est au haut de l'horizon, et l'extrême fatigue causée par une chaleur excessive ont fait contracter l'habitude de dormir dans le milieu du jour. Dans nos régions plus tempérées, le laborieux habitant des campagnes éprouve aussi le besoin de ce repos momentané pendant les longues journées de l'été. Mais pour ceux qui mènent une vie plus douce, qui n'ont point à exercer si fortement leur système musculaire, le sommeil, à l'heure où tout concourt à activer les fonctions extérieures, est contraire aux sages dispositions de la nature. Aussi l'engourdissement de toutes les facultés, de la pesanteur, de l'amertume à la bouche, succèdent-ils presque toujours à ce sommeil intempestif.

Souvent le besoin de dormir dans le courant de la journée est le résultat d'un repas trop copieux, d'une digestion pénible, et ce sommeil provoqué par l'intempérance est surtout dangereux pour les individus d'une constitution apoplectique.

Des Chambres à coucher, des Lits, etc. On doit, autant que possible, faire choix d'une chambre à coucher vaste et bien aérée, loin de toute exhalaison ; son plafond doit être élevé, et sous ce rapport les entresols sont généralement malsains ; ses croisées doivent être tournées, d'une part, au levant d'été ou au midi, et de l'autre, au nord. L'air doit y être fréquemment renouvelé ; mais il est imprudent de laisser les fenêtres ouvertes pendant la nuit; et, dans la saison des chaleurs, il faut se contenter de laisser ouvertes les portes de communication de cette pièce avec celles qui l'avoisinent.

L'habitude de conserver allumée une chandelle, une bougie, une lampe ou une veilleuse de quelque espèce que ce soit, n'est pas sans inconvénient: la vapeur qui s'en exhale ne peut manquer d'altérer la pureté de l'air. Nous avons eu aussi l'occasion de signaler précédemment le danger de laisser dans une chambre à coucher des fleurs ou des odeurs fortes, quelque agréables qu'elles puissent être; et nous avons observé que souvent des céphalalgies violentes, des nausées, un malaise inexprimable, et même l'asphyxie ont été produits par des causes de ce genre.

On doit également éviter de placer le lit dans une *alcove*, où l'air ne circule point et ne peut jamais être renouvelé complètement. Il vaut mieux l'entourer seulement de rideaux, qui l'abritent des courans d'air auxquels peuvent donner lieu les croisées et les portes : encore doit-on laisser ces rideaux ouverts pendant la nuit, lorsque tout est fermé.

Si le lit est destiné à un enfant, il doit être placé de manière que le jour n'y vienne point obliquement, dans la crainte que les efforts que ferait l'enfant pour regarder du côté de la lumière ne finissent par le faire loucher (pag. 88).

Il ne faut jamais placer beaucoup de lits dans une même chambre, attention trop souvent négligée, non-seulement dans les hôpitaux, mais aussi dans

les maisons de santé, dans les pensionnats, et même
dans les maisons particulières habitées par des familles nombreuses. On conçoit, en effet, que l'atmosphère circonscrite d'une chambre dont les portes
et les fenêtres sont fermées, et où un certain nombre d'individus d'âges et de sexes différens respirent, transpirent et dégagent des exhalaisons de tout
genre, est nécessairement viciée au bout de quelques heures; et que si l'un d'eux vient à être atteint de quelque maladie contagieuse, elle est déjà
contractée par tous les autres avant que l'on ait pu
prévoir le danger. On a calculé que la sphère d'activité des miasmes morbifiques est d'à-peu-près
deux pieds de rayon autour du lit d'un malade, que
par conséquent, dans un hôpital, l'espace qui sépare les lits doit être de quatre à cinq pieds, et que
chaque lit doit répondre à un cube d'air de huit à
neuf toises.

Les lits modernes, qui sont à peine élevés au-
dessus du sol, sont en cela moins convenables que
les anciens : il vaut mieux que cette élévation soit
d'au moins 15 à 20 pouces, afin que l'air circule
librement par-dessous le lit, avantage inappréciable
pour les malades long-temps alités. Nul doute que
la chaleur ne soit moins incommode et que les excoriations au sacrum ne soient moins fréquentes,
lorsque l'air se renouvelle facilement et rafraîchit
le lit de toutes parts; et s'il était vrai que de l'eau
très-froide, placée sous le lit d'un malade et fréquemment changée, eût aussi la vertu de prévenir
ou de retarder ces excoriations, ce serait de même
à raison de la fraîcheur qu'elle procure.

Les bois de lits ou couchettes doivent être en bois vernissé, et les pièces en doivent être jointes aussi exactement que possible pour que les insectes ne puissent pas s'y loger. Un fond sanglé, une paillasse ou mieux un sommier de crin, avec un ou deux matelas de laine cardée, un traversin et un oreiller, composent le meilleur lit. On devrait même se contenter de matelas de crin durant les chaleurs de l'été, ou du moins il faut avoir soin de placer alors le sommier par-dessus les matelas : il présente un plan plus solide, la chaleur s'y concentre moins que dans la laine ; il entretient par conséquent une fraîcheur favorable au sommeil. On ne saurait trop recommander cette précaution aux individus affectés d'hémorrhoïdes, aux femmes nerveuses, à celles qui sont sujettes à des hémorrhagies utérines ou à des flueurs blanches opiniâtres, aux jeunes gens qui ont des pollutions nocturnes ou qui sont enclins au malheureux vice de la masturbation.

Le lit de plumes, dont le luxe et la mollesse ont presque fait un besoin, développe trop de chaleur, excite une transpiration trop abondante, et peut être regardé à juste titre comme débilitant. Si la rigueur de l'hiver peut quelquefois en autoriser l'usage, du moins faut-il avoir soin de le placer toujours entre deux matelas, ou sur le sommier, de manière que le corps ne repose pas immédiatement dessus.

L'usage d'un oreiller est subordonné à l'habitude, mais il est loin d'être nuisible, comme on l'a dit. Formant un plan incliné sur lequel reposent la tête et les épaules, il facilite la circulation sanguine, il empêche les congestions vers les parties supérieures. C'est donc une erreur que de croire que l'on puisse prévenir la déformation de la taille chez les jeunes demoiselles en les faisant coucher sans traversin ni oreiller, ainsi que cela est d'usage dans quelques pensionnats.

On garnit communément les lits de deux *draps*, qui, pouvant être renouvelés fréquemment, procurent le grand avantage de la propreté. Ceux de toile doivent être préférés à ceux de coton, qui ont l'inconvénient de retenir la matière de la transpiration. Ils ne doivent jamais avoir la moindre humidité; et s'ils viennent à être imprégnés de sueur pendant la nuit, il faut avoir soin de les laisser sécher complètement à l'air libre avant de refaire le lit.

Les *couvertures* varient selon la saison et la température atmosphérique. D'une part, la fraîcheur des nuits, comparativement aux jours, et la susceptibilité plus grande sous l'influence du froid nocturne, exigent que le corps soit plus couvert qu'il ne l'est dans la journée; d'une autre part, il faut éviter de déterminer par des couvertures trop chaudes une transpiration trop abondante. L'*édredon* surtout a ce dernier inconvénient. Il peut avoir quelque utilité sous le ciel rigoureux des contrées septentrionales; mais, dans nos régions tempérées, il ne fait qu'énerver et débiliter toute l'économie.

La précaution de *bassiner* le lit n'est nécessaire que pour les convalescens, pour les individus affaiblis par l'âge ou par une maladie. Néanmoins l'on s'en trouve très-bien aussi après une longue marche ou tout autre exercice pénible. Ce soin procure une chaleur agréable et uniforme, repose les membres, fait cesser leur rigidité, et détermine ordinairement un doux sommeil : mais il rend beaucoup plus sensible au froid ; et les individus qui jouissent d'une bonne santé, qui ont une chaleur vitale suffisante, font sagement de s'en abstenir, même durant l'hiver. Ils ne doivent bassiner leurs lits que lorsqu'ils couchent dans une chambre qui n'est point constamment habitée, ou que les draps sont humides. Après avoir retiré la bassinoire, il faut, avant de se mettre dans le lit, le découvrir un moment et en agiter la couverture pour donner issue aux vapeurs dégagées par le charbon.

De la position du corps dans le lit. Nous avons signalé (pag. 397) les inconvéniens d'une position tout-à-fait horizontale : le lit doit donc former un plan incliné de la tête aux pieds. Le corps doit y être étendu de manière que les muscles soient dans le plus grand relâchement possible : aussi les membres sont-ils ordinairement dans la demi-flexion.

Quant au côté sur lequel il convient de se coucher, on ne saurait prescrire à cet égard de règle positive. L'attitude que l'on prend au moment de s'endormir est rarement celle que l'on conserve pendant le sommeil : celle qui paraît d'abord la plus commode devient gênante au bout de quelque temps, et l'on en change sans s'en apercevoir, on se retourne automatiquement pour reposer les parties sur lesquelles on était auparavant appuyé. Cependant le coucher sur le côté droit est la position que l'on préfère généralement : d'abord parce que, lorsque le corps repose sur le côté gauche, le foie, viscère volumineux et très-lourd, pèse sur l'estomac et entraîne avec lui le diaphragme, ce qui cause une gêne, un tiraillement, et occasione souvent des songes pénibles ; ensuite parce que le coucher sur le côté droit favorise le passage des alimens de l'estomac dans le duodénum.

Il est rare que, dans l'état de santé, on se couche sur le dos. Cependant cette position a l'avantage de ne gêner aucun des muscles qui servent à la respiration, et de ne point empêcher les mouvemens d'élévation et d'abaissement des côtes et l'ampliation du thorax. Elle convient, par cette raison, aux individus fatigués par une longue marche : ils se couchent ainsi jusqu'à ce que le sommeil ait suffisamment réparé la contractilité musculaire. Les enfans et les vieillards s'en accommodent aussi beaucoup mieux que les adultes.

Le coucher sur le ventre aurait des effets tout opposés, et ce n'est guère que dans le cours de violens accès fébriles que l'on prend cette position, qu'il est d'ailleurs difficile de garder long-temps. C'est surtout lorsque l'on est ainsi couché que le sommeil est troublé par des songes pénibles et par le cauchemar.

De quelques précautions relatives au sommeil. Les individus sujets aux rêves, aux accès de somnambulisme, en préviendront souvent le retour en observant un régime composé d'alimens légers et de facile digestion, en s'abstenant de souper, en buvant peu de vin, se privant de tous les stimulans trop actifs , solides ou liquides , et particulièrement de café , de thé , de liqueurs de table , et se tenant toujours le ventre libre. Ils doivent avoir soin de se coucher la tête élevée et peu couverte , et d'appeler la chaleur aux pieds : quelques pédiluves chauds sont par conséquent utiles.

Si des impressions vives , des surprises , ont pu dissiper pour jamais des accès de somnambulisme , de pareils moyens ne doivent cependant être employés qu'avec précaution , à cause des accidens qui peuvent arriver aux somnambules au moment de leur réveil en sursaut.

Du Réveil. Vers le matin, le sommeil est moins profond; tous les organes de la vie de relation dorment encore , et déjà une douce *rêverie* , bien différente des rêves nocturnes, annonce que les sens vont se rouvrir aux impressions extérieures. Les urines, les matières fécales, les produits des diverses sécrétions, accumulés dans leurs réservoirs, déterminent une sorte d'irritation qui concourt au réveil. Les muscles, encore engourdis, exécutent machinalement des mouvemens désignés sous le nom de *pandiculations.* Mais ce n'est que quelques instans après le réveil que les fonctions reviennent à leur type naturel. Pour peu que le sommeil ait été agité, ou qu'il ait été trop prolongé ou trop court, l'on a, selon l'expression vulgaire, la *bouche pâteuse ;* et , quoique l'estomac soit vide d'alimens depuis plusieurs heures, la faim ne se fait communément sentir qu'après que l'on a pris quelque exercice.

Au lieu de ce réveil lent et naturel, quelquefois une impression subite, une cause accidentelle vient ranimer tout-à-coup la sensibilité de l'homme qui sommeillait profondément. Une sorte d'agitation spasmodique, de convulsion générale caractérise ce *réveil en sursaut*, réveil toujours dangereux, qui peut occasioner des névroses variées et souvent incurables.

CHAPITRE II. *Du Mouvement et du Repos.*

Ce que nous venons de dire de la veille et du sommeil peut en partie s'appliquer au mouvement et au repos. Lorsque nous avons exercé notre corps à de pénibles travaux, ou que nous avons occupé notre esprit à de sérieuses méditations, que nos sens sont restés pendant quelque temps ouverts à des impressions vives, le repos est un besoin. Mais un repos continuel produirait des effets analogues à ceux du sommeil trop prolongé; les exercices trop pénibles ou trop soutenus auraient les mêmes résultats que les veilles immodérées.

Tous les mouvemens, tous les exercices auxquels l'homme peut se livrer sont ou *généraux* ou *partiels*, selon que la totalité du corps participe immédiatement à leur exécution, ou qu'au contraire ils ne sont exécutés que par quelques appareils musculaires, et dans l'étendue de quelques parties seulement.

Les mouvemens ou *exercices partiels* ont pour agens les membres ou les organes de la voix. Les *exercices généraux* sont ou *actifs* ou *passifs* : les exercices actifs, aussi appelés *exercices spontanés*, sont ceux dans lesquels l'homme, tout à la fois moteur et mobile, n'a de mouvement que celui qu'il se donne lui-même : tels sont la marche, la course, le saut. Les exercices passifs, ou *imprimés*, sont ceux dans lesquels l'homme ne se meut pas lui-même, mais reçoit le mouvement que lui transmet un véhicule, qui lui-même cède à une force motrice : tel est le mouvement communiqué par une voiture, un bateau. Quelques auteurs ont décrit sous le nom d'*exercices mixtes* ceux dans lesquels l'homme, sans exercer de mouvemens notables, a cependant besoin, comme dans l'équitation, de faire un certain effort musculaire pour conserver son équilibre, au milieu des impulsions diverses que lui communique le véhicule qui l'entraîne. Mais ces exercices ne nous paraissent pas différer assez des autres modes de *gestations* pour qu'on doive en faire une classe à part.

ARTICLE PREMIER.

De l'Influence du Mouvement en général.

Il existe une telle liaison entre le système musculaire et les autres appareils organiques que les diverses opérations de la mécanique animale ne peuvent avoir lieu sans que les fonctions intérieures ne changent de rhythme, et n'augmentent d'activité en proportion de l'intensité des mouvemens. L'estomac est-il vide, l'exercice excite l'appétit. Contient-il actuellement des alimens, l'exercice lui communique des secousses qui en favorisent l'élaboration et assurent une digestion plus prompte, plus facile et plus parfaite. Un exercice modéré, pris après le repas, une promenade, une partie de billard, une conversation gaie, sont pour ainsi dire des moyens stomachiques, convenables surtout après une alimentation copieuse. Si, au contraire, on reste en repos, ou si on se livre à des occupations sédentaires et sérieuses aussitôt après avoir mangé, la digestion languit, on éprouve long-temps de l'embarras, de la pesanteur, des rapports désagréables ; la tête est lourde, la bouche sèche et pâteuse ; la faim ne revient que tardivement.

Mais autant des mouvemens paisibles ont d'avantage avant et après le repas, autant des exercices violens, la course, la danse, l'escrime, auraient d'inconvéniens. Quelques instans de repos sont nécessaires avant de prendre des alimens : il faut attendre d'abord que l'agitation soit calmée, que la circulation ait repris son rhythme naturel ; il faut ensuite se contenter de mets faciles à digérer et n'en prendre qu'avec modération ; il faut surtout avoir, quant aux boissons, les précautions que nous avons indiquées précédemment (pag. 295).

L'influence du mouvement sur les autres fonctions organiques n'est pas moins évidente. Tous les exercices spontanés, pris modérément, activent la circulation sans cependant la précipiter, et entretiennent seulement la température animale à un degré un peu plus élevé qu'elle ne l'est ordinairement. La respiration est accélérée ; plus d'air, pendant un temps donné, pénètre dans l'appareil pulmonaire, et le sang, se présentant plus souvent au contact de ce fluide, devient plus oxygéné, plus vivifiant. L'absorption, les sécrétions, les exhalations, la nutrition s'exécutent d'une manière plus complète. Aussi les individus qui mènent une vie active prennent-ils rarement de l'embonpoint ; mais leurs organes présentent plus de fermeté ; les solides, chez eux, dominent évidemment sur les fluides, et l'on ne voit guère de tempéramens lymphatiques parmi les soldats, les laboureurs, les chasseurs. En général, les artisans et tous ceux qui se livrent pendant de longues années à des professions pénibles ont les muscles formés de fibres plus serrées, plus nombreuses, plus rapprochées ; leurs os ont plus de solidité, plus de matière calcaire.

Mais lorsque l'exercice est trop violent, les contractions du cœur sont précipitées, l'impulsion artérielle devient trop forte, la peau est rouge, la chaleur excessive, la sueur coule de toutes parts. Les phénomènes respiratoires sont irréguliers et incomplets ; l'essoufflement attire et repousse l'air sans le laisser pénétrer dans les cellules bronchiques ; le sang n'est qu'à demi revivifié ; les exhalations et les sécrétions, beaucoup trop abondantes, amènent bientôt un épuisement général.

Il faut donc, pour retirer de l'exercice tout le bien qu'il peut procurer, s'y livrer avec une sage modération, en proportionner l'intensité, la vitesse, et surtout la durée, à la force individuelle, à l'âge, aux circonstances. La seule règle générale est de se reposer, s'il est possible, dès que l'on éprouve un commencement de fatigue, et de ne pas attendre pour modérer ses mouvemens musculaires qu'ils aient déterminé cette exaltation des fonctions organiques, cette agitation dont nous venons de parler. Mais il est bon aussi de ne pas faire succéder à un exercice violent et prolongé un repos subit : il vaut mieux, avant de s'arrêter tout-à-fait, ralentir peu à peu son activité. Cette précaution est indispensable pour prévenir le refroidissement et la suppression de la transpiration, si l'on est dans l'impossibilité de changer de linge à l'instant même.

Une foule de circonstances peuvent encore ajouter à l'heureuse influence de l'exercice. Il est plus avantageux, par exemple, de s'y livrer en plein air que dans un endroit clos, et l'on doit, en général, préférer les lieux élevés et secs, où l'on respire un air vif et pur. Cependant, d'après ce que nous avons dit des propriétés de l'air, il est évident que le choix des localités doit être subordonné à la constitution ou à la disposition particulière des divers individus (pag. 58 et suiv.).

En été, le matin et le soir sont les heures les plus favorables à l'exercice; en hiver, on choisit plutôt le milieu du jour. Les matinées d'été invitent, en effet, à la promenade et au travail : la douceur de la température, la pureté de l'atmosphère, dont la fraîcheur de la nuit a précipité toutes les vapeurs, procurent alors une sorte de bien-être. Personne n'ignore qu'une promenade matinale dans un jardin spacieux ou dans la campagne, autour d'un bois, dans un lieu embaumé par des plantes aromatiques, donne aux mouvemens respiratoires et à tous les phénomènes vitaux une énergie, une latitude plus grande, que le corps est alors alerte et dispos, que l'esprit se complaît dans les idées de bonheur.

Le soir, quelle que soit la température, il ne faut jamais prolonger trop tard sa promenade, pour peu qu'il y ait d'humidité. Il faut se garder surtout de rester en repos, de s'asseoir en plein air, à l'heure où commence à se faire sentir ce froid nocturne qu'on désigne communément sous le nom de *serein*. Si l'on réfléchit que des exhalaisons plus ou moins abondantes obscurcissent toujours l'horizon peu de temps après le coucher du soleil, que les végétaux cessent à cette heure de verser de l'oxygène dans l'atmosphère, qu'ils dégagent même du gaz acide carbonique, on concevra facilement combien la promenade du soir peut avoir d'inconvéniens.

De la Gymnastique. Il est un âge où les exercices un peu forcés ont moins de danger qu'à toute autre époque de la vie, où ils ont même quelque utilité. La mobilité, la pétulance de la jeunesse entrent dans les vues de la nature. On doit veiller assurément à ce que les enfans et les jeunes gens, dans leurs jeux, ne s'abandonnent point à leur ardeur inconsidérée ; mais il faut bien se garder de les contraindre à l'inaction. C'est en leur donnant occasion de déployer tout ce qu'ils ont de forces qu'on les met à même d'en acquérir de nouvelles.

Si nos mœurs actuelles proscrivent avec raison certaines parties de la gymnastique des anciens, conservons-en du moins tout ce qui peut encore aujourd'hui faire partie de l'éducation physique. Multiplions, à l'exemple de l'Allemagne, de la Prusse, de la Saxe, et surtout de la Suisse, ces écoles où la jeunesse affermit et *trempe* pour ainsi dire sa constitution. Là se développent, en même temps que les

forces, l'adresse, l'aisance et la grâce. Les exercices
gymnastiques, convenablement dirigés, donnent
aux mouvemens une agilité et une précision surpre-
nantes, augmentent la durée des puissances musculaires et font prédominer les organes locomoteurs.
Par une conséquence nécessaire, le système nerveux acquiert plus de force réelle et moins de fausse
sensibilité : on ne connaît plus ces affections vaporeuses, ces dyspepsies, ces hypochondries, qui naissent le plus souvent de l'indolence et de la mollesse ; la masturbation elle-même devient extrêmement rare ; et, le moral de l'homme étant toujours
en harmonie avec son éducation physique, son
caractère devient plus ferme ; il est plus susceptible
de ces grandes et sublimes actions qui honorent
l'humanité ; et dans les périls, mesurant d'un œil
calme et juste toute leur étendue, il sait s'y soustraire et y soustraire les autres avec une égale facilité.

Sans remonter aux temps anciens, nous sentons
chaque jour de plus en plus les inappréciables avantages de la gymnastique ; déjà, depuis quelques années, un gymnase militaire a été fondé près de
Paris, et dans cette ville un établissement du même
genre a été ouvert à la jeunesse, sous les auspices
de M. le comte de Chabrol, qui, protecteur éclairé
des institutions utiles, a contribué lui-même à faire
les frais de quelques-uns des instrumens ou des appareils destinés à varier les jeux.

Il serait trop long de donner ici les détails des
divers exercices pratiqués dans ces palestres modernes. Nous dirons seulement qu'en s'exerçant

deux fois par semaine, des hommes faits acquièrent
en très-peu de temps un quart de force de plus que
celle qu'ils avaient auparavant; que souvent quelques mois suffisent pour produire d'étonnantes mé-
tamorphoses; que l'on a vu des jeunes gens d'une
maigreur et d'une faiblesse extrêmes, dont les
épaules trop rapprochées gênaient la respiration,
dont les extrémités inférieures pouvaient à peine
supporter le poids du corps, et dont la force, éprouvée par le dynamomètre, ne dépassait guère celle
d'un enfant, acquérir en moins de deux ans d'exercices bien dirigés, une bonne santé, un embonpoint
convenable, une force proportionnée à leur âge et
de l'aptitude aux travaux de tout genre.

ARTICLE II.

Des Exercices généraux actifs.

Tous les exercices actifs dans lesquels la totalité
du corps participe au mouvement, ont pour élémens la marche, la course ou le saut.

I. Le mécanisme de la *marche* présente deux
phénomènes qui ont une action puissante sur nos
tissus et nos appareils organiques : 1°. les contractions alternatives des muscles extenseurs et fléchisseurs des cuisses et des jambes; 2°. les secousses
continuelles, le ballottement que fait éprouver le
déplacement du corps. Aussi la marche, lorsqu'elle
n'est point forcée, a-t-elle pour effet de provoquer
une excitation partagée par tous les organes : elle
en affermit les fibres; elle agit comme tonique. Nous

ne reviendrons pas ici sur les avantages de la promenade (*voyez* pag. 402), non plus que sur les inconvéniens des marches trop prolongées (p. 404); nous observerons seulement que, la marche n'ayant pas toujours lieu sur un plan tout-à-fait horizontal, ses effets sont un peu différens selon que l'on monte ou que l'on descend.

La *marche ascendante* fatigue bientôt les muscles postérieurs de la jambe et les muscles antérieurs de la cuisse. Les efforts qu'elle exige accélérant outre mesure la circulation et les mouvemens respiratoires, on est obligé de ne marcher que très-lentement; et pour faciliter le transport du corps en avant, il faut avoir soin d'incliner dans ce sens le haut du tronc.

L'action de *grimper*, qui semble avoir beaucoup d'analogie avec la marche ascendante, s'exécute cependant par un mécanisme tout différent, dans lequel les membres supérieurs jouent le principal rôle. Considérée comme exercice gymnastique, elle contribue puissamment à fortifier tout le système musculaire; et mettant en jeu simultanément tous les muscles, elle peut contribuer, dans certaines circonstances, à prévenir la déformation de la taille ou de la poitrine, à en régulariser le développement. Elle fortifie aussi les organes pulmonaires, en exigeant de longues inspirations lorsqu'on veut se soulever ou se soutenir à une certaine élévation.

La *marche descendante* est beaucoup moins pénible que la précédente, mais plus cependant que la progression horizontale. Lorsqu'on marche un peu vite dans une descente rapide, il faut que la tête et le tronc soient penchés en arrière, en même temps que les genoux sont maintenus dans une légère flexion, qui s'oppose à ce que les cuisses et le bassin se portent trop en avant : sans ces précautions, le poids du corps imprimerait à la marche une vitesse uniformément accélérée qui causerait infailliblement une chute.

II. Les effets de la *course* et du *saut* sont en grande partie analogues à ceux d'une marche rapide; mais les contractions musculaires étant plus fortes et plus précipitées, les secousses imprimées à tous les appareils organiques déterminent promptement cette espèce d'effervescence que nous avons dit être produite par tous les exercices violens. La course et le saut ne doivent être par conséquent que momentanés. Extrêmement fatigans pour les vieillards et même pour beaucoup d'adultes, ces exercices ne conviennent qu'à l'enfance et à la jeunesse, à ces âges où les articulations jouissent de toute leur souplesse, et où la pétulance naturelle active et favorise les phénomènes de la vie assimilatrice. La course, comme la danse et tous les grands exercices, doit être interdite à tous les individus affectés d'anévrysme, de phthisie confirmée, de maladies des reins ou des testicules, à ceux qui sont prédisposés à des hémorrhagies actives ou à des maladies inflammatoires. — Ce que nous avons dit de la marche ascendante et descendante peut s'appliquer, à plus forte raison, à la course sur des plans ainsi inclinés.

III. Les divers mouvemens de la *danse* se composent de ceux de la marche et du saut : aussi a-t-elle des effets analogues, et ne peut-elle offrir quelque avantage qu'autant qu'on ne s'y livre qu'avec modération et en consultant sagement ses forces. Obligeant à se tenir parfaitement droit, à porter les épaules en arrière, elle habitue à prendre des attitudes nobles et gracieuses, à conserver un maintien agréable ; la poitrine se développe mieux, les organes thoraciques se dilatent plus librement. Les secousses réitérées qu'elle imprime à l'appareil utérin peuvent contribuer efficacement, chez les jeunes filles, à faire cesser la chlorose, à établir la menstruation ; et, chez les femmes mal réglées, elle favorise le retour périodique de l'évacuation naturelle. On ne pourrait donc qu'approuver la coutume de se livrer quelquefois à la danse durant les longues soirées d'hiver, si les avantages qu'on en retire n'étaient compensés par des abus plus grands encore. En ayant soin de se vêtir convenablement, de ne point danser immédiatement après un repas, de se reposer dès que l'on éprouve de la fatigue, de ne point s'exposer à des courans d'air, de ne point passer brusquement d'une atmosphère échauffée dans une trop froide, de s'abstenir de liqueurs glacées et de prendre de préférence des boissons un peu toniques (pag. 295), on trouve dans la danse l'exercice le plus propre à combattre l'action débilitante de l'humidité atmosphérique, et à ranimer les organes engourdis par l'inaction.

La danse convient presque exclusivement à la jeunesse, comme la course et le saut : on la conseille aux jeunes femmes dont la constitution molle a besoin d'être stimulée ; elle rend, selon quelques auteurs, les jeunes mariées plus aptes au devoir conjugal; mais on doit l'interdire aux femmes enceintes et à celles qui nourrissent, ou du moins elles ne doivent s'y livrer, dans le premier cas surtout, qu'avec le plus grand ménagement. Il est évident qu'elle serait dangereuse aussi pour les femmes sujettes à des menstrues immodérées, et pour celles qui ont atteint l'âge où cette évacuation doit cesser naturellement.

Les diverses espèces de danse ne diffèrent guère que par les diverses combinaisons des pas et des figures, et leurs effets sont toujours à-peu-près les mêmes. Il faut en excepter cependant les danses qui consistent en une suite non interrompue de mouvemens circulaires : des éblouissemens, des nausées, des vertiges, des attaques d'apoplexie peuvent être la suite de ces *walses*, de ces *sauteuses* que réprouvent la décence et l'hygiène.

L'*escrime* détermine aussi-bien que tous les exercices précédens une vive excitation de tout le système animal; elle favorise parfaitement l'ampliation du thorax; elle donne encore mieux que la danse de la précision et de l'agilité dans les mouvemens, de l'assurance et de la dignité dans la démarche.

La *chasse* ne peut aussi avoir par elle-même d'autres effets physiques que ceux de la marche, de la course et du saut; et nous en dirons autant de la plupart des jeux auxquels se livrent communément les écoliers, tels que le *cerceau*, le *cerf-volant*, les *barres*, etc. Nous pouvons, par conséquent, nous dispenser d'entrer dans de nouveaux détails sur ces exercices.

Les jeux de *balle*, de *ballon*, de *paume*, déterminent une excitation d'autant plus grande qu'ils nécessitent, outre le mouvement général du corps et une certaine application de l'esprit et des yeux, des mouvemens très-étendus des membres supérieurs.

Les jeux du *palet*, de la *boule*, des *quilles*, n'obligent point à courir, mais seulement à marcher. Ils ne demandent pas de force; et ils conviendraient parfaitement aux vieillards, si ce n'était la nécessité de se baisser souvent. Leurs effets diffèrent peu de ceux de la marche.

Non moins calme, mais plus noble, plus attachant, le *billard* tient sans contredit le premier rang parmi les exercices propres à charmer les loisirs, à produire une excitation modérée et à entretenir l'énergie naturelle des divers systèmes organiques, puisque, en même temps que des allées et venues continuelles tiennent lieu de promenade, et que les membres supérieurs ont à remplir un rôle actif, l'esprit est agréablement distrait de ses occupations habituelles.

On doit assurément compter aussi la *natation* au nombre des exercices spontanés généraux. Nul doute que l'activité et la multiplicité des contractions musculaires qu'elle nécessite ne soient propres à augmenter la vigueur de tous les organes; mais la pression mécanique du milieu dans lequel se meut alors le corps, et principalement la température plus ou moins froide du liquide, modifient et font varier à l'infini l'influence que peut avoir cet exercice, dont un des plus grands avantages est de nous familiariser avec un élément qui compromet souvent notre existence.

Nous avons déjà parlé de la natation en traitant des bains de rivière (page 148). Nous avons dit combien il est dangereux de se mettre dans l'eau immédiatement après un repas ; nous avons observé aussi que toute espèce d'eau n'est pas également propre au bain ou à la natation. Nous ajouterons qu'il faut éviter de se livrer à cet exercice au milieu du jour , à cause des *coups de soleil* , auxquels on est alors d'autant plus exposé que les parties sur lesquelles frappent ses rayons sont habituellement recouvertes par les vêtemens et ont la peau plus tendre et plus fine. Nous dirons aussi que beaucoup de nageurs sont sujets à des maux de tête violens et à des douleurs rhumatismales aiguës , lorsqu'ils négligent de se munir d'un serre-tête de taffetas gommé ; sans doute parce que la fraîcheur de l'eau arrête la transpiration dont cette partie est le siége.

Les individus chez lesquels la natation cause des *crampes* ne doivent jamais risquer de se baigner dans une eau où ils ne puissent pas prendre pied à volonté ; car il peut arriver que la douleur les empêche de faire les mouvemens nécessaires pour regagner le bord.

Nous avons dit qu'en entrant dans l'eau , il faut s'y plonger entièrement pour éviter que le froid ne fasse refluer le sang vers la tête. Mais les extrémités inférieures doivent toujours être plongées les premières , et il est dangereux de *donner*, comme le disent les nageurs, des *têtes*, des *plats-ventre*, etc., c'est-à-dire, de se précipiter de manière que la tête ou le ventre frappent les premiers la surface du liquide. Non-seulement il peut arriver, dans le premier cas, que la tête aille heurter contre quelque corps vulnérant ; mais il paraît certain que la commotion peut déterminer des accidens graves ou même une mort subite sans que la tête ait reçu aucune blessure apparente. De même, lorsqu'on donne un plat-ventre, on s'expose à des contusions, à des déchiremens des viscères abdominaux, à des blessures plus ou moins graves des organes externes de la génération.

ARTICLE III.

Des Exercices généraux passifs ou des divers Modes de Gestations.

Les *exercices passifs*, ou les *gestations*, pendant lesquelles le corps reçoit d'une cause étrangère une quantité de mouvement suffisante pour agiter le matériel de ses organes, ont pour caractère essentiel de laisser en repos l'appareil locomoteur, ou du moins de n'exiger des muscles que l'action nécessaire pour maintenir le corps dans un état d'équilibre. Mais il s'opère continuellement entre le sol et la base mobile sur laquelle le corps est placé des frottemens, des chocs qui sont répercutés, et le mouvement réfléchi se communique à toute l'économie, pénètre les organes, en ébranle les fibres et en affermit les tissus. En un mot, les gestations, comme les exercices actifs les plus modérés, ont des effets analogues à ceux des agens médicinaux connus sous le nom de *toniques ;* elles déterminent une sorte de resserrement fibrillaire qui rend tous les appareils organiques plus forts , plus robustes.

Comme moyens hygiéniques, les gestations peuvent donner lieu aux mêmes observations que les exercices actifs , relativement au choix du temps, de l'heure , du lieu , et aux précautions qu'elles exigent. (*Voyez* pag. 405 et suiv.)

Elles sont surtout utiles aux constitutions lymphatiques ou nerveuses , pour soutenir et ranimer, chez les premières , l'action languissante des divers symptômes vivans , et pour diminuer et prévenir , dans les secondes, la trop grande mobilité nerveuse : aussi voit-on les personnes tourmentées de spasmes ou d'accidens nerveux quelconques trouver dans l'exercice journalier du cheval ou de la voiture un secours presque toujours efficace. Il n'en est pas de même des tempéramens sanguins et bilieux, et surtout des premiers : comme ce mode d'exercice active les fonctions assimilatrices et concourt à augmenter la masse du sang et à le charger de principes nutritifs, il peut en résulter une pléthore dangereuse.

Les gestations conviennent surtout aux femmes , dont le système locomoteur , plus faible , se prête moins aux exercices spontanés. Souvent c'est un des meilleurs moyens de faciliter la première apparition ou le retour régulier des menstrues. L'un et l'autre sexe peuvent aussi en tirer un parti avantageux contre certaines phlegmasies chroniques des membranes muqueuses. Par exemple, dans ces catarrhes pulmonaires quelquefois interminables que le vulgaire désigne sous le nom de *rhumes négligés*, les secousses que les mouvemens du cheval ou de la voiture impriment à toute l'économie peuvent réveiller la vitalité de la membrane muqueuse pulmonaire ; et un grand nombre de toux humides, d'expectorations abondantes cèdent à ces exercices.

L'*équitation* a été préconisée par beaucoup de praticiens anciens et modernes comme éminemment utile aux phthisiques, même dans des cas désespérés ; elle a été proscrite, au contraire, par d'autres, dans des circonstances semblables en apparence. Mais cette divergence d'opinion provient sans doute, comme on l'a judicieusement remarqué, de ce que les maladies observées par les premiers et regardées par eux comme des phthisies n'étaient que des catarrhes chroniques ; tandis que les seconds avaient eu probablement à traiter des phlegmasies chroniques des poumons. Nul doute, en effet, que dans cette dernière affection, ainsi que dans la phthisie confirmée, tout mouvement précipité, toute secousse violente peut aggraver l'état du malade et déterminer plus promptement une terminaison funeste. C'est donc proprement dans les catarrhes pulmonaires que l'équitation peut produire d'heureux effets. On ne peut nier non plus son utilité contre la phthisie, mais seulement au début de cette affection.

Lorsqu'on prend l'exercice du cheval dans un but hygiénique ou thérapeutique, il est important 1°. de choisir un cheval doux, docile, dont les mouvemens ne soient pas trop rudes ; 2°. de n'aller le plus ordinairement qu'au pas ; 3°. d'éviter autant que possible de prendre une direction opposée à celle du vent. Outre que les mouvemens précipités du galop et les secousses du trot, plus rudes encore , fatiguent promptement les muscles dorsaux et lombaires , il en résulte une accélération démesurée de la circulation , un point de côté douloureux , et souvent une hémoptysie funeste , surtout lorsque l'atmosphère est fortement agitée par les vents.

L'*asellation* a les mêmes avantages que l'équitation ; elle était même préférée autrefois. On conseillait, dans les convalescences difficiles, la promenade sur une ânesse , que l'on conduisait dans des bois, dans des jardins , ou dans quelque site agréable. Là le malade, après s'être reposé, se faisait traire le lait de l'ânesse , qu'il digérait d'autant plus facilement qu'il avait pris auparavant un peu d'exercice.

Sans parler des chutes auxquelles la maladresse ou l'imprudence peuvent exposer ceux qui vont à cheval , il est encore quelques dangers contre lesquels les cavaliers doivent être en garde. Le plus ordinaire , et le moins grave de tous , est la meurtrissure et même l'excoriation des parties qui reposent sur la selle et qui éprouvent des frottemens à chaque mouvement du cheval. Pour s'en garantir, les cavaliers ont soin de garnir leur selle d'une housse moelleuse, d'éviter que les vêtemens fassent des plis sur les parties exposées à ces frottemens, et de lubrifier ces mêmes parties avec un corps gras quelconque.

La contusion des testicules , comprimés entre la

selle et le cavalier, est un accident beaucoup plus grave, auquel sont surtout exposés ceux qui se penchent trop en devant ou qui se servent d'une selle dont la partie antérieure est trop relevée. Comme un mouvement brusque du cheval expose toujours aux blessures de ce genre, la prudence veut que ceux qui se livrent fréquemment à cet exercice portent un suspensoire. Il est utile aussi de faire usage d'une large ceinture, qui s'oppose aux hernies en empêchant le ballottement des viscères abdominaux.

Les chevaux trop *durs* causent souvent des douleurs vives dans les reins ou dans la vessie; et rien de plus commun que de rendre des urines sanguinolentes après une équitation forcée, accident que dissipent promptement le repos, les bains et un régime rafraîchissant.

Par conséquent, l'exercice du cheval serait évidemment pernicieux pour tout individu sujet à des maladies inflammatoires ou bien affecté d'anévrysme du cœur ou des gros vaisseaux, de calculs des reins ou de la vessie, de quelque maladie de ce dernier organe, ou d'hémorrhoïdes. Mais pour les individus affectés d'hémorrhoïdes constitutionnelles, qui semblent être une des conditions de leur santé, l'équitation est un des meilleurs moyens de les faire reparaître lorsqu'elles se sont supprimées accidentellement.

Les individus affaiblis par l'âge ou les maladies, et qui ne pourraient supporter l'exercice du cheval, y suppléent au moyen des *voitures*. Le mouvement que celles-ci procurent est tout-à-fait passif; il

n'exige pas le moindre effort musculaire de la part
de celui qui est ainsi transporté ; mais les effets varient nécessairement selon l'espèce de voiture dont
on se sert. Les voitures non suspendues, comme la
charette, le char-à-bans, la patache, secouent ru-
dement. Elles causent aux personnes délicates,
à celles qui n'en ont pas l'habitude, de la fatigue,
de la céphalalgie, un malaise général, surtout si
l'estomac est complétement vide, ou au contraire
trop chargé d'alimens. Elles seraient dangereuses
dans les mêmes circonstances que l'équitation, c'est-
à-dire, toutes les fois que l'on a à craindre de stimuler
trop vivement et d'ébranler les organes. On les conseille, au contraire, aux individus apathiques, mélancoliques, hyponchondriaques, affectés d'obstructions
dans quelque viscère de l'abdomen.

Dans la berline, le cabriolet, la chaise de poste,
le corps de la voiture étant maintenu en équilibre
au moyen de bandes de fer ou de fortes lanières de
cuir plus ou moins souples, les cahos se trouvent
amortis ; et telle est quelquefois l'élasticité des ressorts, qu'on n'éprouve plus que des balancemens très-
doux. Ces voitures parfaitement suspendues sont les
seules convenables, ainsi que la litière et la chaise-
à-porteurs, dans les cas de grande faiblesse, de maladies des organes circulatoires, de grossesse avancée. Mais dans l'état habituel de bonne santé, les
individus qui vont journellement en voiture et qui
sont privés par conséquent d'exercice spontané,
doivent se servir de préférence de voitures qui ne
soient pas suspendues trop mollement, afin que les
mouvemens soient encore assez vifs pour produire

l'effet tonique que déterminent ordinairement les gestations.

On a inventé diverses machines destinées à tenir lieu de l'équitation ou de la voiture pour ceux qui sont dans l'impossibilité de se procurer l'un de ces deux exercices. Tel est le *fauteuil de poste* de l'abbé de Saint-Pierre, dont les secousses ressemblent en effet à celles que l'on éprouve dans une chaise de poste, et peuvent être à volonté brusques ou douces, promptes ou lentes. Tel est aussi le *tabouret* ou *siége d'équitation*, qui simule les mouvemens et toutes les allures du cheval. Sans doute on peut ainsi produire une imitation plus ou moins parfaite de l'action mécanique que le cheval et la voiture impriment au corps; on peut en tirer de bons effets; mais il faut convenir que toutes ces gestations sédentaires, ces exercices circonscrits dans les bornes étroites d'un appartement ne sauraient jamais tenir lieu d'une promenade ou d'une course en pleine campagne, dans un air vif, au milieu d'une atmosphère qui change à chaque instant.

Nous en dirons autant de l'escarpolette, de la balançoire, de tous les jeux dans lesquels le corps n'exécute que des mouvemens alternatifs d'allées et de venues : encore font-ils souvent éprouver des vertiges, des éblouissemens, de l'oppression, et une anxiété inexprimable.

Les *promenades* et les *voyages sur l'eau* produisent des effets assez variés et qu'il est difficile d'apprécier exactement. Nul doute qu'une promenade en bateau, durant une belle journée d'été, n'offre tous les avantages d'un exercice fortifiant : mais c'est à l'impression d'un air frais, vif, agité, au mouvement que l'on se donne, à la gaieté qui préside à ces parties de plaisir, qu'il faut les attribuer. Le mouvement communiqué au corps par un bateau n'étant jamais assez fort par lui-même pour agiter et fortifier les tissus organiques, ceux que leur profession oblige à naviguer sur les rivières pendant un temps plus ou moins long se trouvent exposés à l'action débilitante d'une atmosphère humide, et à tous les inconvéniens des habitations situées dans des lieux trop bas.

La *navigation* maritime détermine dans l'économie une révolution toute particulière. Le balancement continuel du corps et le mal de mer causés par le roulis et le tangage du vaisseau, sont deux grandes causes dont l'action simultanée modifie puissamment les fonctions organiques. On a vu des anorexies opiniâtres céder à leur influence ; l'hypochondrie et beaucoup d'autres maladies nerveuses contre lesquelles les remèdes ordinaires ont si peu d'efficacité, sont souvent améliorées ou dissipées par la navigation. Selon Gilchrist, l'air de la mer est vraiment pectoral et contient tous les principes médicamenteux propres à la guérison de la phthisie, principes qui agissent directement sur les poumons durant l'inspiration. Sans partager cet enthousiasme, les praticiens s'accordent à reconnaître que l'atmosphère maritime peut avoir sur la phthisie une influence avantageuse : aussi les médecins anglais envoient-ils à Madère les individus qui en sont atteints.

ARTICLE IV.

Des Exercices partiels.

On entend, comme nous l'avons dit, par *exercices partiels* ceux qui ne sont exécutés que par quelques appareils musculaires, et seulement dans l'étendue de quelques parties. Les diverses professions nous en offrent de nombreux exemples, et nous mettent souvent à même d'en apprécier les résultats.

Les exercices auxquels participent également les deux membres supérieurs, les inférieurs restant en repos, ne peuvent avoir par eux - mêmes d'effets bien nuisibles qu'autant qu'ils nécessitent des efforts violens. Tant qu'ils ne sont que modérés, ils n'ont pas d'autre inconvénient que celui d'un genre de vie trop sédentaire. Mais il n'en est pas de même lorsque, l'un des membres supérieurs ayant à exercer fréquemment des mouvemens plus ou moins étendus, le membre opposé n'y prend aucune part : bientôt le membre exercé acquiert une force et une adresse plus grandes, et plus de volume que celui qui est tenu dans l'inaction. C'est par l'habitude que nous contractons de nous servir plus souvent de la main et du pied droits que ce côté du corps prend communément un peu plus de développement que le gauche, que toutes ses parties sont plus fortes et plus prononcées. Il peut même résulter de cette habitude, chez les jeunes gens et surtout chez les jeunes filles d'une faible constitution, des attitudes et une démarche vicieuses, un désordre dans les phénomènes de la nutrition et souvent la déviation du rachis. Aussi observe-t-on que c'est presque toujours l'épaule droite qui se dessine plus fortement que la gauche, et que c'est presque toujours à droite que se développent les gibbosités.

Il est donc essentiel de ne jamais exercer exclusivement l'un des bras, et de s'abstenir des mouvemens et des jeux qui peuvent avoir cet inconvénient. Les jeux du cerceau, du volant, de la paume, ne conviennent, par conséquent, qu'autant qu'on s'accoutume à faire usage alternativement de l'une et de l'autre main. Le jeu de la corde, au contraire, introduit avec raison aujourd'hui dans la gymnastique des deux sexes, a l'avantage non-seulement d'exercer activement toutes les parties du corps, mais aussi de répartir le mouvement d'une manière uniforme entre les deux membres supérieurs, et de favoriser le développement du thorax en faisant porter les épaules en arrière.

Mais par cela même que le mouvement exclusif d'un membre active son développement, augmente sa force et le fait prédominer sur son congénère, on conçoit facilement que le meilleur moyen de remédier dès le principe aux vices de conformation que nous venons de signaler est de forcer à un repos plus ou moins long celui des deux membres qui tend à acquérir cette dangereuse prédominance, et d'exercer à son tour celui qui précédemment était dans une inaction habituelle. On doit recommander, par conséquent, aux jeunes personnes dont l'épaule droite devient plus saillante que l'autre, de ne se servir, autant que possible, que de la main gauche, et de s'exercer plusieurs fois par jour à faire avec le bras gauche des mouvemens de circumduction étendus et rapides. Nul doute que cet exercice, souvent répété et continué chaque fois plus ou moins long-temps selon la force du sujet, ne fasse bientôt cesser un défaut de proportion que les corsets les plus artistement confectionnés ne manqueraient pas d'accroître.

Les exercices partiels des membres abdominaux sont beaucoup moins communs que ceux des membres supérieurs, et presque toujours le corps tout entier participe plus ou moins aux mouvemens ou aux efforts dont ces membres sont les agens immédiats. La profession même du *frotteur*, que l'on peut peut-être plus que toute autre citer comme exemple, nécessite un état de tension de tout le système musculaire du tronc et une activité générale. On conçoit que le ballottement des viscères abdominaux, et la pression exercée sur eux par les parois de l'abdomen, pendant la contraction des muscles de cette cavité, peuvent favoriser la formation des hernies inguinales; mais encore cet accident est-il beaucoup plus rare qu'on serait porté à le croire, et rien ne prouve même que les hernies soient plus fréquentes chez les frotteurs que dans toute autre profession pénible. Quant aux entorses, aux ruptures tendineuses, aux anévrysmes, à l'hypertrophie du cœur, etc., etc., que quelques auteurs ont mis au nombre des maladies dont les frotteurs sont incessamment menacés, il est évident que tout exercice violent peut les déterminer aussi bien que cette profession, dont on a beaucoup exagéré la fatigue et les dangers.

Personne n'ignore, relativement aux *hernies*, que tout effort que l'on fait soit pour attirer, soit pour repousser un corps qui oppose de la résistance, soit plutôt encore pour porter ou soulever un fardeau trop pesant, ou pour franchir un fossé, peut donner lieu à cet accident; que les quintes de toux, les cris, ou seulement les efforts que nécessite l'expulsion difficile d'excrémens endurcis dans le rectum peuvent en être la cause occasionelle. Il est certain aussi qu'elles sont plus communes chez les individus qui restent souvent et long-temps à genoux, ainsi que chez les convalescens et dans toutes les circonstances où la maigreur succède à l'embonpoint. La prudence veut, par conséquent, que les individus qui ont beaucoup maigri s'abstiennent de tout exercice trop pénible, ou s'assujettissent momentanément à porter un bandage; ou bien qu'à l'exemple des ouvriers de certaines professions, ils aient le soin de s'entourer les régions lombaire et hypogastrique d'une large ceinture de toile. Les hommes les plus robustes comme les plus faibles ne doivent pas négliger cette précaution dès qu'ils sentent que l'un ou l'autre anneau inguinal, plus ou moins dilaté, est disposé à céder à l'action des parties contenues dans l'abdomen.

Exercices des organes de la voix. La déclamation, la lecture à haute voix, le chant, le jeu des instrumens à vent, étaient regardés par les anciens comme une partie essentielle de la gymnastique. Non-seulement ils donnent à la voix plus de force, plus d'étendue, plus de justesse; mais quelques-uns de ces exercices, convenablement dirigés, font ces-

ser à la longue le bégaiement, le grasseyement et
la plupart des vices de la prononciation. Démos-
thène, né bègue, acquit en déclamant au bruit des
flots agités cette aptitude à parler en public sans
laquelle nous eussions sans doute été privés de ses
immortelles harangues. En même temps que les
exercices de la voix stimulent et fortifient l'appareil
pulmonaire, ils agissent sur les viscères du bas-
ventre; et les mouvemens du diaphragme, plus
vifs, plus étendus, impriment à ces organes des secousses continuelles qui facilitent et activent leurs
fonctions. Aussi Celse conseillait-il la lecture à
haute voix à ceux dont les digestions sont lentes et
pénibles. On conçoit aussi que, dans les catarrhes
chroniques, dans toutes les circonstances où les poumons semblent frappés d'inertie, la lecture à haute
voix ou la musique vocale, souvent répétées, mais
seulement pendant quelques instans, et avec la
modération nécessaire, peuvent avoir de très-grands
avantages. Elles contribuent souvent, dans les pensionnats, à déterminer le développement de la poitrine et une santé plus robuste chez de jeunes personnes d'une constitution délicate.

Mais les dangers auxquels exposerait la fatigue
des organes vocaux sont infiniment plus grands
encore que l'utilité qu'on peut attendre de leur
exercice méthodique. Les chanteurs, les acteurs, les
orateurs de la chaire et du barreau sont particulièrement sujets aux hémoptysies, aux dilatations
anévrysmales du cœur et des gros vaisseaux, et aux
maladies aiguës et chroniques de la poitrine, surtout lorsqu'ils commencent à se livrer à ces profes-

sions avant l'âge où le système pulmonaire jouit de toute son énergie. Ils doivent par conséquent ménager leur voix dans les premiers temps, et ils ne peuvent jamais sans danger essayer d'en changer le *ton* naturel.

En général, les individus dont la profession exige un grand exercice vocal doivent mener une vie sobre, et éviter de parler ou de chanter immédiatement après les repas, l'ampliation de l'estomac s'opposant alors aux mouvemens du diaphragme, et réciproquement les contractions forcées de ce muscle pouvant troubler la digestion stomacale. Il faut aussi qu'ils aient soin de ne prendre aucune boisson trop froide lorsqu'ils viennent de parler ou de chanter. A ces précautions il faut ajouter des bains tièdes fréquens, des pédiluves chauds lorsque le sang paraît affluer vers la tête ou vers la gorge, et l'usage d'un bandage si les grands éclats de voix déterminent la sensation d'une pression des intestins contre l'anneau inguinal. Lorsqu'il survient une toux sèche habituelle, de l'amaigrissement, de l'irritation dans la cavité du thorax, il faut se hâter de renoncer à une profession qui donne lieu de craindre une hémoptysie ou une phthisie pulmonaire.

Au rapport de Ramazzini, Fallope et Mercurialis avaient déjà observé que ceux qui chantent sur des tons graves, les basses-contres et même les basses-tailles, sont plus exposés aux hernies, tandis que les hautes-contres sont plus sujets aux congestions sanguines vers la tête.

CHAPITRE III. *Des divers Modes de Station.*

Les divers modes de station, c'est-à-dire les diverses positions, les diverses attitudes immobiles que prend l'homme pendant la veille, exigent tous de la part des muscles un état d'effort ou de contraction permanent et volontaire. Ils peuvent être rapportés à cinq principaux : 1°. la station sur les deux pieds ; 2°. la station sur un seul pied ; 3°. la station sur la pointe des pieds ; 4°. la génuflexion ou attitude à genoux ; 5°. l'attitude assise.

La station bipède exige que toutes les articulations, de la tête aux pieds, soient maintenues dans un état de fixité par les contractions permanentes des muscles extenseurs. Aussi ne tardons-nous pas à éprouver une grande lassitude dans la région cervicale postérieure, dans les régions lombaires et dans les cuisses, toutes les fois que nous restons long-temps debout. Cette fatigue est d'autant plus grande que nous nous tenons dans une immobilité complète. Nous sommes, au contraire, soulagés lorsque de légers mouvemens portent successivement la tête en avant, en arrière, à droite et à gauche, et que, le poids du corps reposant sur un membre ou sur l'autre alternativement, nous fléchissons tantôt une jambe tantôt l'autre, soit que nous restions sur un plan horizontal, soit que nous placions l'un des pieds sur un plan plus élevé. Une précaution qui contribue aussi à diminuer la fatigue de la station, c'est d'aider l'action des muscles lombaires au moyen d'une ceinture plus ou moins serrée.

C'est surtout dans la station que l'on sent l'inconvénient des chaussures trop courtes. Les parties charnues du pied s'affaissant sous le poids du corps, il en résulte de l'allongement et une grande gêne, si la longueur du soulier ne dépasse pas un peu celle du pied lui-même.

Long-temps les auteurs ont été divisés d'opinion sur la question de savoir si, pendant la station comme pendant la marche, les pieds doivent être parallèles, ou si leur pointe doit être tournée en dedans ou en dehors. Selon Parent, la station présente plus de solidité lorsque les pieds sont dirigés en dehors, de manière que leur intervalle forme un angle dont l'ouverture soit de 38° 56′. Selon Barthez, au contraire, la position qui semble la plus naturelle à l'homme est d'avoir les pieds tournés en dedans, comme les ont souvent les enfans et les habitans des campagnes. Bichat a rejeté avec raison l'une et l'autre de ces opinions : à la vérité, la base de sustentation acquiert plus d'étendue transversale lorsque la pointe des pieds est dirigée en dedans ou en dehors, mais elle perd en même temps de sa dimension en devant : hors, ce n'est pas latéralement que le corps chancèle dans la station, c'est en devant, à cause du poids des viscères pectoraux et gastriques : donc c'est dans ce dernier sens qu'il faut conserver à la base la plus grande dimension possible, et la direction parallèle des pieds est évidemment la plus favorable.

Ce besoin de donner antérieurement de l'étendue à la base de sustentation se fait surtout sentir dans un âge avancé. Bien que l'équilibre soit en partie maintenu à cette époque de la vie par une série de déviations opposées, depuis la tête jusqu'aux pieds, le haut du tronc s'inclinant en devant, le bassin se portant en arrière, les genoux proéminant en avant, cependant la station et la démarche du vieillard sont toujours mal assurées, et il éprouve le besoin d'un bâton ou d'une canne, qui lui fournisse un point d'appui en devant.

Lorsqu'on se tient debout avec un fardeau placé en équilibre sur la tête, le corps doit être dans une rectitude parfaite. Mais lorsque l'on soutient une charge sur son dos, la station exige qu'on incline en avant la tête et la colonne vertébrale pour diriger dans ce sens le centre de gravité du corps, que le poids du fardeau tendrait à entraîner en arrière. Alors aussi le portefaix trouve du soulagement à s'appuyer sur un bâton à la manière des vieillards.

Les marchandes ambulantes qui promènent devant elles un éventaire ont besoin, au contraire, comme les femmes enceintes, de pencher en arrière le haut de leur corps, de manière à faire un contre-poids, précaution sans laquelle elles seraient sujettes à tomber sur les genoux.

Par un mécanisme analogue, un fardeau placé sur une épaule, sous un bras, ou à l'une des mains, nous oblige, pour maintenir l'équilibre, à pencher le corps du côté opposé, et cela d'autant plus que le fardeau est plus pesant.

La *station monopède*, ou sur un seul pied, est peu commune dans les circonstances ordinaires de la vie. Dans cette position, il faut incliner le corps du

côté du pied qui repose sur le sol et qui représente
seul la base de sustentation, base devenue d'autant
plus étroite qu'elle est diminuée non-seulement de
toute l'étendue qu'occupait l'autre pied, mais encore de tout l'intervalle qui était compris entre les
deux pieds.

Dans la *station sur la pointe des pieds*, ainsi que
dans la *génuflexion* ou l'*attitude sur les genoux*,
on a besoin d'un appui en devant. Dans cette dernière position, la base de sustentation, au lieu d'être
en avant, comme dans la station ordinaire, est toute
en arrière et représentée par l'espace compris entre
les deux jambes. De là, dans les églises, la nécessité des prie-dieu ou de chaises sur lesquelles on
puisse s'appuyer : autrement la fatigue que détermine bientôt la génuflexion oblige à fléchir l'articulation ilio-fémorale, et à s'asseoir sur les talons. D'a-
près une observation faite depuis long-temps, il paraît que la génuflexion, pendant laquelle le corps est
supporté verticalement sur les genoux, peut être une
cause de hernies inguinales.

L'*attitude assise* est la plus facile, celle qui exige
le moins d'efforts musculaires, soit que nous soyons
sur un siége, soit que nous reposions sur le sol. La
base de sustentation est toute en devant et représentée par l'intervalle des deux cuisses. Cette attitude présente beaucoup de solidité, si nous incli-
nons un peu le corps en devant ; mais pour peu
que nous nous penchions trop en arrière, nous ris-
quons de tomber : de là la nécessité des siéges
munis d'appuis postérieurs, comme nos chaises et
nos fauteuils ; de là encore la fatigue que l'on

éprouve lorsqu'on reste long-temps assis sur un tabouret, qui ne permet pas de s'appuyer. — Les siéges bas, larges et profonds, sont ceux qui mettent le mieux toutes les articulations des membres inférieurs dans l'état de demi-flexion et les muscles dans le plus grand repos possible. — Les individus habituellement assis sur des siéges trop hauts, qui les forcent à avoir les jambes pendantes, sont exposés aux varices, parce que le poids des jambes détermine une pression plus forte des cuisses sur le bord du siége, et gêne ainsi le retour du sang dans les vaisseaux superficiels. Le moindre inconvénient qui puisse résulter de cette position, c'est un gonflement œdémateux des pieds, surtout chez les personnes faibles ou convalescentes. — Il faut donc, si, par sa profession ou par toute autre cause, l'on est obligé de rester long-temps assis sur un siége un peu élevé, avoir soin de placer devant soi un tabouret sur lequel on puisse poser les pieds, ou d'adapter au siége une planche qui les soutienne à une hauteur convenable. Les femmes surtout ne doivent jamais négliger cette précaution, qui leur donne la facilité de mettre les viscères abdominaux, et particulièrement les organes utérins, dans un état complet de relâchement.

Les fauteuils, les bergères, les canapés, sur lesquels on peut s'étendre mollement et chaudement, ont en partie les mêmes inconvéniens que les lits trop mous. L'habitude de rester assis sur de tels siéges abat les forces et rend inhabile au moindre exercice corporel; elle contribue à rendre les digestions lentes et pénibles, à causer les migraines, les flueurs blanches, et ces *maux de nerfs* auxquels beaucoup de femmes sont si sujettes : en un mot, ils doivent être exclusivement réservés aux malades. — Les siéges les plus convenables pour l'homme qui jouit d'une bonne santé sont les *chaises en paille*, et mieux encore, pendant l'été, les *chaises* nattées à jour, comme celles en *canne*, qui mériteraient d'être beaucoup plus usitées qu'elles ne le sont aujourd'hui.

Pour l'homme de cabinet, qui, pendant ses méditations, éprouve le besoin d'avoir les bras et les reins appuyés, le meilleur siége est un fauteuil à dossier bas et cintré, qui laisse en pleine liberté les parties supérieures du corps, et dont le coussin ne contienne que du crin recouvert d'une peau lisse.

Beaucoup d'hommes de lettres et d'employés de bureau se servent de siéges ou de coussins percés dans le milieu, et croient se préserver, par ce moyen, des affections hémorrhoïdales. Mais, ainsi que l'a observé l'auteur de l'excellent article *hémorrhoïdes*, dans le Dictionnaire des Sciences médicales, loin d'en retirer quelque avantage, les personnes qui n'ont jamais eu d'hémorrhoïdes ne se servent pas long-temps d'un semblable coussin sans en être atteintes ; comme aussi aucun hémorrhoïdaire ne peut en faire habituellement usage sans éprouver bientôt de plus fréquens et de plus douloureux retours de son mal. L'usage d'un coussin percé ne doit jamais être que momentané : il procure beaucoup de soulagement quand les hémorrhoïdes font saillie à l'orifice de l'anus, parce qu'on évite, par ce moyen, de faire porter la compression sur les parties malades ; mais, hors ce cas, il est infiniment préférable, pour les hémorrhoïdaires même, de se servir simplement d'une chaise de paille ou de canne.

Des Attitudes vicieuses. Une attention non moins importante que le choix des siéges, c'est de maintenir toujours le corps dans une rectitude convenable. De même que les exercices partiels, l'habitude d'une position vicieuse pendant qu'on se livre à des occupations sédentaires, ou d'un mauvais maintien pendant que l'on marche, est une des causes les plus fréquentes des déformations de la taille.

Une multitude d'ouvriers, particulièrement les tailleurs, les cordonniers, doivent en grande partie aux positions vicieuses qu'exigent leurs professions les maladies aiguës ou chroniques auxquelles ils semblent plus spécialement exposés.

L'attitude que l'on est obligé de prendre pour jouer de certains instrumens à corde, tels que la harpe et le violon, cause souvent aussi la déviation de la colonne vertébrale, lorsqu'on les fait étudier à des enfans encore trop jeunes et d'une faible constitution.

Souvent aussi les enfans et tous les individus myopes, de quelque âge qu'ils soient, s'accoutument à baisser la tête plutôt que d'approcher de leurs yeux les objets qu'ils veulent examiner, et finissent par avoir le cou habituellement courbé et les vertèbres cervicales saillantes postérieurement. D'autres s'accoutument, quelquefois sans cause connue, à se tenir dans une position oblique, de manière à fatiguer l'un des bras plus que l'autre. M. Louyer-Willermay cite l'exemple d'une jeune demoiselle qui, lorsqu'elle dessinait et écrivait, faisait porter le poids de son corps sur le coude gauche, et refoulait ainsi en dehors et en haut l'épaule correspondante, qui ne tarda pas à devenir plus saillante que la droite. Il exigea qu'elle cessât momentanément de dessiner et d'écrire, et qu'elle tînt son épaule droite très-élevée, en plaçant son avant bras dans une écharpe, le bras gauche restant libre. Au bout de deux mois le défaut de proportion avait complètement disparu; mais bientôt la même négligence dans le maintien ramena pour toujours la même difformité.

CLASSE VI.

DES PERCEPTIONS (*percepta*) OU DES IMPRESSIONS REÇUES PAR LES SENS, ET DE TOUTES LEURS CONSÉQUENCES.

Sous le nom de *Percepta* se trouvent compris non-seulement les sensations, c'est-à-dire, les impressions reçues par les sens internes ou externes et perçues par le principe sensitif, mais en même temps les idées qui en découlent, les jugemens, les raisonnemens et toutes les opérations de l'intelligence sur ces idées; les affections, les passions, et les volontés auxquelles ces idées et ces jugemens donnent naissance et les déterminations qui en résultent. De là la nécessité de diviser cette classe en trois chapitres différens : 1°. les sensations ; 2°. les facultés intellectuelles ; 3°. les affections morales et les passions.

CHAPITRE Ier. *Des Sensations.*

I. SENSATIONS EXTERNES. Loin d'admettre l'opinion de ces philosophes qui, dépouillant l'âme de ses plus nobles prérogatives, ne voyaient en elle que la simple capacité de sentir et l'assujettissaient ainsi à l'empire des sens; loin de prétendre même avec Locke et Condillac que les sensations soient la source unique où puise notre intelligence, nous devons reconnaître que l'âme est douée d'une activité spontanée, que les idées sont le produit de l'action de l'âme sur les sensations, et non les sensations elles-mêmes. Selon cette doctrine, le rôle que jouent les sens dans le développement et l'exercice journalier de nos facultés intellectuelles est encore assez important pour que nous mettions le plus grand soin à conserver, dans une intégrité parfaite, les organes destinés à transmettre au cerveau, par la voie des nerfs, les impressions faites par les objets extérieurs.

Du Tact et du Toucher. Le *tact*, qui ne donne la sensation que de certaines qualités des corps, telles que leur densité et leur température, peut s'exercer par toutes les parties de l'appareil cutané; mais le *toucher*, qui nous donne en outre la connaissance des formes géométriques de ces corps, a pour ainsi dire pour organe spécial la main, qui se moule sur leurs contours et peut en explorer ainsi la configuration.

Les soins que réclame l'organe du toucher consistent particulièrement dans des lotions fréquentes, qui entretiennent la propreté et la souplesse de l'épiderme (pag. 157 et 167). Les gants, qui empêchent l'évaporation complète de la transpiration cutanée, ont l'avantage de conserver ainsi la main dans un état de moiteur favorable à l'exercice de ses fonctions. Nécessaires surtout durant l'hiver, ils la garantissent alors du contact d'un air trop froid, qui engourdirait la sensibilité, resserrerait les tissus, dessécherait l'épiderme et y déterminerait des gerçures douloureuses.

Le contact habituel des corps durs ou des substances irritantes et corrosives endurcit et altère la peau et rend toujours le toucher plus ou moins obtus. Parmi ces dernières, il en est aussi qui paraissent avoir une action particulière sur le système nerveux, et qui déterminent une sorte de tremblement chez ceux qui les manient souvent. Mais si, d'une part, des excitations trop énergiques émoussent le toucher, d'un autre côté, l'inaction de ce sens lui fait bientôt perdre la finesse et la précision qu'il peut avoir acquises, et l'on ne saurait trop admirer l'influence de l'exercice et de l'habitude, s'il est vrai que des aveugles puissent, uniquement par le toucher, distinguer les couleurs des corps placés sous leurs doigts, et que d'habiles sculpteurs privés de la vue aient pu néanmoins enrichir encore leur art de nouveaux chefs-d'œuvre.

Du Goût. Placé dans la première cavité de l'appareil digestif, le sens du goût, tel qu'une sentinelle avancée, semble avoir pour fonction spéciale d'empêcher que des substances nuisibles soient introduites dans l'économie. Il est certain, en effet, que les substances auxquelles nous trouvons une saveur agréable sont généralement celles que nous digérons le mieux. La faim signale-t-elle le besoin qu'éprouve l'estomac de recevoir de nouveaux alimens, le goût s'exerce avec plus de vivacité et procure plus de jouissance : nous savourons les mets les plus simples. Nos besoins sont-ils satisfaits, ou une indisposition a-t-elle paralysé l'activité de l'estomac, le goût lui-même est dans un état d'inertie, et n'a plus que de l'indifférence pour les substances qui lui procuraient auparavant les plus agréables impressions.

Gardons-nous de croire cependant que le sens du goût soit toujours un régulateur infaillible. Cer-

taines substances qui lui plaisent communément
n'en sont pas moins dangereuses, et telles autres
qui l'affectent désagréablement n'en ont pas moins
des propriétés éminemment nutritives et salutaires.
Mille circonstances peuvent d'ailleurs l'altérer et le
pervertir. Si les sécrétions buccales sont supprimées, si la langue est sèche, s'il y a de l'embarras
dans les premières voies, le goût est affaibli ou ne
donne que des sensations erronées. Si un enduit
épais et jaunâtre revêt les papilles nerveuses de la
langue, comme dans les affections bilieuses, ou
seulement pendant une digestion pénible, trompés
par la saveur amère de ce mucus folliculaire, nous
attribuons l'amertume à tous les corps que nous dé-
gustons.

Il est donc essentiel, pour que la digestion soit
libre et parfaite, que la cavité buccale soit nette, et
que les fonctions digestives elles-mêmes s'accom-
plissent convenablement. Une attention qu'il importe aussi d'avoir lorsque l'on veut bien juger de
la saveur d'une substance, c'est de ne pas la goûter
immédiatement après un repas, ni à l'heure où le
besoin de sommeil engourdit nos sens, ni au moment du réveil.

Les sensations du goût sont d'ailleurs plus ou
moins vives chez les divers individus, et suivant que
les organes ont été plus ou moins raisonnablement
exercés. Tout le monde reconnaît des saveurs
douces, sucrées, salées, acides, amères; mais il est
des saveurs mixtes dont le goût ne peut apprécier
les caractères différens qu'à l'aide d'une grande
habitude, et nous voyons, par exemple, les indi-

vidus habitués à déguster les vins percevoir pour ainsi dire plusieurs saveurs à la fois, analyser des saveurs dont les nuances échappent aux palais ordinaires. Le goût est donc, comme les autres sens, susceptible d'une sorte d'éducation. Pour le perfectionner, il ne suffit pas de l'exercer vaguement, il faut se rendre compte des impressions qu'il reçoit, il faut en faire une véritable étude; il faut surtout éviter de faire trop fréquemment usage de substances trop aromatisées, d'épices, de liqueurs alcooliques, qui l'émousseraient et le blaseraient en peu de temps.

De l'Odorat. L'odorat, comme le goût, nous avertit des qualités bonnes ou mauvaises des substances que nous destinons à nous servir d'alimens. Rarement on rencontre des propriétés malfaisantes dans une substance d'une odeur agréable. L'effet des odeurs varie surtout suivant le degré de sensibilité et l'idiosyncrasie de chaque individu (p. 36). On voit journellement chez les femmes nerveuses ou récemment accouchées des accidens très-graves, des convulsions, des syncopes, causés par les parfums les plus suaves et les plus doux. Une multitude de faits attestent qu'il est dangereux de respirer les émanations de l'opium, de la pomme épineuse, de certains pavots, de la jusquiame et de beaucoup de solanées. L'odeur de l'ambre, du musc, du castoréum, occasione souvent des anxiétés, des maux de tête, des vomissemens. Celle des cantharides peut produire le même effet, et de là le danger de dormir sous des frênes, des lilas et des troènes chargés de ces brillans coléoptères. Nous avons eu précédemment occasion de signaler aussi comme plus ou moins malfaisantes les émanations du chanvre et celles du noyer (pag. 121).

Les odeurs de la rose, du lis, de la tubéreuse ont souvent produit des asphyxies, lorsque ces fleurs étaient renfermées dans des appartemens trop peu spacieux. Ingenhousz parle d'une jeune femme qui périt asphyxiée par les émanations d'un bouquet de violette, et d'une autre qui faillit succomber à la même cause et ne dut la vie qu'aux secours qui lui furent promptement administrés (pag. 72).

Des substances peu odorantes même ont parfois une action toute particulière sur certains individus. M. Orfila fait mention d'une dame qui éprouve une tuméfaction considérable de la face, suivie de syncope, toutes les fois qu'elle se trouve dans un lieu où l'on prépare une décoction de graines de lin.

L'odeur aromatique des plantes de la famille des labiées, du thym, du serpolet, de la lavande, de l'hysope, loin d'avoir communément des effets aussi fâcheux, semble augmenter l'énergie cérébrale, pourvu qu'elle ne soit pas trop concentrée. C'est aux parfums préparés avec le principe aromatique de ces plantes que l'on doit donner la préférence. Il faut s'abstenir, au contraire, de ces *pastilles du sérail*, de ces *sels de vinaigre* auxquels nos petites-maîtresses doivent en grande partie leur pâleur habituelle, et des accidens spasmodiques de tout genre.

Un auteur moderne a dit avec raison que si notre odorat est moins subtil que chez beaucoup d'espèces animales et que chez l'homme non civilisé, nous devons sans doute cette imperfection à la manie des parfums factices et de cette poudre irritante (le tabac), qui, de même que les liqueurs fortes, n'active un moment les fonctions de l'entendement que pour nousconduire ensuite par degré à la stupidité (p. 361).

De la Vue. D'après les détails dans lesquels nous sommes entrés en traitant de la lumière et des couleurs, nous nous bornerons à rappeler ici que les conditions les plus favorables à la vision ne dépendent pas seulement de la conformation de l'œil et de son impressionnabilité plus ou moins vive, mais aussi de l'intensité de la lumière, du volume, de la distance et de la position du corps que nous regardons, et de la couleur qu'il réfléchit (pag. 80). Nous avons indiqué les précautions les plus essentielles pour garantir l'organe de la vue de tout ce qui peut exalter ou émousser sa sensibilité. Nous ajouterons qu'on ne saurait trop s'attacher, dans ses travaux habituels, à tenir toujours suffisamment éloignés de ses yeux les objets sur lesquels on a les regards fixés; que souvent c'est par négligence dans le maintien plutôt que par besoin réel que l'on contracte l'habitude de regarder de très-près, et que la limite de la vision distincte, c'est-à-dire la distance à laquelle le plus grand nombre des individus voient nettement et sans aucune gêne les objets les plus ordinaires, est d'environ huit à dix pouces.

Nous ne reviendrons pas non plus sur ce que nous avons dit des conserves et des lunettes convexes et concaves (p. 80). Nous recommanderons seulement d'avoir soin que les verres en soient toujours parfaitement nets, et de les changer lorsqu'ils ont été rayés par le frottement de quelque corps dur ; car l'on conçoit facilement que les rayons lumineux sont alors irrégulièrement réfractés, et que de telles lunettes seraient beaucoup plus nuisibles qu'utiles.

On croit avoir observé que les saignées générales ou locales produisent souvent un affaiblissement de la vue, particulièrement chez les individus arrivés au déclin de l'âge. Les applications fréquentes des sangsues chez les hémorrhoïdaires, ou chez les femmes qui approchent du temps critique, paraissent quelquefois amener ce résultat indirect ; et bien que cette assertion ne repose pas sur des expériences suffisamment authentiques et puisse être révoquée en doute, le plus sage cependant est de ne se faire tirer du sang que dans les cas d'absolue nécessité.

En général, toutes les évacuations surabondantes débilitent les organes des sens, comme tous les autres appareils organiques ; mais il en est une qui paraît avoir une influence spéciale sur celui de la vue : c'est l'évacuation du fluide spermatique. L'abus du coït, et surtout la funeste habitude de la masturbation, émoussent bientôt la sensibilité de la rétine, et peuvent déterminer une amblyopie ou une amaurose complète. Des accidens du même genre ont résulté quelquefois de l'usage d'alimens contenant du seigle ergoté, ou de l'abus des liqueurs alcooliques ; quelquefois aussi ils sont survenus à la suite d'éternuemens trop violens ou d'accès de colère, qui sans doute avaient déterminé une congestion sanguine.

Dans beaucoup des cas où la vue est affaiblie sans lésion apparente et dans la plupart des maladies des yeux, il faut avoir un soin tout particulier d'entretenir la transpiration des pieds en portant des bas de laine ou même des chaussons de taffetas gommé. Il faut aussi se couvrir suffisamment la tête, surtout si elle est dégarnie de cheveux. Les gens du monde recourent communément à l'emploi des exutoires et des purgatifs. Appliqués au bras, les vésicatoires ne produisent pas d'effets notables, et l'on peut même assurer qu'ils sont sans aucune utilité. Ceux que l'on applique derrière le cou auraient au contraire quelque avantage si l'on pouvait les entretenir aussi long-temps qu'il serait nécessaire. Le séton seul, pratiqué dans cette région, agit avec une efficacité incontestable, parce qu'il y a beaucoup plus de rapports entre le tissu cellulaire de la nuque et l'œil qu'entre cet organe et les tégumens. Quant aux médicamens purgatifs et aux lavemens de même nature, ils ne peuvent être utiles qu'autant qu'on les administre à dose un peu forte.

Le vulgaire vante encore, en pareilles circonstances, les merveilleux effets des sternutatoires; mais nous avons dit en parlant du tabac ce que l'on doit penser de cette prétendue médication (p. 361).

De l'Ouïe. De même que les autres organes des sens, l'oreille conserve d'autant mieux le degré de sensibilité qui lui est naturel, et nous procure des sensations d'autant plus nettes et plus justes, que les sons qui font habituellement impression sur elle sont plus modérés. Ceux qui exercent des professions bruyantes ont en général l'ouïe dure et sont peu sensibles à l'harmonie musicale. Souvent aussi les bruits violens et inattendus, les détonations

d'artillerie, par exemple, surprennent l'organe auditif au point de le frapper de surdité; ou bien,
trop long-temps prolongés, ils fatiguent et épuisent
à la longue sa sensibilité. Les individus ainsi exposés à recevoir l'impression de sons trop forts
doivent avoir le soin de placer dans leurs oreilles
des bourdonnets de coton qui interceptent en partie
les rayons sonores et affaiblissent d'autant la sensation.

L'accumulation et l'endurcissement de la matière
cérumineuse du méat auditif, l'exposition de la tête
nue à un courant d'air, son immersion dans l'eau
froide, surtout quand la transpiration est abondante,
peuvent occasioner des bourdonnemens incommodes, ou des accidens inflammatoires ou nerveux.
Il faut par conséquent avoir toujours soin de se débarrasser les oreilles des matières dont elles peuvent
être engouées; et loin de se laver la tête le matin,
il faut se la frictionner en tout sens, et particulièrement derrière les oreilles, avec un tissu de laine ou
de coton qui absorbe l'humeur perspiratoire. L'expérience prouve qu'en prenant habituellement cette
précaution, des individus sujets à des douleurs d'o-
reilles ou à des maux de dents opiniâtres, en ont été
délivrés pour un temps plus ou moins long.

Souvent aussi l'otalgie ou la perversion de l'ouïe
reconnaît pour unique cause l'épuisement résultant de fatigues excessives, de longues veilles,
de fortes contentions de l'esprit, d'évacuations surabondantes, de la masturbation, ou de vives affections de l'âme. L'abus des liqueurs spiritueuses, et
plus souvent encore la pléthore résultant d'un ré-

gime trop succulent, peuvent suffir pour troubler le libre exercice de ce sens.

Lorsque l'affaiblissement ou l'imperfection de l'ouïe résultent d'écarts de régime ou de la négligence de quelques-unes des précautions que nous venons d'indiquer, on peut quelquefois encore lui rendre toute son étendue et sa précision naturelles en s'astreignant à une observance plus rigoureuse des règles hygiéniques. Souvent aussi les exutoires et les purgatifs sont utiles, et nous ne pourrions que répéter, relativement à leurs effets, ce que nous en avons dit (pag. 445), à l'occasion des maladies des yeux.

Lorsque le nerf auditif a perdu une partie de sa sensibilité naturelle, comme aussi lorsqu'un accident a détruit la conque de l'oreille, dont la fonction est de rassembler et de concentrer les rayons sonores, la seule ressource est de faire habituellement usage d'un cornet acoustique. Parmi les nombreux instrumens que l'on peut réunir sous cette dénomination, les plus généralement employés sont les cornets de fer-blanc ou d'argent en forme de trompes, de trompettes ou de cors de chasse, dont on introduit l'extrémité dans le conduit auditif chaque fois que l'on a besoin de prêter l'oreille à une conversation ou à des sons quelconques. On fait aussi quelquefois usage de l'instrument de Decker, espèce de cornet en limaçon, qu'on loge dans la cavité de la conque, de manière que l'embouchure qui est au centre de la spirale entre dans le conduit auditif. Il est aussi une autre sorte de cornet destiné à remplacer la conque, mais peu usité, qui est modelé

sur l'oreille externe : il présente les mêmes émi-
nences et les mêmes anfractuosités, et il est maintenu
dans la position convenable au moyen d'un petit
tuyau qui s'introduit dans la cavité de l'oreille.

L'oreille est peut-être plus susceptible encore que
tous les autres sens d'acquérir une véritable éducation. On rencontre tous les jours dans la société des
hommes pour lesquels la musique n'est qu'une suite
de sons plus ou moins agréables, mais incapables de
leur causer de vives émotions. D'autres, au contraire,
ont acquis par l'étude et l'habitude de la musique
une aptitude surprenante à saisir l'expression musicale, à en goûter tous les charmes. Et tel est l'effet de
cet art enchanteur chez l'homme doué d'une sensibilité profonde, d'une âme mobile, qu'on peut en
tirer parti, soit dans l'état de santé, soit dans l'état
de maladie, pour déterminer dans toutes ses facultés physiques et morales des modifications salutaires. Mais tous les genres de musique ne conviennent point indistinctement à tous les individus : une
musique bruyante et gaie fatigue et irrite l'homme
mélancolique. Il aime la mélodie mystérieuse des
oratorio de Pergolèse, d'Haydn, de Paër, qui lui
font éprouver des sensations analogues à la situation
de son âme.

En général, dans toutes les affections morales
tristes, la musique qui porte à l'attendrissement est
celle qui captive le mieux, et le mode mineur est
d'abord le seul dont l'âme veuille s'accommoder.
Mais si l'on cède trop long-temps à ce goût naturel, il est à craindre que la sensibilité ne s'exalte
de plus en plus et ne puisse plus être ramenée à un

degré plus convenable. Il faut, après avoir cap-
tivé l'imagination par cette harmonie mélancolique qui a pour elle tant de charmes, lui faire
succéder peu à peu, et par des transitions adroite-
ment ménagées, une musique propre à ranimer les
propriétés vitales et les facultés intellectuelles. L'expérience nous apprend que, pour déterminer des
émotions qui produisent ces effets et qui agissent
puissamment sur notre économie, la musique drama-
tique, celle qui est mise en action au théâtre, réussit
infiniment mieux que la musique de concert.

II. Sensations internes. Les sens internes ne sont
pas aussi aisés à définir que les externes, et leur
siége n'est pas susceptible d'être déterminé avec
précision. On peut dire seulement que ce sont des
dispositions de notre organisation par lesquelles
nous éprouvons des sensations correspondantes à
nos besoins et aux différens états de notre corps,
sans le concours actuel et immédiat des sens extérieurs. Nous *sentons* nos besoins, et ce sentiment
nous porte vers les objets propres à les satisfaire.
La faim, la soif, la sensation que fait naître l'accumulation des matières excrémentitielles dans leurs
réservoirs, le sentiment de lassitude qui sollicite
le repos ou le sommeil, celui qui nous avertit de
la perte de l'équilibre lorsque nous faisons des
mouvemens trop étendus, enfin l'amour, le plus
puissant de tous les sentimens pour l'homme arrivé
au complément de son être, sont autant de sensations dont les causes sont au-dedans de nous,
qui nous indiquent nos besoins, qui réveillent
en nous nos facultés, qui nous donnent des dé-

sirs ou des volontés et décident de nos déterminations.

Le plaisir et la douleur sont quelquefois des
sentimens intérieurs. Un souvenir, une fiction, une
forte préoccupation imaginaire font quelquefois
tressaillir de bonheur ou de crainte autant qu'une
chose extérieure et réelle. Le sentiment de malaise
que cause une santé chancelante, le sentiment de
bien-être que l'on éprouve lorsque les fonctions
sont rétablies dans leur état normal, sont autant de
sensations internes.

Mais n'ayant à considérer ici que sous un point
de vue hygiénique tout ce qui dépend de la sensibilité, nous nous abstiendrons d'entrer dans aucun détail sur les sens intérieurs. Ce que nous
aurions à dire de la faim et de la soif a trouvé naturellement sa place au chapitre où nous avons
traité des alimens; nous avons parlé des besoins
que sollicitent les matières excrémentitielles dans
la classe des excrétions, et nous devons renvoyer
à l'un des chapitres suivans tout ce qui a rapport
à la sensibilité morale.

CHAPITRE II. *Des Facultés intellectuelles.*

De toutes les impressions qui nous viennent des
choses qui sont hors de nous ou des phénomènes
qui se passent au-dedans de nous-mêmes, et de la
perception ou de la conscience de ces impressions,
naissent les *idées*, sur lesquelles s'exercent nos facultés intellectuelles. Mais les impressions ne concourent pas toutes également à la formation des

idées : l'œil qui erre au hasard sur une multitude d'objets divers, l'oreille qui entend sans écouter, ne transmettent au cerveau que des sensations passives, et les perceptions sont alors à-peu-près nulles par défaut d'attention. La première opération de l'esprit est donc l'*attention*, qui est susceptible de divers degrés, et dont le dernier terme est l'*extase*. Si pour retirer tout le fruit possible d'un travail quelconque, il convient de lui consacrer toute son attention, de réfléchir, de méditer, on ne peut, d'un autre côté, tenir sans danger son attention long-temps concentrée sur un seul objet : la contemplation et l'extase touchent de près à la folie.

L'attention est aussi la première condition nécessaire pour développer, conserver et fortifier la *mémoire* : les objets que nous voyons, que nous examinons nous-mêmes y restent bien mieux gravés que ceux dont nous n'avons que des notions superficielles et seulement par tradition. Toutes les opérations et les productions de notre esprit, la série de nos pensées, leurs principes, leurs liaisons et leurs conséquences, toutes les affections qui ont interressé notre âme, ému notre cœur, frappé notre imagination, prennent place dans notre mémoire. Mais une deuxième condition également indispensable, c'est d'établir de l'ordre dans les choses que l'on veut y mettre en dépôt, de rapporter à certains chefs, de coordonner d'après certaines analogies, les impressions que l'on craint de laisser échapper. Les objets, ainsi liés les uns aux autres, se rappellent mutuellement, et la mémoire est alors un registre fidèle où tout ce que nous avons inscrit se retrouve sans peine.

Cette classification méthodique des idées, ce soin de rattacher toujours celles qui sont nouvelles pour nous à celles qui nous sont déjà familières, constituent tout l'art de la mnémonique, et supposent déjà une suite de *raisonnemens*. Nous comparons alors ces idées entre elles, nous les associons, nous les combinons de mille manières, nous en tirons des conclusions, nous faisons autant d'actes de *jugement*, ou bien notre *imagination* s'en empare pour les revêtir de formes nouvelles.

Bien différente du jugement, qui s'asservit aux règles sévères de la dialectique, l'*imagination* ne souffre pas d'entraves ; et si quelquefois elle nous retrace avec les couleurs les plus vives et les plus vraies l'image ou le tableau des impressions que nous avons reçues, souvent aussi elle crée, elle invente, elle remplace des sensations réelles par des fictions. Plus que toutes les autres facultés intellectuelles, elle influe puissamment sur l'exercice des fonctions organiques, parce que, plus que toutes les autres, elle est difficilement contenue dans de justes bornes.

Toutes les facultés intellectuelles en général, et chacune d'elles en particulier, présentent de nombreuses modifications selon l'âge, le sexe, le tempérament, le mode d'éducation et une multitude de circonstances éventuelles.

C'est particulièrement pendant l'enfance et l'adolescence, depuis cinq ou six ans jusqu'à vingt, qu'il faut exercer la mémoire. L'imagination n'est jamais plus active et plus brillante que de vingt à trente-six ans : alors elle a toute la vivacité et la vigueur de la jeunesse, et les chefs-d'œuvre naissent sous la plume des poëtes ou le pinceau de l'artiste. Affranchi des illusions du jeune âge et du joug des passions, la virilité confirmée est plus susceptible d'occupations sérieuses : le jugement est alors plus sûr ; on est plus propre aux travaux scientifiques et aux méditations du cabinet. Mais le point essentiel à tout âge et de ne point abuser des heureuses dispositions qu'on peut avoir reçues de la nature : le rhéteur Hermogène, prodige de savoir à dix-huit ans, était tombé dans l'imbécillité à trente.

Les femmes, douées d'une grande mobilité, riches de mémoire, d'imagination, et surtout de sentiment, ont rarement en partage la force et l'étendue du raisonnement, et cette grande capacité de penser qui constitue le génie. Elles ne doivent appliquer leurs facultés qu'aux études agréables et faciles, aux beaux arts, aux genres de littérature qui demandent de la grâce, de la finesse, de la légèreté. Les hautes conceptions de la philosophie ou de la métaphysique, les calculs de la géométrie, les sciences qui exigent de profondes méditations effaceraient bientôt tout le charme naturel de leur esprit et altéreraient profondément leur constitution.

L'influence des tempéramens sur les facultés intellectuelles n'est pas moins remarquable. Depuis long-temps on a observé qu'elles sont beaucoup moins développées chez les hommes doués d'une grande énergie musculaire et chez ceux où domine le tempérament lymphatique que chez les individus bilieux ou nerveux; que par conséquent les hommes les plus robustes paraissent moins heureusement partagés sous ce rapport que ceux dont la santé semble plus équivoque. Gardons-nous cependant d'en conclure qu'une constitution faible soit avantageuse. Ce même individu qui, en exerçant exclusivement ses muscles, acquiert en masse corporelle ce qu'il perd en intelligence, eût joui sans doute de toute la plénitude de ses facultés physiques et morales s'il les eût toutes également cultivées, et s'il eût ainsi maintenu entre toutes ses fonctions l'équilibre et l'harmonie qui constituent la véritable force. Une santé stable, une bonne constitution, loin de mettre obstacle au développement de l'intelligence, est une des conditions nécessaires pour qu'elle ait toute sa perfection; et si, parmi les hommes célèbres, on en compte beaucoup qui étaient d'une constitution débile, ce n'est pas dans la faiblesse de leur constitution mais dans une foule de circonstances dues à l'état social qu'il faut chercher le principe de leurs talens.

De même que l'inaction physique engourdit le système musculaire, le repos trop prolongé de l'esprit oblitère l'entendement. Au contraire, l'habitude des travaux intellectuels et une éducation bien dirigée développent et fortifient l'intelligence. Outre que l'on peut, à l'aide de l'éducation, donner aux facultés en général une étendue qu'elles étaient loin d'avoir primitivement, on peut aussi en tirer parti pour retenir dans de justes bornes celles de ces facultés qui tendent à acquérir sur les autres une dangereuse prédominance. L'homme d'une imagination trop mobile parvient à en réprimer les écarts et à mûrir son jugement en se livrant à des études qui nécessitent de la réflexion ; en appliquant, par exemple, son esprit aux sciences mathématiques. L'homme éminemment nerveux et mélancolique, naturellement disposé à la méditation et presque toujours dominé par quelque idée exclusive, trouve au contraire dans la culture des arts une utile distraction.

L'aptitude au travail est en outre subordonnée, comme nous l'avons déjà dit, à une foule de circonstances individuelles. Il y a des hommes qui ne peuvent appliquer sérieusement leur esprit à un objet quelconque sans que leur santé en souffre bientôt. Il en est dont les premières idées sont toujours les plus claires, les plus justes, les plus positives ; d'autres, au contraire, ont besoin de les rectifier par la réflexion. Les heures, les circonstances les plus favorables au travail varient également. On voit des hommes qui ne travaillent jamais avec plus de facilité que quelques heures après le repas, et qui prolongent leurs veilles fort avant dans la nuit sans en éprouver la moindre incommodité. En général, cependant, le matin est l'heure où l'on peut le mieux exercer les facultés intellectuelles sans préjudice pour la santé. La mémoire seule, comme l'observe Quintilien, met à profit le travail du soir, et l'écolier sait très-bien *par cœur* le lendemain matin la leçon qu'il a étudiée la veille avant de se mettre au lit.

Après les repas l'esprit est lourd et paresseux, et ce n'est que lorsque la première période digestive est accomplie que les idées sont nettes et faciles.

Le café, qui active la digestion et dont la propriété stimulante se propage rapidement jusqu'au cerveau, peut avoir alors d'heureux effets, puisque des hommes qui ont parcouru une longue carrière et laissé un nom immortel avaient l'habitude d'en prendre abondamment. Néanmoins le café, comme tous les stimulans, ne peut déterminer qu'une excitation momentanée, une exaltation des facultés naturelles, et il faut se garder d'abuser d'un moyen qui agit si puissamment sur le système nerveux.

Par un effet contraire, une alimentation trop copieuse, et surtout l'usage habituel d'une nourriture lourde et grossière qui appelle toutes les forces vitales vers les organes digestifs, entravent nécessairement les fonctions cérébrales, engourdissent les facultés et peuvent amener tôt ou tard une incapacité absolue.

Enfin, personne n'ignore quelle influence funeste les abus vénériens ont sur l'intelligence. Les individus qui s'adonnent à la masturbation ou à la débauche tombent bientôt dans un état de stupidité et d'idiotisme; et tel est le rapport intime qui existe entre les fonctions cérébrales et celles de la reproduction que l'individu que la castration a privé des organes sécréteurs de la semence perd en même temps et les facultés de l'esprit et les qualités du cœur, et que, dégradé au moral comme au physique, il n'est plus susceptible ni de pensées sublimes ni de sentimens généreux.

Les effets que détermine l'eunuchisme sur les individus considérés isolément, les institutions politiques les produisent chez les peuples tout entiers. Sous un gouvernement despotique ou sous le joug monacal, l'homme, avili, humilié, s'endort dans une honteuse ignorance et perd la conscience de sa propre dignité; sous un gouvernement qui assure à chacun l'exercice de ses droits naturels, et sous l'influence d'une religion sage et éclairée, l'esprit déploie toutes ses facultés, l'homme s'élève au plus haut degré d'instruction, de raison et de vertu qu'il lui soit donné d'atteindre.

CHAPITRE III. *Des Passions*.

Entouré de mille agens divers qui développent sans cesse en lui des facultés nouvelles et de nouveaux besoins, l'homme rattache assez vaguement à une disposition intérieure qu'il appelle *sensibilité morale* tous les mouvemens passionnés qui se succèdent si rapidement en lui et qui animent et varient à toute heure les scènes de son existence.

Une suite d'émotions modérées imprime à tous les mouvemens vitaux une salutaire activité qui en rend le sentiment plus vif et les actes plus complets : elles sont aussi essentielles au maintien de la santé que cette santé elle-même est nécessaire à l'heureux développement de nos affections et de nos penchans. Mais si ces émotions deviennent trop vives, on éprouve un ralentissement, une concentration pénible des phénomènes organiques; la respiration est plus difficile, la circulation est irrégulière, le sang s'accumule dans les cavités intérieures, le visage pâlit. Ce trouble peut être plus ou moins prononcé, mais ses effets sont toujours à-peu-près les mêmes, quelle que soit la nature des émotions qui le produisent, et ce n'est que quand la passion se prononce que les phénomènes secondaires présentent des caractères particuliers : c'est alors que l'on observe l'anxiété, l'étouffement, la pâleur du malheureux que la douleur accable, et que la sérénité annonce au contraire le contentement intérieur ; c'est alors que les sentimens qui l'agitent se peignent sur le visage mobile de l'homme, que l'expression de ses traits répond aux battemens de son cœur, et que tout son être semble pénétré des passions qui le dominent.

Produits complexes d'affections complexes elles-mêmes, la tristesse et la joie se rattachent à une foule d'autres sentimens, et l'âme ne pouvant rester dans une indifférence complète au milieu des impressions qu'elle reçoit, toutes les affections en général sont ou agréables ou pénibles. Les premières sont presque toujours expansives ; elles impriment à toute l'économie une excitation favorable à l'exercice des fonctions organiques ; elles rendent la circulation, la respiration, la digestion plus actives et plus parfaites, l'esprit plus vif, les idées plus nettes. Mais par cela même que ces affections tendent à se communiquer, elles ont plus de vivacité que de force réelle ; et c'est à raison de cette vivacité que la joie elle-même a ses dangers, et que son excès est peut-être plus souvent funeste que l'excès de l'affliction. Si Vésale et Fernel ont succombé à leurs chagrins, d'un autre côté aussi l'histoire nous offre de nom-

breux exemples de morts subites causées par des
transports de joie : Diagoras tombe mort en voyant
ses trois fils vainqueurs aux jeux olympiques ; So-
phocle meurt en recevant une couronne ; le pape
Léon X perd subitement la vie dans l'allégresse que
lui cause les revers de la France ; une mère expire
de joie en voyant revenir sain et sauf après une
bataille un fils dont on lui avait annoncé la mort.

Les affections pénibles sont ordinairement plus
concentrées et par conséquent plus durables. La
douleur morale provient-elle d'une cause imprévue,
d'un événement subit, elle s'exhale au dehors ;
les pleurs procurent du soulagement et diminuent
l'anxiété générale et la constriction spasmodique de
la poitrine. Le chagrin est-il causé par de longues infortunes, par des malheurs irréparables et sans cesse
présens à la mémoire, il altère plus profondément
la santé : un teint blême, les yeux caves et ternes,
les joues creuses, les pommettes saillantes et l'amaigrissement sont les signes extérieurs du trouble
qu'éprouvent les phénomènes vitaux. Si le caractère de l'individu affligé le porte à confier ses peines,
elles s'adoucissent en se partageant, elles se divisent ou s'affaiblissent par le mélange d'autres intérêts, et souvent la consolation les efface ; mais les
caractères qui se plaisent dans l'isolement conçoivent
pour les causes les plus légères des affections puissantes, durables, et qui dégénèrent en mélancolies
profondes.

En général, les affections pénibles sont débilitantes ; elles anéantissent pour ainsi dire la volonté
même, elles déterminent le découragement et la

pusillanimité. Quelquefois cependant l'âme retrouve dans l'excès de l'affliction une énergie nouvelle ; et de même qu'un ressort réagit avec d'autant plus de force qu'il a été plus comprimé, elle emprunte au désespoir même une vigueur qui lui était jusqu'alors inconnue.

Il est aussi des circonstances où l'âme semble tenue en suspend entre des affections incompatibles, entre des désirs ou des volontés qu'il n'est pas possible de satisfaire à la fois, entre des idées dont elle n'a pas la force de faire le sacrifice. Cette impuissance de prendre entre deux résolutions opposées un parti fondé sur l'intérêt ou la raison, est une source de tourmens qui altèrent aussi la santé, tant que l'âme est trop faible pour pouvoir s'arracher au moins à l'une des puissances qui la dominent.

Enfin, nous devons placer à côté des affections pénibles *l'ennui*, qui est plutôt un vide de l'âme qu'une véritable affection, qui suppose des facultés non occupées et qui ont besoin de l'être.

Nous nous ennuyons ou par le défaut d'objets qui nous inspirent de l'intérêt, ou parce que l'intérêt que nous portons à des objets absens détruit celui que nous pourrions prendre aux objets qui nous entourent actuellement. Une troisième source d'ennui est le passage d'une forte occupation du corps, des sens, de l'esprit ou de l'âme, à une inaction complète. L'homme qui quitte le tumulte des affaires, des plaisirs, des grandes sociétés, doit s'être préparé une distraction quelconque. La lassitude, le désir et le besoin du repos ne suffisent pas pour l'affranchir de l'ennui ; sa santé se détériore et l'inaction abrège sa vie plus que ne l'eût fait un travail plus long-temps continué.

A défaut d'occupation du corps ou de l'esprit, une grande et puissante affection peut seule faire perdre l'habitude de l'activité, comme nous en avons l'exemple dans ces individus qu'un zèle ardent pour la religion fait passer tout-à-coup du milieu d'un monde agité dans le silence et l'uniformité du cloître.

Les hommes enlevés à leurs foyers lorsque leur âge les appelle au service militaire, et ceux que quelques circonstances ont forcés de quitter la vie rustique pour venir vivre dans une cité populeuse, éprouvent souvent un genre d'ennui plus funeste encore. La nostalgie porte bientôt le trouble dans leurs fonctions et en précipite un grand nombre au tombeau. En vain on épuiserait toutes les ressources de la médecine pour ranimer leurs forces défaillantes : l'espoir de revoir bientôt leur patrie peut seul apaiser leurs regrets, relever leur courage et leur rendre la santé.

Peut-être devons-nous parler aussi d'une autre sorte d'ennui ou plutôt d'inquiétude, de celle que l'on éprouve à l'époque de l'adolescence, lorsque l'innocence du jeune âge et une éducation sage ont conservé aux mœurs toute leur pureté, et que cependant la nature fait naître de nouveaux besoins et de nouveaux désirs. Cette inquiétude, cet ennui dont on ne sait pas se rendre compte peuvent avoir deux effets également redoutables : quelquefois ils portent les jeunes gens à la déplorable pratique de la masturbation ; ou bien ils déterminent un état de lan-

gueur dont le résultat peut être le dépérissement et
la consomption. Le remède à l'une et à l'autre de
ces funestes conséquences est dans une vie occupée,
qui emploie à la fois les forces de l'esprit et celles
du corps, et dans un régime approprié à la constitution du sujet et propre à développer ses facultés
physiques et morales.

*Des moyens propres à combattre et à réprimer
les passions.* Deux sortes de moyens doivent concourir à ce but : les uns sont empruntés à l'hygiène ;
les autres nous sont fournis par la morale. Sans
doute c'est souvent par les passions elles-mêmes
qu'on peut combattre les égaremens des passions ;
c'est dans la source des désordres qu'il faut souvent
puiser le remède : mais quelque imposantes que
soient les leçons de la morale, peu d'hommes sont
assez maîtres d'eux-mêmes pour en suivre fidèle-
ment les préceptes, si un régime peu rationnel tend
sans cesse à développer les passions qu'il serait nécessaire de comprimer, ou à entraver celles dont on
doit favoriser l'essor.

Les plus sages réflexions, les commentaires les
plus judicieux sur la colère, la haine, la vengeance
et en général sur toutes les passions violentes amè-
neront rarement des habitudes plus douces, si l'on
n'y joint un régime rafraîchissant, composé particulièrement d'alimens végétaux, l'abstinence plus
ou moins complète des boissons spiritueuses, les
bains, un exercice modéré, l'attention d'éviter tout
ce qui peut exciter des émotions trop vives. Que la
colère vienne souvent enflammer des tempéramens
naturellement bilieux et ardens, bientôt cette fu-

neste passion s'exaspère de plus en plus, ses accès se renouvellent pour la moindre cause et compromettent la raison et la vie.

L'homme faible, indolent, apathique, que le moindre obstacle rend pusillanime, que le moindre chagrin abat, a besoin, au contraire, d'un régime animal tonique et réparateur, de boissons un peu stimulantes, d'exercices actifs. Il faut que des émotions vives et gaies épanouissent son âme, raniment sa confiance en ses propres forces et *retrempent* son caractère.

Souvent l'unique moyen de combattre les passions avec succès est de leur faire d'abord quelques concessions, et se borner, dans le principe, à réprimer leurs écarts. En vain, par exemple, on tenterait d'imposer silence à la voix de la nature et de faire taire les désirs dans le cœur du jeune homme que son imagination ardente et la vigueur de son tempérament entraînent aux plaisirs sensuels. Mais si l'on dirige ses affections vers un objet qui en soit véritablement digne, les sentimens les plus purs, les penchans les plus vertueux se conserveront dans ce jeune cœur, où sans doute une morale trop austère eût fait germer en secret des vices honteux.

D'autres fois, pour affaiblir des passions qui prennent trop d'empire, il suffit de multiplier et de varier les émotions, de les opposer entre elles, de les neutraliser l'une par l'autre. Mais quelle main assez prudente et assez habile pour manier tant de ressorts si cachés et si délicats, et comment tracer les règles et les préceptes de cet art d'opposer à elle-même la nature humaine !

Une des premières conditions générales à remplir pour réprimer une passion exaltée est d'écarter tout ce qui a pu contribuer à la développer, tout ce qui peut renouveler ou entretenir de dangereuses émotions. Il faut pour ainsi dire qu'une atmosphère nouvelle revivifie de nouvelles passions pour contre-balancer celle dont on a lieu de craindre les effets. Le mélancolique, dominé par ses habitudes, éloignant tout ce qui peut contrarier ses inclinations, arrangeant au gré de ses visions tous les objets qui l'entourent, ne peut ramener le calme dans son esprit qu'en s'éloignant de son séjour habituel, en voyageant dans des contrées qui jouissent d'une température douce et qui rappellent à sa mémoire de grands souvenirs, ou dont les sites présentent à son imagination de rians tableaux ou des scènes majestueuses. Il faut qu'il se familiarise peu à peu avec un monde nouveau, où la douceur, les attentions, les égards, les témoignages continuels de bienveillance réveillent des sentimens qui semblaient lui être devenus étrangers.

A-t-il vu naître, au contraire, sur un sol étranger la tristesse qui le mine, qu'il revoie le lieu de sa naissance, qu'il y recherche les émotions qu'il y a déjà goûtées, qu'il revole dans les bras de sa famille : son cœur, long-temps glacé, se réchauffera à ses douces étreintes, et palpitera de nouveau de reconnaissance et d'amitié.

Nous avons déjà parlé, en traitant des sensations, de l'influence que la musique et les représentations théâtrales ont sur nos facultés physiques et morales. Nous avons dit qu'aidés, comme dans nos *opéras*,

du concours de tous les arts qui attachent la vue et
l'ouïe, tantôt la musique apaise et dissipe les passions dont l'âme est obsédée; tantôt, douce et mé-
lodieuse, elle dispose aux sentimens affectueux;
tantôt, vive et tumultueuse, elle excite dans l'âme
ces émotions puissantes d'où naissent les grandes
passions.

L'utilité de la musique et des spectacles consistant à substituer des intérêts, des émotions et même
des passions artificielles, passagères et innocentes,
aux préoccupations et aux fatigues de l'esprit, aux
affections de l'âme, et même aux passions les plus
difficiles à vaincre, le point essentiel est de choisir
selon les circonstances le genre d'harmonie et de
spectacle le plus propre à produire cet heureux
effet.

La *comédie*, qui n'est en quelque sorte que la
satyre et l'épigramme mises en action, nous retrace
des tableaux analogues aux scènes journalières de
notre vie sociale, nous montre le monde tel qu'il
est autour de nous, nous amuse de ses caractères,
de ses aventures, de ses travers, de ses ridicules.
Elle fait une agréable diversion aux idées, aux habitudes, aux occupations qui peuvent attrister notre
âme.

La *tragédie*, qui nous frappe par l'importance
des événemens et la grandeur des infortunes, laisse
rarement en nous de profondes impressions, parce
qu'elle choisit ses héros dans un rang trop élevé.
Mais il n'en est pas de même du *drame*, qui trans-
porte les scènes tragiques au milieu des circonstances de la vie ordinaire. Ce genre, en quelque

sorte intermédiaire, n'a pas l'avantage de verser dans l'esprit cette gaîté qui fait le charme de la vraie comédie ; et, d'un autre côté, l'illusion qu'il produit, est plus durable et plus dangereuse que celle de la tragédie, parce qu'il peut arriver que nous nous trouvions naturellement placés dans des circonstances à-peu-près semblables ou du moins qui nous paraissent telles.

Les individus qui ont une imagination romanesque et une sensibilité exaltée doivent par conséquent s'interdire les drames et les tragédies, par cela même que leurs idées sont plus de niveau avec les passions tragiques. Les individus enclins à l'hypochondrie, à la mélancolie, les hommes de cabinet, constamment livrés à des études sérieuses, rechercheront de préférence les pièces où une gaîté spirituelle pourra les dérider tout en satisfaisant leur esprit. Les hommes qui exercent des professions manuelles, chez qui les facultés intellectuelles sont moins développées, et qui n'ont en général qu'une sensibilité morale peu susceptible d'exaltation, doivent naturellement préférer les pièces où règne une gaîté plus bruyante. Les drames peuvent produire sur eux des effets avantageux, parce que sans les affecter profondément ils leur procurent des émotions qui trop souvent semblent leur être inconnues dans leur vie privée.

Il s'en faut bien, au reste, que nous prétendions conseiller de fréquenter les théâtres. L'air que l'on y respire étant difficilement renouvelé, se charge d'émanations de toute nature et de gaz plus ou moins délétères. L'hydrogène surabonde dans les loges supérieures ; au parterre, l'air est vicié par de l'acide carbonique, et ce n'est que dans les régions moyennes de la salle que sa pureté n'est point altérée d'une manière notable.

Si nous ne craignions qu'on ne nous accusât d'allier le sacré au profane, nous dirions aussi combien la religion peut contribuer à nous faire triompher de nos passions. L'homme qui cherche à leur opposer sa raison, peut trouver dans la conscience du bon et du juste, et dans le sentiment de sa propre dignité, le courage nécessaire pour soutenir la lutte dans laquelle il est engagé ; mais les sentimens religieux, s'ils ont pour base une véritable persuasion, lui prêtent un appui bien plus puissant encore. D'accord avec les principes de la morale et de la saine philosophie, la véritable religion, cette religion à laquelle on cherche trop souvent à substituer le fanatisme et la superstition, retrace à l'homme, sous un aspect nouveau, les dangers des passions ; elle lui fait un devoir d'une sage modération durant la prospérité, et d'une noble constance dans les temps d'infortunes ; elle lui montre dans la tranquillité de l'âme et dans la pratique des vertus un bonheur préférable à tous les biens périssables ; et les privations, les sacrifices qu'elle impose ne coûtent plus rien à celui qui entrevoit dans l'avenir la récompense de sa résignation.

TROISIÈME PARTIE.

RÈGLES DE L'HYGIÈNE,

RELATIVEMENT AUX AGES, AUX SEXES, AUX TEMPÉRAMENS, ETC.

Nous avons vu, dans la première partie de cet ouvrage, qu'il existe entre les individus dont se compose l'espèce humaine un grand nombre de différences essentielles. Ces différences établissent nécessairement des rapports divers entre l'homme et les choses qui font la matière de l'hygiène; et bien que celles-ci aient, par leur nature, comme nous l'avons observé dans la deuxième partie, une même manière d'agir sur tous les hommes, elles ne sauraient cependant convenir à tous également et dans les mêmes proportions : nous devons donc tracer successivement, dans cette troisième partie, les règles de l'hygiène modifiées selon les âges, les sexes, les tempéramens, les habitudes, les idiosyncrasies et les professions.

CHAPITRE Ier.

Règles de l'hygiène relativement aux âges.

Pour exposer plus clairement et en même temps de la manière la plus succincte comment les choses qui font la matière de l'hygiène doivent être appropriées à chaque âge, nous considérerons toute la vie humaine comme divisée seulement en quatre grandes époques : l'enfance, l'adolescence, l'âge adulte, et la vieillesse. Nous dirons les besoins de tout genre de l'enfant au berceau et les soins que réclame son développement physique et moral, les attentions que doit avoir le jeune homme pour donner à sa santé toute la vigueur et la durée dont elle est susceptible, les précautions que doit prendre le vieillard pour prévenir les infirmités ou du moins en alléger le poids.

ARTICLE PREMIER.

Hygiène des Enfans.

A sa sortie du sein maternel, l'enfant doit être placé en travers entre les cuisses de sa mère et tourné de manière que le sang et les eaux qui s'écoulent de l'utérus ne puissent pas l'empêcher de respirer. S'il paraît plein de vie et de santé, il faut faire de suite la section du cordon ombilical, enlever l'enfant et placer aussitôt une ligature sur la portion de ce cordon qui tient à son nombril.

L'enfant est-il né avec des symptômes de pléthore, le travail de l'accouchement, plus ou moins pénible, a-t-il déterminé une congestion sanguine dans quelqu'un des principaux viscères, la prompte section du cordon est le secours le plus efficace qu'on puisse lui donner ; et lorsque la tuméfaction et la lividité de la face indiquent un état apoplectique, il faut, après avoir fait la section, attendre pour serrer la ligature qu'une certaine quantité de sang ait été dégorgée par cette voie.

Si, au contraire, l'enfant est pâle et sans mouvement; s'il est né dans cet état d'asthénie que quelques praticiens ont désigné sous le nom d'*asphyxie* des nouveau-nés, il peut être avantageux de différer la section du cordon, dans l'espérance que la circulation de la mère ranimera celle de l'enfant. Dans ce cas, comme dans ceux dont nous venons de parler, il faut avoir soin de retirer avec le doigt ou avec la barbe d'une plume les mucosités qui remplissent quelquefois sa bouche, il faut insuffler un peu d'air dans sa poitrine et stimuler la membrane pituitaire.

La section du cordon ombilical se fait environ à deux pouces et demi de l'ombilic, et l'on se sert ordinairement de ciseaux, que l'on recommandait autrefois de bien graisser, dans la crainte que la rouille qu'il pouvait y avoir à leur surface ne causât des convulsions à l'enfant, préjugé ridicule qui mérite à peine d'être mentionné aujourd'hui.

Dès le dix-septième siècle, on conseillait d'exprimer avec soin, avant de faire la ligature, le sang arrêté et coagulé dans la portion du cordon qui reste attachée au nombril, ainsi que la liqueur jaunâtre dont son tissu cellulaire est quelquefois infiltré. Les uns prétendaient, à l'aide de cette précaution, préserver les nouveau-nés de cette espèce de jaunisse dont ils sont presque tous affectés quelques jours après leur naissance et de ces gales humides connues sous le nom de *croûtes laiteuses*. D'autres lui attribuaient une importance bien plus grande encore, puisqu'ils assuraient qu'on enlevait ainsi le germe de la petite-vérole. L'idée de la préexistence d'un germe variolique transmis au fœtus par les impuretés du sang de la mère, avait donné lieu à cette opinion, que l'on a tenté plusieurs fois de tirer de l'oubli, mais dont l'expérience et le bon sens prouvent la futilité.

Lorsque la ligature du cordon ombilical a été faite, avec quatre ou cinq brins de fil de Bretagne cirés que l'on doit avoir soin de serrer modérément, l'accoucheur doit examiner attentivement le nouveau-né avant de le confier à la garde ou à la nourrice. Il doit s'assurer s'il ne présente aucun vice de conformation : car il en est quelques-uns auxquels il importe de remédier sur-le-champ ; et souvent, par exemple, l'enfant succomberait bientôt, faute de pouvoir téter, si l'on n'avait le soin de faire de suite la section du frein ou filet de la langue.

Nous ne ferons pas mention ici des accidens graves dont l'habileté de l'accoucheur ne peut pas toujours préserver les enfans, dans les accouchemens laborieux, mais nous observerons que souvent les nouveau-nés éprouvent au passage de légères meurtrissures, qui ordinairement disparaissent bientôt, soit spontanément, soit à l'aide de simples lotions résolutives. Souvent aussi, lorsque la tête a été fortement serrée entre les détroits du bassin, elle se rétrécit d'une bosse pariétale à l'autre, et s'allonge de l'occiput au menton. Mais quelque difforme qu'elle soit d'abord, elle reprend bientôt d'elle-même sa conformation naturelle, et l'on doit s'abstenir de toute espèce de compression ou de manœuvre tendant à lui donner des dimensions plus régulières.

La plupart des enfans sont couverts, en venant au monde, d'un enduit gras et visqueux que l'on suppose destiné à prévenir la macération de l'épiderme du fœtus pendant son séjour dans les eaux de l'amnios, à faciliter ses mouvemens dans la matrice vers les derniers temps de la grossesse et à rendre plus faciles les frottemens auxquels son corps est exposé pendant l'accouchement. Quelques auteurs ont prétendu qu'il est nuisible et contraire au vœu de la nature d'enlever cette couche de matière grasse, qui, disent-ils, préserve l'enfant de l'impression trop vive que le contact de l'air pourrait lui causer. Ils assurent avoir observé que les enfans dont la peau est nettoyée trop scrupuleusement sont plus sujets aux tranchées, aux coliques, aux convulsions. Mais on observe, d'un autre côté, que beaucoup d'enfans nés sans cet enduit ne sont pas plus sujets à ces accidens que ceux chez lesquels il existait abondamment. Il a d'ailleurs l'inconvénient de boucher les pores de la peau, de s'opposer par conséquent à la transpiration insensible et de rendre plus opiniâtre la jaunisse ordinaire aux nouveau-nés. Aussi presque tous les praticiens s'accordent-ils aujourd'hui à conseiller de laver tout le corps de l'enfant avec de l'eau tiède à laquelle on mêle un peu de vin, et d'employer même pour le nettoyer un peu de beurre ou d'huile, qui rendent l'enduit plus soluble. L'eau tenant en dissolution un peu de savon enlève très-bien aussi cette matière onctueuse ; mais elle a l'inconvénient de trop irriter la peau. L'eau vineuse, au contraire, n'a qu'une action légèrement tonique, qui fortifie tout l'appareil cutané et rend la peau moins susceptible de s'excorier par le contact des matières excrémentitielles.

Des frottemens trop rudes, soit avec la main, soit avec un linge, produiraient infailliblement, de même que les lotions avec des liquides trop stimulans, une inflammation érysipélateuse. On doit donc ne se servir que de linge fin et à demi-usé, et s'abstenir de tout mouvement brusque. Il faut également avoir soin de ne pas manier l'enfant avec des mains trop froides.

Sa tête surtout exige les plus grandes précautions : s'il est avantageux de la débarrasser d'un enduit qui, par son séjour trop prolongé, peut disposer aux croûtes laiteuses et à la teigne ; on ne doit point oublier, d'un autre côté, que la boîte osseuse du crâne étant encore incomplète, on risquerait de froisser le cerveau si l'on n'usait des plus grands ménagemens.

L'enfant ainsi nettoyé, on doit appliquer autour de son ventre un bandage destiné à soutenir le bout du cordon jusqu'au moment de sa séparation, et à s'opposer aux hernies ombilicales, en attendant que l'anneau se soit suffisamment resserré. Ce bandage se fait avec deux petites compresses et une large bande. On échancre l'une de ces compresses dans l'étendue de quelques lignes et on la divise en deux chefs au-dessous de cette échancrure ; puis on l'enduit sur ces deux faces d'un peu de beurre frais, afin qu'elle n'adhère ni à l'anneau ni au cordon,

et qu'on puisse la changer sans tirailler les vaisseaux. On place sur le ventre de l'enfant cette compresse, qui doit avoir été préparée d'avance ; on engage le cordon dans l'échancrure, on relève ce cordon sur le haut et vers le côté gauche de l'abdomen,
pour éviter de comprimer le foie, et l'on croise
sur le bas-ventre les deux chefs de la compresse ;
on place la seconde compresse par dessus ; on soutient le tout avec la bande, qui fait l'office d'un
bandage de corps ; et il ne reste plus qu'à emmail-
lotter l'enfant.

Pendant les deux ou trois premiers jours, il ne faut
pas oublier d'examiner fréquemment ce petit appareil, pour s'assurer si la ligature est bien faite,
et si l'on n'a point à craindre d'hémorrhagie. Il est
bon aussi, chaque fois que l'on change le maillot,
de laver le cordon avec un peu de vin tiède, en
ayant soin de bien l'essuyer ensuite et de renouveller les compresses.

Bientôt la portion superflue du cordon ombilical
s'affaisse, se flétrit, se dessèche et tombe d'elle-
même. Mais ce n'est jamais dans l'endroit où la ligature a été placée, que se fait la séparation ; c'est
la constriction opérée par la peau elle-même qui la
détermine. Peu importe, par conséquent, lorsqu'on
fait cette ligature au moment de la naissance, de
laisser au cordon quelques lignes de longueur de
plus ou de moins ; ce ne sera jamais qu'à l'endroit
où la peau vient se réfléchir circulairement sur les
vaisseaux ombilicaux, et les étreindre peu à peu,
que la section s'opérera. Si les tégumens se prolongent un peu loin sur le cordon, on peut affir-

mer, dès l'instant de la naissance, que le nombril restera saillant; dans le cas contraire, on peut assurer qu'il sera plus ou moins enfoncé ; et l'on doit regarder comme une erreur l'opinion du vulgaire qui suppose que le plus ou moins de saillie du nombril et la disposition à la hernie ombilicale dépendent de la longueur que l'on a laissée au cordon. Cette disposition à la hernie résulte de la faiblesse naturelle de l'anneau ; et si elle survenait dans les premiers temps de la naissance, elle pourrait dépendre du peu de soin que l'on aurait eu de soutenir assez long-temps cet anneau avec un bandage. Cette précaution est indispensable surtout pendant les six premières semaines, à cause des coliques dont les enfans sont ordinairement tourmentés pendant ce laps de temps.

Le plus communément c'est du quatrième au sixième jour après la naissance que le cordon se sépare; quelquefois plus tôt, d'autres fois plus tard. Dans tous les cas, cette séparation doit être spontanée, et il faut se garder de la provoquer de quelque manière que ce soit. Le bord de l'anneau, après la séparation faite, est rouge, enflammé et comme ulcéré; il y a un suintement puriforme qui diminue de jour en jour; la cicatrisation s'opère, la peau voisine se fronce de manière à former une sorte de tubercule qui doit exister toute la vie. Quelquefois cette inflammation adhésive de l'ombilic est beaucoup plus forte qu'elle ne devrait l'être, et il s'établit une suppuration dont la durée est indéterminée. Le traitement consiste uniquement à faire des lotions avec du vin miellé tiède, et à appliquer des compresses trempées dans le même liquide.

Tels sont les premiers soins que nécessitent les changemens importans survenus dans tous les phénomènes vitaux au moment de la naissance. Ces changemens une fois effectués, le nouvel individu se trouve dès-lors soumis à l'influence de tous les agens hygiéniques. Dès-lors commence véritablement l'*hygiène de l'enfance* : l'air que le nouveau-né respire, les vêtemens qui le recouvrent, les alimens auxquels il faut accoutumer ses faibles organes, tout en un mot compromettrait son existence, si la sollicitude maternelle n'en réglait sagement l'usage : nous devons donc passer ici en revue les six classes de l'hygiène.

§ I. *Circumfusa.*

L'air atmosphérique exerce sur l'enfant qui vient de naître une action irritante. Si sa peau devient très-rouge, c'est une preuve de la finesse de son tissu, et l'on peut en conclure qu'elle sera très-blanche par la suite ; si, au contraire, l'enfant doit avoir naturellement la peau brune, l'impression de l'air la rend d'un blanc mat. Cette irritation excite les cris de l'enfant et concourt ainsi à mettre en jeu les organes pulmonaires, à établir la respiration ; elle se communique au canal intestinal et provoque l'évacuation du méconium ; elle titille la membrane muqueuse des bronches et celle des fosses nasales, et détermine l'éternuement et la toux, qui expulsent les matières dont les voies aériennes sont quelquefois engouées. Elle n'a, par conséquent, rien de défavorable tant qu'elle n'est point trop intense. Mais si l'air est trop froid ou trop vif, le danger est d'autant plus grand que cette température diffère davantage de celle que l'enfant éprouvait dans le sein maternel. On doit donc, pendant les premiers jours, entretenir dans l'appartement une température un peu élevée et s'abstenir même de découvrir trop souvent un nouveau-né, pour peu que la saison soit rigoureuse.

Non-seulement il lui faut une température atmosphérique suffisamment élevée, mais il a besoin aussi que sa mère lui en communique une toute naturelle. Tenu dans ses bras, pressé contre son sein, il en reçoit une partie de sa chaleur vitale, et rien ne peut remplacer pour lui les avantages de cette espèce d'incubation maternelle.

Une clarté trop vive n'aurait pas moins d'inconvéniens qu'une température trop froide, et le rideau dont on recouvre ordinairement le berceau a le double avantage d'intercepter à la fois l'air et la lumière. Il faut surtout éviter de placer un jeune enfant trop près d'une lumière artificielle ou de la flamme d'un grand feu. Quoiqu'il la cherche, cette clarté est dangereuse pour ses yeux délicats et peut émousser la sensibilité des nerfs optiques.

Peu à peu, ses organes se fortifiant, on l'accoutumera à la température naturelle de l'air et aux variations atmosphériques. On renouvellera fréquemment l'air de l'appartement; on promènera l'enfant dans des lieux vastes et élevés, dans des jardins où il respire un air pur et vivifiant. Ces promenades sont indispensables aux enfans nourris dans des habitations basses et humides, et en général à tous ceux des grandes villes ; c'est le seul moyen de prévenir le développement du rachitisme et des affections scrophuleuses (pag. 108).

Lorsque les enfans ont atteint l'âge de marcher et de prendre un exercice actif, il faut les accoutumer à supporter sans s'approcher du feu un froid modéré, et à se procurer par leurs jeux une chaleur bien plus salutaire. L'hiver ne doit pas faire suspendre les promenades accoutumées, et l'expérience journalière prouve que les enfans que l'on tient long-temps renfermés, dans la crainte d'une température que l'on juge trop rigoureuse, sont toujours plus sujets que les autres à être pris de catarrhes ou du croup dès qu'ils se trouvent un seul instant exposés à l'action de l'air.

Alors aussi la lumière solaire, loin de leur être nuisible, devient un stimulant nécessaire à leur frêle organisation ; et le jeune enfant qui séjournerait habituellement dans un lieu sombre ne manquerait pas de s'étioler comme une jeune plante. Il faut seulement garantir ses yeux de l'action directe du soleil, qui lui ferait contracter l'habitude de clignoter ; et éviter le passage subit de la lumière aux ténèbres, ou des ténèbres à la lumière, qui imprimerait à la rétine un ébranlement dangereux.

On ne doit point oublier non plus qu'on exposerait l'enfant à loucher (pag. 88 et 374) si on ne lui présentait point en face les objets qui servent à l'amuser, ou si son berceau était placé de manière à ne recevoir la lumière que de côté.

§ II. *Applicata.*

1°. *Vêtemens*. Le maillot est loin sans doute d'avoir pour les enfans le même danger qu'autrefois, lorsqu'une large bande de toile les serrait étroitement de la tête aux pieds ; il est cependant encore une cause fréquente des accidens qui surviennent à cet âge ou des difformités qui se manifestent plus tard. L'enfant emmaillotté s'efforce de mouvoir ses membres et de les dégager d'entraves d'autant plus pénibles que sa position est toute différente de celle qu'il avait dans le sein de sa mère. Son tronc et ses membres, qui naguère étaient fléchis les uns sur les autres, étant alors forcés de rester allongés, cherchent à se soustraire à la gêne qu'ils éprouvent, et souvent ses os encore mous et flexibles se contournent pour toujours ; sa colonne vertébrale, dans laquelle doivent s'établir trois courbures naturelles nécessaires pour affermir la station, se trouve souvent trop redressée par la constriction du maillot, ou déviée de sa direction naturelle, et par la suite une démarche mal assurée, des formes et un maintien sans grâce en sont les résultats funestes. Il est évident aussi que la circulation se trouve entravée, et que le sang doit refluer vers les organes intérieurs, particulièrement vers le cerveau : et de là des convulsions, l'hydrocéphale ou quelqu'une des affections cérébrales si communes pendant la première période de la vie.

Nous ne prétendons pas cependant proscrire l'usage du maillot. Lorsque les couches et les langes ne sont serrés qu'autant qu'il est nécessaire pour maintenir ses membres dans une position convenable, ils lui procurent et lui conservent la chaleur dont il a besoin. Nous ajouterons même que, trop lâche, le maillot l'exposerait au refroidissement, en laissant accès à l'air. Il faut donc tenir un juste milieu, bannir la bande des temps passés, et conserver le simple maillot avec les précautions que le bon sens indique.

Les brassières et les couches doivent être faites avec de la toile demi-usée, ou du moins qui n'ait rien de **rude**. Les langes, faits ordinairement de plusieurs morceaux de toile ou de futaine piqués et cousus ensemble, doivent, autant que possible, être attachés ainsi que les couches avec des cordons et non avec des épingles. Celles-ci pourraient se déplacer, changer de direction et blesser grièvement. Buchan rapporte qu'un enfant mourut de convulsions causées ainsi par une épingle, sans que l'on sût à quoi attribuer ses cris et son agitation. C'est également au moyen de cordons que la couche et le lange doivent être fixés à la brassière. L'autre extrémité du maillot doit être relevée de manière à bien envelopper les pieds et les jambes.

Les bonnets doivent être en général assez légers, eu égard cependant à la saison. Il faut d'abord mettre un linge plié en quatre sur l'endroit appelé vulgairement *la fontanelle*, et placer par dessus un petit bonnet d'un tissu de coton doublé de toile très-douce, qui recouvre bien toute la tête et vienne se nouer sous le menton.

On a renoncé avec raison à ces *têtières* qui consistaient en une bande de toile dont le milieu était appliqué sur la tête et dont les chefs étaient attachés de chaque côté, au - devant du maillot. Les muscles cervicaux n'ayant pas encore assez de force pour maintenir la tête dans une position fixe, on se servait de ces têtières pour l'empêcher de se renverser en arrière. Mais on obtient beaucoup mieux ce résultat au moyen d'une petite bandelette longue de 5 à 6 pouces, dont les deux chefs sont attachés au devant de la poitrine de manière à former près du menton une anse dans laquelle on passe la bride du bonnet.

Une condition essentielle, c'est que les diverses pièces qui composent le maillot soient toujours blanchies et séchées avec soin. Le linge qui n'est pas blanc de lessive, celui qu'on s'est contenté de faire sécher lorsqu'il était imprégné d'urine, est toujours dur et conserve dans son tissu des particules excrémentitielles qui peuvent enflammer et excorier les parties exposées à leur contact. Par la même raison, il est absurde de ne changer jamais le maillot des enfans qu'à des heures fixes, et de les laisser baignés dans l'ordure jusqu'à ce que l'heure à laquelle on a coutume de les nettoyer soit arrivée. Il faut, au contraire, changer les couches dès que l'on s'aperçoit qu'elles sont salies; et cette attention, nécessaire dans les premiers mois de la naissance, le devient encore davantage peut-être à l'époque de la dentition. Il faut chaque fois laver l'enfant, d'abord avec de l'eau tiède aiguisée d'une petite quantité de vin; puis, vers le second mois, avec de l'eau à peine dégourdie, et un peu plus tard avec de l'eau froide, à laquelle il est bon de mêler toujours quelques gouttes d'une liqueur un peu alcoolique qui affermisse le tissu cutané. On peut encore faire usage d'une infusion de sauge ou de lavande.

Si, malgré ces précautions, les parties mouillées par l'urine et par les déjections viennent à s'excorier, ou seulement à présenter des rougeurs, des vergetures, il faut les saupoudrer avec une poudre très-fine, telle que de la sciure de bois tamisée, ou mieux encore de la poudre de lycopode, et revenir aux lotions fortifiantes dès que l'irritation est dissipée. On peut aussi, dans ce cas, mêler à l'eau destinée aux lotions quelques gouttes d'acétate de plomb liquide (eau blanche, eau de saturne), mais en très-petite quantité.

Dès le troisième mois (un peu plus tôt ou un peu plus tard selon la saison et selon la force de l'enfant), le maillot n'est plus nécessaire que pour la nuit; durant le jour, on doit vêtir les enfans de robes larges, qui ne compriment aucun organe, et de petits bas de laine qui entretiennent la chaleur des extrémités.

Dès ce moment jusqu'à la fin de l'enfance, le seul but que l'on doive se proposer dans le choix des vêtemens, c'est de laisser aux mouvemens la plus grande liberté possible. L'enfant ne saurait s'accommoder de ces vêtemens étroits et courts dont toute l'élégance semble consister dans la justesse. Point de cravates, point de ceintures serrées, point de jarretières; et surtout, lorsqu'ils commencent à porter des chaussures, qu'elles soient toujours plutôt un peu trop longues et trop larges que trop courtes ou trop étroites.

Nous avons dit qu'il importe de ne jamais surcharger de bonnets la tête des enfans. Le meilleur moyen en effet de les préserver des congestions cérébrales si funestes à cet âge est de les accoutumer de bonne heure à n'avoir pendant le jour qu'un simple bonnet de toile, que l'on remplace, pour la nuit, par un autre un peu plus chaud. Un bourrelet leur est nécessaire, lorsqu'ils commencent à marcher, pour amortir les coups qu'ils peuvent se donner en tombant ou en se heurtant. Mais on doit rejeter également les bourrelets circulaires qui ne protègent que le pourtour du crâne, du front à l'occiput, et qui laissent sans défense le sommet de la tête; et les bourrelets entièrement fermés à leur partie supérieure, qui ont l'inconvénient de tenir trop chaud et d'empêcher le dégagement de la transpiration. Les bourrelets circulaires dont le bord supérieur est garni de prolongemens triangulaires réunis en cône par leurs extrémités, offrent l'avantage de mieux garantir la tête sans l'échauffer outre mesure. Il est constant, au reste, que les enfans qui font long-temps usage des bourrelets, connaissant moins le danger de se heurter contre les corps environnans, sont en général plus maladroits; et que, par conséquent, il faut, dès qu'ils ont assez de force pour n'être plus sujets à des chutes fréquentes, les accoutumer peu à peu à se passer de cette coiffure.

Vers l'âge de trois ou quatre ans, lorsque leur tête est bien garnie de cheveux, ils n'ont plus besoin de coiffure que pour s'abriter du soleil ou d'un froid trop intense. Il leur faut, l'été, un large chapeau de paille, et en hiver, un simple bonnet; ce n'est que lorsque la température est rigoureuse qu'une coiffure plus chaude peut devenir nécessaire toutes les fois que le temps permet de continuer les promenades journalières; mais dans l'intérieur des appartemens ils doivent être habitués à rester tête nue en toute saison, pendant le jour. Observons, en effet, sans prétendre approuver la méthode de J.-J. Rousseau, que les enfans surchargés de vêtemens, coiffés de bonnets fourrés, toujours enveloppés de schalls épais, sont presque toujours plus malingres, plus sujets aux rhumes, à des toux opiniâtres, à des maux d'yeux ou d'oreilles, que ceux qu'on habitue de bonne heure, mais avec précaution, aux intempéries atmosphériques.

2°. *Bains*, *lotions*, *etc.* Nous avons parlé ci-dessus (pag. 482) de l'avantage des lotions légèrement toniques, pour nettoyer et raffermir le tissu cutané de toutes les parties du corps de l'enfant qui se trouvent en contact avec les matières excrémentitielles. Quant aux lotions des mains et de la figure, l'eau fraîche et pure est sans contredit préférable à tout autre liquide. On peut néanmoins l'aiguiser avec quelques gouttes d'une liqueur alcoolique; ou bien employer, comme nous l'avons dit, une infusion aromatique.

L'habitude qu'ont certaines nourrices de laver avec leur salive les yeux, la bouche et le visage des enfans, peut avoir de graves inconvéniens, puisque l'haleine seule d'une personne malsaine peut produire des exanthèmes sur leur peau délicate. Le lait qu'elles font couler de leur sein pour bassiner les paupières de leur nourrisson, souvent collées par un peu de chassie, est au contraire une émulsion salutaire qui produit toujours de bons effets.

Nous avons signalé précédemment (pag. 150) les dangers des bains froids, préconisés par Locke, Floyer et J.-J. Rousseau. Parmi les enfans baignés ainsi dans l'eau froide presque dès leur naissance, quelques-uns, il est vrai, deviennent robustes et bien portans; mais ceux d'une constitution faible, que des soins bien entendus pourraient fortifier, sont voués à une mort certaine.

Il est cependant quelques cas où les bains froids employés avec prudence peuvent contribuer à la santé des enfans; mais ce n'est jamais qu'après la dentition et durant la deuxième période de l'enfance. Constamment funestes aux enfans maigres, disposés aux convulsions, ayant en un mot une vive susceptibilité nerveuse, ils sont utiles, au contraire, à ceux qui joignent à la faiblesse un embonpoint mollasse, de la flaccidité, de la pesanteur au physique comme au moral, à ceux enfin qui sont évidemment prédisposés aux affections scrophuleuses, pourvu toutefois que leur peau ne soit le siége d'aucune excrétion dépuratoire. Les bains froids ont alors une action tonique éminemment salutaire : mais un médecin peut seul en diriger l'emploi. Il doit commencer par faire faire sur le corps de l'enfant des lotions avec de l'eau un peu tiède. Le jour suivant, il emploiera de l'eau presque froide et les lotions ne dureront que quelques minutes. Lorsque l'enfant sera accoutumé à l'impression du froid, on fera durer les lotions plus long-temps ; enfin, on le plongera dans une eau dont la température ne soit pas absolument froide dès le premier jour ; on ne fera durer d'abord l'immersion que cinq à six minutes et jamais plus d'un quart d'heure. Si les tremblemens ne cessent pas quelques instans après l'immersion, si la peau au lieu de rougir et de conserver sa chaleur devient pâle et blafarde, il faut suspendre l'usage du bain ou même y renoncer tout-à-fait. Dans tous les cas, à la sortie du bain froid, l'enfant doit être enveloppé d'un drap chaud, essuyé avec des linges bien secs, et frictionné sur tout le corps pour déterminer une réaction des forces vitales.

D'une utilité beaucoup plus générale, le bain chaud apaise la susceptibilité nerveuse ordinairement exaltée chez les enfans. Il convient particulièrement à ceux qui sont forts et vigoureux, surtout lorsque le travail de la dentition ajoute encore à cette irritabilité : par conséquent il est contraire aux enfans rachitiques ou scrophuleux.

4°. *Chevelure.* Pendant les trois ou quatre premiers mois qui suivent la naissance, le seul soin que réclame la tête de l'enfant, c'est d'être frottée légèrement chaque jour avec un tissu de flanelle ou de coton, afin d'entretenir la liberté des pores cutanés. Un peu plus tard, il faut passer avec ménagement, sur le cuir chevelu, une brosse de chiendent bien molle, qui, sans détacher les croûtes qui recouvrent la peau, fasse tomber celles qui ont cessé d'être adhérentes. Mais quelque légère que soient ces frictions, faites soit avec une flanelle, soit avec une brosse très-douce, elles déterminent toujours un afflux du sang au cerveau, et il y aurait des inconvéniens graves à faire durer cette manœuvre au-delà de quelques instans. Le contentement que témoigne l'enfant, l'espèce d'engourdissement ou de somnolence qu'il éprouve, sont un indice certain d'une congestion qui pourrait devenir funeste.

Les *poux*, si multipliés chez beaucoup d'enfans, sont assez ordinairement considérés comme un moyen de dépuration employé par la nature. Cependant il faut convenir qu'ils sont toujours causés par la malpropreté, et que, si l'on en trouve quelquefois chez des enfans bien soignés, il est certain qu'ils leur ont été communiqués. Il paraît que ceux chez qui prédomine la constitution lymphatique et qui ont la chevelure blonde y sont plus sujets que les autres.

Lorsque ces insectes sont peu nombreux, ils ne causent encore qu'une démangeaison supportable qui doit éveiller l'attention. Pour peu qu'on néglige alors de peigner l'enfant, il se déchire en se grattant, et il se forme des croûtes sous lesquelles fourmillent bientôt des milliers d'insectes. Des expériences ont prouvé qu'en six jours un pou peut pondre cinquante œufs, qui restent attachés aux cheveux sous la forme de petits corps oblongs et blanchâtres appelés *lentes* ; que ces œufs éclosent au bout de huit jours, et que les petits pondent à leur tour dix-huit jours après; qu'ainsi un seule femelle peut produire neuf mille petits dans l'espace

de deux mois. Il est donc de la plus grande importance de détruire les poux dès qu'on s'aperçoit de
leur existence; et presque toujours on y parvient en
peignant l'enfant plusieurs fois par jour, et observant en tous points la plus grande propreté possible.

Si le défaut de surveillance, joint à une disposition particulière, a laissé ces insectes se multiplier,
on peut sans inconvénient laver la tête de l'enfant
avec une forte décoction de petite centaurée ou
d'absinthe, ou la saupoudrer avec de la graine de
persil pulvérisée. La cévadille, le tabac, les semences de staphysaigre réduites en poudre ont une
efficacité bien plus certaine; mais leur emploi exige
la plus grande circonspection. Enfin, il ne faut jamais, sans le conseil des hommes de l'art, faire
usage des coques du Levant, ni des préparations
mercurielles, qui agissent sur ces insectes comme
de violens poisons et les détruisent promptement,
mais qui ont en même temps sur l'économie une
action infiniment dangereuse, puisque l'on a vu en
résulter des vomissemens, des convulsions et même
la mort.

Nous ne parlerons point ici des excrétions dont
la tête des enfans est souvent le siége, nous réservant d'en traiter plus loin (pag. 501).

§ III. *Ingesta.*

Le lait est le seul aliment qui convienne à l'enfant qui vient de naître, et l'allaitement est le complément de la maternité. Il est constant que le lait

séreux (colostrum) fourni par les mamelles immédiatement après l'accouchement, est la boisson la plus propre à déterminer l'évacuation de la matière verdâtre et poisseuse (méconium) contenue dans le canal digestif du nouveau-né ; et quel aliment, en effet, pourrait être mieux approprié à sa constitution que celui dont les matériaux sont extraits du sang qui l'a formé et nourri jusque-là ?

Les praticiens ne s'accordent pas sur l'époque à laquelle le sein doit lui être présenté pour la première fois. Quelques-uns ont prétendu qu'il fallait attendre vingt-quatre, trente-six, ou même quarante-huit heures. Nul doute que, si le nouveau-né est très-faible, il faut, avant de lui présenter la mamelle, le ranimer par quelque boisson stimulante, par un peu de vin sucré, par des potions où entrent des eaux distillées aromatiques et que l'on édulcore avec du sirop d'écorce d'orange ou de menthe. Nul doute non plus que, s'il est menacé d'une congestion cérébrale, il faut faire usage d'abord d'une boisson délayante et le mettre à la diète. Mais dans les circonstances ordinaires, rien ne s'oppose à ce qu'il tète dès que la mère a pris le repos que les fatigues de l'accouchement ont rendu nécessaire, c'est-à-dire au bout de quatre, six ou huit heures au plus. Pendant ces premières heures, on ne doit lui donner que de l'eau sucrée ; et lorsque l'on juge que la mère est suffisamment reposée, lors même qu'il ne paraîtrait pas empressé de prendre le sein, il faut l'exciter à téter sans attendre que le lait soit monté. Plus tard l'engorgement des seins rendrait peut-être la succion difficile, en même temps qu'il exposerait la mère à des accidens plus ou moins graves. C'est alors aussi qu'il convient souvent de hâter l'expulsion du méconium en administrant à l'enfant, de loin en loin, une cuillerée d'un sirop purgatif léger, tel que celui de chicorée, que l'on étend d'un peu d'eau.

On ne peut déterminer précisément combien de fois la mère doit donner le sein à son enfant dans les vingt-quatre heures. Beaucoup de femmes croient qu'en allaitant à toute heure leurs nourrissons, ils profitent davantage, et que, nourris plus abondamment, ils prendront un accroissement plus rapide. Mais il en résulte, au contraire, que l'estomac du nourrisson, trop souvent surchargé, fait moins bien ses fonctions, et de là des régurgitations plus fréquentes, des tranchées, un malaise général. D'un autre côté, les mamelles de la mère, excitées par ces succions trop réitérées, ne préparent plus qu'un lait séreux et mal élaboré, et la nourrice, bientôt épuisée, s'expose à en voir tarir la source. Les mères doivent donc laisser, entre chaque allaitement, assez de temps pour que le lait acquière la consistance et se charge des principes nutritifs qu'il doit avoir. La nature, attentive à la conservation de tous les êtres, leur enseigne de bonne heure à exprimer leurs besoins. L'enfant s'agite-t-il et semble-t-il se réjouir à l'approche de sa nourrice, qu'elle lui offre son sein. Est-il triste, nonchalant, *rejette-t-il* fréquemment, a-t-il la peau chaude, éprouve-t-il des tranchées ou un commencement de diarrhée, les matières évacuées sont-elles verdâtres ou grumeleuses, il faut lui donner moins à téter ; il faut calmer l'irritation de ses organes digestifs, non par des médicamens, qui à cet âge sont presque toujours dangereux, mais par une diète modérée et par des boissons adoucissantes. Souvent aussi on obtient alors de très-bons effets d'une potion composée d'eau de lys demi-once, eau de fleur d'oranger deux gros, sirop de guimauve deux gros et eau de menthe demi-gros, que l'on donne par cuillerée à café à des intervalles plus ou moins éloignés.

En général, il faut, dès les premiers jours après la naissance, présenter le sein aux enfans toujours à la même heure. Cette habitude une fois contractée, leurs besoins se renouvellent régulièrement aux heures fixées, et ils reposent plus tranquillement pendant les intervalles. Dans la journée, il convient de faire téter un nouveau-né environ de deux heures en deux heures; un peu plus tard, lorsqu'il prend une nourriture supplémentaire, on peut mettre trois ou quatre heures d'intervalle et même davantage, selon son âge et sa force.

Beaucoup de femmes ont pour règle de ne jamais allaiter leurs nourrissons pendant la nuit, et l'on conçoit que cette méthode procure à tous deux un sommeil plus tranquille, lorsqu'une fois l'habitude en est prise. Mais une si longue abstinence peut avoir, chez quelques enfans, des inconvéniens graves. Il est en général nécessaire, pendant les premières semaines, de leur donner à téter une couple de fois s'ils s'éveillent; puis on peut se borner à une seule, et ce n'est que vers le quatrième ou cinquième mois qu'on doit tenter de les sevrer de nuit.

Une attention bien importante pour la conservation de la santé d'un nourrisson, c'est que la mère évite de l'allaiter immédiatement après un exercice forcé ou une émotion vive, ainsi que nous le dirons en traitant du régime convenable aux nourrices.

L'époque à laquelle l'enfant commence à avoir besoin d'une nourriture supplémentaire varie nécessairement selon sa force et surtout selon l'abondance et la qualité du lait de sa nourrice. Du moment qu'après qu'il a tété son appétit ne paraît pas encore satisfait, il n'y a pas d'inconvénient à lui donner un peu de lait de vache ou de chèvre, coupé avec moitié d'une légère décoction de gruau, dont on diminue peu à peu la proportion de manière à ne plus donner que du lait pur vers le cinquième mois. On substitue l'eau d'orge à l'eau de gruau, s'il est nécessaire de rendre la boisson rafraîchissante ; on la remplace, au contraire, par une eau de gomme arabique, s'il existe du dévoiement.

Ne sachant encore que téter, le jeune enfant boit mal pendant long-temps, et est sujet à s'*engorger*. Il faut bien se garder, dans ce cas, d'imiter les nourrices, qui secouent leur nourrisson et lui donnent de petits coups dans le dos, croyant faciliter ainsi la déglutition : ces secousses peuvent faire passer dans les voies aériennes quelques gouttes du liquide et causer la suffocation.

C'est au plus tôt à la fin du premier mois qu'un aliment plus solide que le lait devient nécessaire ; souvent même ce n'est que beaucoup plus tard. Dans tous les cas, il faut s'assurer d'abord si l'estomac fait bien ses fonctions et s'il est en état de supporter l'aliment dont on a fait choix. On essaie d'en donner quelques cuillerées, et l'on observe l'effet qu'il produit : s'il se manifeste quelqu'indice d'irritation, tels que des vomissemens plus fréquens, des tranchées plus vives, ou un état de gêne, des évacuations grumeleuses, etc., on reviendra au lait, ou même on se bornera momentanément à l'eau sucrée. Ce n'est qu'en tâtonnant ainsi qu'on accoutume l'estomac à un nouveau genre de nourriture, dont on n'augmente que progressivement la quantité. Il ne pas faut toujours cependant regarder ces régurgitations si fréquentes chez les jeunes enfans comme une preuve que l'aliment qu'on leur donne ne leur convient pas : les enfans les mieux portans *rejettent* ainsi, sans en être autrement incommodés, ce qui surcharge leur estomac ; et ces petits vomissemens ne doivent donner d'inquiétude que lorsqu'ils sont accompagnés de quelques autres signes d'irritation, ou bien lorsqu'ils sont fréquens et pénibles et qu'il s'y joint quelques symptômes nerveux, tels que des mouvemens spasmodiques des lèvres ou de la face. Encore observe-t-on chez tous les enfans, pendant le premier mois de leur existence, de ces petits mouvemens spasmodiques, qui cessent peu à peu à mesure que la vie de relation se régularise.

La *bouillie* est encore aujourd'hui, presque généralement, le premier aliment demi-liquide que l'on donne aux enfans ; et, sans en approuver l'usage exclusif, nous pensons, comme nous l'avons dit (pag. 248), que, moyennant quelques précautions essentielles, elle ne mérite pas tous les reproches qu'on lui fait communément. Si l'on choisit de la farine de froment de bonne qualité, si l'on a le soin, avant de l'employer, de la faire sécher au four de manière qu'elle éprouve une légère torréfaction, enfin si la bouillie que l'on en fait est peu épaisse, bien cuite, sans grumeaux, elle ne peut avoir aucun inconvénient, elle est même plus avantageuse que toute autre espèce d'aliment lorsque les enfans éprouvent des coliques ou de la diarrhée. Il est certain en effet que des enfans chez lesquels le lait de vache, même coupé, produirait ces indispositions, cessent d'en être affectés, ou du moins ne le sont plus avec la même intensité du moment qu'on les met à l'usage de la bouillie, qu'ils la digèrent très-bien, et que leurs excrémens sont moins caillebottés et plus colorés par la bile. Par l'union de la fécule avec le lait, la matière caséeuse est devenue plus soluble et plus digestible, et, d'un autre côté, le gluten qui fait la base de la farine de froment a disparu lorsque la coction a été suffisamment prolongée, que la bouillie s'est gonflée plusieurs fois et qu'elle donne une légère odeur de grattin. En un mot, en théorie comme d'après l'expérience, la bouillie n'a d'inconvéniens que lorsqu'elle est mal faite.

Si l'on craint cependant de donner à l'enfant de la bouillie, la nourriture qui nous paraît la plus convenable, est la *crême de pain* (pag. 247) sucrée et un peu aromatisée. On la prépare de la manière suivante : on prend du pain très-cuit que l'on fait un peu sécher au four, on le met tremper dans de l'eau pendant quelques heures, puis on le fait bouillir à petit feu pendant sept à huit heures dans ce liquide, ayant soin d'y verser de l'eau chaude à mesure qu'il épaissit; on passe le tout à travers un tamis et l'on y ajoute du sucre et quelques gouttes d'eau de fleurs d'oranger. Les *biscotes*, avec lesquelles on peut de même faire une crème ou une panade, n'ont aucun avantage de plus que le pain ordinaire séché au four, peut-être même ne le valent-elles pas.

On peut aussi préparer pour les enfans des potages très-nutritifs et très-doux avec l'arrow-root ou le salep, ou simplement avec la semouille.

Beaucoup de praticiens proscrivent toute espèce de nourriture animale, comme le bouillon et les sucs de viandes, jusqu'à l'âge de dix-huit mois ou deux ans. Cependant il est prouvé que la constitution des enfans disposés au rachitisme ne commence à s'améliorer que du moment où ils font usage d'alimens de ce genre, et que tous ceux qui sont nourris dans les villes ont besoin qu'on les mette de bonne heure à ce régime. Dès le quatrième ou cinquième mois, quelquefois même plus tôt, il faut leur donner quelques cuillerées d'un bouillon préparé avec moitié bœuf et moitié veau, dans lequel on met un peu de sucre en place de sel. On leur donne ensuite du bouillon de plus en plus nourrissant, et l'on en fait des soupes que l'on substitue aux bouillies. C'est en associant ainsi les alimens tirés du règne animal et les fécules, que l'on évite également et un régime trop mou et une alimentation trop succulente. Mais si le jus des viandes rôties et une petite quantité de vin coupé et sucré sont utiles aux enfans menacés de rachitisme, observons aussi qu'il est important de s'assurer auparavant s'il n'existe chez eux aucune irritation des voies digestives qui en contre-indique l'usage, et que souvent une nourriture trop substantielle est la source de diarrhées interminables.

Sevrage. On ne peut pas établir de règle générale relativement à l'âge auquel on doit sevrer les enfans. La nature du lait de la nourrice, le travail de la dentition, plus ou moins précoce, plus ou moins avancée, la constitution de l'enfant, sont autant de circonstances que l'on doit prendre en considération.

On doit engager une mère à sevrer son enfant de bonne heure si son lait est peu nourrissant ou si sa propre constitution se détériore, si l'on reconnaît en elle cette prédominance du système lymphatique qui est un indice certain de peu d'énergie vitale. Plus l'allaitement se prolongerait, plus il serait à craindre qu'il ne se développât chez l'enfant des dispositions rachitiques ou scrophuleuses. En général, on court ce danger toutes les fois que l'enfant est nourri exclusivement du lait de sa nourrice au-delà d'un an. Les enfans robustes et vigoureux peuvent même être sevrés dès le neuvième ou dixième mois si l'on n'en est point empêché par la dentition. Ceux qui sont faibles peuvent téter un peu au-delà d'une année, pourvu que l'on associe de bonne heure au lait maternel un aliment propre à les fortifier, tel que le bouillon de viande et la soupe. Une dentition difficile doit aussi faire retarder le sevrage, car souvent le sein de leur nourrice peut seul apaiser les souffrances et les cris des jeunes enfans, qui y puisent une émulsion salutaire.

L'époque du sevrage étant arrivée, certaines femmes croient que le meilleur moyen est de cesser tout-à-coup de donner à téter à leur nourrisson et même de le confier momentanément à d'autres mains. Mais le dérangement des digestions, le dépérissement, une fièvre lente sont les suites ordinaires d'un sevrage aussi brusque. Lorsque, au contraire, l'enfant est habitué long-temps d'avance à ne téter que rarement, lorsque la nourrice finit progressivement par ne lui donner le sein qu'une fois dans les vingt-quatre heures, et même moins souvent encore, l'enfant ne s'aperçoit aucunement du changement de nourriture.

Allaitement artificiel. Les détails dans lesquels nous venons d'entrer supposent que l'enfant est allaité par sa mère, ou du moins par une nourrice choisie avec les précautions que nous indiquerons dans un des chapitres suivans. Mais il peut se rencontrer des circonstances où la mère, dans l'impossibilité de nourrir elle-même et de se procurer sur-le-champ une nourrice, soit forcée de recourir au lait d'animaux domestiques. Beaucoup d'enfans ainsi élevés sont aussi bien portans et aussi forts que les autres; cependant, en général, l'allaitement artificiel présente beaucoup de chances fâcheuses, et l'on voit succomber un très-grand nombre d'enfans auxquels le sein de leur mère eût probablement conservé l'existence.

Lorsque des circonstances impérieuses obligent de

s'en tenir à l'allaitement artificiel, il serait préférable sans doute que l'enfant prît le lait au pis de l'animal, et l'on voit des chèvres et des ânesses se laisser ainsi téter sans que l'on ait rien à craindre. Néanmoins on y réussit rarement ; et il vaut mieux, dès le principe, accoutumer l'enfant à téter au *biberon*, espèce de vase dont le goulot allongé doit-être garni d'une éponge fine qui présente la forme d'un mamelon et qu'il faut avoir soin d'entretenir avec la plus grande propreté.

Le lait d'ânesse ayant plus d'analogie que tous les autres avec celui de la femme, mérite la préférence si l'on est à même de choisir. Celui de chèvre plus actif, cause quelquefois des insomnies aux enfans qui en font usage : cependant il conviendrait très-bien à ceux d'une constitution lymphatique.

Quel que soit le lait que l'on emploie, il serait avantageux qu'il provînt toujours du même animal, et d'un animal nourri en plein air (pag. 225). Il doit être coupé ainsi que nous l'avons dit (pag. 492), et la quantité du liquide ajouté doit être d'autant plus grande que l'enfant est plus jeune. Le lait de vache, qui est le plus employé, doit être mêlé pendant le premier mois avec environ deux tiers d'un autre liquide ; le second mois, on met au moins moitié lait, et l'on finit peu à peu par le donner pur.

Les soins que demande l'enfant nourri artificiellement sont, du reste, les mêmes que ceux qui ont été exposés précédemment : même attention de ménager son estomac, et de ne lui donner du lait qu'à des intervalles suffisans et à des heures réglées, s'il est possible ; mêmes précautions pour substituer au lait une nourriture plus solide, mêmes précautions pour le sevrage.

Alimens convenables après le sevrage et durant la seconde enfance. Une fois sevré, il faut que l'enfant soit accoutumé de bonne heure à se nourrir indifféremment de toutes les substances que la nature a données à l'homme pour alimens. Mais, sans se prêter à ses caprices, il faut se rappeler cependant ce que nous avons dit (pag. 35) des idiosyncrasies, et il pourrait y avoir les inconvéniens les plus graves à exiger qu'un jeune enfant s'efforçât de vaincre des répugnances qui quelquefois sont réellement insurmontables. L'oignon, par exemple, est une des substances alimentaires que la plupart des enfans ne peuvent pas supporter.

Quelques auteurs veulent que les enfans soient tenus exclusivement au régime végétal ; mais, d'une part, les végétaux sont d'une nature tellement différente de la nôtre, que ce n'est qu'après avoir subi dans les voies digestives de longues élaborations qu'ils finissent par s'animaliser et s'assimiler à notre propre substance ; d'une autre part, les principes qu'ils contiennent fournissent un chyle beaucoup moins abondant et moins nutritif. L'usage exclusif de la viande ne serait pas moins dangereux, et le mélange des alimens végétaux et animaux est le régime le plus convenable pour les enfans comme pour les adultes (pag. 333).

Une attention bien importante c'est de régler les heures des repas des enfans, de leur donner à manger peu à la fois, mais souvent. L'extrême mobilité de leur âge, l'étonnante activité de leur estomac s'accommoderaient mal d'une abstinence trop longue : il leur faut au moins quatre repas par jour.

La soupe avec du bouillon de viande suffisamment concentré, ou les panades bien cuites, avec du beurre très-frais et un jaune d'œuf, conviennent très-bien, lorsqu'elles ne sont pas trop épaisses (pag. 247). Les œufs à la coque, la chair de poulet ou de veau, et un peu plus tard celle de mouton ou de bœuf, rôtie ou cuite en daube, font le plus grand bien aux enfans d'une complexion molle, à ceux qui avec l'apparence de la santé sont néanmoins disposés à quelque affection lymphatique. Les farineux, le riz, le gruau, le vermicelle, la semoule, le sagou, la pomme de terre, la scorsonère, le navet, la carotte, la chicorée, et en général les légumes frais associés aux viandes blanches, sont très-bons pour les enfans vifs, maigres et irritables.

On peut sans inconvénient permettre aux enfans l'usage modéré de fruits bien mûrs ou cuits, particulièrement des cerises, des raisins ; mais il faut leur interdire les fruits verts, la salade, les substances acides.

Le sucre, soit en substance, soit en solution dans un liquide, soit mêlé à des crèmes, à des fruits confits convient parfaitement aux enfans ; mais il n'en est pas de même, ainsi que nous l'avons observé (pag. 261), de ces dragées, de ces sucreries de toute espèce dont les mères sont souvent si prodigues.

Nous avons également signalé (pag. 248) les dangers des *pâtisseries*, et nous avons dit que quelques biscuits légers, et plutôt encore des échaudés bien faits, sont les seules que les enfans digèrent facilement. Le vrai moyen d'ailleurs de leur conserver la santé est de ne laisser à leur disposition rien qui puisse les tenter, de satisfaire leur appétit aux heures des repas avec des mets simples et peu épicés, et de ne mettre à leur discrétion, dans les intervalles, que du pain, qui doit leur suffire s'ils ont réellement faim.

Pour boisson, il faut donner aux enfans de l'eau mêlée d'une petite quantité de vin, dont la proportion doit varier selon leur constitution. Les enfans maigres, vifs, irritables ne boiront que de l'eau presque pure; les enfans forts et vigoureux peuvent très-bien aussi se passer de vin; mais ceux qui ont les chairs molles et le teint pâle, ceux qui habitent des lieux humides, et en général les enfans des grandes villes ont besoin d'une boisson tonique. Pour eux, le vin doit être moins étendu d'eau; il faut même leur permettre parfois un peu de vin pur. Quant aux liqueurs de table, au café, au thé, ils doivent leur être sévèrement interdits.

§ IV. *Excreta.*

Ainsi que nous l'avons observé (pag. 352 et suiv.) les excrétions cutanées et muqueuses ont une activité plus grande chez les enfans qu'à tout autre âge. Une transpiration abondante et acidule et des exanthèmes multipliés indiquent la nécessité de les vêtir chaudement.

Souvent pendant cette première période de la

vie surviennent des croûtes de lait, une teigne muqueuse, des suintemens purulens derrière les oreilles; et ces diverses excrétions, *ces gourmes*, selon l'expression vulgaire, sont généralement regardées comme des dépurations salutaires qu'il ne faut jamais arrêter. On peut affirmer cependant que beaucoup d'enfans jouissent constamment d'une santé parfaite sans avoir jamais *jeté de gourmes*, et que ces excrétions tiennent en général à une constitution éminemment lymphatique.

Les *croûtes de lait*, ainsi nommées parce qu'on ne les observe guères que chez les enfans à la mamelle, ne sont d'ordinaire que des écailles furfuracées, blanchâtres, sèches ou peu humides, d'une odeur fade, qui ont pour siége le front et le cuir chevelu, et quelquefois les joues et le col, mais que l'on ne peut pas considérer comme une maladie, puisqu'elles ne sont accompagnées d'aucun symptôme fébrile, qu'elles ne causent qu'une légère démangeaison, et que, dans aucun cas, elles ne subissent ces répercussions funestes dont la teigne muqueuse est susceptible. Quoique fort adhérentes à la peau, les écailles s'en détachent néanmoins sans peine, quand on l'enduit d'un corps gras. Selon M. Alibert, la croûte laiteuse est une simple excrétion sollicitée par l'exubérance des forces vitales, qui, dans l'enfance, se portent surtout au cerveau; et l'on doit favoriser cet heureux mouvement vers la peau.

La *teigne muqueuse* se manifeste par des écailles jaunâtres, qui se détachent facilement du cuir chevelu. Elle fournit communément, avec abondance, une matière muqueuse semblable à du miel corrompu, qui enduit et agglutine les cheveux, et qui s'étend quelquefois jusque sur le front, les tempes, les oreilles. Les enfans y sont sujets au moins jusqu'à l'âge de deux ans; et souvent elle paraît dépendre d'une mauvaise lactation, ou d'une dentition laborieuse. On l'observe surtout chez les enfans nés de parens scrophuleux ou affectés de quelque maladie lymphatique. Elle diffère de la croûte laiteuse par l'intensité plus grande des symptômes, et par l'extrême démangeaison qu'elle détermine. Tant que la matière excrémentitielle suinte librement, qu'elle arrose et pénètre de toutes parts le cuir chevelu, les enfans sont gais et leurs fonctions s'exécutent avec une régularité parfaite. L'écoulement vient-il à s'arrêter, ils sont moroses, taciturnes, mal portans. La teigne muqueuse est donc encore une excrétion qu'il importe de favoriser. Il faut se borner à diminuer la gravité des symptômes. Des lotions réitérées avec de l'eau de son, de guimauve, de sureau, ou de cerfeuil; quelques topiques émolliens, et pour boisson des infusions de chicorée, de pensée sauvage, de saponaire, suffisent presque toujours. Il faut se garder surtout de saupoudrer la tête avec de la farine, comme le font quelques nourrices: on boucherait les pores cutanés, on tarirait l'écoulement, on déterminerait une maladie beaucoup plus grave et peut-être mortelle; au lieu qu'en s'en tenant aux moyens locaux que nous venons d'indiquer, et s'attachant en même temps à fortifier la constitution générale par un régime convenable, on voit bientôt disparaître l'exanthème sans qu'il en reste dans l'économie la moindre trace fâcheuse.

Lorsque la gourme ne se manifeste que par une simple exsudation derrière les oreilles, on doit se borner aux soins de propreté et y placer de petits linges blancs de lessive qu'on renouvelle fréquemment : il faut se garder surtout de faire aucune lotion froide ou répercussive. Si la petite ulcération qui donne issue à la matière puriforme s'étend trop loin sur les parties voisines, on en arrête les progrès en excitant la suppuration derrière les oreilles, au moyen d'un peu de pommade épispastique mêlée de beurre frais, et en lavant fréquemment avec de l'eau de cerfeuil les parties où l'on veut faire cesser l'irritation.

Glaires. Pour peu que les excrétions cutanées viennent à se ralentir chez les enfans, les excrétions muqueuses deviennent à leur tour plus abondantes: on sait que les enfans mouchent beaucoup ; qu'ils sont très-sujets aux glaires, aux diarrhées muqueuses.

On s'est livré long-temps à de ridicules divagations sur l'origine et les effets des glaires. Rien de plus commun encore que d'entendre les charlatans et les gens du peuple disserter longuement sur ce sujet. Si l'on examine sans prévention les circonstances qui favorisent ou déterminent chez les enfans la production des glaires, on reconnaît qu'elles coïncident presque toujours avec un état de faiblesse générale, et surtout avec la langueur des fonctions de la peau. Aussi les enfans lymphatiques, ceux qui ne sont nourris que d'alimens végétaux, ou qui ne mangent habituellement que des viandes blanches et glutineuses, y sont-ils en général très-sujets, surtout pendant les saisons pluvieuses. Si la température froide et humide persiste trop long-temps, si les enfans habitent des lieux bas, si l'on continue de les tenir à un régime peu fortifiant, la prédominance lymphatique s'établit de plus en plus, les glaires se forment en plus grande abondance, soit dans les poumons, soit dans l'estomac, et cet état catarrhal trouble nécessairement la respiration et les fonctions digestives. Mais, d'après cet aperçu des causes qui amènent la formation des glaires, il est évident que l'hygiène nous fournit des moyens efficaces d'en arrêter le développement. L'habitation dans un lieu élevé, dans une atmosphère chaude et sèche, l'exposition aux rayons du soleil, les vêtemens de laine, les frictions sèches et aromatiques, les alimens substantiels, les viandes succulentes, telles que celles du bœuf ou du mouton, les boissons un peu toniques, et, par dessus tout, l'exercice en plein air, font souvent disparaître en très-peu de temps cette disposition cachectique.

Si cependant les poumons paraissent engoués de ces matières glaireuses, rien ne s'oppose à ce que l'on fasse respirer quelques vapeurs stimulantes, celles, par exemple, du sucre brûlé, de l'alcool ou du vinaigre. Si c'est l'estomac qui en paraît surchargé, on peut administrer quelques doses d'ipécacuanha et donner ensuite des boissons toniques, des infusions amères. Les glaires se sont-elles accumulées plus particulièrement dans les intestins, le séné et plutôt encore la rhubarbe sont préférables aux autres purgatifs : la manne, au contraire, ne conviendrait nullement dans cette circonstance. Du reste, l'usage des substances toniques, amères et aromatiques, est indiqué ici comme dans le cas précédent. Mais il faut s'abstenir de ces pilules, de ces bols, de ces élixirs, de ces sirops pompeusement décorés du titre d'*anti-glaireux*, impôt que la cupidité lève sur l'ignorance.

Il est encore d'autres excrétions dont il importe d'entretenir l'activité chez les enfans ; telles sont surtout la sécrétion salivaire et les déjections alvines : car personne n'ignore qu'une sécrétion abondante de salive et une grande liberté du ventre favorisent singulièrement le travail de la dentition, ainsi que nous aurons occasion de le dire (p. 519).

Quant à la sécrétion urinaire, et à l'incontinence qui peut persister plus ou moins long-temps, chez les enfans, nous ne pourrions que répéter ce que nous avons dit (pag. 373).

§ V. *Gesta.*

1°. *Du Sommeil.* Nous avons tracé déjà les règles qui nous ont paru les plus sages, quant à l'heure et à la durée du sommeil de l'enfant, et à la disposition de son lit à l'égard de la lumière (p. 478). Le lit destiné au premier âge doit être composé d'un berceau ou d'une petite couchette, et de paillassons de balle d'avoine que l'on a le soin de renouveller fréquemment. Souvent on conseille de substituer à la balle d'avoine, des feuilles de fougère ou de toute autre plante aromatique bien sèches, et l'on suppose que ce principe aromatique qui s'en dégage peut contribuer à fortifier un enfant naturellement faible ou disposé au rachitisme. Sans attacher à ce moyen plus d'importance qu'il n'en mérite, on conçoit qu'il peut être en effet de quelque utilité.

Vers l'âge de cinq à six ans, les paillassons doivent être remplacés par un sommier de crin ou par un matelas de laine cardée, auquel on ne doit pas chercher à donner trop de mollesse; car en s'accoutumant dès l'enfance à un lit un peu dur, on a, plus tard, l'avantage de se trouver toujours bien couché, et la santé, comme nous l'avons dit, s'en trouve beaucoup mieux.

Que doit-on penser de l'habitude de bercer les enfans pour les endormir? Beaucoup de praticiens la regardent comme toujours dangereuse; d'autres n'en proscrivent que l'abus. Si l'on ne donne au berceau ou à l'enfant lui-même qu'un léger mouvement d'oscillation, le balancement qui en résulte ne peut avoir rien de malfaisant; mais l'enfant s'y habitue, et ne peut plus s'endormir sans être bercé; bientôt un simple balancement ne faisant plus sur lui suffisamment d'impression pour l'apaiser, les nourrices finissent par l'agiter violemment, et le sommeil qui résulte alors des secousses qu'il éprouve est une sorte d'état comateux déterminé par l'afflux du sang au cerveau, état toujours dangereux, surtout lors du travail de la dentition, qui, par lui-même, dispose l'enfant aux congestions cérébrales. Le bercement est donc une pratique essentiellement vicieuse, puisque s'il est trop brusque il peut devenir funeste, et que si l'on y met tous les ménagemens nécessaires on a encore l'inconvénient d'avoir fait contracter à l'enfant une mauvaise habitude.

2°. *Du mouvement.* Jusqu'à l'âge d'environ deux ans, l'enfant n'exécute par lui-même que des mouvemens très-bornés. N'ayant pas même la force pendant les premiers mois de maintenir sa tête dans une rectitude convenable, il doit être tenu habituellement dans une position à-peu-près horizontale, et de manière que toutes les parties de son corps reposent sur le bras et la main de sa nourrice. Pour peu qu'on le tienne droit, l'altération de ses traits, le balancement de sa tête de l'une à l'autre épaule, et une sorte d'affaissement général indiquent combien cette attitude lui est pénible : la déviation de la colonne vertébrale pourrait même en résulter.

De quelque manière qu'elle le porte, la nourrice doit avoir soin de le tenir tantôt sur un bras et tantôt sur l'autre. Sans cette précaution, la tête s'accoutume à être inclinée d'un côté, et l'un des côtés du corps prend toujours plus de force que l'autre. Qu'elle le promène, qu'elle le balance doucement dans ses bras en variant ses positions, et tous ses organes acquerront un développement uniforme, toutes ses fonctions s'exécuteront régulièrement ; il aura le teint coloré, il sera gai et agile, tandis que celui qu'on laisse trop long-temps dans son berceau est toujours triste, pâle et indolent.

Vers l'âge de deux à quatre mois l'enfant, débarrassé de tout ce qui peut l'empêcher de mouvoir ses bras et ses jambes, doit être couché à terre sur un tapis, sur une couverture pliée en plusieurs doubles, ou sur tout autre corps propre à le préserver du froid et de l'humidité du sol et à amortir le coup, si sa tête vient à se heurter. Ainsi livré à lui-même, l'enfant essaie peu à peu ses forces naissantes; il étend d'abord ses mains au hasard, il apprend à toucher, à saisir, et tout ce qu'il rencontre est aussitôt porté à sa bouche : aussi faut-il avoir l'attention de donner à tous les hochets une forme arrondie, dans la crainte que les enfans ne se blessent; et de rejeter ces jouets de bois ou de carton peints, dont les couleurs contiennent toujours des oxydes métalliques, qui, détrempés par la salive et introduits avec elle dans les voies digestives, peuvent causer des accidens très-graves.

Bientôt l'enfant acquiert une vigueur qui le met en état de changer lui-même d'attitude lorsqu'il en sent le besoin ; un peu plus tard, il se traîne vers les objets qu'il désire ; quelques jours encore, et il se dresse sur ses jambes chancelantes, il commence à marcher. Que les mères se gardent bien de devancer l'époque assignée par la nature. Quelqu'âge qu'ait leur enfant, toute tentative est prématurée s'il n'a fait lui-même le premier pas, et ses jambes se contourneront infailliblement. Cette déformation survient aussi quelquefois chez les enfans même qui ont marché de bonne heure sans être provoqués : mais le plus ordinairement le repos et un régime fortifiant rendent bientôt aux membres leur conformation régulière; et il ne faut jamais se presser de recourir à ces bottines, à ces machines plus ou moins compliquées que les orthopédistes modernes ont si ingénieusement perfectionnées (1).

Les *lisières* avec lesquelles on croyait autrefois aider l'enfant à marcher, ne font souvent que leur déformer la poitrine. Les chariots, les paniers roulans, qui les forcent à se tenir sur leurs jambes fléchissantes ou à se laisser aller et à prendre des attitudes plus dangereuses encore, ne sont propres qu'à les rendre estropiés ou contrefaits.

Un enfant marche-t-il seul, munissez sa tête d'un bourrelet (pag. 483), mettez-le à terre et laissez-le prendre un exercice proportionné à son âge et à ses forces, et, autant que possible, en plein air plutôt que dans l'intérieur d'un appartement. A mesure qu'il grandit, qu'il se livre sans obstacle à ses jeux bruyans : la course, le saut, l'action de grimper, le rendront fort et adroit, et ses cris, ses ris, ses éclats de voix donneront du ressort à ses poumons. Si l'on force, au contraire, les enfans à rester paisibles et silencieux, on détruit en eux toute énergie vitale, on mine leur santé, on favorise le développement des affections lymphatiques, on paralyse leurs facultés intellectuelles, on en fait des êtres malingres et stupides.

Mais il est aussi des jeux et des habitudes vulgaires dont on ne saurait trop signaler l'imprudence. On voit, par exemple, des enfans se luxer les ver-

____

(1) Nous citerons particulièrement M. d'Ivernois, qui, dans l'établissement qu'il dirige à Paris, rue Copeau n° 15, avec M. le docteur Bricheteau, a obtenu des succès véritablement inespérés.

tèbres cervicales en faisant une culbute; et cet exercice, qu'on doit toujours leur défendre, devient
plus dangereux encore si on les pousse dans l'intention de les aider, leur tête pouvant se trouver à
faux au moment où elle supporte tout le poids du
corps.—On s'expose également à produire une luxation très-grave, lorsqu'on enlève un enfant par un
seul bras pour lui faire passer un ruisseau. — On
court de même le risque d'une luxation de l'articulation coxo-fémorale, lorsqu'après avoir élevé un
enfant à une certaine hauteur au-dessus du sol, on
le laisse retomber brusquement sur les pieds. —
Enfin le plus funeste peut-être de tous les badinages
de ce genre, c'est de soulever un enfant par la tête,
en la serrant entre les deux mains appliquées sur
les régions auriculaires. Il est arrivé plus d'une fois
que la luxation des deux premières cervicales, la
compression de la moelle, et la mort, en ont été le
résultat.

§ VI. *Percepta.*

Nos premiers maîtres de philosophie, dit Rousseau, sont nos pieds, nos mains, nos yeux, nos
oreilles. Il est certain, en effet, que de l'exercice
des sens bien dirigé dépend en grande partie chez
l'enfant le développement des facultés intellectuelles et affectives.

Dès le second ou troisième mois, l'enfant commence à rapporter ses sensations aux objets qui les
déterminent; déjà ses regards se portent avec curiosité sur tout ce qui l'environne, et il répond par
un sourire aux caresses maternelles. A mesure qu'il

prend plus de force physique, il acquiert aussi des idées nouvelles, et dès l'âge de deux ou trois ans ses progrès intellectuels le rendent déjà susceptible de raisonnement. Quelques auteurs ont pensé qu'il fallait profiter de cette admirable disposition de la nature et qu'on ne saurait commencer trop tôt à instruire les enfans; mais l'expérience et le bon sens ont depuis long-temps démontré le danger de cette instruction trop précoce. Semblable à une jeune plante dont une culture intempestive tarit bientôt la sève, l'enfant assujetti à des études prématurées reste toujours faible et languissant, et succombe souvent à la fleur de l'âge. Sous ce point de vue, on ne peut nier la justesse de ce dicton vulgaire, qu'un *enfant qui a trop d'esprit ne peut vivre long-temps.*

Un enfant manifeste-t-il de bonne heure le désir de tout voir, de tout connaître, il faut s'attacher surtout à faire à ses questions des réponses exactes, en se servant toujours des termes les plus convenables et les plus à sa portée; il faut placer sous sa main tout ce qui peut le mettre à même de satisfaire ses goûts naissans, mais sans le provoquer à en faire usage. Un enfant a-t-il, au contraire, une constitution robuste mais lente, une disposition à l'inertie, il faut piquer sa curiosité, lui faire sentir le besoin d'apprendre. Une vie trop indolente, comme une trop grande assiduité à l'étude, amènent toujours des résultats fâcheux. Entremêlez les exercices du corps et de l'esprit, et dirigez l'emploi du temps et le mode d'instruction de manière à enseigner en amusant. Mobile, inconstant, peu susceptible d'une attention soutenue, l'esprit de l'enfant se refuse aux maximes générales, aux principes abstraits; il ne connait encore que les objets qui frappent ses sens. C'est donc sur ces objets qu'il faut arrêter d'abord son attention, pour l'habituer à en saisir tous les rapports, à en déduire des conséquences, à former son jugement.

De même que l'intelligence, les passions commencent à se développer dès le premier âge. L'âme étant alors susceptible de toutes les impressions, de celles que l'enfant reçoit dépendent souvent pour l'avenir son bon ou son mauvais caractère; elles décideront souvent du bonheur ou du malheur de sa vie. Il importe par conséquent d'entourer de bonne heure un enfant de modèles qu'il puisse suivre, d'imprimer dès son jeune âge une direction convenable à ses facultés morales et intellectuelles. Jamais, par l'exemple, l'humanité ne sera la vertu dominante de ceux qu'on laisse dès leur enfance se familiariser avec la vue des animaux expirans et du sang répandu; jamais non plus l'enfant dont la vie ascétique a glacé l'esprit et le cœur n'occupera un rang utile dans la société.

L'éducation doit au reste avoir pour but, tout en développant les vertus sociales, de façonner chaque enfant à la profession qu'il doit exercer un jour; et, sous ce dernier rapport, il ne faut pas seulement consulter les dispositions plus ou moins heureuses de chaque individu, mais avoir égard aussi à la forme du gouvernement sous lequel il vit. Sous un gouvernement où les rangs sont réglés, où tout est déterminé par la naissance et non par le mérite, la plupart des hommes, contrariés dans leur direction, restent médiocres, et dès leur enfance il faut nécessairement les plier à cette abnégation de leurs droits. Lorsqu'au contraire les institutions politiques favorisent une noble émulation, comme dans les états libres et sous les gouvernemens représentatifs, les hommes doivent être accoutumés dès leurs plus tendres années à regarder les honneurs et la fortune comme le prix des talens et de la vertu; et plus tard, ils s'élèveront au rang que leur assignera leur mérite personnel, de même que les corps physiques occupent chacun dans l'espace la place que leur assignent les lois de la gravitation.

Mais si l'on veut qu'ils acquièrent cette activité d'esprit, cette énergie, cette noblesse de caractère qui conviennent à l'homme plein du sentiment de sa propre dignité, il faut que les enfans ne soient pas assujétis dès leur jeune âge à une pénible contrainte, et qu'ils aient dans leurs jeux la plus grande liberté possible. La gaîté leur est naturelle, le mouvement leur est nécessaire. S'ils sont tristes, il est certain qu'ils souffrent ou qu'ils éprouvent quelque malaise, dont quelquefois ils ne peuvent se rendre compte à eux-mêmes. Tissot jugeait d'une telle importance de provoquer la gaîté et le rire des enfans pâles et languissans, qu'il recommandait de les chatouiller en badinant, et qu'il assurait que cet exercice répété plusieurs fois par jour suffisait pour opérer en eux un changement notable. Mais nous observerons que ce chatouillement doit être proportionné à leur degré de susceptibilité, et qu'il faut le cesser dès qu'il détermine une trop vive agitation.

Tel est l'empire que les passions tristes exercent sur les enfans, même les plus jeunes, qu'on en voit succomber à l'ennui ou au tourment secret de la jalousie. Les parens ne sauraient donc mettre trop de précautions à répartir également entre chacun de leurs enfans les témoignages de leur tendresse. J'ai vu, dit saint Augustin, un enfant qui ne savait pas encore prononcer une parole et dont les regards exprimaient déjà la colère et la jalousie, chaque fois que sa mère allaitait un nourrisson qui était de même âge que lui.

Les enfans sont surtout très-sujets à la *peur*, et si l'on n'avait pas le soin de les en corriger, ils conserveraient toute leur vie un caractère timide et pusillanime. Malheureusement, loin de chercher à les prémunir par des raisonnemens sages contre ce qui leur inspire des craintes chimériques, souvent on les effraie par des contes absurdes de revenans, de diables, de sorciers, de voleurs; pour se faire obéir on les menace de bêtes dangereuses ou d'êtres fantastiques, et bientôt leur imagination exaltée ne voit partout que des dangers. Le plus léger bruit les fait frissonner; ils n'osent plus se hasarder dans un lieu obscur, leur sommeil est troublé par des rêves pénibles, et un événement imprévu qui ne devrait causer qu'une émotion momentanée peut être pour eux une cause de convulsions ou d'épilepsie. Boerhaave rapporte que deux enfans devinrent ainsi épileptiques par l'effroi que des masques leur causèrent.

Mais ce n'est point en les tournant en ridicule qu'on les guérira de la peur; encore moins en les forçant de braver ce qui les effraie. Craignent-ils d'aller seuls sans lumière dans des lieux obscurs, gardez-vous de les y contraindre, mettez-les à même de faire un usage raisonné de leurs sens, accompagnez-les, donnez-leur la conviction qu'ils ne courent aucun danger; accoutumez-les ainsi à aller au devant des objets qui de loin fascinent leurs yeux et leur imagination. Leur émotion est-elle trop vive pour qu'ils puissent entendre vos raisonnemens, cédez sans faiblesse et remettez à un autre temps des préceptes qui, pour le moment, seraient superflus.

La colère est aussi assez fréquente chez les enfans. Ils commencent par avoir des caprices; ils finissent par exiger impérieusement ce qu'ils désirent. Ne leur refusez rien sans leur en dire le motif; mais aussi n'accordez jamais ce que vous venez de refuser. Si une fois vous vous laissez vaincre par leurs importunités, vous les rendez pleureurs, fantasques, entêtés, vous en faites de petits tyrans.

Beaucoup de parens ne connaissent pas d'autres moyens de correction que les châtimens corporels: mais, sans prétendre les interdire entièrement, nous observerons qu'un pareil moyen doit être bien rarement mis en usage; que l'enfant habitué aux coups devient timide, haineux, incapable de sentimens généreux. Il faut se garder surtout de ces corrections si communes jadis dans les colléges, et dont Rousseau, dans ses Confessions, a si naïvement retracé les dangers.

Souvent les causes premières des défauts d'un enfant se trouvent dans son organisation elle-même. Se livre-t-il souvent à la colère, modifiez d'abord par un régime convenable (pag. 463) sa constitution trop irritable; pliez-le peu à peu à des habitudes plus douces. Est-il indolent, apathique, vous ne parviendrez jamais, par les châtimens, à lui inculquer l'amour du travail : mettez - le à un régime plus excitant (pag. 463); stimulez en même temps son amour propre, provoquez son émulation, et bientôt germeront les qualités de l'esprit et du cœur.

La religion, base indispensable de toute bonne éducation, prête aussi contre les défauts du jeune âge un appui salutaire : non pas cette religion qu'obscurcissent les ténèbres de la superstition et qui ne semble consister qu'en pratiques minutieuses; mais cette religion des Bossuet, des Massillon, des Fléchier, des Fénélon, cette véritable religion d'où découlent les devoirs et les lois de la société, et qui fait de tous les hommes une famille nombreuse dont Dieu est le chef et le père.

§ VII. *De la Dentition et des Maladies de l'Enfance.*

1°. PREMIÈRE DENTITION. Elle commence ordinairement du sixième au huitième mois. Elle est annoncée par la chaleur des gencives et l'aplatissement de leur bord, une salivation abondante, la démangeaison des narines et de fréquens éternuemens, la rougeur vive des joues ou de l'une d'elles seule-

ment, alternant avec une grande pâleur, une diarrhée modérée, l'impatience, les cris, les réveils en
sursaut. Les gencives se gonflent, deviennent rouges
et douloureuses ; un point blanc marque l'endroit
où la dent est prête à percer, celle-ci perfore enfin le tissu pulpeux de la gencive et la membrane
buccale.

Ce sont les deux dents de devant de la mâchoire
inférieure qui sortent les premières, puis les dents
correspondantes de la mâchoire supérieure ; bientôt après sortent les deux dents incisives laté-
rales de la mâchoire inférieure, une de chaque côté
des premières, puis celles de la supérieure. Ces
huit dents sont suivies des deux canines ou angu-
laires de la mâchoire inférieure, puis des deux canines supérieures ou œillères. Les quatre premières
molaires percent dans le même ordre ; enfin les
quatre dernières molaires viennent compléter la première dentition. — Outre ces vingt-deux dents, deux
nouvelles molaires sortent à chaque mâchoire vers la
fin de la quatrième ou de la cinquième année. Mais
cet ordre de sortie des dents n'est point invariable,
non plus que l'époque de la dentition elle-même ;
et l'expérience prouve qu'il est toujours avantageux
que celle-ci soit plutôt un peu tardive que trop précoce.

Pendant la dentition, la nourrice doit avoir soin
de faire téter son nourrisson plus souvent qu'à l'ordinaire, mais peu à la fois. Le lait apaise la douleur des gencives, diminue leur tension, attendrit
leur tissu. Quelques cuillerées d'eau d'orge miellée données à de courts intervalles, produisent

un très-bon effet. On recommande aussi de passer le doigt plusieurs fois par jour sur les gencives, ou de les frotter légèrement et fréquemment avec des figues grasses cuites dans du lait, ou avec une racine de réglisse ou de guimauve enduite de mucilage de graine de lin ou de gomme arabique édulcoré. On peut également se servir d'une croûte de pain recouverte de miel. Le hochet d'or, d'argent ou d'ivoire ne convient que lorsque le travail préparatoire de la dentition est déjà très-avancé. A cette époque, l'enfant le serre avec force, et les gencives amincies et très-tendres, étant ainsi pressées entre deux corps durs, les dents les divisent plus facilement. Employé trop tôt, le hochet ne ferait au contraire que durcir les gencives et les rendre plus résistantes.

L'augmentation de la sécrétion salivaire est toujours favorable à la dentition. Il faut l'entretenir avec soin en tenant l'enfant chaudement et lui humectant souvent la bouche, comme nous venons de le dire.

Une diarrhée modérée est également salutaire. En tenant le ventre libre, on détourne l'irritation qui tend toujours à se porter vers la tête; et, sous ce rapport, l'eau d'orge miellée est encore la boisson la plus convenable. Ce n'est que lorsque la diarrhée devient excessive qu'il faut recourir, pour la modérer, à une légère eau de riz ou de rhubarbe sucrée, ou bien à quelques cuillerées de sirop de rhubarbe étendu d'eau.

Naturellement orageuse, à raison de l'extrême susceptibilité nerveuse des enfans et de leur disposition aux affections cérébrales, l'époque de la dentition est justement redoutée des mères, puisqu'il est constant que près d'un sixième des enfans périssent des accidens qui peuvent compliquer cette fonction. Mais il est vrai de dire, d'un autre côté, que cette effrayante mortalité est presque toujours l'effet d'un mauvais régime, et d'imprudences, de défaut de précautions dans la manière de les élever : les enfans nés de parens bien portans, nourris au sein maternel, avec les soins que prescrivent la nature et le bon sens, n'éprouvent presque jamais d'accidens bien graves.

C'est particulièrement pendant l'éruption des premières molaires qu'il survient des convulsions. Les enfans faibles, mal portans, ou nés de parens livrés à des passions violentes y sont plus sujets. Les enfans forts, gros et gras, en ont plus rarement ; mais ils y succombent beaucoup plus tôt. Elles sont ordinairement précédées de fièvre, de sécheresse de la peau, de constipation, d'insomnie, de plaintes, de variations fréquentes de la coloration de la face. Celles qui n'affectent que les muscles des yeux, de la face et des bras sont très-communes et n'indiquent point un grand danger, surtout si elles ne reviennent qu'à de longs intervalles. Mais la vie de l'enfant est compromise lorsque les attaques convulsives sont générales et violentes, et qu'elles se succèdent rapidement, avec perte ou suspension des sens. Il faut, à l'instant même, en attendant l'arrivée du médecin, recourir aux bains ou aux demi-bains tièdes, et donner de demi-heure en demi-heure quelques cuillerées à café d'une potion anti-spasmodique (1). Les sangsues peuvent également être utiles s'il existe de la pléthore.

2°. LA DEUXIÈME DENTITION s'opère presque toujours sans aucun trouble. Mais à mesure que les dents de lait deviennent vacillantes, il est bon de les extraire pour qu'elles ne gênent pas la sortie des nouvelles dents et qu'elles ne leur fassent pas prendre une direction vicieuse. Il est aussi des cas où, pour faciliter l'arrangement régulier des dents antérieures (incisives), on est obligé de sacrifier ou la canine ou la petite molaire voisine. C'est ce qui arrive lorsque l'arcade alvéolaire présente antérieurement la forme de l'extrémité d'un ovale, ou que les dents de remplacement ont beaucoup plus de largeur que les primitives.

3°. CONVULSIONS. Ce que nous venons de dire des convulsions qui surviennent dans une dentition difficile nous dispense d'entrer dans de nouveaux détails. Les moyens qu'il convient d'employer pour les combattre étant toujours à-peu-près les mêmes, de quelque cause qu'elles dépendent.

4°. RACHITIS, CARREAU, SCROPHULES. Nous réunirons ces affections sous un même point de vue, parce que toutes trois supposent une excessive prédominance de la constitution lymphatique, et exigent à-peu-près le même régime prophylactique et les mêmes moyens curatifs.

---

(1) On peut préparer à l'instant même une potion calmante avec eau deux onces, liqueur anodine d'Hoffmann demi-gros, eau de fleurs d'oranger deux gros, sirop de fleurs d'oranger (ou quelqu'autre) une once.

Le *rachitis* survient le plus souvent de l'âge de huit à dix mois à la fin de la troisième année ; rarement plus tard. Il se manifeste plus ordinairement pendant le travail de la dentition. L'enfant perd l'appétit, devient triste, indolent ; sa peau se décolore, son visage est bouffi, son ventre est tuméfié et tout son corps est dans un état de maigreur que le gonflement des articulations et la courbure des os rendent plus apparent encore. Il est miné par une fièvre lente, et sa faiblesse physique contraste avec le développement et l'activité de ses facultés intellectuelles et de tous ses sens.

L'habitation dans des lieux bas et humides, un état habituel de malpropreté et de misère, un mauvais lait, un long usage de bouillies mal faites, de légumes farineux, de fruits crus, le défaut de nourriture animale et de boissons toniques influent de la manière la plus active sur le développement de cette maladie.

Le *carreau* se déclare dans le cours de la première enfance, jusque vers l'âge de neuf ans. L'intumescence graduée du ventre, avec des indurations internes sensibles au toucher, est le signe caractéristique de cette maladie. La perte de l'appétit ou une extrême voracité, un malaise général et un sentiment de tension abdominale après les repas, des déjections alvines irrégulières, souvent liquides, blanches ou cendrées, l'engorgement simultané des glandes lymphatiques du col, et plus tard une fièvre lente et un dévoiement colliquatif en sont les symptômes ordinaires.

De même que le rachitis, le carreau peut être déterminé par l'habitation dans des lieux humides, dans des maisons mal exposées, dans certains quartiers trop resserrés des grandes villes. Mais il est plus particulièrement l'effet d'une nourriture trop grossière et en même temps trop copieuse, de l'usage habituel de farineux secs et mal préparés, de pain mal fermenté et mal cuit, de tartes ou de gâteaux non levés, de fruits verts ou à demi-mûrs. Le lait et ses diverses préparations, le vin nouveau, les boissons aigres ou acides, les mauvaises eaux, l'indigence et toutes ses suites, peuvent contribuer à déclarer cette maladie chez les enfans qui y sont prédisposés.

A la vérité, les enfans des riches n'en sont pas plus exempts, quoique mieux logés et mieux vêtus ; mais chez eux les imprudences, l'habitude de manger à toute heure et de se nourrir de friandises indigestes, la mode funeste d'avoir le col, les bras et les épaules à découvert, le défaut d'exercice en plein air, quelquefois aussi une application prématurée à l'étude, des passions précoces, l'onanisme, la jalousie, produisent les mêmes résultats.

Les *affections scrophuleuses* peuvent se manifester à toute époque de la vie. Mais ce n'est guère que pendant la seconde enfance que surviennent ces engorgemens indolens des glandes lymphatiques du col connus sous le nom d'*écrouelles*. Elles commencent vers la sixième ou septième année et persistent souvent jusqu'à l'âge de seize à dix-huit ans.

S'il est difficile de révoquer en doute la transmission héréditaire des scrophules, il paraît résulter du moins d'expériences positives qu'elles ne sont jamais contagieuses. Leurs causes sont les mêmes que celles du carreau, qui paraît n'être qu'une forme différente d'une même affection.

L'enfant menacé de rachitis, de carreau ou d'écrouelles doit habiter des lieux secs et élevés, tournés au midi ou au levant. Il s'exposera fréquemment au soleil et à la grande lumière ; ses vêtemens seront légers, mais chauds et souvent renouvelés ; son lit sera plutôt dur que mou ; les lits de plumes et les matelas de laine seront remplacés par un sommier de crin et un matelas de feuilles aromatiques bien sèches (pag. 503). On lui interdira les substances alimentaires et les boissons que nous avons signalées comme propres à entretenir une funeste disposition lymphatique. Le régime sera subordonné à l'état et au degré de susceptibilité des organes digestifs. On doit se proposer pour but de relever les forces, de régénérer la constitution ; il faut par conséquent une alimentation tonique et succulente ; mais ce n'est souvent que par degrés que l'on peut arriver à ce point. Si les digestions sont pénibles, on ne conseillera d'abord que des bouillons, des viandes blanches rôties, et une petite quantité d'un vin généreux coupé avec une infusion ou une décoction amère. Le pain de froment, bien fermenté et rassis, est le seul convenable. L'on fera peu usage de soupes, de potages. A mesure que l'estomac se fortifiera on fera choix de viandes plus nourrissantes, d'un vin pur pris modérément, de quelques végétaux alimentaires tirés de la famille des crucifères ; enfin, le bœuf et le mouton rôtis, les jus de viandes, les vins vieux de Bourgogne ou de Bordeaux, seront continués jusqu'à la guérison parfaite, qui demande une longue persévérance.

Pour hâter l'effet du régime, on donnera dans l'intervalle des repas des décoctions de saponaire, de fumeterre ou de houblon. On fera prendre chaque matin une ou deux cuillerées de sirop antiscorbutique ou de quinquina, soit pur, soit étendu d'un peu d'eau, suivant l'âge et la docilité du malade.

L'exercice du corps influe peut-être plus puissamment encore sur le rétablissement de la santé. Toujours proportionné aux forces, il doit autant que possible être pris à la campagne. Les excursions botaniques, la culture des fleurs, les soins du jardinage, les travaux rustiques, la course, le saut, la danse, l'escrime, l'équitation, sont autant de moyens d'exercer à la fois et les organes musculaires et l'imagination du malade, qu'il faut bien se garder d'assujettir à l'étude. Loin de céder au penchant qui le porte à rester long-temps au lit, il faut chaque matin l'éveiller après environ huit heures de sommeil, le frictionner soit avec la main, soit avec une flanelle imprégnée d'une liqueur aromatique, et commencer la journée par une promenade au milieu des champs ou dans un jardin spacieux.

« C'est en faisant concourir ainsi vers un même but toutes les ressources de l'hygiène que l'on parvient à améliorer peu à peu l'état du malade. Il semble d'abord maigrir, à raison de l'affaissement du tissu cellulaire ; mais ses chairs deviennent plus fermes, sa peau se colore, son teint brunit, ses forces physiques et morales se relèvent. Son esprit n'a plus la même vivacité, mais il est plus solide, plus susceptible de réflexion et d'énergie.

5°. Vers intestinaux. Un très-grand nombre d'enfans ont des vers. Chez les uns, on trouve des lombrics, vers de la grosseur d'une plume à écrire et de cinq à six pouces de longueur, qui habitent les intestins grêles. D'autres ont des ascarides, petits vers sautillans, filiformes, qui existent dans les gros intestins et le rectum, et qui se montrent aussi quelquefois au pourtour de l'anus.

Les phénomènes qui doivent faire soupçonner leur présence sont la dilatation de la pupille, la démangeaison du nez, l'odeur aigre de l'haleine, la pâleur du teint, et le trouble des fonctions digestives, tel que l'anorexie ou un appétit déréglé, des nausées ou des coliques vagues, de la diarrhée ou du ténesme.

La prédominance du système muqueux et tout ce qui tend à déterminer un état de langueur du canal digestif, l'usage d'alimens grossiers pris exclusivement parmi les végétaux, de fruits peu mûrs, d'eaux malsaines, l'abus du sucre et en général de toutes les substances féculentes sucrées, le défaut d'exercice, l'habitation dans des lieux humides, sont autant de causes de l'existence des vers intestinaux. Par conséquent, les alimens un peu toniques et modérément aromatisés, les amers, les boissons acidules, de petites quantités de vin pur, de fréquentes promenades et toute espèce d'exercice dans des lieux secs et élevés sont les meilleurs moyens d'en préserver les enfans.

Les vermifuges les plus efficaces sont pris parmi les purgatifs drastiques, dont l'emploi réclame toute la circonspection du médecin. Mais on peut toujours sans inconvénient stimuler le canal digestif par quelques doses de rhubarbe, faire usage d'infusions amères telles que celles d'absinthe ou de petite centaurée, ou de décoction de racine de gentiane, de mousse de Corse, de coralline officinale, de fougère mâle (1). Le semen contrà, soit en poudre (demi-gros à un gros incorporé dans du sirop ou du miel), soit en infusion (deux à trois gros pour un ou deux verres d'eau) est aussi un des plus puissans vermifuges.

6°. Coqueluche. La coqueluche est une maladie essentiellement spasmodique, qui probablement n'affecte jamais plus d'une fois le même individu, et qui paraît dépendre de certaines conditions atmosphériques inappréciables même à l'aide de nos moyens eudiométriques. Elle attaque ordinairement beaucoup d'enfans à la fois, et les saisons dans lesquelles les variations atmosphériques sont brusques et fréquentes (l'automne et le commencement du printemps) sont celles où elle sévit avec plus de force. Lorsqu'elle commence à l'une de ces épo-

---

(1) La mousse de Corse convient surtout contre les lombrics (en poudre, 12 à 30 grains dans du miel ; en décoction, 2 à 4 gros dans deux ou trois tasses d'eau); on en continue l'usage (à ces doses) plusieurs jours de suite. — Coralline officinale, mêmes doses. — La fougère mâle doit être administrée à la dose d'un demi-gros à un gros, en poudre; ou en décoction, de 4 gros à une once pour une demi-pinte d'eau, à prendre par verre.

ques, il est rare qu'elle guérisse avant les premières chaleurs de l'été.

Beaucoup d'auteurs regardent la coqueluche comme contagieuse, et la prudence commande d'isoler les enfans qui en sont atteints. Néanmoins il est constant que, dans les circonstances où un grand nombre d'enfans sont tous exposés ensemble à cette prétendue contagion, il n'y en a jamais que quelques-uns qui contractent la maladie ; et, selon toute apparence, celle-ci n'a d'action que sur les enfans qui ont d'avance une très-grande disposition à en être affectés.

Elle débute par une toux sèche, que l'on prend d'abord pour un rhume ordinaire. Cependant l'absence de la fièvre, le gonflement des yeux qui sont rouges et larmoyans, la pesanteur de tête et de fréquens éternuemens, doivent dès lors faire craindre ou la coqueluche, ou la rougeole, ces symptômes étant communs à ces deux maladies.

Au bout d'une quinzaine de jours, des quintes de toux convulsive ne laissent plus de doute sur la nature de la maladie. Ces quintes reviennent irrégulièrement, et souvent sans cause manifeste. Les vicissitudes de la chaleur et du froid, les repas un peu trop copieux, les odeurs un peu fortes, la respiration d'un air chargé de poussière, les affections morales, les provoquent facilement ; et dès qu'un léger chatouillement au gosier annonce leur approche, il est bon de soutenir la tête de l'enfant ou de la lui faire appuyer contre un corps résistant, pour que les secousses soient moins violentes. L'expectoration d'un liquide glaireux ou le vomissement ramène le calme, et souvent l'enfant retourne à l'instant même à ses jeux.

La durée de cette seconde période de la coqueluche est indéterminée. Souvent elle cesse au bout de quinze jours à un mois ; d'autres fois elle persiste pendant des mois entiers.

Les vomitifs fréquemment répétés, soit à doses suffisantes pour exciter le vomissement, soit à doses simplement nauséabondes, sont les moyens les plus efficaces contre la coqueluche. Le sirop d'ipécacuanha, l'ipécacuanha en poudre, la potion d'ipécacuanha composée du Codex, conviennent alors, selon l'âge et la force du petit malade. Les antispasmodiques sont aussi d'une utilité incontestable, et l'extrait de belladone paraît mériter la préférence ; mais son administration demande la plus grande prudence. La rougeur de la face et la pulsation violente des artères pendant les quintes obligent quelquefois de recourir à la saignée ou aux sangsues, pour prévenir une congestion dangereuse vers le cerveau ou les poumons. Mais il ne faut jamais saigner sans une évidente nécessité : ce serait le moyen de prolonger la maladie. Il faut faire usage de boissons adoucissantes toutes les fois que la toux est forte, que l'enfant est pléthorique et que l'on craint une phlegmasie des organes pulmonaires. Si, au contraire, l'enfant est faible et lymphatique, il lui faut des boissons un peu stimulantes, telles que de légères infusions d'hysope, ou de lierre terrestre. Dans tous les cas, celles-ci doivent être substituées aux premières dès que l'on est parvenu à calmer la violence des symptômes. Souvent même,

34

lorsque la maladie traîne en longueur, il faut associer les toniques et les anti-spasmodiques pour combattre une toux qui ne paraît plus entretenue que par l'habitude.

7°. CROUP. Le croup est rare dans les premiers mois de la vie ; il est très-fréquent depuis un an jusqu'à sept, beaucoup moins de sept à douze, et très-rare au-delà de cet âge. Souvent il attaque à plusieurs reprises le même enfant. Il survient quelquefois sans cause connue, mais le plus ordinairement par l'effet d'un refroidissement subit. Aussi règne-t-il surtout durant les froids humides et pendant les variations de température si communes en automne et au premier printemps. La funeste coutume de vêtir trop légèrement les enfans, et surtout de leur laisser le col et les bras nus, est une des raisons de sa fréquence. Ajoutez à ces causes une éducation trop molle, trop sédentaire, qui fait prédominer la constitution lymphatique, et augmente en même temps la susceptibilité nerveuse déjà si grande à cet âge.

Les affections catarrhales déterminent aussi une disposition particulière au croup; et presque toujours un catarrhe prélude à son apparition. Il débute souvent pendant la nuit par de la toux avec enrouement; la respiration est gênée, l'inspiration est sifflante et glapissante; elle produit un bruit que l'on a comparé à la voix d'un jeune coq. L'enfant est dans un état d'anxiété et d'agitation extrême; il a le visage alternativement rouge et pâle, et la peau brûlante; il éprouve de la douleur à la gorge, et semble vouloir arracher avec la main ce qui l'empêche de respirer. Quelques intervalles de repos sont bientôt suivis d'exacerbations effrayantes, pendant lesquelles la respiration, rauque, sonore et sifflante, se fait entendre au loin; la suffocation est imminente, et le vomissement rejette souvent des matières épaisses et filantes mêlées de concrétions membraniformes. Des paroxysmes plus fréquens, la respiration convulsive, la pâleur, l'abattement et une sueur froide sont les signes précurseurs de la mort, terminaison fréquente de cette funeste maladie, dont la durée ordinaire est de quatre à cinq jours, mais qui accomplit quelquefois en quelques heures toutes ses périodes.

Souvent, brusque dans son invasion ou insidieux dans sa marche, le croup se déclare tout-à-coup avec un appareil de symptômes qui ne laisse pas la moindre espérance; ou bien il a des intermissions complètes, pendant lesquelles l'enfant semble avoir recouvré la santé, mais ce calme trompeur est bientôt suivi de nouvelles exacerbations.

On ne saurait trop se hâter de combattre le croup dès son début, et une application de sangsues au col est le premier moyen à employer. Il ne faut pas craindre de laisser couler le sang jusqu'à déterminer la pâleur et même la syncope. Il faut faire usage en même temps de pédiluves chauds, de sinapismes aux pieds, de vomitifs répétés, de frictions éthérées sur le col.

Le calomel, le sulfure de potasse, les sels ammoniacaux, les purgatifs drastiques, le polygala seneka peuvent aussi être d'un grand secours entre les mains d'un médecin habile.

Mais s'il est important de ne pas perdre un moment dès que le croup se manifeste, il ne faut pas cependant que des craintes chimériques fassent faire à tout hasard des applications de sangsues qui tourmentent et irritent toujours les enfans, provoquent leurs cris et peuvent convertir de simples rhumes en des maladies plus graves. Le moindre symptôme catarrhal doit donner l'éveil : il faut dès lors étudier le caractère de la toux, s'en tenir aux moyens adoucissans si l'on ne découvre aucun signe dangereux, appliquer de suite les sangsues si l'on croit y reconnaître le son croupal.

8°. ROUGEOLE. La rougeole est souvent épidémique; elle se déclare particulièrement au commencement de l'hiver, augmente jusqu'à l'équinoxe de printemps et disparaît vers le solstice d'été. Elle est évidemment contagieuse. Il est très-incertain qu'on puisse l'avoir deux fois.

Elle se déclare par un frisson suivi de fièvre, avec coryza, éternuement, toux, assoupissement; les yeux sont rouges et larmoyans et les paupières tuméfiées. Du quatrième au cinquième jour paraissent de petites taches, qui ne s'élèvent pas ou qui s'élèvent à peine au-dessus du niveau de la peau, et qui se répandent successivement sur le visage, l'abdomen et la poitrine. Du sixième au septième elles pâlissent, et la desquamation s'opère du huitième au neuvième. Mais l'affection des membranes muqueuses, la toux, la difficulté de respirer persistent beaucoup plus long-temps, et c'est dans cette affection et non dans l'éruption même qu'est le danger de la rougeole.

Lorsque cette maladie suit son cours naturel, la diète, une chaleur modérée, des boissons délayantes, adoucissantes et sucrées suffisent parfaitement. S'il existe des indices d'embarras gastrique, il est utile de donner, dès le début, une boisson émétisée. Lorsque, l'éruption ayant accompli ses périodes, la convalescence se fait encore attendre, il faut mettre de côté les délayans et recourir aux toniques donnés à doses modérées, en ayant soin toutefois d'en subordonner l'emploi à l'intensité plus ou moins grande de l'irritation des membranes muqueuses.

9°. Vaccine. Constater l'efficacité de la vaccine et s'assurer en même temps qu'elle ne peut avoir sur l'économie aucune influence nuisible, tel a dû être et tel a été le double but des expériences faites dans toutes les parties du monde sur ce précieux préservatif. Partout des résultats positifs et invariables ont porté la conviction dans les esprits assez éclairés pour secouer le joug des préjugés ; et tout récemment encore, lorsque les ravages de la petite-vérole éveillèrent l'attention des médecins et du gouvernement, les détracteurs de la vaccine ne purent s'appuyer d'aucun fait avéré.

Il est constant que la vaccine préserve de la petite-vérole ; mais si l'on pouvait citer des exemples d'enfans affectés de cette maladie quoiqu'ils eussent été vaccinés, quelques exceptions ne sauraient détruire une règle générale, et il faudrait être dépourvu de raison pour renoncer à de si grandes chances de salut sous prétexte que le préservatif n'est point infaillible.

S'il est vrai d'ailleurs que certains individus soient

susceptibles d'avoir deux fois la petite-vérole, ne serait-il pas possible aussi que chez ces individus la vertu prophylactique du vaccin fût insuffisante pour les en affranchir deux fois.

Si, au contraire, comme on ne peut en douter, il est des éruptions qui ont toute l'apparence de la variole sans être cependant la variole, n'est-il pas probable que ce sont de telles éruptions qui ont pu survenir chez des enfans précédemment vaccinés.

Que l'on examine aussi comment se font la plupart des vaccinations parmi les indigens des villes populeuses et chez les habitans de la campagne. Le vaccin est inoculé : mais les boutons sur lequel il a été recueilli avaient-ils le degré convenable de maturité ? Le vaccin a-t-il les qualités requises ? L'éruption vaccinale accomplira-t-elle ses périodes ou avortera-t-elle dans sa marche ? Ce serait au médecin à s'en assurer, et à constater, en examinant plusieurs fois le bras de l'enfant, que la vaccination a réussi. Mais il s'en faut bien qu'il en soit ainsi. Les enfans sont réputés vaccinés du moment où la vaccination a été suivie du développement d'un bouton, qu'on ne prend pas la peine d'examiner. Est-il étonnant, d'après cela, que l'on n'obtienne que des résultats incertains, et que tôt ou tard des épidémies varioliques viennent atteindre des enfans que l'on croyait à l'abri de leurs ravages.

La difficulté de s'expliquer comment quelques boutons bornés à la surface de la peau et sur une seule partie du corps suffisent pour détruire le *germe* de la variole, est encore une des raisons pour lesquelles le vulgaire révoque en doute l'utilité de la

vaccine. Mais pour bien saisir le véritable caractère
et les effets spécifiques de la vaccine, il ne faut pas se
borner à considérer son action locale et extérieure.
Sa propriété préservative ne résulte pas uniquement
du développement des boutons vaccinaux, mais bien
essentiellement d'un travail général, d'un mouvement intérieur produit et entretenu par l'absorption
d'une partie du fluide qui se forme et s'élabore
dans ces boutons, mouvement qui change la disposition primitive des fluides et des solides et les met
en état de résister à l'impression des miasmes varioliques.

C'est de même sans le moindre fondement que les
gens du monde s'imaginent que la vaccine n'opère
qu'en emprisonnant et comprimant pour ainsi dire
dans l'économie le *virus* variolique, et que *cette
humeur* peut tôt ou tard causer des maladies graves.
L'existence d'un tel virus, la nature, le siége de
cette puissance abstraite ne sont rien moins que dé-
montrés; et si l'on admettait que l'éruption variolique fût l'effet d'une cause matérielle, d'un germe,
d'un levain, d'un vice, d'un virus congénial, ne
faudrait-il pas admettre bientôt presque autant de
germes ou de virus différens que l'on compte de maladies différentes. Non, la variole n'est point innée;
comme les autres maladies, elle se développe accidentellement lorsque des circonstances, presque
toujours inappréciables, ont déterminé en nous une
prédisposition particulière, et que nous nous trouvons exposés à l'influence d'une cause occasionelle.
Ce n'est donc point en refoulant dans nos organes
une humeur particulière, que la vaccine nous ga-

rantit de la variole ; c'est en détruisant dans notre économie, comme nous l'avons dit plus haut, toute aptitude à recevoir l'infection variolique : elle n'étouffe point un *germe*, elle empêche son introduction.

Une crainte qui semble beaucoup mieux fondée, c'est que du vaccin pris sur un enfant sain en apparence, mais affecté cependant d'une maladie encore inaperçue, ne transmette cette maladie à celui auquel on l'inocule. Nul doute que la prudence ne fasse un devoir de choisir soigneusement le vaccin : cependant des expériences mille fois réitérées ont prouvé que, de quelque enfant qu'il provienne, le vaccin ne détermine jamais que l'éruption vaccinale pure et simple. On a mêlé avec du vaccin du pus recueilli sur des ulcères scrophuleux sans que la marche de la vaccine ni ses effets consécutifs en aient éprouvé le moindre dérangement.

Non-seulement le vaccin n'introduit pas dans l'économie de maladies étrangères, mais il est incontestable que des maladies chroniques et rebelles ont souvent cessé complètement et inopinément sous l'influence de l'énergie nouvelle que la vaccination imprime à tout l'organisme.

Si l'on objecte que l'on a vu des enfans tomber malades et mourir pendant le travail de la vaccine, nous répondrons qu'il est absurde d'attribuer à la vaccine les maladies et les décès qui peuvent survenir dans le cours du travail vaccinal. D'après des calculs positifs, dans l'âge où la probabilité de la vie est la plus grande, il meurt en quinze jours un individu sur six cents ; or, s'il est constant que sur cinquante mille enfans vaccinés , il en est à peine un qui tombe malade , et toujours par des causes étrangères , ne semble-t-il pas que les enfans aient , au contraire, pendant la vaccination , une chance de vie beaucoup plus grande que dans toutes les autres circonstances.

Ceux qui veulent encore aujourd'hui se refuser à l'évidence et repousser le bienfait inappréciable de la vaccine ne sauraient donc s'appuyer de raisons valables. Les résultats de la vaccination , comparés avec ceux de la petite-vérole naturelle et de l'inoculation sont d'ailleurs plus concluans que tous les commentaires et toutes les théories : sur 6 individus qui ont la petite-vérole naturelle, 3 sont très-dangereusement malades, plusieurs sont défigurés, et il en succombe 1. Sur 200 individus que l'on inoculait, 10 étaient en danger de mort, et il en périssait au moins 1. La vaccine , au contraire , est constamment exempte de danger ; elle ne nécessite aucun traitement ; elle ne peut produire aucune difformité ; elle est, en un mot , considérée à juste titre par tous les gouvernemens comme une des principales causes de l'accroissement rapide de la population. Il est constant que la petite-vérole enlevait naguère plus d'un dixième du genre humain , que la vaccine sauve aujourd'hui ; et qu'en moins d'un siècle la vaccine peut conserver la vie à plus de 3,000,000 d'individus , sans compter leur postérité.

Conditions les plus favorables à la vaccine. Aucun âge, aucune circonstance de la vie , aucune saison, aucune constitution atmosphérique ne mettent obstacle à la vaccination. Plus l'individu vacciné est jeune, moins la vaccine cause de trouble, et l'on pourrait sans danger vacciner un nouveau-né dès le jour de sa naissance. Cependant l'excessive mollesse de la peau, dans ces premiers instans de l'existence, et le peu de développement de sa sensibilité organique, s'opposent souvent à la réussite de l'opération, que l'on se trouve obligé de répéter plusieurs fois : aussi est-il préférable d'attendre que l'enfant ait atteint deux mois. Plus tard il pourrait arriver que la dentition, quelquefois précoce et souvent orageuse, commençât à fatiguer l'enfant ; et il semble plus prudent d'éviter d'ajouter à ce travail de la nature une irritation étrangère. Cependant si quelques circonstances avaient empêché que la vaccination eût lieu plus tôt, la dentition ne serait point un motif de l'ajourner à un temps plus éloigné, puisque l'expérience, bien plus positive que le raisonnement, prouve que la vaccine, loin d'entraver la dentition, paraît l'avoir quelquefois facilitée.

Les scrophules, les croûtes laiteuses et toutes les affections lymphatiques sont loin de la contre-indiquer, ainsi que nous l'avons dit plus haut (p. 536).

Le succès est le même pendant un froid rigoureux et pendant les grandes chaleurs. La différence de température n'influe que sur la marche des symptômes, qu'elle ralentit ou accélère. Pendant un temps chaud le bourrelet vaccinal est quelquefois complètement argenté dès le sixième ou septième jour, et l'on peut déjà y prendre du vaccin ; par un temps froid, au contraire, la période inflammatoire se prolonge quelquefois jusqu'au quatorzième jour.

Lieu d'élection. Nombre de piqûres. Soins néces-saires. La partie supérieure du bras est en quelque sorte le lieu d'élection pour l'insertion du vaccin ; et quoiqu'il suffise d'un seul bouton vaccinal pour préserver de la petite-vérole, on fait communément deux ou trois piqûres à chaque bras, pour que la réussite soit mieux assurée. Il n'y a d'ailleurs d'autre inconvénient à multiplier ainsi les piqûres que de déterminer une inflammation locale un peu plus vive, si toutes réussissent, inflammation que l'on diminue d'ailleurs à volonté en piquant de bonne heure quelques-uns des boutons, dont on laisse seulement deux ou trois accomplir leurs périodes.

La vaccine ne demande aucune précaution préparatoire ; elle n'exige non plus aucun traitement ni durant sa marche ni après. On ne doit même appliquer sur les piqûres ni bandes ni compresses ; il faut seulement garantir les petites plaies de tout frottement jusqu'à ce qu'elles soient sèches, et leur éviter ensuite le contact de tissus trop rudes ou de vêtemens de laine ; il faut surtout avoir soin que les manches ne soient point trop serrées.

Développement et forme des boutons. Nous avons dit qu'outre la vaccine préservative de la petite-vérole, il existe une *fausse vaccine* qu'il faut se garder de confondre avec la vraie. C'est en observant le développement et la forme des boutons qu'il est facile de faire cette distinction. Toutes les fois que les piqûres restent stationnaires pendant les trois premiers jours ; qu'ensuite les symptômes inflammatoires se manifestent, qu'il se forme un bourrelet circulaire autour d'une dépression centrale,

que ce bourrelet prend une teinte argentée, que
le cercle rouge et étroit qui jusqu'alors avait cir-
conscrit le bouton s'étend comme par irradiation,
et prend ensuite une teinte rose plus uniforme, de
manière à former une sorte d'*auréole*, qu'au-dessous du bouton et de l'auréole la peau est un peu
dure et un peu élevée, que le fluide contenu dans
le bouton est limpide pendant toute la durée de la
période inflammatoire, on peut être certain, quelles
que soient les circonstances subséquentes, que la
vaccine est *vraie*, qu'elle est complètement préservative.

Au contraire, une inflammation plus précoce,
c'est-à-dire qui se manifeste dès le premier ou le second jour, une pustule élevée en pointe dès sa base,
sans aucun changement dans la densité ni dans la
coloration des parties sous-jacentes, ou avec formation d'un disque semblable plutôt à une rougeur
érysipélateuse qu'à une auréole vaccinale, la ténuité
des tégumens de cette pustule, qui paraissent formés seulement par l'épiderme, et qui laissent
écouler par la moindre compression la matière qu'ils
renferment, l'aspect blanchâtre et puriforme de
cette matière et son opacité, qui forme le principal
caractère distinctif, laissent facilement reconnaître
une fausse vaccine.

ARTICLE II.

Hygiène de l'adolescence.

Nous avons vu (pag. 14) quelles sont les circonstances qui peuvent hâter ou retarder le développement de l'adolescence ; nous avons signalé les maladies ou les indispositions qui l'accompagnent souvent chez les jeunes filles. Réservant pour un des chapitres suivans tout ce qui a rapport à la menstruation , nous nous bornerons ici à quelques considérations qui , la plupart , sont également applicables aux deux sexes.

Caractérisée par le développement de l'appareil générateur, par un accroissement d'énergie de tous les systèmes organiques , par l'aptitude à tous les exercices du corps comme à tous les travaux de l'esprit , l'adolescence est aussi l'âge des grandes passions et des élans d'une imagination impétueuse. Des vêtemens larges et légers (p. 129), des chaussures qui se prêtent facilement à tous les mouvemens des pieds (p. 140), des lotions faites chaque matin avec de l'eau pure et fraîche (p. 177), des repas pris à de courts intervalles, un régime assez succulent pour réparer complètement les forces (p. 337), mais sans aucun mets excitant , sans aucun assaisonnement âcre, un sommeil dont la durée ne soit pas trop prolongée , dans un lit plutôt un peu dur que trop mou (p. 391, 396), des exercices généraux proportionnés à la vigueur de la constitution , et propres à développer également toutes les parties du corps (p. 402), la marche, la course, la danse, l'escrime (p. 412) contribuent puissamment à entretenir la santé.

Mais l'adolescence étant, comme nous l'avons dit (pag. 15), l'époque de la vie où l'on a le plus à craindre les hémoptysies, les catarrhes pulmonaires aigus, les pleurésies, les péripneumonies, on doit, tout en se livrant aux travaux ou aux exercices de cet âge, et en cherchant à acquérir, par la gymnastique, de la vigueur, de la souplesse, de l'agilité, consulter sagement ses forces, s'abstenir d'efforts trop violens, éviter surtout toutes les causes de refroidissement subit. Nous devons rappeler aussi que la natation, dont nous avons vanté les bons effets (pag. 417), peut être dangereuse pour les individus dont la poitrine est délicate.

Nous ne répéterons pas ce que nous avons dit précédemment sur l'éducation des sens (pag. 437), sur la culture des facultés intellectuelles (pag. 450); sur les moyens de réprimer les passions ou de les diriger vers un but utile (pag. 462); mais nous ne saurions prémunir assez contre les dangers de la masturbation et des jouissances vénériennes trop précoces ou trop réitérées (pag. 374).

Une attention scrupuleuse de ne tenir en présence des enfans qui touchent à l'âge de puberté aucun propos qui puisse éveiller leur imagination, une surveillance continuelle, surtout lorsqu'ils sont réunis en grand nombre, comme dans les pensionnats, le soin de ne laisser à leur disposition aucune gravure, aucun livre licencieux, et en même temps un régime sage, conservent beaucoup mieux la chas-

teté du jeune âge que tous les prétendus anti-
aphrodisiaques (pag. 381) et que les dissertations
sur les dangers de l'onanisme (p. 378).

ARTICLE III.

Hygiène de l'âge adulte.

C'est évidemment à cette période de la vie que
tous les préceptes généraux de l'hygiène sont applicables. C'est l'homme adulte, l'homme fait que
nous avons eu constamment en vue dans toutes les
considérations auxquelles nous nous sommes livrés,
et il doit nous suffire par conséquent ici de renvoyer à chacun de nos chapitres précédens.

ARTICLE IV.

Hygiène des vieillards.

La vieillesse a, comme nous l'avons dit (p. 18),
trois périodes distinctes : la verte vieillesse, qui conserve encore une partie de la vigueur de l'âge de
maturité ; la caducité, pendant laquelle toutes les
facultés s'anéantissent de jour en jour sous le poids
des infirmités ; et la décrépitude, triste reste d'une
existence prolongée au-delà du terme ordinaire.

Arrivé à l'âge de soixante ans, l'homme peut
jouir encore quelque temps de toutes ses facultés
intellectuelles, mais il chercherait en vain à se faire
illusion sur l'état de ses forces physiques. Le temps
est venu où il a besoin de s'astreindre à un genre

de vie paisible et de suivre ponctuellement un régime sévère.

CIRCUMFUSA. Le vieillard doit habiter un lieu un peu élevé, où règne un air pur, une température sèche. C'est dans les contrées montueuses, dans la Suisse, les Alpes, le Dauphiné, l'Auvergne, la Savoie que l'on compte le plus de centenaires. Des lieux très-peu distans l'un de l'autre peuvent présenter, sous le rapport de la longévité, des différences très-remarquables : on parvient généralement, par exemple, à un âge plus avancé sur le rocher de Langres que dans le vallon de Bourbonne-les-Bains, qui n'en est qu'à quelques lieues.

Une température rigoureuse ne paraît pas contraire à la prolongation de vie, lorsqu'on y est accoutumé dès l'enfance. Les Islandais, les Norwégiens, les Finlandais vivent en général fort longtemps ; témoin ce Joseph Surrington, mort en Norwège à cent soixante ans, laissant deux fils âgés de plus de cent ans. Néanmoins, dans nos climats sujets à de fréquentes variations atmosphériques, la chaleur contribue puissamment à l'entretien de la santé et de la vie des vieillards ; aussi doivent-ils faire choix d'appartemens que l'on puisse abriter pendant l'été des rayons trop ardens du soleil, mais où, pendant l'hiver, ils puissent recevoir la douce chaleur de cet astre, à laquelle ils suppléeront d'ailleurs par une température artificielle. Le chauffage au moyen des poêles ayant l'inconvénient, selon l'expression vulgaire, de *porter* davantage *à la tête*, les cheminées sont préférables pour le vieillard ; mais qu'il se tienne assez loin du foyer pour éviter qu'une chaleur trop vive ne lui dessèche les jambes, n'en rende la peau écailleuse, et ne détermine des ulcères souvent incurables.

APPLICATA. Des habillemens chauds leur sont également nécessaires pour conserver en eux la chaleur naturelle et les préserver des affections catarrhales. Les vêtemens de laine et surtout les bas de ce tissu (pag. 131, 140) leur sont indispensables pendant la plus grande partie de l'année ; et ils doivent être en contact immédiat avec la peau, à moins qu'une affection cutanée n'en contre-indique l'usage. Les vieillards ne doivent pas balancer non plus à se couvrir la tête d'une perruque, du moment où elle n'est plus suffisamment garnie de cheveux (p. 162).

Les bains tièdes sont utiles à cet âge, pour entretenir autant que possible la souplesse et la perméabilité du tissu cutané ; mais il ne faut pas en user trop fréquemment, et il ne faut y rester chaque fois qu'un quart-d'heure, dans la crainte qu'ils n'abattent ce qui reste de force. Des lotions faites sur tout le corps ont le même avantage que les bains et n'ont point ce dernier inconvénient. Si la peau est sèche, dure, rugueuse, les lotions avec l'eau tiède et pure sont celles qui conviennent le mieux ; si elle est molle et pâle, l'eau tenant en dissolution un peu de savon sera préférable ; ou bien on emploiera une légère décoction de plantes aromatiques.

Toutes les fois que l'atmosphère est humide et brumeuse, les vieillards sédentaires, faibles, cacochymes ou goutteux, se trouvent très-bien de frictions faites sur les bras, les cuisses, les jambes ; des frictions douces sur l'abdomen produisent aussi de bons effets chez les individus hypochondriaques ou hémorrhoïdaires ; et nul doute que ces divers moyens hygiéniques préserveraient beaucoup de vieillards de ces dartres, de ces maladies cutanées, de ces affections abdominales si communes chez eux.

INGESTA. La sobriété et la tempérance sont les premières conditions de la longévité ; et les vieillards doivent être d'autant plus en garde contre les excès auxquels ils pourraient s'abandonner, que les alimens et les boissons excitantes semblent, en ranimant momentanément leurs forces, les inviter à en faire copieusement usage. Le pain, les viandes blanches et légères (pag. 192), celles qui sont peu chargées d'osmazôme , quelquefois la chair des poissons de rivière , plus souvent les œufs frais, les légumes verts , les plantes potagères qui ont la propriété d'activer la sécrétion des urines , sont les alimens les plus convenables aux vieillards, qui doivent s'abstenir des farineux secs , des ragoûts , des mets excitans. Les fruits d'été et d'automne tels que la cerise, la fraise, le raisin , ne leur sont nuisibles que lorsqu'ils en prennent en trop grande quantité ; mais leur estomac supporte mal les légumes et les fruits trop aqueux , tels que le concombre , le melon , et les fruits mucilagineux et sucrés , tels que la prune et l'abricot.

La mastication étant imparfaite chez le vieillard , les potages, les viandes bien cuites, en daube ou à l'étuvée , sont préférables aux alimens qui exigeraient une longue trituration. Le lait , que quelques auteurs ont prétendu être pour les vieillards la nourriture par excellence, nous semble au contraire convenir peu à leur estomac, et ils ne doivent en prendre que rarement et en très-petite quantité.

Il faut mettre la même attention dans le choix et la mesure des boissons. Quoique le vin ait été appelé le lait des vieillards, ils ne doivent en boire qu'avec modération, et très-peu de pur. Ils doivent s'en tenir habituellement aux vins de Bourgogne très-vieux. Cependant les vins de la Champagne méridionale, bien fermentés, les vins blancs de Chablis ou de Pouilly (pag. 314), pris modérément et suffisamment étendus, sont ceux dont les individus sujets à la gravelle ou à la dysurie éprouvent les meilleurs effets. A défaut de vin , le cidre bien fait (p. 322), les bières de bonne qualité , sans être trop fortes, sont également sans inconvénient ; les petites bières ont même , dans certains cas (pag. 318), des avantages essentiels.

Nous ne prétendons pas interdire tout-à-fait aux vieillards l'usage du café , qui peut soutenir chez eux les forces digestives ; mais la prudence leur prescrit de s'abstenir des liqueurs de table , qui tôt ou tard leur seraient funestes.

Enfin , nous devons leur rappeler toutes les considérations dans lesquelles nous sommes entrés , au chapitre du régime (pag. 329).

EXCRETA. Nous avons dit qu'il importe d'entretenir la transpiration cutanée à l'aide des bains et des lotions (pag. 151). Les excrétions muqueuses, au contraire, sont la plupart surabondantes , par l'état de relâchement des tissus organiques. Rien de plus commun chez les vieillards que ces catarrhes muqueux ou pituiteux interminables, qui réclament un régime tonique et l'emploi de tous les moyens propres à relever les forces générales et à entretenir une douce chaleur sur la surface cutanée.

Nous avons observé (pag. 366) que les excrétions alvines sont ordinairement rares chez les individus avancés en âge, et qu'il existe même souvent une constipation qui peut occasioner des accidens graves (ibid.). Il faut la combattre à l'aide des lavemens ou des purgatifs (pag. 367); mais nous avons dit aussi combien il importe de ne point abuser de ces moyens (pag. 368, 370).

La diarrhée est plus à craindre encore que la constipation: elle peut amener la consomption et le marasme. Souvent elle tient à un état de langueur de l'appareil digestif, et il faut alors surtout s'abstenir d'alimens aqueux, manger peu, mais observer un régime restaurant (pag. 333). Quelques doses de rhubarbe en poudre conviennent alors très-bien. A-t-elle été causée par l'impression du froid, tient-elle à la suppression de la transpiration cutanée (*densa cutis, alvus laxa*)? des bains tièdes suivis de frictions générales, l'usage de vêtemens de laine et un exercice modéré, suffisent ordinairement pour rétablir l'équilibre entre ces deux excrétions.

C'est surtout dans la vieillesse qu'il importe d'uriner dès que le besoin s'en fait sentir (pag. 372). Souvent même il ne faut point attendre que l'on éprouve ce besoin, parce que la vessie ayant perdu une partie de sa sensibilité organique contient quelquefois une assez grande quantité d'urine, sans que celle-ci détermine l'excitation qui avertit communément de sa présence : d'où résulte le séjour trop prolongé du fluide urinaire, qui peut déterminer une rétention ou une incontinence presque toujours incurables (pag. 372, 373).

Toutes les évacuations un peu considérables, telles que les saignées ou les purgations trop abondantes, peuvent être funestes dans un âge avancé ; mais il n'en est point qui épuisent et qui précipitent plus promptement au tombeau l'homme arrivé à la caducité que les évacuations spermatiques. Pour tout homme habitué à une sage modération et qui ne prend pas le délire de l'imagination pour des besoins réels, la caducité amène naturellement avec elle une continence absolue; mais celui qui recherche encore des plaisirs qui ne sont plus de son âge ne peut manquer d'y puiser les plus douloureuses infirmités. Ne voit-on pas communément l'abrutissement physique et moral, l'hébétude des sens, le catarrhe vésical, la goutte, les attaques d'apoplexie, être le résultat de ces jouissances intempestives; et la mort ne frappe-t-elle pas presque toujours au milieu de leurs ridicules orgies ceux qui tentent de ranimer par de prétendus aphrodisiaques leurs organes déjà flétris.

Sommeil, Veille et Exercices. En général le vieillard dort peu. Mais le peu de force qui lui reste ne lui permettant pas de supporter la fatigue d'une trop longue veille, il doit chaque soir se coucher de bonne heure. Son lit doit être un peu plus mou (pag. 396) et ses couvertures plus chaudes que pour un individu qui serait dans la vigueur de l'âge ; sa tête doit surtout être soutenue par des oreillers.

plus élevés, afin d'éviter l'afflux du sang au cerveau.

Il faut, pour la même raison, qu'il ait soin de ne pas se coucher les pieds froids ; et il est bon, si les glaces de la vieillesse ont diminué sensiblement la chaleur vitale, de bassiner légèrement le lit (pag. 397), ou de placer au fond quelque corps échauffé de manière à procurer aux pieds une douce température.

La durée du sommeil doit être proportiónnée à la constitution. Le vieillard pléthorique ou disposé à l'obésité ne doit pas dormir plus de sept heures ; le vieillard lymphatique et cacochyme peut prolonger son sommeil une heure ou deux de plus.

Beaucoup dorment après leurs repas, et cette habitude condamnée par un grand nombre de praticiens compte cependant aussi des partisans. Elle peut convenir aux individus faibles et d'une constitution nerveuse, à ceux qui exercent beaucoup leurs facultés intellectuelles. Elle serait nuisible aux individus sanguins ou disposés à l'apoplexie. Dans tous les cas, la durée de cette *sieste* doit être au plus d'une heure ; et c'est assis dans un fauteuil, et non pas dans une position horizontale, qu'on doit s'y livrer.

Dans la belle saison, une promenade faite le matin, de l'exercice pris en plein air (pag. 4o5), contribueront puissamment à entretenir chez les vieillards la régularité des fonctions digestives. On ne saurait trop leur recommander, et surtout aux goutteux et aux hémorrhoïdaires, de conserver l'habitude de la *marche* tant que leurs forces le leur permettront. La promenade en voiture doit être la ressource des calculeux, des asthmatiques, des individus affectés de hernies, ou affaiblis par le nombre des années ou par des maladies antérieures. Mais pour être bienfaisant, il faut que le mouvement de la voiture soit très-doux; sinon il pourrait causer des congestions vers la tête, des vertiges et l'apoplexie. Divers jeux peuvent aussi exercer convenablement le corps des vieillards, en même temps qu'ils leur procurent une utile distraction.

Dans les saisons froides et humides, ils resteront un peu plus long-temps au lit, et toutes les fois qu'ils ne pourront aller prendre de l'exercice au dehors, ils y suppléeront par quelques travaux manuels, ou s'ils ne peuvent se créer d'occupations utiles proportionnées à leurs forces, ils auront recours, plutôt que de s'abandonner à une inaction funeste, aux machines dont nous avons parlé pag. 421; ou bien, à l'exemple du célèbre Addisson, ils auront le soin, deux ou trois fois par jour, de se promener à grands pas dans leur appartement, en faisant en même temps avec leurs bras des gestes étendus et rapides. Enfin, si l'âge ou les infirmités rendent tout autre mode d'exercice impraticable, ils se feront porter ou se balanceront dans un fauteuil, ou bien un lit suspendu leur communiquera un mouvement dont l'utilité est attestée par l'exemple des anciens.

Præcepta. De même que la modération doit présider, chez le vieillard, à toutes les fonctions de la vie nutritive et de la locomotion, rien de plus propre aussi à prolonger l'existence que le calme de l'esprit, et cette philosophie qui n'ouvre l'âme qu'à de paisibles émotions.

La première période de la vieillesse voit communément s'affaiblir l'aptitude aux grands travaux intellectuels : l'homme doit dès-lors éviter tout ce qui nécessiterait une trop forte contention de l'esprit, il doit se borner à l'entretenir dans une douce activité. Des conversations scientifiques, des réunions consacrées à la littérature ou aux arts, et souvent des jeux tranquilles ou de simples *causeries* charmeront ses loisirs et allègeront le poids des ans.

Le vieillard doit également écarter ces affections pénibles et ces passions perturbatrices dont nous avons signalé les dangereux effets (pag. 459); et sans fermer son cœur aux tendres émotions de l'amitié, sans encourir le reproche trop souvent mérité d'une froide indifférence et d'un impassible égoïsme, il doit savoir jouir sans enthousiasme et souffrir avec résignation. Il doit surtout bannir cette crainte de la mort qui empoisonne si souvent les dernières années de l'existence : heureux, il doit remercier l'auteur de la nature d'avoir prolongé sa carrière ; malheureux, il doit lui rendre grâce d'en avoir marqué le terme.

Infirmités et maladies de la vieillesse. Notre intention n'est pas de passer ici en revue tous les maux qui affligent la vieillesse ; mais seulement d'indiquer ceux contre lesquels les préceptes de l'hygiène peuvent nous mettre en garde, ou qu'ils peuvent du moins rendre plus supportables.

Nous ne reviendrons pas sur ce que nous avons dit de la vue, de l'ouïe, de l'odorat. Leur affaiblissement survient plus tôt ou plus tard selon que les organes de ces sens ont été exercés avec plus ou moins de ménagement et que l'on a eu le soin d'éviter tout ce qui peut débiliter le système nerveux.

La maladie la plus fréquente et la plus redoutable sans contredit pour le vieillard, c'est l'*apoplexie*, qui vient souvent l'enlever d'une manière inopinée ou le frapper d'une paralysie mille fois plus triste encore. L'apoplexie est surtout à craindre pour les individus doués d'une forte constitution, d'un tempérament sanguin bien caractérisé et d'un embonpoint remarquable, pour ceux qui ont la poitrine large, le col gros et court, le visage coloré. Des pesanteurs de tête, des étourdissemens, des battemens des artères temporales, du penchant au sommeil, des flatuosités, le gonflement du bas-ventre et la constipation, des engourdissemens des membres et une sorte de fourmillement à la surface cutanée doivent surtout éveiller l'attention. Le danger est plus pressant encore si la vue se trouble, si l'on croit voir des bluettes, des étincelles, si l'on éprouve des tintemens d'oreilles, si le sens du toucher perd de sa précision, si la langue s'embarrasse.

Dès les premiers symptômes le vieillard doit s'astreindre plus que jamais à un régime sévère, et se priver d'alimens excitans, de vin, de liqueurs, de café. S'il a été sujet aux hémorrhoïdes, il doit chercher à les rappeler par des sangsues ou des bains de siége. Qu'aucun vêtement ne le serre, que sa tête soit habituellement nue ou peu couverte. *Pieds chauds, tête fraîche et ventre libre*, sont alors, dit

Boerhaave, des conditions indispensables. Cette liberté du ventre sera entretenue à l'aide d'alimens rafraîchissans, de boissons délayantes, de lavemens purgatifs. On prendra souvent des pédiluves où l'on ajoutera du sel de cuisine ou de la moutarde pour déterminer une utile dérivation.

Nous avons parlé précédemment des *catarrhes* et des moyens propres à les prévenir. Nous ne dirons également que deux mots de l'*asthme*, maladie dont la cause, la nature et le traitement sont encore peu connus. Tantôt le grand air, une atmosphère sèche, un exercice modéré pris à la campagne, procurent un soulagement notable; tantôt au contraire, un air humide, l'atmosphère des vallées, des étables, des grandes villes, où l'air est plus épais, paraissent plus avantageux. Dans tous les cas, un régime adoucissant, mais plus ou moins nourrissant suivant l'état des forces, une température douce, et pendant la nuit le soin de ne pas se charger de couvertures, et d'avoir la tête élevée et peu couverte, rendent les accès moins fréquens.

La *gravelle*, les *calculs rénaux et vésicaux*, se forment plus particulièrement chez les individus qui ont l'habitude de rester long-temps au lit, chez ceux qui se sont livrés à des excès vénériens ou à des exercices trop fatiguans, chez ceux qui usent fréquemment d'alimens indigestes et venteux, ou de vins trop chargés de tartre, chez ceux que dominent des passions violentes. C'est encore d'un sage régime que l'on peut attendre quelque soulagement à ces maladies. Si ses forces le permettent, le vieillard affligé de l'une d'elles, doit se nourrir particulièrement de végétaux adoucissans, de légumes tendres et frais (pag. 254), de fruits fondans et bien murs. Boerhaave vantait particulièrement les fraises (p. 271). Aux végétaux il joindra seulement quelques gelées animales, quelques viandes blanches (p. 191). Sa boisson ordinaire sera la petite-bière ou un vin blanc léger étendu d'eau. S'il a besoin d'uriner pendant qu'il est au lit, il devra toujours en descendre et avoir l'attention que nous avons recommandée pag. 372.

Le *catarrhe chronique de la vessie*, presque toujours incurable, peut être causé par la présence d'un calcul; mais souvent aussi il dépend de quelqu'une des causes que nous venons d'énumérer, ou bien d'une vie trop sédentaire, de travaux de cabinet trop assidus, de la rétrocession de la goutte ou d'un rhumatisme fixé sur la vessie. Des douleurs dans la région occupée par cet organe et au bout de l'urètre, avant d'uriner et en urinant, et l'expulsion plus ou moins difficile d'une urine trouble mêlée de mucosités filantes, sont les indices ordinaires de cette affection. L'habitation dans des lieux secs et élevés, l'usage de vêtemens de laine sur la peau, un exercice proportionné aux forces, un régime tonique, sont les moyens hygiéniques les plus convenables à employer.

Les *hémorrhoïdes* sont fréquentes, dans la première période de la vieillesse, chez les individus sanguins, bilieux, mélancoliques. Elles surviennent souvent après une constipation opiniâtre, une équitation forcée, des affections morales tristes, ou l'usage trop répété de purgatifs âcres. Elles sont sou-

vent déterminées ou entretenues par une alimentation trop excitante, par le passage subit d'une vie
active à un repos absolu, par l'habitude de rester
trop long-temps assis ou couché, par l'usage de lits
ou de siéges trop mous. Mais il est certain aussi que
la fluxion hémorrhoïdale est souvent un véritable
bienfait de la nature, et que beaucoup de vieillards
lui doivent l'heureuse prérogative d'être affranchis
de la plupart des infirmités de leur âge. Il faut se
garder par conséquent de supprimer les hémorrhoïdes, et se contenter de modérer l'écoulement
sanguin s'il devient excessif, et de calmer les démangeaisons ou les douleurs que causent parfois
les tumeurs hémorrhoïdales.

L'hémorrhoïdaire doit s'abstenir d'alimens épicés,
de salaisons, de liqueurs de table, de thé, de café.
Il se nourrira de viandes blanches, de plantes potagères, de fruits acidules. Sa boisson sera le vin
étendu de beaucoup d'eau. Son lit et son siége habituel ne seront ni trop tendres ni trop chauds
(pag. 276, 433). Il fera rarement usage de ces coussins percés dans le milieu auxquels beaucoup d'hommes de cabinet supposent une utilité qu'ils n'ont pas
réellement (p. 433). Il entretiendra par la promenade ou par tout autre exercice modéré la régularité
des fonctions digestives, et il facilitera les déjections
alvines par des lavemens rafraîchissans et des boissons délayantes. Si les tumeurs hémorrhoïdales causent un prurit trop incommode, il peut faire des
lotions avec une faible décoction de cerfeuil tiède,
ou y appliquer un peu de beurre, de cérat ou d'onguent populéum; mais les liquides astringens, les

topiques répercussifs détermineraient une suppression qui compromettrait la santé et la vie.

Beaucoup de vieillards sont sujets à un *engorgement œdémateux* des jambes et des pieds. Souvent c'est un symptôme d'une affection organique de la poitrine ou de l'abomen, et dans ce cas c'est contre la maladie elle-même que doivent être dirigés tous les moyens curatifs. Mais souvent aussi cette œdématie dépend uniquement de l'inertie des systèmes veineux ou absorbant, du peu d'énergie des propriétés vitales. Alors l'habitation dans un lieu sec, l'exposition des extrémités inférieures à l'action des rayons solaires ou de la chaleur artificielle, la précaution de les tenir élevées en les plaçant sur un plan horizontal toutes les fois qu'on s'assied, enfin l'attention de les revêtir de bas très-chauds ou de les envelopper de peaux de lièvre ou d'agneau, de les bassiner chaque matin avec du vin tiède ou avec une décoction de quelque plante aromatique, de bien les essuyer, et de les serrer ensuite, sans trop les étreindre, avec une large bande, en commençant par le bout du pied et finissant près du genou, l'usage intérieur de boissons à la fois toniques et diurétiques, et un exercice modéré, sont les moyens les plus propres à faire cesser cet engorgement.

Les *varices* aux jambes ne sont pas dangereuses par elles-mêmes; mais un froissement un peu rude ou un coup sur une veine variqueuse peuvent causer sa rupture et déterminer une plaie quelquefois assez difficile à guérir. Il faut donc avoir soin de comprimer méthodiquement la jambe avec une bande de toile, de la manière indiquée ci-dessus, ou mieux

encore avec des bas de coutil ou de peau de chien
bien faits et bien lacés.

Les *maladies cutanées* du vieillard tiennent à la
densité de son tissu cutané devenu sec, ridé et imperméable à la transpiration. C'est en général à son
insouciance pour les lotions, les bains tièdes et tous
les soins de propreté qu'il doit ces démangeaisons
incommodes, ces pustules, ces dartres dont il ne
peut espérer la guérison qu'en assouplissant sa peau
et joignant à tous les moyens propres à produire
cet effet un régime à la fois doux et substantiel.

L'humidité atmosphérique est une des principales causes des *rhumatismes*, surtout lorsqu'on y
est exposé durant le sommeil. Aussi est-il dangereux
de laisser ouvertes pendant la nuit les fenêtres d'une
chambre à coucher, ou de dormir étendu sur la
terre. La fraîcheur qui se répand toujours dans l'atmosphère peu d'instans après le coucher du soleil
produirait le même effet si l'on n'opposait à sa fâcheuse influence une marche accélérée ou un exercice quelconque. L'immersion subite du corps ou
d'une partie du corps dans l'eau froide, l'exposition
à la pluie, des vêtemens mouillés qui sont restés appliqués sur la peau, des habits trop légers substi-
tués brusquement à d'autres beaucoup plus chauds,
l'abus des liqueurs alcoolisées et les excès vénériens, sont encore autant de causes de rhumatismes,
qui, d'aigus qu'ils sont d'abord, prennent ensuite
le caractère chronique. Nous ajouterons l'emploi
de cosmétiques qui interceptent la transpiration,
l'application de répercussifs sur des éruptions cutanées ou d'astringens sur des hémorrhoïdes. Une

atmosphère chaude, des vêtemens de laine sur la peau, des boissons sudorifiques, des bains tièdes et des bains de vapeurs sont les moyens que l'on peut leur opposer avec le plus de succès.

GOUTTE. Sans être tout-à-fait étrangère aux âges antérieurs, la goutte peut être considérée néanmoins comme le triste apanage de la vieillesse. Souvent, ainsi que les hémorrhoïdes, elle semble exercer une influence salutaire sur les fonctions les plus essentielles à la vie, et de son apparition commence pour beaucoup de vieillards sujets auparavant à de graves indispositions une nouvelle ère de santé.

Causes de la goutte. La goutte fixée aux pieds ou la podagre est plus particulièrement le partage du tempérament sanguin; une goutte vague, irrégulière, imparfaite est celle du tempérament nerveux. Chez les hommes d'une constitution athlétique, la goutte a un caractère inflammatoire ou sthénique (goutte *chaude* de quelques auteurs); ceux d'une constitution lymphatique ont une goutte beaucoup moins violente dans ses symptômes et désignée quelquefois sous le nom de *goutte froide*. En général, un corps plein et robuste, une tête volumineuse, des os très-gros, et une peau épaisse, indiquent une prédisposition goutteuse constitutionnelle. Les causes occasionelles qui peuvent faire déclarer cette maladie sont à-peu-près les mêmes que celles des rhumatismes (pag. 558). Souvent aussi elle survient après de longs abus d'un régime excitant, chez des individus, par exemple, habitués à prendre une nourriture abondante et toute animale, à faire usage d'alimens gras ou huileux, de ragoûts, de viandes fumées et salées, de mets indigestes, de liqueurs spiritueuses. Souvent encore elle peut dépendre d'un dérangement des fonctions excrétoires, car presque toujours son invasion est précédée de constipation, de décoloration des urines, de trouble dans les fonctions de la peau, et surtout dans les excrétions qui ont lieu aux pieds et sous les aisselles. A ces diverses causes il faut ajouter, chez certains individus, la suppression d'un sédiment comme crayeux que leurs urines présentaient ordinairement.

Personne n'ignore combien la vie sédentaire peut contribuer à produire la goutte, surtout lorsqu'elle succède à un genre de vie tout opposé. Mais une excessive activité, des exercices violens et prolongés, peuvent avoir le même résultat, et les deux excès sont également à craindre.

La goutte peut être le fruit des désordres de la jeunesse, de la masturbation, des plaisirs vénériens trop précoces, ou du coït immodéré, à quelque âge que ce soit. Elle peut également être la suite d'une trop grande application à l'étude, de veilles laborieuses et surtout de travaux intellectuels immédiatement après les repas. Mais de toutes les circonstances propres à la déterminer, il n'en est pas, dit Barthez, dont l'effet soit plus soudain que celui des violentes émotions de l'âme, telles que la colère ou la terreur. Les inquiétudes, les chagrins et toutes les affections tristes l'amènent aussi à leur suite, mais d'une manière lente.

Parmi les causes qui peuvent faire *remonter* cette maladie, c'est-à-dire lui faire quitter les articulations pour se porter sur quelque organe intérieur, où elle peut déterminer les symptômes les plus graves, il faut compter principalement l'application de topiques astringens ou l'impression du froid sur la tumeur érysipélateuse que forme la goutte articulaire; ou bien au contraire l'action d'une chaleur trop vive, l'usage, par exemple, de pédiluves trop chauds, ou bien encore l'irritation d'un organe intérieur, soit par un état de maladie, soit par l'usage intempestif de médicamens énergiques, irritation qui appelle en quelque sorte la goutte vers l'organe malade.

Symptômes et marche de la goutte. Nous tenterions en vain d'exposer succinctement le diagnostic des affections goutteuses ou d'établir d'une manière bien précise les caractères qui les distinguent des douleurs rhumatismales; nous nous bornerons à retracer la marche que suit ordinairement la goutte articulaire. — Une attaque complète de goutte est ordinairement précédée de douleurs faibles dans les articulations, d'accès imparfaits. Elle arrive ordinairement à la fin de l'hiver. Le malade qui éprouvait précédemment du malaise dans la région de l'estomac et dans diverses parties du corps, qui avait cessé peut-être de suer des pieds, dont les urines étaient devenues abondantes et les veines des pieds enflées et comme variqueuses, qui enfin était, quelques jours auparavant, engourdi et comme gonflé de vents, semble avoir tout-à-coup recouvré la santé; il a plus de gaieté, sa tête est plus libre, ses facultés intellectuelles sont plus actives qu'à l'ordinaire. Le soir, il se couche et s'endort tran-

36

quillement ; mais après quelques heures de sommeil il est réveillé par une douleur vive, qui se fait sentir d'ordinaire au gros orteil. Elle augmente, et en même temps diminuent le froid et une espèce de tremblement qui l'acccompagnaient. Il y a de la fièvre, et cet état persiste pendant le reste de la nuit et pendant la pénible journée qui lui succède. Parvenue vers le soir à son plus haut point, la douleur s'est étendue à tout le pied et n'en est pas moins vive. Mais vers le matin, environ vingt-quatre heures après l'invasion de l'accès, la peau s'humecte, le malade est soulagé presque subitement et s'endort. A son réveil, la partie malade est encore enflée, rouge et chaude, et il y a chaque soir un paroxysme jusqu'à ce que l'attaque de goutte soit terminée, c'est-à-dire pendant à peu près quinze jours si elle est complètement aiguë et régulière. Si le malade revient alors parfaitement à son état de santé primitif, il peut espérer que l'attaque suivante n'aura lieu qu'après un long intervalle ; il pourra même s'en préserver pour toujours en se soumettant dès lors et avec une constante persévérance à toutes les règles hygiéniques.

Nous avons supposé le cas où la goutte envahit d'abord les pieds, cependant on la voit aussi commencer par les poignets ou les mains et parcourir successivement dans la première attaque presque toutes les articulations. D'autres fois la goutte a une marche chronique ; et au lieu d'attaques composées d'une quinzaine de paroxysmes bien distincts, elle présente une irrégularité continuelle, elle dure des mois entiers pendant lesquels elle se promène par tout le corps, abandonnant les articulations et se transportant sur les organes intérieurs pour les causes les plus légères. Le malade a perdu l'appétit, et s'il mange, ses digestions sont laborieuses; son urine est abondante, claire et sans dépôt; il est sujet à des lassitudes, à des crampes, à mille douleurs internes. C'est de cette espèce de goutte particulièrement que résultent à la longue l'œdème, la contracture, les ankyloses, les nodosités et les concrétions goutteuses. Cependant, si l'on voit beaucoup de goutteux être irascibles ou tomber dans la mélancolie, beaucoup aussi semblent, par leur gaieté dans l'intervalle des attaques, par la vivacité de leur imagination, par toutes les qualités de leur esprit et de leur cœur, braver le mal qui les tourmente.

Précautions préservatives de la goutte. Des détails dans lesquels nous venons d'entrer relativement aux causes de cette maladie, on peut déduire facilement les précautions qu'il importe de prendre pour s'en garantir. Les vieillards d'une constitution goutteuse (pag. 559) éviteront donc toute espèce d'excès; et ceux qui ont déjà éprouvé une attaque redoubleront de précautions et de ménagemens pour en éloigner le retour. Heureux ceux qui pourraient aller fixer leur demeure sous un climat chaud. Les goutteux doivent porter des vêtemens de laine sur la peau; et lorsque la goutte est fixée aux pieds, il faut garder jour et nuit des chaussons de laine, dont on a soin de changer matin et soir, et par-dessus lesquels on porte d'autres chaussons de taffetas ciré qui s'opposent à l'exhalation de la matière de la transpiration. Leur lit doit être chaud sans être trop mou, et les couvertures doivent être plus épaisses vers les pieds que du côté de la tête. S'ils font usage de quelques cosmétiques, ils donneront la préférence aux spiritueux; ils s'abstiendront au contraire de tout astringent.

Des faits certains attestent que la diète végétale ainsi que la diète lactée ont complètement guéri des individus goutteux depuis long-temps. Pour se bien trouver de ce régime végétal, ils avaient soin d'en exclure les fruits aqueux et indigestes, et les légumes de même nature; et ils ajoutaient aux alimens quelque assaisonnement propre à leur donner des qualités un peu toniques sans les rendre trop excitans. Mais la diète végétale comme la diète lactée ne conviennent guère qu'aux vieillards encore verts et robustes. Le régime préférable à tous les autres est une nourriture moitié animale moitié végétale, sans aromate de haut goût, des repas simples, peu copieux, composés d'une couple de mets seulement et d'un vin généreux étendu d'eau, enfin une sobriété et une tempérance dont on ne se départisse jamais. Il est avantageux de boire peu, de prendre, proportion gardée, moins de liquides que de solides.

Nous avons dit (pag. 272) quel cas le célèbre Linné faisait des fraises comme aliment préservatif et même curatif de la goutte.

Les auteurs citent de nombreux exemples de goutteux guéris par des frictions faites avec des flanelles sèches, chauffées ou parfumées d'aromates; et Desault affirme qu'un vieillard centenaire s'était affranchi par ce moyen, pendant les trente dernières années de sa vie, d'attaques de goutte aux-quelles il était très-sujet depuis long-temps.

Les bains tièdes peuvent aussi être utiles; ils ne nuiraient que dans le cas où la faiblesse les contre-indiquerait. Les pédiluves sont convenables, mais il ne faut pas les répéter trop souvent, dans la crainte de trop attendrir les tissus.

Nous avons dit (pag. 560) les avantages et les inconvéniens des exercices corporels : modérés, ils sont généralement utiles. On conseille surtout la pro-menade à pied et l'équitation. Quant aux divers modes de gestation, ils n'ont pas la même efficacité, puisque l'on compte parmi les goutteux beaucoup d'hommes qui passent une partie de leurs journées en voiture; mais il est vrai de dire que les écarts de régime et les excès, beaucoup plus communs chez les riches, peuvent bien contre-balancer ce que cet exercice aurait de salutaire pour eux.

Le sommeil des goutteux doit être plus ou moins long selon leur constitution et leurs habitudes ; mais ils ne doivent jamais s'y livrer immédiatement après un repas; ils doivent par conséquent s'abstenir de souper.

L'homme menacé de la goutte doit renoncer aux longs travaux du cabinet; il doit surtout ne jamais passer de la table à l'étude (pag. 554) : une pro-menade après ses repas ou d'agréables distractions, telles que celles que lui procurerait le jeu de billard, lui seraient éminemment salutaires.

On a conseillé comme préservatifs de la goutte les médicamens diaphorétiques; mais les plus doux, tels par exemple qu'une infusion de sauge ou de romarin dans du lait, sont les seuls qui puissent avoir réellement quelque utilité sans présenter en même temps de danger.

La saignée, si préconisée par Boerhaave, peut être avantageuse aux hommes encore vigoureux et pléthoriques. Mais, hors ces circonstances, elle peut déplacer la goutte articulaire et déterminer une rétrocession funeste.

L'application de cautères sur les extrémités peut être regardée comme indispensable chez les personnes prédisposées aux attaques de goutte interne.

Il est essentiel que les goutteux aient le ventre libre, mais un régime sobre et l'exercice sont les moyens les plus simples et les meilleurs; cependant il peut arriver qu'ils aient besoin de purgatifs doux, qui leur procurent une selle chaque jour. On emploie souvent à cet effet les pilules Écossaises ou pilules d'Anderson, les grains de santé ou quelque autre médicament aloétique; mais il est beaucoup de cas où l'aloès ne convient pas, et l'on doit préférer les lavemens huileux ou quelques doses de rhubarbe.

Les amers, et surtout la fameuse poudre de Portland, suspendent quelquefois pour long-temps les accès de goutte articulaire : mais ils ne réussissent qu'aux vieillards lymphatiques; ils seraient funestes aux sujets nerveux ou sanguins. En général, ils ne doivent être employés qu'avec circonspection.

Moyens à employer pendant les attaques. Lorsqu'on a lieu de croire qu'une attaque de goutte va se déclarer immédiatement, il faut redoubler d'attentions hygiéniques, exciter surtout la transpiration par les frictions, l'exercice, le soufre pris intérieurement, fixer le mal aux extrémités inférieures en les enveloppant de tissus très-chauds, ou les recouvrant de cataplasmes émolliens alcoolisés analogues à celui de Pradier. Cette dernière précaution serait particulièrement nécessaire si les symptômes paraissaient entravés dans leur marche. On prendrait en même temps quelques boissons toniques, telles qu'une infusion de quinquina, pour relever les forces de l'estomac languissant et météorisé.

L'attaque étant déclarée, il faut faire diète, rester en repos, user de boissons diaphorétiques, éloigner toute occupation, toute inquiétude, s'abstenir de saignée et de purgatifs énergiques, malgré les symptômes qui sembleraient les indiquer.

Si cependant l'attaque est trop violente, on peut la modérer à l'aide des sangsues. Les bains de jambes dans l'eau tiède ou médiocrement chaude ont été conseillés avec avantage par Tissot, malgré le préjugé contraire. Les affusions d'eau froide sont presque toujours pernicieuses, à moins que l'inflammation ne soit très-vive, que le mal ne soit bien fixé aux extrémités, que le malade ne soit fort et peu irritable, qu'on n'ait le soin de laisser tomber l'eau que goutte à goutte et seulement pendant quelques instans, et qu'aussitôt la partie soit essuyée doucement et bien enveloppée.

Pendant le cours de l'attaque, abstinence, repos, chaleur et patience. Si cependant la douleur est trop violente, les moyens qui peuvent la calmer sans danger sont l'exposition de la partie malade à un bain de vapeurs, et quelquefois simplement des pédiluves tièdes soit avec l'eau pure, soit avec une décoction d'herbes aromatiques. Les narcotiques intérieurement on extérieurement ne sont pas exempts de danger. Les goutteux ne doivent point oublier d'ailleurs que plus la douleur est vive, plus l'accès est court.

Dès que l'attaque est terminée et qu'elle a été suivie d'un sommeil bienfaisant, il faut quitter le lit, il faut même se servir de ses pieds quelques souffrances qu'on en éprouve, puisque de cet exercice pris immédiatement après l'attaque paraît résulter la résolution de la matière goutteuse épaissie autour des articulations, et la cessation complète de tous les symptômes arthritiques. Pour boissons, des décoctions sudorifiques de squine, de sassafras, de salsepareille, coupées avec du lait, peuvent concourir à rendre la terminaison plus prompte.

Les moyens à employer contre la goutte chronique diffèrent peu de ceux que nous venons d'indiquer. Nous observerons seulement que, dans le cours de ses attaques, des symptômes gastriques extrêmement pénibles nécessitent quelquefois l'usage des anti-spasmodiques, tels que l'éther sulfurique, l'esprit de menthe poivré, ou celui des amers, des ferrugineux. S'il existe des symptômes d'embarras des voies digestives, il faut associer aux cathartiques le quinquina ou quelqu'autre substance amère et tonique, on donner le purgatif dans une potion éthérée ou dans quelques onces d'eau de menthe poivrée. Si la sécheresse et l'aridité de la peau réclament l'usage des diaphorétiques, on conseille particulièrement la racine de bardane ou le nitre.

Spécifiques anti-goutteux. Nous ne pourrions énumérer tous les prétendus spécifiques tour à tour en vogue contre la goutte. Les seuls qui méritent quelque attention sont le remède de Tavarès, celui de Paulmier, l'eau d'Husson et le cataplasme de Pradier. — Le remède de Tavarès est le quinquina administré à haute dose. Celui de Paulmier consiste dans l'application d'un certain nombre de sangsues sur les parties malades, avec quelques précautions minutieuses auxquelles il supposait une très-grande importance. L'expérience n'a pas suffisamment constaté l'efficacité de ces deux moyens thérapeutiques. On ne peut nier qu'ils n'aient été suivis dans certains cas de succès remarquables.

L'eau d'Husson, ainsi appelée du nom d'un ancien officier au service de la France, est encore un *secret;* mais on sait parfaitement qu'elle agit à la manière des purgatifs drastiques, et qu'elle est presque toujours pernicieuse.

Le cataplasme de Pradier consiste en un cataplasme d'une livre et demie (pour chaque jambe) de farine de graine de lin qu'on étend bien chaud et épais d'environ un doigt sur une serviette, et qu'on arrose avec environ deux onces d'une teinture composée de baume de la Mecque, quinquina rouge, safran, sauge, salsepareille et alcool rectifié. On recouvre aussitôt de ce cataplasme tout le membre malade, jusqu'au genou; on enveloppe le tout avec des flanelles ou des taffetas gommés qu'on assujettit avec des bandes, et on ne lève cet appareil qu'au bout de vingt-quatre heures. — Le remède de Pradier n'est donc qu'un cataplasme à la fois émollient et tonique. A la vérité, il produit souvent un soulagement instantané; mais ses effets consécutifs sont funestes dans les attaques de goutte sthénique, et il ne peut convenir tout au plus que dans les gouttes chroniques et irrégulières, dont il rend la marche plus franche et plus rapide. Il faut donc, avant d'en faire usage, examiner attentivement si les circonstances permettent de l'employer sans danger.

CHAPITRE II.

Règles de l'hygiène relativement aux sexes.

Il serait évidemment superflu de consacrer un chapitre aux règles hygiéniques spécialement relatives au sexe masculin. L'homme ne présente aucun phénomène physiologique, aucune fonction organique qui nécessitent des considérations autres que celles auxquelles nous nous sommes livrés dans le cours de ce volume. La femme est soumise aux mêmes règles générales; mais, ayant en outre à remplir des fonctions spéciales, à porter et à nourrir dans son sein le produit de la conception, à l'allaiter après la naissance, elle nous présente des phénomènes qui méritent toute notre attention; et nous devons examiner successivement les règles de l'hygiène relatives à la menstruation, à la grossesse et à l'allaitement.

ARTICLE PREMIER.

Règles hygiéniques relatives à la menstruation.

PREMIÈRE MENSTRUATION. La première menstruation est, chez la femme, la circonstance la plus importante de l'âge de puberté, celle qui indique d'une manière certaine que la femme est apte à devenir mère. Quelquefois, mais rarement, elle arrive sans trouble précurseur ; assez souvent un écoulement séreux et blanchâtre en est le seul prélude ; mais plus ordinairement encore, ce n'est qu'après plusieurs alternatives d'efforts infructueux de la nature et de retour à une santé plus ou moins parfaite, que la jeune fille voit enfin paraître le flux menstruel. Tantôt ce premier écoulement est assez abondant et de peu de durée, tantôt il n'a lieu que goutte à goutte et il cesse moins promptement. La même irrégularité se manifeste les mois suivans ; souvent même ce n'est qu'après un intervalle de deux ou trois mois qu'arrive la seconde menstruation, et ce n'est guère qu'au bout d'une année que les règles reparaissent à des époques bien fixes, c'est-à-dire tous les vingt-huit ou trente jours.

Chaque mois leur retour est précédé, chez la plupart des femmes, de pesanteurs dans les régions lombaires et dans les cuisses, d'engourdissement des membres, de prostration des forces ; leurs seins se gonflent et se durcissent, leurs yeux sont mornes et cernés ; elles éprouvent une extrême susceptibilité caractérisée par l'ennui, la tristesse, le besoin de pleurer, les caprices, l'irascibilité, etc., symptômes qui augmentent progressivement, si quelque cause empêche ou supprime l'écoulement, et qui réclament alors des moyens particuliers que nous exposerons en traitant de l'aménorrhée.

Dans nos climats, et en particulier à Paris, les règles durent ordinairement trois, quatre, cinq ou six jours; mais il est aussi des femmes qui ne les ont que pendant une journée, d'autres pendant huit jours et même davantage. Quelques-unes ne font que *marquer*; d'autres perdent beaucoup de sang. Mais chez une femme d'une bonne constitution et bien portante, le sang menstruel doit couler au moins pendant quatre jours : le premier jour, le sang paraît en petite quantité, ou même se montre et disparaît alternativement; le second jour, l'écoulement est plus prononcé; il est plus considérable le troisième; il diminue et disparaît du quatrième au cinquième.

Le climat, l'âge plus ou moins avancé de la femme, et son tempérament, son genre de vie, ses occupations habituelles, ses affections morales sont autant de causes qui peuvent apporter de grandes différences dans la quantité de sang fournie par chaque menstruation. À Paris et dans toutes les contrées tempérées, cette quantité est de 4 à 8 onces. Elle est moindre chez les femmes avancées en âge, et chez celles qui ont eu plusieurs grossesses. Les femmes très-grasses perdent peu de sang; c'est le contraire chez celles d'un tempérament bilieux ou nerveux. Les femmes des campagnes, toutes celles qui mènent une vie active, qui se nourrissent d'alimens grossiers, dont l'imagination est peu vive et les sens peu excitables, sont moins réglées que celles des villes, que les femmes voluptueuses, que celles qui se repaissent d'alimens succulens, qui vivent dans l'indolence et la paresse, qui exaltent leur imagination par la lecture des romans. Les filles publiques ont, en général, des menstruations excessives, causées et entretenues par l'irritation trop fréquente des organes utérins, irritation qui, plus tard, détermine les passions les plus fougueuses, comme la masturbation, l'hystérie, la fureur utérine, et souvent aussi des maladies cruelles telles que le squirrhe de la matrice ou des ovaires.

De ces faits, il est facile de déduire les moyens hygiéniques qui peuvent favoriser la première menstruation et entretenir ensuite la régularité de cette hémorrhagie naturelle.

On ne saurait trop recommander de fortifier, dès la première jeunesse, la constitution des jeunes filles en les habituant au travail, d'avoir soin que leurs journées soient remplies par les soins du ménage ou par des occupations simples et variées, qui leur procurent de l'exercice en même temps qu'elles tiennent leur esprit dans une activité peu fatigante. Lorsqu'elles sont en âge d'étudier, il faut bien se garder de les astreindre à trop d'assiduité (p. 453); leurs heures de travail doivent être entre-coupées de fréquentes récréations (pag. 408, 424), pendant lesquelles on laisse un libre cours à la vivacité naturelle à leur âge. La promenade en plein air (pag. 405), et autant que possible dans des lieux élevés et montueux, la course, le jeu de la corde, du cerceau, leur sont alors véritablement salutaires : on doit veiller surtout à ce que, dans leurs jeux comme pendant leurs occupations sédentaires, elles ne s'habituent point à des attitudes vicieuses (pag. 435). On ne saurait trop recommander une nourriture tonique, mais nullement excitante, et des repas peu copieux mais fréquens et bien réglés (pag. 337); un sommeil de huit à neuf heures, et l'attention de se lever et de se coucher chaque jour de bonne heure. Une précaution également essentielle, c'est de ne point assujettir les jeunes filles à l'empire de la mode. Nous avons signalé les pernicieux effets des corps baleinés (pag. 153), et le danger qu'elles courent lorsqu'elles ont les bras nus et la poitrine découverte (*ibid.*). On ne peut révoquer en doute que c'est à la compression du thorax par les corps, à l'impression de l'air atmosphérique sur les parties laissées ainsi à nu, et à la suppression plus ou moins complète de la transpiration, qui en est la suite inévitable, qu'il faut attribuer le reflux du sang vers les organes intérieurs, leur irritation, leurs lésions plus ou moins graves, les phthisies auxquelles succombent tant de jeunes femmes, et ces squirrhes de la matrice qui font le supplice de celles qui arrivent à un âge plus avancé.

Lorsque la puberté se manifeste, et que cependant les règles tardent encore à paraître, il n'y a pas d'inconvéniens à permettre des exercices un peu plus violens qu'à l'ordinaire, tels que l'équitation, les promenades ou les voyages dans des voitures un peu rudes. Les jeunes personnes peuvent aussi s'exercer chaque matin à frotter une partie de leur appartement, en évitant cependant de trop se fatiguer. On insistera sur les pédiluves très-chauds ; on fera faire avec une étoffe de laine un peu rude ou avec une brosse à peau, des frictions sur toute la moitié inférieure du corps, depuis les reins ; on secondera ces agens extérieurs par l'usage de quelques boissons aromatiques. (Voy. plus loin, *Aménorrhée.*)

Si la jeune fille est d'une faible constitution, on lui fera observer un régime tonique (pag. 334), elle prendra de petites quantités d'un vin généreux, des infusions amères, des boisssons ferrugineuses. Si elle est forte et pléthorique, on prescrira un régime rafraîchissant ; on pratiquera des saignées du pied, ou bien l'on appliquera des sangsues aux cuisses. Si elle est forte, mais d'une constitution sèche et irritable, on insistera sur l'usage des bains tièdes. S'il existe en elle un principe rhumatismal ou dartreux, on appliquera un vésicatoire. On s'attachera surtout, quelle que soit la constitution, à prévenir les passions, ou à affaiblir celles qui prendraient trop d'empire. Si les bals, les concerts, les spectacles, les réunions nombreuses peuvent être de quelque utilité, en prenant toutefois les précautions convenables, pour éveiller l'imagination d'une jeune personne indolente et apathique ; ils seraient funestes pour celles d'un tempérament ardent, d'une imagination active. Les voyages, le séjour à la campagne, les occupations du jardinage, une petite société bien choisie, procurent des distractions infiniment préférables.

Si la menstruation ne prend point son cours naturel sous l'influence de ces divers moyens, le trouble général et les divers symptômes qui en résultent constituent alors un état maladif. (Voy. *Aménorrhée*, *Chlorose.*)

TEMPS CRITIQUE. Il en est de la cessation des règles comme de leur première apparition, elle offre de nombreuses et d'importantes anomalies. On voit des femmes qui *perdent* de très bonne heure, et ce sont ordinairement celles chez qui la puberté a été précoce : d'autres au contraire sont réglées jusque dans un âge très-avancé. C'est ordinairement vers la quarante - cinquième année que les femmes de nos climats cessent de *voir*, et il faut se défier des écoulemens sanguins qui ont lieu au-delà de la cinquantaine : souvent ces prétendues menstruations tardives ne sont que des hémorrhagies auxquelles il faut remédier.

Ordinairement la femme est avertie du changement qui va s'opérer en elle, d'abord par la diminution progressive du flux menstruel, puis par son irrégularité; et du moment où les règles se dérangent chez une femme qui a passé la cinquantaine, il est rare que leur cours se rétablisse parfaitement.

C'est encore par une observation exacte des règles de l'hygiène que les femmes peuvent espérer passer sans accident cette époque de leur vie, qu'elles désignent avec raison sous le nom d'*âge critique*. Mais un conseil qu'on ne saurait trop leur répéter, c'est de ne point se livrer à une médecine de précaution, qui ne fait qu'entraver la marche de la nature et augmenter les dangers qu'elles redoutent.

Qu'elles s'astreignent d'avance a un régime sévère, qu'elles renoncent aux plaisirs des sens, ou du moins qu'elles y mettent une sage modération, qu'elles se garantissent soigneusement des intempéries atmosphériques, qu'elles évitent dans leur manière de se vêtir, dans le temps et la durée de leur sommeil, les abus que nous avons fait connaître ; qu'elles aient seulement l'attention de modifier leur régime selon leur tempérament, d'après les principes que nous exposerons plus bas, et cette époque n'aura pour elles rien de pénible ; celles, au contraire, qui ont sacrifié leur santé pour satisfaire des passions effrénées, qui ont substitué leurs goûts capricieux à un régime rationel, qui ont été esclaves des modes et des vains plaisirs du monde, n'ont plus devant elles qu'un avenir de douleurs et de maux de tout genre.

Chlorose *(pâles couleurs)*. Lorsque la première menstruation est empêchée ou retardée par une cause quelconque, la chlorose en est la suite ordinaire. Aussi l'observe-t-on chez les jeunes filles éminemment lymphatiques ou nerveuses, chez celles qui sont élevées dans des lieux humides et obscurs, ou constamment appliquées à des travaux sédentaires, chez celles qui ne se nourrissent que d'alimens peu substantiels, ou dont la constitution est détériorée par les privations que leur impose l'indigence. Mais peut-être est-elle tout aussi commune chez ces jeunes personnes blanches et délicates, affaiblies par l'inaction et la mollesse, qui substituent aux exercices corporels les frivoles plaisirs des cercles et la fréquentation des théâtres, où tantôt elles bravent à demi-nues les intempéries atmosphériques, et tantôt, surchargées de vêtemens et de fourrures, elles ont à supporter une chaleur accablante, en même temps que des scènes ou des conversations licencieuses émeuvent fortement leurs sens, et exaltent leur susceptibilité nerveuse.

De quelque cause qu'elle résulte, la chlorose est caractérisée d'abord par un état de langueur, de la dyspnée, des maux de tête, des douleurs dans le dos, dans les lombes, dans les articulations, des borborygmes, des tranchées; il survient ensuite un peu de bouffissure, les paupières sont cernées, les yeux sont battus, il y a des anxiétés précordiales, de l'oppression, des palpitations, des baillemens, des alternatives de chaleur vive et de froid intense. La peau est pâle et décolorée, quelquefois même terne et comme plombée, et plus tard d'un jaune verdâtre. Les jeunes filles chlorotiques sont sujettes à des frayeurs nocturnes, à des alternatives de gaîté folle et de mélancolie profonde; elles sont tourmentées d'appétits bizarres et dépravés qui leur font rechercher avec avidité des fruits acerbes, des substances indigestes ou même des substances tout-à-fait inusitées comme alimens, telles que du charbon, du plâtre, etc.

La première indication à remplir, pour le traitement de cette maladie, c'est de remédier à l'atonie générale. On recommandera les eaux minérales de Vichi, de Spa, de Plombières, ou simplement de l'eau que l'on rend ferrugineuse en y mettant séjourner de la limaille de fer; les amers, tels que

les vins de quinquina, d'absinthe, de petite centaurée; les infusions aromatiques, telles que celles
de mélisse, d'hysope. On n'emploiera qu'après
avoir relevé les forces les médicamens qui paraissent agir d'une manière spéciale sur l'utérus,
comme l'infusion ou le sirop d'armoise. Un mélange, sous forme de pilules, de parties égales de
safran, de quinquina, de limaille de fer ou de carbonate de ce métal, administré de manière à donner
chaque jour dix grains de chaque, réussit souvent à
déterminer l'évacuation menstruelle. Mais on ne
doit pas perdre de vue que les soins hygiéniques que
nous avons indiqués (pag. 574) sont infiniment
préférables à toutes les ressources pharmaceutiques,
et que la plupart du temps ils peuvent suffire.

La seconde indication que présente la chlorose,
est d'appeler le sang vers l'utérus par des pédiluves
très - chauds aiguisés avec la moutarde, par des
frictions sur les cuisses, ou en y appliquant des
ventouses sèches. On peut aussi avoir recours alors
aux purgatifs stimulans, et donner, par exemple,
des pilules de six grains d'aloès, unis à dix ou douze
grains d'une préparation martiale ; mais en général
les purgatifs aloétiques, les emménagogues quels
qu'ils soient, et la saignée générale ou locale, ne
doivent être employés qu'au moment où des symptômes particuliers indiquent l'afflux du sang vers
l'utérus. Employés à contre-temps, ils entraveraient
les efforts naturels; il s'établirait en quelque sorte
deux époques menstruelles sollicitées l'une par la
nature et l'autre par l'art.

La rhue et la sabine doivent être réservées pour

les cas extrêmes, et leur usage exige la plus grande circonspection.

On regarde communément le mariage comme le moyen le plus efficace de faire cesser la chlorose; mais s'il est praticable lorsque la chlorose dépend de l'irrégularité des périodes menstruelles, il ne saurait l'être lorsqu'elle survient avant la première menstruation. Il est évident d'ailleurs que le mariage aurait des dangers lorsque la maladie résulte d'une extrême faiblesse : il ne peut être efficace que lorsque la jeune fille est devenue chlorotique par suite d'un amour contrarié.

AMÉNORRHÉE (*suppression des règles*). Toutes les causes physiques et morales que nous avons dit être susceptibles de produire la chlorose peuvent également déterminer l'aménorrhée. Les règles peuvent en outre être supprimées par l'action instantanée de causes particulières, au moment où elles avaient leur cours régulier : tel est l'effet d'une frayeur vive, d'un emportement de colère, d'un chagrin violent, de l'impression subite d'un froid humide, de l'immersion des pieds ou des mains dans l'eau froide, de l'aspersion de la figure ou de la poitrine avec un liquide froid, d'une saignée du bras, d'une douleur vive et en général de toute action physique ou morale qui opère une prompte révolution dans l'économie.

Chez les femmes jeunes, fortes et sanguines, la suppression des règles détermine des symptômes inflammatoires qui se terminent par des sueurs, par une hémorrhagie nasale ou par le rétablissement de la menstruation. D'autres fois le sang reflue, pour ainsi dire, vers un organe intérieur, vers les poumons par exemple, et de là une inflammation que des saignées abondantes et le retour même des règles ne peuvent pas toujours arrêter. Souvent des hémorrhagies accidentelles, une hémoptysie ou une hématémèse, remplacent le flux naturel, et n'offrent de danger qu'autant que leur durée se prolonge, ou qu'il s'y joint une vive irritation des poumons ou de l'estomac.

Le pica et en général les névroses si communes dans la chlorose (p. 478), le sont également dans l'aménorrhée.

Il est très-facile de constater la suppression menstruelle, mais il ne l'est pas toujours de remonter à sa cause. Beaucoup de femmes mariées, mal réglées précédemment, affirment n'être point enceintes et sollicitent de leur médecin des médicamens emménagogues, s'imaginant que la suppression qu'elles éprouvent est purement accidentelle; d'autres, jalouses de conserver des charmes qui se flétrissent, se dissimulent à elles-mêmes leur âge et voudraient retarder le moment *critique*. L'état de grossesse et la cessation des menstrues peuvent donc, dans certains cas, rendre le diagnostic de l'aménorrhée fort embarrassant. Les mouvemens du fœtus n'étant bien manifestes que du quatrième au cinquième mois de la grossesse, la prudence veut que les femmes attendent cette époque avant d'attaquer la suppression par des moyens énergiques, qui compromettraient leur vie et celle de l'enfant qu'elles portent dans leur sein. Les femmes qui ont atteint l'âge de quarante ans se rappelleront que la cessation des menstrues n'a pas de terme bien fixe, qu'elle peut être plus ou moins précoce. En rappelant le flux menstruel contre le vœu de la nature, elles courent risque de provoquer des *pertes* dangereuses et des maladies organiques de la matrice.

Les moyens les plus propres à prévenir l'aménorrhée ont été suffisamment indiqués précédemment (pag. 574). Quant aux suppressions subites dont nous venons de parler (pag. 580), des pédiluves chauds, des boissons anti-spasmodiques et diaphorétiques suffisent ordinairement pour rétablir le cours naturel des menstrues; sinon il faut prendre des demi-bains ou des bains de siége, faire des fomentations émollientes sur la région hypogastrique ou se placer au-dessus de la vapeur de l'eau chaude. Enfin le moyen le plus efficace est l'application de quelques sangsues à la partie supérieure des cuisses; il faut y avoir recours dès que la suppression est suivie de douleurs lombaires et de pesanteur vers la région occupée par la matrice. La saignée du pied produit à-peu-près le même effet, mais avec moins de certitude.

Ces évacuations sanguines sont surtout nécessaires chez les femmes pléthoriques, et doivent être secondées par des boissons rafraîchissantes et laxatives. Les tempéramens lymphatiques réclament plus particulièrement les infusions aromatiques et amères, les préparations martiales, les fomentations stimulantes, quelquefois même des eroménagogues énergiques (tels que les pilules de Fuller), mais à doses faibles et avec la plus grande prudence. Les tempéramens nerveux demandent, au contraire, que l'on proscrive tout irritant, que l'on soit très-réservé sur la saignée et que l'on se contente le plus souvent d'insister avec persévérance sur les adoucissans et les sédatifs.

Les suppressions qui dépendent d'affections morales, de peines du cœur, sont celles qui présentent le plus de difficultés. Il faut, avant tout, chercher à détruire leur fâcheuse influence par de sages raisonnemens; autrement le mal subsisterait indéfiniment et s'acroîtrait par sa durée même. Celles qui tiennent à une vie déréglée ne peuvent non plus cesser que par le retour à des mœurs plus régulières : ce serait une étrange illusion que de s'imaginer qu'on puisse faire disparaître en un instant par des moyens pharmaceutiques, de longues altérations, de longs désordres dont on s'obstinerait en même temps à perpétuer la cause.

Leucorrhée (*flueurs blanches*, ou *catarrhe utérin*). Dans les cités populeuses, un très-grand nombre de femmes sont sujettes à des excrétions leucorrhoïques, indolentes et passagères. Mais ces excrétions provenant souvent de la membrane muqueuse vaginale et étant d'ailleurs peu abondantes et peu durables, elles y font à peine attention. Néanmoins il arrive souvent que l'affaiblissement progressif de leur constitution amène à la longue une véritable leucorrhée.

Une constitution molle et lâche, l'habitation dans des lieux humides, l'abus de laitage, d'alimens aqueux ou farineux, lorsque la faiblesse naturelle réclame au contraire un régime analeptique, l'usage trop fréquent des bains, l'habitude des chaufferettes, l'irritation trop répétée des organes de la génération soit par des excès vénériens, soit par la masturbation, soit par des pessaires, la suppression d'un exutoire, de la transpiration, ou d'une maladie cutanée, et souvent des affections morales tristes peuvent donner naissance aux flueurs blanches. Si la leucorrhée est le triste partage des femmes que l'indigence confine et resserre dans les quartiers malsains des grandes villes et condamne à des privations de tout genre, elle est peut-être plus fréquente encore et plus opiniâtre chez ces beautés langoureuses dont chaque jour est marqué par quelque excès, par des abus de régime, par une molle et voluptueuse inertie; souvent même, devenues mères, ces femmes leucorrhoïques transmettent à leurs filles leur dégoûtante maladie, qui se déclare quelquefois peu d'années ou même peu de mois après la naissance.

Les femmes chez lesquelles la leucorrhée est devenue constitutionnelle ont l'œil morne; elles sont pâles, bouffies, blafardes, maigres et sans force; à l'écoulement près, elles présentent des symptômes analogues à ceux de la chlorose.

Les moyens propres à prévenir la leucorrhée sont les mêmes que ceux que nous avons indiqués pour activer la première menstruation, lorsqu'une faiblesse trop grande en retarde l'apparition (p. 575).

Lorsque la maladie est déclarée, il faut redoubler d'efforts pour modifier l'économie toute entière. On insistera sur un régime tonique, sur le quinquina, sur les infusions aromatiques, sur les eaux et les préparations ferrugineuses. Si l'atonie est extrême, on prescrira de préférence les substances balsamiques, telles que les baumes du Pérou, de Tolu, de Copahu, la térébenthine, les bourgeons de sapin du nord. Ces deux dernières substances surtout, l'une en infusion et l'autre sous forme de pilules, ont réussi dans des circonstances où les autres avaient échoué. C'est comme substances résineuses que les pilules de Stahl peuvent aussi convenir dans ce cas. Mais, en même temps que l'on donne des toniques à l'intérieur, les fomentations et les injections aromatiques sont d'une utilité incontestable.

Lorsque l'estomac est frappé comme l'utérus d'une extrême débilité, il faut ranimer ses forces par des alimens succulens, par de petites quantités d'un vin généreux, ou même à l'aide de la rhubarbe, de la muscade, de la menthe. M. Hallé, conseillait surtout la myrrhe et la limaille de fer.

S'il est utile d'administrer quelques purgatifs, c'est encore la rhubarbe qui mérite la préférence. Les eaux minérales laxatives peuvent aussi convenir ; mais en général il est bon d'associer aux purgatifs quelques toniques pour que la vertu fortifiante des uns favorise l'action dérivative des autres. C'est ainsi qu'agissaient les pilules balsamiques d'Hoffmann, et celles de Stahl et de Becker.

Leucorrhée aiguë. Dans tout ce que nous venons de dire nous avons eu spécialement en vue ces flueurs blanches qui tiennent à une faiblesse soit originelle soit déterminée par une infraction habituelle des règles hygiéniques. Il est aussi une leucorrhée aiguë, qui peut provenir de quelques unes

des causes énumérées ci-dessus , particulièrement
d'une irritation quelconque des organes génitaux ,
de l'usage d'une chaufferette trop chaude , etc. Elle
est caractérisée d'abord par un sentiment d'ardeur ,
de sécheresse, de prurit dans le vagin, de la difficulté d'uriner , des douleurs hypogastriques assez
vives ; puis, vers le troisième ou quatrième jour ,
par un écoulement clair et abondant, ensuite vert
ou jaunâtre , en dernier lieu épais et blanc. Les
symptômes s'apaisent alors peu-à-peu et la maladie
cesse du trente-sixième au quarantième jour.

Quoiqu'une leucorrhée aiguë modérée n'exige pas
de traitement , il est bon néanmoins de seconder la
nature par le repos et des boissons délayantes. Si
l'inflammation devenait trop vive, on l'apaiserait par
des saignées locales ou générales, des bains de siége,
des fomentations et des injections émollientes, des
boissons adoucissantes et acidules. La constipation
doit surtout être soigneusement combattue par des
lavemens et des potions laxatives. Si la vessie participe à l'irritation , il faut donner des décoctions
de lin nitrées. Dans tous les cas , toute espèce
d'astringent , tout purgatif énergique serait dangereux.

MÉTRORRHAGIE (*perte utérine*). Lorsqu'il survient
un écoulement sanguin chez une femme qui a cessé
d'être réglée , il ne peut y avoir d'incertitude sur
son caractère : c'est une métrorrhagie. Mais chez
les femmes encore jeunes et surtout chez celles qui
ont toujours eu des règles abondantes , il est souvent
assez difficile de distinguer la métrorrhagie du flux
menstruel. Néanmoins si l'écoulement est beaucoup

plus abondant que ne le sont ordinairement les menstrues, si au lieu de ne paraître qu'à l'époque naturel du retour périodique, il survient plusieurs fois dans le même mois, ou s'il dure plus long-temps qu'à l'ordinaire, le doute doit cesser.

Quoique quelques auteurs soutiennent que la métrorrhagie soit toujours une hémorrhagie active ou sthénique, des faits multipliés attestent qu'elle peut être aussi le résultat d'un état d'asthénie général. La métrorrhagie active survient chez les femmes sanguines et pléthoriques; le sang est vermeil et coule avec force; ses causes sont un régime trop substantiel, l'abus du vin ou des liqueurs spiritueuses, des veilles excessives ou un sommeil habituellement trop prolongé, des jouissances prématurées, des excès vénériens, l'irritation des organes utérins par des manœuvres licencieuses, les violentes émotions de l'âme, la chaleur excessive de la saison ou d'un appartement, souvent en hiver l'usage des chaufferettes (qui, indépendamment de l'action spéciale du calorique, produisent peut-être une excitation particulière à raison du gaz acide carbonique dégagé par la combustion de la braise), l'exercice immodéré de l'équitation, de la danse et surtout de la walse, les passions violentes, telles que la frayeur, la colère, le jeu, la jalousie.

La métrorrhagie passive s'observe au contraire chez les femmes faibles, lymphatiques, leucorrhoïques, fatiguées par des maladies antérieures, épuisées par une lactation trop prolongée, par l'abus des jouissances vénériennes, ou par un mauvais régime. Ici nul signe de pléthore générale ni locale:

le sang est à peine rouge ; ce n'est presque qu'une abondante sérosité roussâtre.

Une émotion violente, une chaleur vive et subite peuvent faire, pour ainsi dire, jaillir le sang à l'instant même. Cependant chez les femmes pléthoriques les pertes sont précédées ordinairement de symptômes analogues à ceux des menstruations difficiles.

La métrorrhagie active est peu dangereuse. Elle semble avoir pour but de faire cesser une pléthore locale ; et elle s'arrête ordinairement dès que l'équilibre est rétabli entre tous les organes. Un régime sévère, le repos de l'esprit et du corps, des boissons délayantes et acidules, et dans certains cas, la saignée, sont nécessaires lorsque l'on craint cet accident. Si la perte a lieu nonobstant l'emploi de ces moyens, l'atmosphère de l'appartement occupé par la malade sera continuellement renouvelée ; dans les saisons chaudes et sèches, on aura le soin d'y placer des vases pleins d'eau ou d'y étendre des draps mouillés, qui donnent une fraîcheur continuelle ; les rideaux des alcôves seront toujours ouverts, mais on entretiendra le silence et un peu d'obscurité ; on ôtera les vêtemens chauds, les ligatures, et tout ce qui pourrait gêner l'abdomen. La malade sera couchée de manière à avoir le bassin un peu élevé ; son lit ne devra être ni trop mou ni trop chaud. On lui tiendra le ventre libre, mais seulement à l'aide de légers laxatifs. On lui prescrira de s'abstenir de tout mouvement et de ne point parler. On ne la laissera pas s'endormir tant que le sang coulera ou que la métrorrhagie sera imminente ; ou si elle cède au besoin du sommeil, on la surveillera très-attentivement.

Beaucoup plus dangereuses, les métrorrhagies passives réclament les secours les plus prompts. On conseille des boissons un peu astringentes, préparées avec l'aigremoine, l'argentine, le chou rouge, le plantain, les roses rouges, le sirop de grenadier; celles où entre l'eau de Rabel, le kino, la noix de galle; mais en général ces moyens intérieurs produisent peu d'effet. Les boissons simplement acidules conviendraient encore mieux puisque l'état d'atonie de tous les systèmes organiques réclame au contraire des toniques. Quelquefois l'ingestion d'une petite quantité d'une boisson à la glace ou l'immersion des extrémités inférieures dans l'eau froide a suffi pour arrêter sympathiquement une perte abondante. L'application sur le bas-ventre, sur la partie interne des cuisses et sur les jambes de linges imbibés d'un mélange d'eau et de vinaigre, ou simplement d'eau froide, ou même de glace pilée, et quelques injections astringentes, sont ordinairement suivies de succès.

Une attention importante, c'est d'éloigner toute idée de danger, et de calmer une susceptibilité nerveuse qui ne manquerait pas d'aggraver les accidens. Les femmes qui ont déjà éprouvé des *pertes* doivent cependant être prévenues que ce n'est que par une stricte modération dans le régime alimentaire et dans les jouissances vénériennes, ou même en observant, dans certains cas d'atonie ou d'irritabilité extrême de la matrice, une continence absolue, en se pénétrant enfin de l'importance de toutes les règles hygiéniques, qu'elles pourront se préserver de funestes récidives.

Hystérie. Parmi les causes les plus ordinaires de l'hystérie, il faut noter en premier lieu la continence absolue, un amour contrarié, la jalousie, ou des besoins vénériens qui ne sont pas suffisamment satisfaits, et en général tout ce qui peut contribuer à exalter les sens et l'imagination ou à déterminer une excitation trop vive de l'utérus.

Les accès hystériques sont souvent désignés sous le nom vulgaire de *vapeurs.* Ils surviennent subitement ou bien ils sont précédés de baillemens, d'étourdissemens, d'envies de rire ou de pleurer sans sujet. Leur principal caractère consiste dans le sentiment d'une boule qui semble partir de la matrice, traverser en roulant la cavité abdominale et la poitrine et s'arrêter à la gorge, où la malade éprouve une constriction pénible. Il y a en même temps des mouvemens convulsifs des bras et des jambes, et une chaleur vive ou un froid glacial. La respiration est gênée ; le pouls petit. Une douleur fixe et comme térébrante (clou hystérique) se fait sentir dans un point de la surface du crâne. Si l'accès est violent, la respiration et la circulation semblent suspendues, et la malade est dans un état de mort apparente, qui, dans quelques cas infiniment rares, peut devenir réelle.

Le globe et le clou hystériques et la constriction de la gorge sont les principaux caractères auxquels on distingue l'hystérie des autres névroses avec lesquelles elle a quelque analogie. Dès que ces symptômes se dissipent, la malade revient à elle-même.

Tous les moyens hygiéniques indiqués précédemment (pag. 374) sont également indispensables pour prévenir l'hystérie ou ses récidives. Quand une femme est prise de convulsions hystériques, il faut s'empresser de détacher tout ce qui pourrait la gêner, lui procurer un air frais, lui faire respirer des odeurs vives ou des vapeurs fétides. Si l'accès est violent, il faut recourir aux gommes résines fétides, surtout en lavemens, et aux révulsifs les plus puissans dirigés sur les extrémités inférieures. On doit d'ailleurs s'empresser de rechercher la cause des accidens et s'assurer surtout de l'état de la menstruation, pour modifier le traitement selon la circonstance et suivant la constitution de la malade ; mais en général, l'union des sexes est le moyen le plus efficace de faire cesser sans retour l'hystérie.

ARTICLE II.

Règles de l'Hygiène relatives à la Grossesse.

La grossesse ne devient si souvent un état maladif que parce que les femmes ne se persuadent point assez que les devoirs maternels commencent dès le moment de la conception. Le travail important qui s'opère dans l'utérus concentrant vers cet organe les forces vitales, les femmes enceintes doivent redoubler de précautions hygiéniques.

Circumfusa. Elles sont plus sensibles au froid, à la chaleur, à l'humidité, et à toutes les vicissitudes atmosphériques ; elles doivent, par conséquent, s'en préserver avec plus de soin que jamais,

et s'interdire surtout les promenades du soir, les
spectacles, les cercles nombreux, et tous les lieux
où l'air est chargé d'exhalaisons plus ou moins fétides. Les vapeurs des marais, des tanneries, des
mégisseries, des égouts et des latrines infectes, les
odeurs même les plus suaves, telles que celles de la
rose et du jasmin, paraissent disposer à l'avortement.

Applicata. Les femmes enceintes doivent se vêtir chaudement, sèchement et légèrement, et de
manière qu'aucun organe essentiel ne soit comprimé Les corsets, qui refouleraient la matrice d'a-
vant en arrière et de haut en bas, seraient pernicieux pour la mère et pour le fœtus : cependant
beaucoup de femmes habituées à en porter ne peuvent les quitter sans éprouver un malaise général;
elles doivent alors ne faire usage que d'un corset
extrêmement souple et élastique, qui ne soit point
armé de busc d'acier ni de baleine et qui soutienne
le tronc sans gêner les viscères intérieurs. Si leur
ventre prend un développement considérable, elles
s'accoutumeront peu à peu à ne porter qu'une sorte
de ceinture élastique qui empêche un ballottement
trop pénible. Les seins doivent aussi être soutenus,
mais l'usage trop long-temps continué de corps baleinés affaisseraient les glandes mammaires et tarirait la source du lait, ou bien aplatirait le mamelon
et rendrait ainsi l'allaitement difficile et douloureux.
— Dans les derniers temps de la grossesse les membres inférieurs ne doivent être non plus comprimés
ni par des jarretières, ni par aucun lien circulaire,
la pression qu'exerce l'utérus sur les vaisseaux cru-

raux disposant aux varices et aux engorgemens œdémateux.

La grossesse n'indique ni ne contre-indique les bains tièdes (pag. 147). Les femmes molles lymphatiques n'en prendront qu'un ou deux dans le cours de leur grossesse, seulement par mesure de propreté. Les femmes nerveuses, irritables, se trouveront très-bien d'en prendre souvent : c'est même pour quelques-unes le seul moyen d'arriver jusqu'au terme de leur grossesse. Elles insisteront surtout sur leur usage dans les derniers temps, pour relâcher les parties molles et faciliter leur extension lors de l'accouchement. Le même conseil s'adresse, à plus forte raison, aux femmes qui deviennent enceintes pour la première fois dans un âge un peu avancé. — Les bains de pieds peuvent, en attirant les fluides vers les extrémités inférieures, troubler le travail de la nature ; et tout le monde sait que bien des filles ou des femmes enceintes les emploient dans la coupable intention de se faire avorter. Bien que leur tentative soit presque toujours infructueuse, il est plus prudent de s'en abstenir toutes les fois que quelque accident grave n'en réclame pas impérieusement l'emploi.

Ingesta. Le régime alimentaire des femmes grosses diffère peu du régime ordinaire. Elles doivent seulement éviter avec plus de soin les substances indigestes. Il en est qui, du moment qu'elles ont conçu, prennent du dégoût pour certains alimens qu'elles aimaient beaucoup auparavant, d'autres dont l'appétit ne convoite qu'une seule sorte d'alimens. Ces appétits en apparence déraisonnables ou même dépravés, qui sont très-souvent l'effet de vains caprices ou d'une véritable névrose, sont aussi quelquefois des avertissemens de la nature, qui indique l'espèce d'alimens dont l'estomac s'accommodera le mieux. Lorsqu'une femme, par exemple, a de la répugnance pour un régime animal, il n'y a pas autant d'inconvénient qu'on le pense à lui permettre quelques végétaux, dont elle aime à relever la saveur par des assaisonnemens aromatiques ou avec des acides. Mais, d'un autre côté aussi, les femmes doivent opposer de sages raisonnemens à ces ridicules *envies*, qu'il n'est quelquefois pas possible de satisfaire, et qui souvent ne seraient pas sans danger pour elles-mêmes. Nous n'entreprendrons point, au reste, de persuader aux mères que les *marques* ou les *taches* cutanées que leurs enfans ont apportées en naissant, et auxquelles leur imagination prête des formes et des ressemblances particulières, n'ont aucun rapport avec des *envies* non satisfaites. Nous dirons seulement, au risque de trouver beaucoup d'incrédules, que l'expérience de tous les observateurs attentifs a prouvé le peu de fondement de cette opinion populaire.

Un préjugé également répandu parmi le peuple, c'est qu'une femme enceinte doit manger beaucoup pour subvenir aux frais d'une double nutrition. Cependant l'inappétence, les dégoûts, les nausées, les vomissemens qui surviennent presque toujours au commencement de la grossesse prouvent, au contraire, l'inutilité d'une alimentation copieuse ; et l'on a vu des femmes qui n'avaient cessé de vomir pendant les neuf mois, et qui pouvaient à peine garder dans leur estomac quelque aliment léger, mettre néanmoins au jour des enfans vigoureusement constitués. — Les femmes enceintes doivent manger peu et souvent dans les premiers temps de la gestation, faire des repas un peu plus copieux vers le quatrième mois, à mesure que leur appétit revient, et se remettre ainsi peu à peu à leur régime ordinaire.

Les boissons chaudes, telles que le thé, ne leur conviennent nullement; les boissons à la glace, beaucoup plus nuisibles encore, pourraient les faire avorter. Du vin vieux étendu de plus de deux tiers d'eau est la boisson la plus convenable, sauf les circonstances où une température atmosphérique extrêmement chaude ou une constitution pléthorique indiqueraient l'usage de boissons plus rafraîchissantes.

Excreta. Il faut surveiller avec soin les évacuations naturelles. S'il y a de la tendance à la constipation, il faut la prévenir par des lavemens émolliens et huileux, des boissons délayantes et mucilagineuses, l'usage de végétaux relâchans, de quelques fruits mucoso-sucrés (pag. 276). Les coliques ou des efforts trop violens pour expulser des matières endurcies pourraient déterminer des hernies ou l'avortement. S'il existe, dans les premiers mois de la grossesse, une diarrhée caractérisée par des évacuations séreuses peu abondantes et presque inodores, sans perte de l'appétit et sans aucun signe d'embarras gastrique, elle dépend d'une irritation sympathique du canal intestinal : il faut encore s'en tenir à un régime adoucissant, aux lavemens et aux boissons que nous venons d'indiquer. Si la diarrhée ne s'est manifestée que vers le troisième ou le quatrième mois, avec anorexie, dégoût, céphalalgie intense, digestion laborieuse, flatuosités, douleurs à l'épigastre, déjections plus ou moins colorées et fétides, elle dépend d'un embarras gastrique ou intestinal : il faut débarrasser d'abord les premières voies à l'aide de légers purgatifs amers administrés avec prudence, et les fortifier ensuite par des moyens toniques.

Quelquefois il se manifeste dès le commencement de la grossesse une rétention d'urine qui disparaît au quatrième mois pour reparaître vers le huitième ou neuvième; plus ordinairement on ne l'observe qu'à cette dernière époque. Elle tient, dans ce dernier cas, ou à la compression exercée par la matrice sur la vessie, ou bien, chez les femmes qui ont eu beaucoup d'enfans, à ce que les parois de l'abdomen, extraordinairement relâchées, forment antérieurement une sorte de poche dans laquelle se développe la matrice, qui entraîne aussi en avant le corps de la vessie. Il est urgent de remédier dès le principe à cette rétention : on fait cesser, dans le premier cas, la compression exercée par la matrice, en soulevant cet organe à l'aide de deux doigts introduits dans le vagin; et dans le second, en soutenant avec une large ceinture les parois abdominales. Si ces moyens sont insuffisans, il faut recourir promptement à l'introduction de la sonde.

L'incontinence d'urine causée par la compression de la vessie entre la matrice et la symphyse pubienne est une incommodité plus désagréable que fâcheuse, qui a lieu durant les trois derniers mois de la gestation, et à laquelle on peut aussi remédier en partie en soutenant l'abdomen comme nous venons de le dire.

Acta. L'exercice est le plus sûr moyen d'éviter les accidens et les incommodités de la grossesse, et de se préparer des couches faciles : aussi les femmes doivent-elles, autant que possible, ne rien changer à leurs occupations habituelles. La marche, les promenades à pied leur sont très-favorables, pourvu qu'elles aient le soin de ne point se fatiguer outre mesure. La promenade en bateau, ou dans une voiture bien douce roulant sur un sol uni ne peuvent avoir aucun danger ; mais des pertes utérines et l'avortement seraient à craindre si la voiture était mal suspendue ou le chemin trop inégal, et si on se livrait à l'exercice de l'équitation, de la course, de la danse, ou à des travaux trop pénibles. Les femmes enceintes doivent éviter également de tenir leurs bras élevés ou allongés, comme, par exemple, pour tirer de l'eau d'un puits, pour soulever un corps pesant, pour atteindre un objet éloigné.

Ayant une grande propension au sommeil, il faut qu'elles dorment une heure ou deux de plus que dans leur état ordinaire (pag. 391); mais il est essentiel aussi qu'elles s'abstiennent de veiller et qu'elles se couchent chaque jour de bonne heure.

Percepta. Les facultés mentales étant en général plus faibles durant la grossesse, et l'imagination plus mobile, plus facile à s'alarmer, il faut éviter les émotions vives, les occasions de se livrer à la colère, les transports de joie, les sujets de chagrin, de jalousie, de haine, de crainte. L'état moral des femmes commande la douceur, les égards, la plus grande indulgence pour une foule de caprices et de bizarreries involontaires. On doit leur éviter également tout ce qui peut affecter fortement les organes des sens : on a vu l'avortement causé par l'explosion imprévue d'une arme à feu, par les éclats du tonnerre, par l'action subite d'odeurs fortes. Le sens de la vue exige peut-être encore plus de ménagement : une loi de Lycurgue ordonnait aux femmes enceintes d'avoir toujours devant les yeux les images de Castor et de Pollux ; ne devrait-on pas du moins éloigner des lieux publics ces mendians mutilés, épileptiques, affligés de maladies dégoûtantes ? Par une raison analogue, on doit s'abstenir de parler devant elles d'accouchemens difficiles, de fœtus monstrueux. Bien qu'il soit absurde de croire que l'imagination de la mère, fortement ébranlée par la vue d'un objet hideux ou séduite par l'aspect d'un objet plein de charmes, puisse en reporter pour ainsi dire l'impression sur le fœtus, il est du moins facile de concevoir que tout ce qui peut jeter le trouble dans l'économie doit porter au fœtus des atteintes plus ou moins dangereuses.

Le but de la nature étant rempli dès que la conception a eu lieu, les époux devraient s'imposer une continence absolue : ne voit-on pas toutes les femelles des animaux fuir, dès qu'elles ont conçu, les approches des mâles ? L'agitation spasmodique de toute l'économie et l'orgasme de l'utérus pendant l'acte de la copulation peuvent compromettre la frêle existence du fœtus, et Levret a observé que la plupart des fausses couches dont la cause est inconnue dépendent de l'incontinence conjugale. Cette interdiction des plaisirs du mariage est surtout nécessaire aux femmes délicates, nerveuses, ou sujettes à des pertes utérines. Cette privation serait, au contraire, nuisible aux femmes chez lesquelles la grossesse augmente l'excitabilité des organes génitaux, à celles qu'un tempérament érotique ou la force de l'habitude portent à rechercher ces plaisirs : celles-ci doivent du moins s'imposer une sage modération.

Accidens et indispositions de la Grossesse. Nous avons déjà fait mention de l'anorexie, des appétits bizarres, des vomissemens, de la constipation, des dérangemens de l'excrétion urinaire, chez les femmes enceintes.

Des *maux de dents* sympathiques et dépendans de l'irritation du système nerveux surviennent souvent immédiatement après la conception et plus ordinairement vers le troisième ou quatrième mois. Souvent toutes les dents sont saines, et l'on doit se borner aux anti-spasmodiques et aux narcotiques; ou bien, si la douleur est vive et continuelle, si les gencives sont rouges et gonflées, on y applique, pour les dégorger, une ou deux sangsues. S'il existe dans la bouche une dent cariée, c'est sur elle que se fixe l'irritation, et son extraction serait le seul moyen de guérison : mais quoique l'extraction d'une dent n'occasione ordinairement pas le moindre accident, il est plus prudent de s'en dispenser autant que possible, et de se contenter de calmer la douleur en administrant quelques légers narcotiques et en introduisant dans la cavité de la dent malade un peu d'opium gommeux.

Presque toutes les femmes éprouvent, peu de jours après avoir conçu, jusque vers le troisième mois, le besoin de se débarrasser d'une salive épaisse et glaireuse. La suppression de cette évacuation par une médication astringente pourrait être funeste. On doit se borner à tenir le ventre libre, à prescrire, s'il existe des maux d'estomac, une infusion aromatique avec addition de quelques gouttes d'éther.

La *cardialgie* qui survient vers le troisième ou quatrième mois, surtout chez les femmes grasses, chez celles qui ont l'habitude d'être saignées, mérite plus d'attention. Elle indique, en général, l'afflux d'une trop grande quantité de sang vers l'utérus; et si elle est négligée, une fausse couche est imminente. La saignée du bras, quelquefois répétée, la diète végétale, les boissons nitrées, conviennent très-bien dans ce cas; les anti-spasmodiques seraient sans effets; les stomachiques amers, et surtout les purgatifs exaspéreraient le mal.

Les *coliques* des femmes grosses sont ordinairement peu fâcheuses. La colique nerveuse cède aux anti-spasmodiques. Ces mêmes médicamens et l'application de serviettes chaudes sur le ventre produisent du soulagement lorsque la colique est causée par la distension flatulente des intestins. La colique causée par la pression qu'exerce sur les intestins la matrice distendue est plus vive lorsque la femme est couchée sur le dos, ou que ses vêtemens sont trop serrés, et pendant le travail de la digestion : de là la nécessité de se coucher sur l'un ou l'autre côté, de porter des vêtemens amples, de manger peu à la fois.

La grossesse détermine toujours une disposition aux *hernies*, qui ne présentent rien de fâcheux si elles rentrent avec facilité, et qui nécessitent seulement l'usage d'un bandage souple et bien fait. Lorsque le ventre acquiert un très-grand développement, que ses parois sont fortement distendues, quelquefois les fibres aponévrotiques de la ligne blanche s'écartent, et les viscères peuvent s'engager dans leurs intervalles : la femme qui se trouve dans ce cas doit porter constamment une large ceinture, éviter de nouvelles grossesses et ne faire jamais aucun effort violent.

La *dyspnée* et la *toux* qui surviennent durant les deux premiers mois de la gestation doivent être combattues par les anti-spasmodiques et un régime doux. Si la toux est trop intense et fait craindre que ses secousses ne déterminent l'avortement, on prescrit une petite saignée, puis quelques narcotiques. Si elles ne se sont manifestées que vers le quatrième ou cinquième mois, elles tiennent ordinairement à un état de pléthore, et réclament la saignée, le régime et les lavemens rafraîchissans.

L'*hémoptysie*, dangereuse à toutes les époques de la grossesse, l'est surtout à l'approche de l'accouchement. Une femme qui a craché le sang lors d'une première grossesse, doit éviter de devenir enceinte de nouveau ; car, ainsi que l'a dit le professeur

Dubois, une femme menacée de phthisie résiste quelquefois à un premier accouchement, très-rarement au second, mais jamais au troisième. Il ne faut pas s'en laisser imposer par une apparence de santé, car les femmes affectées de lésions organiques des poumons conçoivent avec la plus grande facilité et se portent très-bien pendant le temps de la gestation, mais après l'accouchement la phthisie marche avec plus de rapidité que jamais.

Dans l'ordre naturel, les *règles* sont supprimées chez les femmes enceintes, et celles qui continuent de voir n'ont le plus souvent que des enfans très-faibles. Si la menstruation ne cesse pas dès le premier mois de la conception, ordinairement du moins elle diminue progressivement, et elle se supprime tout-à-fait le quatrième mois jusques après l'accouchement. Une menstruation peu abondante, sans trouble ni faiblesse notables, doit être respectée : elle peut être utile à la mère et à l'enfant; mais s'il existe une grande faiblesse, le repos absolu et en même temps un régime fortifiant sont indispensables.

Lorsque c'est vers le septième mois de la grossesse que cet écoulement sanguin a lieu, ce n'est plus seulement une menstruation intempestive, c'est une hémorrhagie qui réclame une sérieuse attention. Ces *pertes*, durant la grossesse, sont d'autant plus dangereuses que le terme est plus proche. Leurs causes et leur traitement sont à-peu-près les mêmes que celles de la métrorrhagie active (pag. 587).

Il survient souvent vers le huitième ou neuvième mois des *varices* déterminées par la compression des veines iliaques, surtout chez les femmes faibles, habituellement constipées, ou que leurs occupations obligent de se tenir souvent debout. Cet accident, ordinairement de peu d'importance, cesse presque toujours après l'accouchement. Cependant il est bon que la femme ait soin de se coucher toujours sur l'un et sur l'autre côté alternativement, de tenir, lorsqu'elle est couchée, ses cuisses et ses jambes à demi-fléchies, et de les placer, pendant le jour, sur un siége un peu élevé.

Des *crampes*, qui tiennent à une cause analogue, c'est-à-dire à la compression des nerfs iliaques, tourmentent également la plupart des femmes dans les derniers temps de la grossesse, mais elles n'ont rien de fâcheux et elles ne demandent l'emploi d'aucun moyen particulier.

ARTICLE III.

Règles de l'Hygiène relatives aux Couches. (*Hygiène des femmes en couches.*)

Le travail de l'accouchement s'annonce ordinairement quelques jours ou même une ou deux semaines d'avance. La femme devient moins lourde; elle est plus libre dans ses mouvemens; son ventre s'affaisse, non pas que le fœtus exécute à cette époque une *culbute*, ainsi que le pense le vulgaire, mais parce que sa tête a descendu dans l'excavation du bassin. C'est surtout alors que la femme éprouve ces constipations ou ces diarrhées, ces rétentions ou ces incontinences d'urine dont nous avons parlé précédemment (pag. 595). Alors aussi les bains, les demi-bains, les bains de siége, les vapeurs émollientes dirigées vers les organes génitaux sont utiles pour faciliter la dilatation des parties sexuelles, surtout lors d'une première couche : mais l'eau ou les vapeurs aqueuses ne doivent avoir qu'une température modérée ; trop chaudes, elles causeraient au contraire de l'irritation et du gonflement. Du reste, le régime et les boissons, pendant ce travail préparatoire, varient nécessairement selon que la femme est pleine de force, ou au contraire plus ou moins faible. Mais les liqueurs spiritueuses dont les femmes du peuple ont l'habitude de faire usage dans cette circonstance sont toujours nuisibles, lors même que la faiblesse indiquerait l'usage des toniques.

C'est une erreur accréditée par les charlatans et les commères que de croire que l'accoucheur puisse affirmer précisément, à l'aide du toucher et d'après l'état du ventre et du pouls et l'intensité des douleurs, l'heure à laquelle la femme sera délivrée. Cette habitude qu'ont la plupart des sages-femmes de *toucher* à tout instant ne fait qu'arrêter le travail et fatiguer inutilement la femme. Souvent aussi des phénomènes qui annonçaient une délivrance très-prochaine se suspendent tout-à-coup sans cause connue, et sans que la femme doive en concevoir la moindre inquiétude. D'autres fois la femme ressent des douleurs abdominales qu'elle croit être celles de l'enfantement, mais qui ne dépendent nullement de la contraction de l'utérus ; et ces douleurs vagues, loin d'être utiles, doivent être apaisées autant que possible par des anti-spasmodiques.

Il est aussi beaucoup de femmes qui éprouvent

en accouchant de violentes douleurs lombaires, ou de reins. Tant qu'elles n'ont que des douleurs de cette espèce, elles épuiseraient leurs forces en pure perte, si elles cherchaient à les *pousser*. Celles qu'il importe de faire valoir portent en entier dans le bas-ventre; elles font éprouver à la femme le besoin de s'arc-bouter les pieds et les mains; et quelques vives qu'elles soient, elles sont suivies, dans leurs intervalles, d'un calme parfait.

C'est ordinairement pendant que les contractions utérines dilatent le col, que la mucosité vaginale devient sanguinolente. Mais souvent des femmes *marquent* plusieurs jours avant l'accouchement sans que cette coloration sanguinolente soit d'une grande importance.

Lorsque l'orifice est dilaté, la tête de l'enfant s'y engage en poussant devant elle la poche des eaux. Après la rupture de cette poche, des douleurs plus violentes encore poussent la tête du fœtus à travers le détroit périnéal; elle franchit la vulve, et le reste du corps est facilement dégagé.

Lorsque l'accouchement suit ainsi sa marche naturelle, il suffit, la plupart du temps, de soutenir la tête en tenant une main appliquée contre le périnée, de manière à en empêcher la déchirure; et l'engourdissement, le tremblement, les crampes, les vomissemens, en un mot les phénomènes extrêmement variés qui se sont manifestés pendant la violence du travail seront bientôt calmés.

Une attention que l'on doit toujours avoir c'est de ne point faire connaître précipitamment à l'accouchée le sexe de l'enfant auquel elle vient de donner le jour. Souvent la joie de voir ses désirs satisfaits ou le regret d'apprendre que ses espérances sont déçues peuvent l'affecter vivement et déterminer des accidens graves. A plus forte raison, si le nouveau né a quelque difformité, doit-on le cacher à la mère. S'il est né dans un état de faiblesse qui ôte toute espérance de lui conserver l'existence, ou s'il avait d'avance succombé, il est impossible de le laisser ignorer; mais il faut au moins ménager autant que possible la sensibilité de l'accouchée, et ne lui annoncer que peu à peu le triste résultat de ses souffrances. Dans tous les cas, il faut tâcher de lui persuader que son enfant a encore assez vécu pour recevoir le baptême, ou du moins pour être ondoyé.

Applicata. Dès qu'elle est délivrée et que le sang ne coule plus trop abondamment, on bassine les parties sexuelles avec de l'eau tiède ou une décoction émolliente, pour les débarrasser des caillots de sang; on l'enlève de son lit de douleurs pour la transporter dans celui où elle doit passer le temps des couches. Ce transport fatigue moins la femme lorsqu'il a ainsi lieu dès les premiers momens, pendant que l'excitation générale produite par le travail subsiste encore. Le lit où on la met doit être garni d'un drap plié en plusieurs doubles et fixé de chaque côté avec des épingles ou des points de couture. Sans cette dernière précaution, les plis que peut former ce drap ne manqueraient pas d'incommoder la femme. Il est évident que, pour peu qu'il fasse froid, le lit doit être bassiné; mais il faut aussi avoir le soin de le tenir ensuite quelques instans découvert (pag.

398). Cette chaleur du lit est nécessaire pour dissiper la sensation de froid et le tremblement qui persistent encore quelquefois après la délivrance. Des potions où entrent des eaux aromatiques et calmantes et quelques gouttes d'éther sont utiles pour faire cesser ce trouble, qui est en quelque sorte le premier degré des convulsions.

Ainsi nettoyée et placée dans son lit, l'accouchée a besoin de la tranquillité la plus complète. Une ou deux personnes seulement doivent rester dans son appartement et éviter d'aller et venir autour d'elle. On l'obligeait autrefois à rester couchée sur le dos pendant vingt-quatre heures, et on l'empêchait de se livrer au sommeil pendant les premières heures, dans la crainte qu'il ne survint des pertes. Mais la fatigue de cette attitude si long-temps continuée et le malaise que produit un sommeil contrarié étaient plus propres à causer qu'à prévenir des accidens. Il est au contraire avantageux que la femme change doucement de position lorsqu'elle en éprouve le besoin et que le sommeil vienne réparer promptement ses forces : une garde attentive doit seulement s'assurer de temps en temps s'il ne s'écoule point trop de sang.

Du lait tiède mêlé d'une décoction de cerfeuil est le liquide le plus convenable pour continuer de bassiner les parties génitales. Il faut en même temps placer au-devant de la vulve, mais sans la boucher trop exactement, des linges blancs de lessive qu'on nomme *chauffoirs*. Ils reçoivent le sang à mesure qu'il s'écoule, et étant changés plusieurs fois par jour, sans que la femme ait besoin de se déranger, ils procurent l'avantage d'empêcher le s mauvaises odeurs, qui seraient inévitables si le sang coulait sur l'alèse. Il faut avoir soin que les linges qui servent de *chauffoirs* ne soient ni froids, ni humides, ni trop chauds : dans les deux premiers cas, ils supprimeraient les lochies ; trop chauds, ils les rendraient trop abondantes. Il faut les chauffer un peu devant le feu en hiver, et les frotter seulement entre les mains en été.

On doit se garder surtout de faire des lotions avec des liquides astringens ou spiritueux, dans l'intention de resserrer les parties génitales trop dilatées. Rien ne peut en légitimer l'usage, même après la cessation complète des lochies, à moins qu'il n'existe un relâchement du vagin ou une descente de matrice.

Les parois abdominales ayant éprouvé une longue distension qui leur a fait perdre leur force tonique, il leur faut un temps assez long pour qu'elles reviennent sur elles-mêmes, et l'engorgement du bas-ventre serait le résultat inévitable de ce relâchement, si l'on n'avait pas le soin de soutenir l'abdomen au moyen d'un large bandage de corps, que l'on fait avec une serviette douce pliée en trois suivant sa longueur, et que l'on serre peu à peu à mesure que la matrice diminue de volume et que le ventre s'affaisse. Trop serré, ce bandage aurait les mêmes dangers que les ligatures ; mais lorsqu'il est seulement contentif, il a au contraire l'avantage de prévenir les syncopes, de diminuer la violence des tranchées.

Il est bon de couvrir aussi les seins d'une serviette ou d'un linge bien doux et un peu chaud, pour les préserver du contact de l'air et favoriser la sécrétion qui s'y établit. Mais une femme compromettrait son existence, si elle les comprimait pour empêcher leur développement et s'opposer à l'abord du lait : de là un engorgement inflammatoire des mamelles, ou le germe d'un squirrhe. Les applications astringentes ou narcotiques ne seraient pas moins funestes.

On ne saurait trop répéter à une nouvelle accouchée qu'il n'y a aucun inconvénient, en quelque moment que ce soit, si ce n'est durant la fièvre de lait, à changer de linge, de chemise, de draps, d'alèse, toutes les fois que les sueurs ou les lochies les ont mouillés ou salis, pourvu que ceux qu'on y substitue soient bien secs et tant soit peu chauds.

Sa tête doit être suffisamment couverte, sinon la susceptibilité de cette partie du corps étant plus grande dans cette circonstance, on aurait à craindre ces rhumatismes chroniques que le vulgaire décore du nom de *lait répandu*. Mais si elle était trop couverte, la transpiration serait trop abondante et ne serait plus vaporisée : il se formerait une crasse qui causerait des démangeaisons et de la céphalalgie. Ce sont ces sueurs trop copieuses et trop concentrées et ces douleurs de tête, qui sont les vraies causes de la chute des cheveux lors des couches.

Un préjugé fort répandu autrefois attribuait au sel très-fin la vertu de conserver la chevelure, et beaucoup de femmes s'en faisaient saupoudrer la tête avant l'accouchement ; mais cette substance

ne peut, à raison de sa composition chimique, qu'irriter et enflammer le cuir chevelu et produire l'effet
opposé à celui qu'on en attend. On ne peut que
blâmer aussi l'habitude de se faire couper les cheveux quelques jours avant ou trop peu de temps
après les couches.

Circumfusa. La chambre d'une femme en couche
doit, autant que possible, être vaste, et exposée au
nord si l'on est en été. Il faut en ouvrir chaque jour
les fenêtres, en ayant soin de fermer pendant ce
temps les rideaux du lit, qui doivent ensuite rester
ouverts durant tout le reste de la journée. Les odeurs,
même les plus suaves, peuvent être nuisibles, et
les personnes admises dans la chambre ne doivent
avoir sur elles ni fleurs ni vêtemens parfumés.

La température doit être modérée, et l'essentiel
est d'éviter les variations brusques.

Ingesta. Nous avons dit qu'une potion anti-spasmodique est ordinairement nécessaire après l'accouchement pour calmer l'agitation nerveuse. Après
le repos, dès que l'excitation qui, pendant les premiers momens, prêtait à l'accouchée une force factice, fait place à la faiblesse, on peut sans inconvénient lui donner un bouillon ; mais toute boisson
échauffante pourrait déterminer des pertes. Le
bouillon suffit, pendant les deux premiers jours, si
la femme n'éprouve pas un besoin trop vif de nourriture ; si elle a grand appétit, on peut lui permettre
quelques potages, surtout si elle allaite. Le jour
de la fièvre de lait, il faut se contenter du bouillon ;
mais lorsqu'elle est complètement passée, on accor-
dera peu à peu des viandes blanches rôties, une

sole, une limande ou un merlan frits. Il faut avoir égard d'ailleurs à la constitution de la femme et à sa manière de vivre ordinaire.

Une boisson délayante, telle qu'une infusion de réglisse, de l'eau sucrée, de l'eau édulcorée avec du sirop de guimauve ou de capillaire, conviennent très-bien dans les couches ordinaires. Une infusion de fleurs de tilleul est préférable pour les femmes vaporeuses; une infusion de camomille et de feuilles d'oranger pour celles qui sont faibles et tourmentées de vents. Les boissons avec la canne de Provence, si usitées autrefois, sont à-peu-près inertes et par conséquent inutiles.

Les alimens excitans et les boissons toniques, les purgatifs, les diurétiques, les sudorifiques sont dangereux tant que durent les lochies. Ordinairement celles-ci ne sont sanguines que pendant les quinze ou vingt premières heures; il ne s'écoule ensuite qu'une sérosité sanguinolente, remplacée au bout de douze à quinze heures par une matière blanchâtre et puriforme qui se supprime au moment de la *fièvre de lait*, et qui reprend spontanément son cours dès que le mouvement fébrile est dissipé.

Cette interruption a lieu vers le troisième jour, quelquefois un peu plus tôt, rarement plus tard. Souvent la fièvre est à peine sensible, surtout si la mère nourrit son enfant et si elle a eu le soin de lui donner à téter peu de temps après l'accouchement (pag. 489). Lorsque la sécrétion du lait doit être abondante et que l'accouchée n'allaite pas, un peu de malaise, de lassitude, de frisson, de la chaleur à la peau, de la soif, de la céphalalgie, des picotemens aux seins et leur gonflement sont les symptômes ordinaires, qui ne varient que par un peu plus ou un peu moins d'intensité. Au bout d'environ vingt-quatre heures, une transpiration acide et abondante et l'écoulement du lait par les seins amènent une détente générale ; les mamelles commencent à s'affaisser, et les lochies sont d'autant plus abondantes qu'elles ont à évacuer les matériaux qui devaient se porter aux seins pour y former le lait. Pendant tout ce travail de la nature, l'accouchée doit se borner à se préserver soigneusement du froid et à faire usage de boissons propres à exciter une douce moiteur, terminaison ordinaire de cette fièvre éphémère.

Les lochies sont peu abondantes et de peu de durée chez les femmes robustes, chez celles qui font habituellement beaucoup d'exercice, qui mènent une vie simple et frugale. Elles sont quelquefois excessives et interminables chez les femmes délicates, indolentes, ou sujettes à des écarts de régime. Leur trop grande abondance peut amener la faiblesse et détériorer la santé, si l'on ne se hâte de relever les forces. Elles peuvent au contraire n'être que très-peu copieuses, sans que pour cela on ait lieu de craindre aucun trouble ; et les purgatifs que l'on croyait autrefois nécessaires après leur cessation, pour achever, disait-on, d'évacuer des matières corrompues, sont pour le moins inutiles, toutes les fois qu'il n'existe aucun symptôme d'embarras gastrique ou intestinal.

Præcepta. Nous avons dit qu'il importe d'éviter à l'accouchée des émotions vives (pag. 598), que les nouvelles même agréables ne doivent lui être annoncées qu'avec ménagement. D'une susceptibilité extrême, elle ne peut éprouver la moindre contrariété sans qu'on ait à craindre des symptômes nerveux ou des hémorrhagies. Aussi faut-il la dispenser de recevoir ces visites d'usage, dont une foule de commères la tiennent rarement quitte. Le repas de baptême est également funeste : lors même que l'accouchée y resterait étrangère, que le bruit et le mouvement ne parviendraient point jusqu'à elle, son esprit ne s'en occupe pas moins, son imagination travaille, sa tête se fatigue, et souvent une fête de famille est promptement suivie d'une scène de tristesse et de deuil. Le départ de l'enfant, emmené par sa nourrice, est encore une cause d'émotions vives : c'est alors qu'un époux doit redoubler d'assiduité et de témoignages d'affection, et promettre à la mère affligée qu'elle reverra son enfant dès que ses forces le permettront.

Relevailles. Si la femme est bien portante, s'il n'est survenu aucun accident, elle peut se lever dès le lendemain de la fièvre de lait et rester environ une demi-heure dans un fauteuil, ou mieux sur une chaise longue. Les jours suivans elle y restera un peu plus long-temps. C'est surtout lorsqu'elle commence ainsi à se lever que le bandage contentif est de toute nécessité. Étonnée, étourdie, sujette à des faiblesses qui n'ont rien de dangereux, la femme doit s'abstenir pendant quelques jours de tout exercice, de toute occupation : il faut qu'elle s'interdise non-seulement de marcher ou de rester debout, mais même de lire.

Lorsque ses forces seront suffisamment revenues, elle s'exercera peu à peu à se promener dans son appartement, et elle attendra pour faire sa première sortie que sa santé soit bien rétablie et que la température atmosphérique ne soit ni froide ni humide, condition d'autant plus nécessaire que cette sortie est ordinairement consacrée à un acte de piété, et que, même par une température douce, l'atmosphère des églises conserve toujours une fraîcheur qui plus d'une fois a été funeste. C'est ordinairement du neuvième au quarante-deuxième jour que se font les relevailles, selon l'état individuel de l'accouchée et la saison. Mais, même à ce dernier terme, aucune précaution ne doit être négligée, et ce n'est que peu à peu qu'il faut se remettre à ses travaux habituels : des maladies des seins, la suppression des lochies, une descente de matrice peuvent être le résultat de la moindre imprudence. Une continence absolue est également nécessaire pendant les six semaines qui suivent l'accouchement. C'est ordinairement à cette époque que la menstruation reprend sa marche accoutumée, et que la santé est définitivement rétablie.

Des métastases laiteuses. Il ne peut survenir, chez une nouvelle accouchée, un trouble un peu grave sans que la sécrétion du lait ne soit aussitôt supprimée ou dérangée ; et cette suppression étant quelquefois le premier symptôme apparent et celui qui frappe le plus, elle a été long-temps aux yeux des praticiens, et elle est encore aux yeux du vulgaire, la cause de toute maladie subséquente. De là tant de prétendues maladies laiteuses, de là de prétendus transports du lait des mamelles vers quelque autre organe ou quelque autre partie du corps ; de là ces *laits répandus*, ces *laits tournés*, sur lesquels on entend souvent discuter de vénérables mais ignorantes matrones. On conçoit qu'une maladie survenant pendant que les mamelles sont le siége d'une sécrétion abondante, et cette sécrétion se supprimant aussitôt, les symptômes morbides, leur marche, leur terminaison, peuvent en recevoir des modifications particulières : mais on ne peut croire raisonnablement à un déplacement matériel du lait ; on ne peut plus regarder, par exemple, comme des dépôts laiteux les collections purulentes et séreuses survenues à la suite de phlegmasies ou d'hydropisies ; on ne peut attribuer au lait les douleurs rhumatismales ou nerveuses, les taches ou les maladies cutanées, les affections mentales qu'on observe souvent plus ou moins long-temps après les couches.

ARTICLE IV.

Règles de l'Hygiène relatives à la Lactation.
(Hygiène des nourrices.)

Avantages de l'allaitement. Toutes les fois qu'une femme jouit d'une bonne santé, que sa constitution n'est altérée par aucune affection héréditaire, tous les intérêts physiques et moraux se réunissent pour l'engager à allaiter l'enfant auquel elle vient de donner le jour. Nous ne parlerons point ici des avantages qu'ont pour le nouveau-né le lait et les soins maternels (pag. 189); mais nous ne pouvons nous dispenser de répéter que la femme qui , sans nécessité , abandonne à un sein mercenaire l'enfant auquel elle se doit toute entière porte tôt ou tard la peine de sa coupable indifférence.

Chez la femme qui allaite , l'excitation dont les mamelles sont le siége est un phénomène tout naturel : les matériaux du lait étant employés à mesure qu'ils y arrivent, la congestion locale est toujours modérée, et en même temps le surcroît de vitalité des seins a sur l'utérus une influence dérivative et préserve cet organe de toute irritation. Chez celle , au contraire, qui n'allaite pas, les mamelles et la matrice deviennent deux centres d'actions. Si l'utérus est le principal terme des mouvemens vitaux , l'irritation qu'il éprouve peut se convertir en une inflammation , se communiquer au péritoine et déterminer une véritable péritonite puerpérale ; ou bien , cette irritation passant à l'état chronique , un squirrhe ou quelque autre affection organique peut en être le funeste résultat. Si c'est particulièrement vers les mamelles qu'affluent les liquides , ils y produisent souvent cet engorgement désigné par le vulgaire sous le nom de *poil*. En un mot, l'inflammation des seins et les affections cancéreuses de ces organes et de l'utérus sont beaucoup plus rares chez les femmes qui ont nourri elles-mêmes leurs enfans.

Empêchemens. Toutefois il est des circonstances où l'allaitement maternel est impraticable : d'une part, une mère phthisique, scrophuleuse, scorbutique, ne peut allaiter son enfant sans aggraver le mauvais état de sa santé ; d'un autre côté, cet enfant ayant apporté en naissant une prédisposition aux mêmes maladies, on ne peut espérer de corriger ce vice de constitution qu'en lui donnant une nourrice saine et vigoureuse.

Une constitution faible n'est pas toujours une cause suffisante pour qu'une mère se dispense de nourrir, si d'ailleurs elle se porte bien. Rien de plus commun que de voir des femmes en apparence faibles et délicates élever des enfans vigoureux et jouir elles-mêmes d'une santé parfaite, ou même acquérir une force et un embonpoint qu'elles n'avaient jamais eu, pourvu qu'elles aient l'attention de ne pas s'épuiser par une lactation trop fréquente et d'accoutumer de bonne heure leur nourrisson à prendre une nourriture supplémentaire. C'est aussi ce qu'il faut faire lorsque le lait est peu abondant ou trop séreux, et par conséquent point assez nutritif.

Le peu de volume des seins n'est point non plus une raison pour qu'une mère soit inhabile à nourrir. Souvent une femme dont le sein est d'un volume médiocre a beaucoup plus de lait et du lait de meilleure qualité qu'une autre qui a des mamelles très-volumineuses. Car le volume du sein dépend en grande partie du tissu adipeux qui environne l'organe mammaire ; et ce tissu est étranger à la sécrétion du lait.

Ce qui rend souvent l'allaitement difficile, c'est la mauvaise conformation du mamelon, qui, habituellement comprimé par des vêtemens trop serrés, ne s'est développé qu'imparfaitement. Les femmes prêtes à devenir mères pour la première fois doivent s'assurer d'avance si leurs mamelons pourront être facilement saisis par le nouveau-né. S'ils sont trop courts, elles les allongeront, à l'approche du terme de leur grossesse, en se faisant téter par une personne saine ou mieux encore par de jeunes chiens, ou bien en se tétant elles-mêmes au moyen d'instrumens de verre munis d'un long tube recourbé, ayant soin de recouvrir les mamelons aussitôt après avec des espèces de petits chapeaux de gomme élastique, connus sous le nom de *bouts de seins*, qui maintiennent les mamelons dans l'état de turgescence que la succion a déterminé et les garantissent en même temps du contact des vêtemens.

Outre ces diverses raisons résultant de la mauvaise santé de la mère ou de la conformation vicieuse des mamelons, il faut encore admettre quelques autres causes d'empêchement. On conçoit, par exemple, que dans les villes une femme obligée par ses liens de famille, son rang social ou sa profession, d'habiter un quartier populeux et malsain, ou de consacrer aux soins de sa maison ou aux affaires de son commerce presque tous les instans de sa journée, ne doit point entreprendre d'allaiter. Quant à celles qui sont esclaves des modes, des plaisirs, des bals, des spectacles, en vain elles voudraient allier les douceurs de la maternité avec la frivolité de leurs goûts. Qu'elles ne compromettent du moins que leur santé personnelle; et si elles se jouent de préceptes dont elles sentiront plus tard tout le prix, qu'elles éloignent du moins l'être auquel elles ont donné le jour, qu'elles ne lui fassent point sucer un lait empoisonné, qu'elles lui cherchent une nourrice qui lui tienne lieu de mère.

Choix d'une nourrice. Il faut prendre pour nourrice une femme jeune encore, c'est-à-dire qui ait environ de vingt-quatre à trente ans, dont les seins soient suffisamment volumineux et les mamelons bien formés, qui jouisse d'une bonne santé, caractérisée par un peu d'embonpoint, un teint frais, un air gai et de belles dents. Si les blondes ont l'avantage d'avoir une humeur plus douce, plus égale; les brunes, d'un autre côté, sont plus robustes, plus actives, plus gaies, plus soigneuses, et méritent la préférence sous beaucoup de rapports, surtout pour les enfans des villes.

Le lait d'une bonne nourrice doit être un peu sucré, sans odeur, d'une couleur légèrement bleuâtre; versé sur une surface polie, il doit être assez consistant pour se maintenir en gouttelettes lorsqu'on incline cette surface. Toutefois, comme l'expérience a prouvé que les caractères physiques du lait varient suivant que l'époque de l'accouchement est déjà plus ou moins éloignée, et que ce liquide devient d'autant plus épais, plus blanc, plus butyreux et plus sucré qu'il est plus ancien, il faut avoir égard à cette circonstance lorsqu'on veut apprécier les qualités du lait d'une nourrice.

En général, il serait à désirer que la nourrice à laquelle on confie un enfant ne fût accouchée que depuis peu de temps ou même peu de jours, afin que son lait diffère moins de celui de la mère elle-même. Cependant il ne faut pas attacher trop d'importance à l'*âge* du lait, et cette seule considération ne doit point arrêter lorsqu'une femme réunit d'ailleurs toutes les qualités convenables et que chez elle la sécrétion du lait s'accomplit encore avec activité. C'est de la force de succion et de l'avidité de l'enfant, autant que de la constitution de la nourrice, que dépendent l'abondance et les qualités de ce liquide. Lorsqu'une nourrice fait succéder à un enfant qui mange déjà beaucoup et qui tette peu, un nourrisson qu'elle ne fait qu'allaiter et qui tette beaucoup, le lait redevient plus abondant et moins épais : c'est en ce sens que l'on dit vulgairement qu'*un nouveau nourrisson renouvelle le lait*. Aussi voit-on les nourrices robustes nourrir successivement, sans grand inconvénient, deux enfans.

Depuis quelques années, il est du bon ton, dans les villes, de faire allaiter les enfans par des nourrices que l'on prend à demeure chez soi. Mais cet usage introduit par la vanité et par le désir d'étaler une sorte de faste, plutôt que par un sincère attachement, a de nombreux inconvéniens ; et du moment qu'une femme n'élève point elle-même son nouveau-né, mieux vaut pour lui qu'on l'envoie respirer l'air vif et pur de la campagne.

Influence des agens hygiéniques. Toute femme qui nourrit soit son propre enfant, soit celui dont l'existence lui est confiée, doit s'assujettir à un régime, à des règles de conduite, sans lesquelles sa santé et celle de son nourrisson seraient infailliblement compromises.

Ce serait tomber dans des répétitions inutiles que de parler de nouveau de la nécessité d'une atmosphère pure et d'une habitation située dans un lieu sec et bien aéré. Toutes les nourrices connaissent également le danger des bains froids et de l'immersion des pieds et des mains dans l'eau froide. Elles savent que le saisissement causé par un liquide froid est presque toujours suivi de la suppression du lait ou de l'inflammation des mamelles, et que l'impression d'un air froid pourrait produire le même effet, si elles n'avaient soin d'en garantir leur sein pendant que l'enfant tette.

Tout porte à croire que la nature des substances alimentaires influe puissamment sur la qualité du lait, de même que les substances médicamenteuses agissent à la fois sur la nourrice et sur le nourrisson ; que celui-ci a le ventre plus libre lorsqu'elle fait usage de boissons rafraîchissantes, qu'il est purgé lorsqu'elle a pris un purgatif. Mais on n'est pas encore parvenu à déterminer quels sont les alimens dont il faut qu'une nourrice use de préférence. Le régime doit d'ailleurs varier autant que les constitutions. Souvent l'état d'inertie des fonctions digestives, la langueur de toutes les fonctions organiques, entravent ou ralentissent la sécrétion du lait : et alors un régime analeptique joint à un exercice d'abord modéré, puis un peu plus actif, et à quelques toniques, est nécessaire pour relever les forces. Si, au contraire, la sécrétion est contrariée par une susceptibilité nerveuse trop exaltée, ou par l'usage habituel d'alimens ou de boissons trop excitantes ; un régime adoucissant, des boissons délayantes, avec le repos et les bains, sont alors utiles. Les femmes qui nourrissent doivent donc être convaincues qu'il n'est pas d'alimens ni de médicamens qui jouissent de la vertu de produire une plus grande quantité de lait, de même qu'il n'est pas de véritables *anti-laiteux ;* qu'une femme d'une constitution faible augmente son lait en employant tous les moyens propres à lui rendre de la vigueur ; qu'une femme robuste et sanguine doit s'assujettir au contraire à un régime rafraîchissant ; que par conséquent ce qui est utile à l'une serait nuisible à l'autre, et qu'elles doivent se régler sur la connaissance qu'elles ont de leur tempérament.

En général les alimens doivent être plus nutritifs et un peu plus abondans que dans les autres circonstances de la vie, et l'on doit rejeter les mets épicés, les viandes fumées, les ragoûts, le lard, les fromages trop alcalescents, les boissons alcooliques. Quelques médecins proscrivent les acides, sans doute parce qu'ils leur supposent la propriété de faire cailler le lait ; et les *crudités*, qu'ils accusent également de causer des tranchées au nourrisson. Sans doute que des femmes délicates et sujettes à des digestions pénibles font sagement de s'en abstenir ; mais les femmes d'une constitution sèche, celles qui ont habituellement le ventre resserré, à qui par conséquent les rafraîchissans conviennent parfaitement, peuvent sans inconvénient en faire un usage modéré. C'est avec plus de raison peut-être que les femmes qui nourrissent s'abstiennent de choux, de navets et de légumes farineux secs. Beaucoup aussi supposent que le *lait chasse le lait*, selon le langage populaire. L'on conçoit en effet que les propriétés relâchantes de ce liquide animal le rendent peu propre à entretenir les forces digestives ; et que si l'on en faisait trop fréquemment usage, l'action sécrétoire des mamelles serait ralentie et diminuée, de même que toutes les autres fonctions organiques seraient débilitées. Du reste, le lait n'a pas d'influence spéciale sur cette sécrétion, et il peut très-bien convenir toutes les fois que les adoucissans sont indiqués. Les farineux, les purées, dont beaucoup de nourrices font tant de cas, n'ont eux-mêmes qu'une utilité relative : peu convenables aux femmes pléthoriques, et à celles d'une constitution lymphatique, ils conviennent très-bien à celles d'une constitution nerveuse. Mais l'exemple des femmes de la campagne prouve incontestablement qu'il ne faut pas attacher trop d'importance à telle ou telle nourriture; et que, durant l'allaitement comme en toute autre circonstance, un régime simple et l'attention d'éviter tout écart sont les meilleures sauve-gardes de la santé.

Une femme qui allaite ne doit pas négliger de prendre chaque jour un exercice assez actif pour entretenir ses forces. Une vie trop sédentaire est souvent la cause d'une altération du lait nuisible à l'enfant, en même temps que la mère éprouve de la langueur et de fréquentes cardialgies.

Nous avons dit précédemment combien l'agitation, le tumulte et les plaisirs des grandes villes sont incompatibles avec la lactation. Le séjour de la campagne, l'attention d'éviter les passions tristes et les violentes émotions de l'âme ne sauraient être trop recommandés. Ne remarque-t-on pas entre les enfans une extrême différence selon qu'ils sont élevés par une nourrice jeune, gaie, qui les amuse par ses chants, qui se plaît à jouer et à causer avec eux, ou qu'ils ont été entre les mains d'une femme trop âgée, ou naturellement taciturne. L'âge et le caractère sont donc aussi à considérer lorsqu'on fait choix d'une nourrice ou d'une gouvernante d'enfant.

On a long-temps discuté si le coït peut être nuisible pendant la lactation. Il est bon de s'en abstenir; mais si la femme est d'un tempérament ardent ou si elle est habituée à des jouissances vénériennes souvent répétées, une continence absolue détériorerait sa santé et celle de son enfant; et l'excitation permanente produite par ses désirs non satisfaits aurait beaucoup plus d'inconvénient que le coït.

Influence des règles sur la lactation. Quoique, dans l'ordre naturel, les règles soient supprimées pendant tout le temps de la lactation, cependant il est des femmes chez lesquelles leur retour périodique a constamment lieu. Nul doute que ce ne soit une circonstance défavorable, et qu'il ne faille refuser, sans balancer, une nourrice qui serait dans ce cas. Mais lorsque les règles ne reparaissent qu'au milieu de l'allaitement, ce n'est pas un motif suffisant pour sevrer l'enfant ou le changer de lait. Si une nourrice robuste est réglée, c'est que l'enfant ne consomme pas assez. Lorsqu'il continue de téter pendant l'écoulement sans en paraître incommodé, il n'y aucun inconvénient. Dans le cas contraire, il est facile de lui donner, pendant les deux ou trois jours où l'écoulement est dans sa plus grande force, du lait coupé avec de l'eau d'orge et quelques bouillies, surtout s'il approche déjà de l'âge du sevrage. Mais lorsqu'une nourrice d'une constitution délicate vient à être réglée, son dépérissement et celui du nourrisson serait inévitable, si elle ne se hâtait de substituer à l'allaitement une nourriture plus solide.

Influence de la grossesse sur la lactation. Il est important de rassurer les mères qui regardent comme pernicieux le lait d'une femme enceinte. Des médecins ont, il est vrai, prétendu que ce lait a la funeste propriété de déterminer le rachitisme chez les enfans qui en sont nourris ; mais cette opinion a été solidement réfutée. L'utérus appelant à lui une partie des principes nutritifs qui se portaient auparavant aux mamelles, le lait est plus séreux et moins nourrissant : de là le dépérissement de l'enfant, si on ne lui donne point en outre quelque autre nourriture. Souvent aussi la femme dépérit, parce que ses forces ne peuvent suffire à des fonctions aussi multipliées : dans ce cas, le sevrage est nécessaire ; mais le lait n'a jamais la moindre propriété malfaisante ; et tant que la mère et l'enfant se portent bien, l'allaitement peut être continué sans inconvénient.

Gerçures des seins. Les femmes qui allaitent, et particulièrement celles qui nourrissent pour la première fois ou qui ont le bout des seins court et comme enfoncé, sont très-exposées à ce qu'il leur survienne des gerçures dans les premiers jours de la lactation, surtout si elles n'ont point eu l'attention de faire téter l'enfant peu de temps après l'accouchement et d'éviter ainsi l'engorgement du sein. Quelquefois ces gerçures fournissent du sang, et deviennent très-profondes, et la mère éprouve chaque fois que l'enfant serre le mamelon des douleurs intolérables. Le moyen le plus certain de prévenir cet accident est d'avoir soin, dans le dernier mois de la grossesse, de préparer les mamelons ainsi que nous l'avons dit (pag. 618), de les bassiner chaque jour avec un peu de vin tiède ou quelque autre liquide tonique, et de les tenir recouverts pendant le reste de la journée avec des *bouts de sein* de gomme élastique. On peut aussi employer, pour en raffermir les tissus, le baume de Laborde mis en vogue par Fourcroy, dont on enduit fréquemment le mamelon. Si ces divers moyens mécaniques, ces lotions ou ce baume rendaient le mamelon douloureux, on en suspendrait l'usage pendant quelques jours et on le bassinerait avec une légère eau blanche (extrait de saturne étendu d'une grande quantité d'eau).

Lorsque des crevasses se sont formées, le vin, les baumes ne feraient qu'augmenter la douleur. Il faut enduire la partie malade avec du mucilage de coing, du beurre de cacao, de l'onguent populéum, ou du cérat, en ayant toujours le soin d'éviter tout frottement.

La nourrice qui a le courage de continuer d'allaiter son enfant, et qui prend ces précautions dès qu'il quitte le sein, est ordinairement très-promptement guérie ; mais si les douleurs sont tellement vives qu'elle ne puisse se décider à le laisser téter, les seins s'engorgent et le mal empire. Lorsque cet accident arrive, ou qu'il est nécessaire pour accélérer la guérison de suspendre pendant quelques jours la lactation, il faut vider les mamelles avec des suçoirs en verre, ou bien en y appliquant une fiole à médecine un peu chauffée qui fait l'office de ventouse. Si ces procédés sont trop douloureux, il vaut mieux faire écouler le lait en exposant les seins à l'action d'un feu clair ou à la vapeur d'une eau modérément chaude.

Si l'on n'était point à portée de se procurer ces *bouts de sein* en gomme élastique dont nous avons parlé plusieurs fois, on peut en faire très-facilement avec de la cire vierge. On prend pour cela deux tablettes de cire que l'on ramollit en les plongeant dans l'eau bouillante, et l'on fait au centre de chacune d'elles une dépression profonde, soit avec le bout du doigt soit avec un dé à coudre, de manière que le bout du mamelon puisse y être logé. On ne saurait nier l'utilité de ces bouts de sein, avec quelque matière qu'ils soient préparés ; mais souvent ils font couler le lait, et, à raison de cet inconvénient, il faut cesser d'en faire usage dès qu'ils ne sont plus d'une nécessité évidente.

On a cherché aussi à faire des *bouts de sein* qui restent appliqués sur les mamelles pendant la succion, de manière que l'enfant attire le lait sans exercer de pression immédiate sur le mamelon. On avait à-peu-près réussi au moyen de pis de vaches préparés : mais néanmoins l'allaitement est plus lent, plus pénible pour l'enfant, qui renonce quelquefois à téter faute de force ou rebuté par la difficulté ; il est d'ailleurs très-difficile de les conserver frais et propres. Les mamelons artificiels faits avec le caoutchouc pur, ainsi que l'a proposé M. Martin, de Lyon, méritent sans contredit la préférence.

Poil (engorgement des mamelles). Nous avons

indiqué déjà quelques unes des causes de l'engorgement des mamelles : les plus fréquentes sont l'impression d'un air ou d'un liquide froid ; les applications acides ou astringentes, les coups, l'usage d'alimens irritans, les fatigues, les veilles prolongées, les douleurs vives causées par des gerçures, ou le gonflement produit par le retard que l'on a mis à vider les seins, les émotions vives et en général toutes les agitations de l'âme.

Souvent il n'y a qu'un simple engorgement caractérisé par un engourdissement et une tension incommodes. Il faut bien se garder alors de suspendre l'allaitement, la succion opérée par l'enfant étant sans contredit le plus puissant moyen de faire cesser les accidens. Il faut au contraire faire téter l'enfant dès que la mamelle se gonfle et devient tant soit peu douloureuse : plus tard la succion ne serait plus praticable. Si l'enfant ne tette pas assez pour dégorger les mamelles, il faut tâcher de se faire téter par un autre enfant plus robuste ou bien par de jeunes chiens dont on a soin d'envelopper les pattes. La succion qu'exercent ces animaux est tellement douce que les femmes qui y ont eu recours s'accordent à préférer ce moyen à toutes les succions artificielles. Il faut avoir le soin de recouvrir les mamelles d'une peau d'agneau, de lièvre ou de cygne préparée, pour y entretenir une douce chaleur. Un liniment composé de deux onces d'huile d'amandes douces et de deux gros d'alcali volatil a été très en vogue autrefois. On appliquait sur le sein un papier brouillard enduit de ce liniment. Mais ce moyen, qui peut convenir tant que l'engorgement est très-peu ou n'est point douloureux, provoquerait, dans le cas contraire, des accidens graves. En général de simples cataplasmes émolliens et résolutifs sont préférables. Les médicamens soi-disant apéritifs, les purgatifs et tous les prétendus anti-laiteux doivent être rejetés.

Lorsque l'engorgement est véritablement inflammatoire, que la tension et la douleur sont très-fortes, qu'il y a fièvre, agitation, céphalalgie, il faut recourir à tous les moyens anti-phlogistiques : diète sévère, repos absolu, boissons délayantes, telles que l'eau de veau ou de poulet, le petit-lait, l'eau d'orge. On recouvre les mamelles de cataplasmes de farine de graine de lin délayée dans une forte décoction de racine de guimauve et de têtes de pavot. La saignée du bras est souvent nécessaire; et souvent aussi, après cette émission de sang, on applique avec succès quelques sangsues autour de la mamelle affectée. La malade doit garder le lit tant que dure l'inflammation et éviter tout mouvement des bras.

Si cette maladie est survenue pendant que les lochies coulent encore, il faut en activer l'écoulement (pag. 612); si elle n'est survenue qu'après leur cessation naturelle, il faut exciter une dérivation salutaire par l'application de ventouses sèches à la partie supérieure des cuisses, ou en administrant avec prudence quelques doux purgatifs, tels qu'une dissolution de sulfate de potasse, de soude, ou de magnésie.

Durant l'intensité de l'inflammation, il ne faut pas que la femme se fasse téter. Il paraît que son lait peut être dans certains cas nuisible à l'enfant ; et, d'un autre côté, les efforts de succion aggraveraient le mal. Mais dès qu'il survient un peu de détente, il faut essayer des succions modérées, qu'on réitère souvent. Lorsque l'un des deux seins seulement est affecté, il faut présenter l'autre à l'enfant, qui en tétant souvent et long-temps, opère une diversion utile. Lorsque le sein malade n'est point excessivement douloureux, que l'engorgement n'en occupe que la partie externe, et que l'allaitement n'est difficile qu'à cause de la pression de la tête de l'enfant contre la partie engorgée, il faut, comme l'indique M. Richerand, le faire téter la tête tournée du côté opposé.

Lorsque la tumeur est bien diminuée, que la résolution s'opère, il faut l'aider en substituant peu à peu aux émolliens des cataplasmes arrosés de quelques gouttes d'acétate de plomb ou d'un peu de vin rouge, des compresses trempées dans une infusion de plantes aromatiques d'abord faible et ensuite plus concentrée. Quelques accoucheurs recommandent des cataplasmes émolliens et résolutifs dans lesquels on fait prédominer le cerfeuil. Il faut toujours entretenir la liberté du ventre par de petites doses d'un sel purgatif, prescrire un régime approprié aux forces et à l'état de la malade et continuer l'usage de ces moyens pendant plusieurs semaines, même après la guérison, pour prévenir des rechutes. Dès qu'il n'y a plus de douleur, de légers mouvemens des bras, qui mettent en action les muscles pectoraux, sont utiles pour hâter la résolution.

Si, malgré le traitement antiphlogistique, les symptômes augmentent, s'il y a des frissons irréguliers, des douleurs pulsatives aux mamelles, de la sécheresse à la peau, la suppuration est imminente : il faut insister sur les émolliens, qu'on rend plus actifs en y ajoutant de l'onguent de la mère. Les cataplasmes faits avec un mélange de vieux levain, d'oseille, de saindoux, et d'ognons de lis cuits sous la cendre, ne conviennent que lorsqu'on a la certitude que la suppuration est inévitable, et que pour la faciliter il est nécessaire d'entretenir l'inflammation. La collection purulente une fois établie, quelques praticiens sont d'avis qu'il faut l'ouvrir; mais le plus grand nombre s'accordent au contraire à laisser à la nature l'ouverture de cet abcès : toutes les duretés se fondent mieux, la maladie est moins longue, la cicatrice est moins grande, moins difforme et souvent imperceptible. Si cependant le foyer purulent est placé trop profondément, si le pus est infiltré dans le tissu cellulaire, il ne pourrait se faire jour au dehors qu'après avoir désorganisé une grande partie du tissu adipeux qui entoure la mamelle, et la femme doit se résigner à laisser ouvrir l'abcès avec un bistouri étroit, que l'on plonge à l'endroit le plus déclive et dans une direction verticale.

Soit que la tumeur abcède spontanément, soit qu'on l'ouvre, on panse la plaie avec de la charpie, on introduit une bandelette dans l'ouverture s'il est nécessaire d'empêcher qu'elle ne se ferme trop promptement, et l'on recouvre ce petit appareil d'un cataplasme émollient. Mais il est très-important de soutenir le sein avec un bandage pour éviter les tiraillemens douloureux que la malade éprouverait s'il était abandonné à son propre poids.

Lorsque la tumeur abcédée cesse d'être douloureuse, on passe à l'usage des résolutifs indiqués plus haut, ou bien on applique des compresses trempées dans une lessive de cendres de sarment, dont on vante les bons effets.

S'il reste encore après la cicatrisation quelques points engorgés et indolens, ou si la tumeur, au lieu d'abcéder, a passé à l'état d'induration, le liniment dont nous avons déjà fait mention (pag. 628), les emplâtres de savon, de ciguë, de vigo, secondés par quelques doux minoratifs, en amènent souvent la résolution. Quelquefois cependant l'induration résiste aux moyens thérapeutiques, et reste tout-à-fait inerte, ou peut dégénérer plus tard en squirrhe, en cancer, pour peu que la constitution du sujet ou une manière de vivre peu conforme aux lois de l'hygiène prédisposent à ces affections.

Précautions lors du sevrage. Nous avons indiqué les dangers que court l'enfant qu'on sèvre tout-à-coup. Les nourrices s'exposent aussi, par cette cessation brusque de l'allaitement, aux engorgemens dont nous venons de parler et à divers dérangemens de la santé. Lorsque le sevrage n'est opéré au contraire que peu à peu, la santé n'en éprouve ordinairement aucun trouble, et il n'est besoin d'aucun médicament. Il est bon néanmoins que la femme prenne alors un peu plus d'exercice, qu'elle mange moins, qu'elle se nourrisse d'alimens moins substantiels, qu'elle favorise la sécrétion urinaire au moyen de boissons nitrées. Un préjugé assez répandu fait une loi impérieuse de se purger une fois ou deux : mais les purgatifs ne sont utiles que lorsque le lait continue de se porter aux mamelles, que la femme a perdu l'appétit ou qu'elle a des digestions pénibles ; encore faut-il n'administrer que de simples laxatifs.

CHAPITRE III.

Règles de l'hygiène relatives aux Tempéramens.

Considérés sous le rapport des règles hygiéniques qui leur sont applicables, les tempéramens peuvent être réduits à trois principaux : le lymphatique, le sanguin et le nerveux. Les tempéramens mixtes, c'est-à-dire qui tiennent à la fois de deux de ces tempéramens quant à leurs attributs physiologiques, en tiennent aussi quant aux effets que produisent sur eux les agens hygiéniques : il suffit par conséquent de modifier les unes par les autres les règles particulières à chacun des tempéramens fondamentaux.

Il faut au *tempérament lymphatique* un air vif (pag. 60), une habitation élevée (pag. 108), l'impression de la lumière et de la chaleur solaire (pag. 77) ou une température froide et sèche (p. 66), des bains de mer (153), des frictions sèches ou avec une liqueur alcoolique (158). Le régime le plus convenable se compose de viandes colorées et succulentes, rôties, cuites en daube ou à l'étuvée, de végétaux de la famille des crucifères, d'assaisonnemens un peu excitans (p. 290). Un vin généreux pris avec modération (pag. 325), le café (pag. 310) et même quelques liqueurs de table ne lui sont jamais nuisibles : mais les boissons à la glace, et les boissons chaudes, telles que le thé (pag. 309), lui seraient contraires. Les individus de ce tempérament ont besoin de sept à huit heures de sommeil (p. 391) : l'exercice leur est nécessaire (pag. 416), et particulièrement un exercice actif, autant du moins que leurs forces le permettent. Ils ne doivent user du coït qu'avec ménagement (pag. 376); il leur faut des émotions vives et gaies (pag. 463), et leur esprit, naturellement paresseux, ne doit pas s'appliquer à des études trop sérieuses.

Par *tempérament sanguin* nous entendons ici celui dans lequel le système sanguin prédomine en même temps que le musculaire; ce tempérament, qui ne diffère que par des nuances du tempérament fort, est le tempérament athlétique (pag. 25 et 26). Les individus ainsi constitués se trouvent très-bien d'un air frais, d'une habitation située dans un lieu peu élevé (pag. 109) et abritée de l'ardeur du soleil (pag. 78). Les bains froids leur sont avantageux (149). Leur régime alimentaire, dont il faut exclure les farineux, doit consister en viandes peu colorées, en végétaux mucilagineux avec un vin léger pris en petite quantité et toujours étendu d'eau. Les boissons acides (pag. 288) et les glaces (pag. 306) ne leur sont nuisibles que lorsqu'ils en abusent. Un sommeil de six à sept heures leur suffit (392), et ils doivent consacrer une partie de leurs journées à des exercices très-actifs (p. 416), bien préférables pour eux à toutes les gestations (ibid.). Ils ont un besoin fréquent des jouissances vénériennes; et peu disposés aux travaux intellectuels, il faut cependant qu'ils tâchent de fixer leur esprit naturellement peu constant et de rectifier leur jugement par l'étude des sciences mathématiques.

Le *tempérament nerveux* coïncide souvent, comme nous l'avons dit, avec le bilieux (3o), et l'un et l'autre portés à l'excès constituent le tempérament mélancolique. Les individus d'une constitution nerveuse doivent se garantir soigneusement de l'action de la chaleur solaire (77), ainsi que des températures sèches, soit qu'il fasse en même temps une chaleur ou un froid intense. Ils se trouvent beaucoup mieux d'une atmosphère tempérée et surtout d'une chaleur humide (65). Les bains tièdes leur sont très-bons, mais les bains froids leur seraient au contraire dangereux. Les viandes blanches, bouillies, non épicées, les végétaux farineux ou mucilagineux, les fruits bien mûrs (334), le vin étendu de beaucoup d'eau, les boissons rafraîchissantes mais non acides, doivent former leur régime habituel. Il faut qu'ils s'abstiennent de vin pur, de liqueurs alcooliques, de café, de thé (3a6, 3a9); qu'ils appellent les forces vitales vers le système musculaire par des exercices de tout genre; qu'ils se procurent par les travaux corporels un sommeil tranquille et réparateur. Outre les exercices actifs, les divers modes de gestation leur sont très-favorables. Naturellement portés à la méditation et aux études les plus abstraites, ils doivent chercher dans la culture des arts d'utiles distractions (455), et s'entourer de sensations douces, de plaisirs simples et naturels. La musique est quelquefois toute puissante sur leur esprit (448) et peut être dans certaines circonstances un moyen de calmer leurs passions exaltées ou de détourner les idées qui les occupent trop exclusivement (ibid.).

CHAPITRE IV.

Règles de l'hygiène relatives aux Habitudes et aux Idiosyncrasies.

Nous avons dit quel est l'empire de l'habitude (31) et combien il importe aux individus sains, jeunes et bien constitués, d'éviter de lui asservir leur santé (24). Nous avons dit aussi (35) que s'il est des goûts et des répugnances qui ne tiennent qu'à l'imagination, aux caprices, à une éducation vicieuse, il en est d'autres qui constituent de véritables idiosyncrasies et auxquelles il serait dangereux de n'avoir point égard (36).

Toutes les fois qu'on a contracté une habitude, soit quant au régime alimentaire (335), soit quant à l'heure et à la durée du sommeil, (pag. 391), soit quant aux exercices corporels ou aux travaux de l'esprit, ce n'est que peu à peu qu'il faut la réformer.

Il faut également avoir égard aux habitudes dans les diverses indispositions qui peuvent survenir, et durant les maladies et les convalescences. L'homme accoutumé à une alimentation succulente, à des mets recherchés, à des boissons spiritueuses, ne doit pas être assujetti à la diète aussi sévèrement que celui qui n'a jamais vécu que d'alimens légers et peu substantiels. On observe la même différence sous le rapport de l'exercice et du repos : un individu habitué à une vie très-active ne doit pas être réduit à un repos aussi absolu que celui qui est accoutumé à des occupations sédentaires.

Ceux qui ont contracté la dégoûtante habitude du tabac ne doivent de même y renoncer que peu à peu; ils doivent en prendre d'abord moins souvent, ou y substituer quelque substance moins active, afin de ramener la sensibilité de la membrane pituitaire à son degré naturel.

L'habitude elle-même est un moyen de vaincre les idiosyncrasies des sens de la vue, de l'ouïe et de l'odorat. La répugnance que l'on éprouve pour un objet diminue à mesure qu'on se trouve plus souvent en rapport avec lui : le goût s'habitue à des mets qui d'abord l'affectaient désagréablement; l'estomac finit par digérer des substances qui auparavant causaient des nausées ou étaient rejetées par le vomissement.

Mais il est des goûts et des répugnances qui dérivent d'une sorte d'instinct naturel et qui doivent être considérés comme des avertissemens salutaires : les moyens par lesquels on tenterait de les combattre seraient d'autant plus dangereux qu'ils seraient plus actifs.

CHAPITRE V.

Règles de l'hygiène relatives aux Professions.

Les professions sont tellement multipliées et la plupart se compliquent d'opérations si diverses qu'il est impossible d'indiquer aux individus qui s'y livrent des règles hygiéniques bien positives. On ne peut que les considérer d'une manière générale et en former quelques groupes principaux, selon les dangers ou les inconvéniens qu'elles présentent.

I. Il est des professions dangereuses à raison des vapeurs qu'elles répandent dans l'atmosphère. On avait proposé de faire respirer un air plus pur aux individus qui vivent dans cette atmosphère, au moyen de longs tuyaux qui aboutiraient hors des ateliers. Depuis, M. Brizé-Fradin a imaginé un appareil qu'il appelle *tube d'aspiration*, et qu'on peut comparer à une pipe à fumer dont la chambre serait renversée et remplie de coton écru imbibé d'un liquide dont les qualités varieraient suivant la nature des vapeurs qu'il s'agirait de neutraliser. Cet appareil étant fixé au devant de la poitrine, l'ouvrier pourrait à volonté saisir avec la bouche le bout du tuyau, et l'air qu'il attirerait par les mouvemens d'aspiration se dépouillerait de ses principes nuisibles en traversant le coton. Mais outre que ces procédés ne sont pas d'une exécution très-facile, ils n'empêcheraient pas que les vapeurs ne s'introduisent par les narines.

M. Gosse de Genève conseille aux ouvriers exposés à des vapeurs dangereuses de s'attacher sur la figure avec des cordons noués derrière la tête une éponge imbibée d'une liqueur propre à en empêcher les mauvais effets, laquelle éponge couvrirait le nez et la bouche. Une éponge imbibée d'eau suffirait pour condenser des vapeurs mercurielles, ainsi que pour arrêter de simples poussières. Une éponge imprégnée d'une solution de potasse conviendrait pour neutraliser des gaz acides; une eau acidulée pourrait atténuer l'influence des émanations animales, etc. Mais le contact de ces dissolutions chimiques n'aurait-il pas lui-même des inconvéniens.

Selon M. Rigaud de l'Isle, l'interposition d'une étoffe entre le visage et les gaz peut suffire dans certains cas pour atténuer leur action délétère. Quoi qu'il en soit de cette assertion, les ouvriers exposés à des vapeurs nuisibles devraient donc au moins, à défaut d'autres précautions, se couvrir la figure d'une mousseline ou d'une gaze ployée en plusieurs doubles. Mais les artisans se refusent en général à tous les préservatifs qui les gênent dans leur travail. Il leur faut des moyens dont l'emploi soit pour ainsi dire indépendant de leur volonté, et celui qu'a imaginé M. d'Arcet réunit tous les avantages que l'on pouvait espérer. Il consiste à pratiquer dans les ateliers, et autant que possible au-dessus de l'endroit où sont placés les ouvriers, une cheminée dans laquelle s'ouvre à une certaine hauteur un fourneau d'appel, dont la chaleur dilate la colonne d'air contenue dans le conduit de la cheminée et

en augmente le tirage, en même temps qu'un va-
sistas placé à une croisée laisse pénétrer l'air du
dehors dans l'atelier, de manière qu'il s'établisse
un courant qui entraîne par la cheminée les vapeurs
nuisibles.

On ne saurait trop recommander ce moyen sanitaire aux doreurs sur métaux, aux broyeurs et
aux marchands de couleurs, aux potiers de terre ou
d'étain, aux ouvriers qui travaillent le soufre, à ceux
qui fabriquent des acides minéraux, des soudes artificielles ou du sublimé corrosif, aux affineurs d'or et
d'argent, aux miroitiers, aux metteurs au tain, à
ceux qui font des verres colorés, aux plombiers,
aux fondeurs de caractères d'imprimerie; il serait également utile aux lapidaires, aux ciseleurs, aux car-
tiers, aux essayeurs de monnaies, aux passetalon-
niers, aux ceinturonniers, aux peintres en tableaux
ou en bâtimens, aux chaudronniers, aux épin-
gliers, aux fabricans de boutons, etc.

Outre cette précaution, les ouvriers doivent en
arrivant à l'atelier quitter leurs vêtemens ordinaires, les enfermer dans une armoire bien close
et éloignée de toute vapeur, et se revêtir d'un habit
de travail consistant en une blouse de toile
attachée autour des poignets et fixée autour du
corps au moyen d'une ceinture. Ils ne doivent jamais prendre leurs repas dans l'atelier; et en quittant leur ouvrage, il faut qu'ils se lavent de suite
la bouche, la figure et les mains. Il est bon aussi
qu'ils fassent chaque jour quelques tours de promenade dans un lieu où ils respirent un air pur.

Bien que leur régime doive être plus ou moins

substantiel selon que leurs travaux sont plus ou moins pénibles, les alimens doux et rafraîchissans, propres à tenir le ventre libre, leur conviennent particulièrement; et dès qu'ils éprouvent de l'irritation à la poitrine, ils doivent insister sur les adoucissans, l'eau d'orge miellée, les émulsions avec les semences froides, etc.

II. Nous avons parlé (pag. 121) du danger de certaines émanations végétales, et particulièrement de celles du chanvre. La propreté et la sobriété, un régime très-adoucissant, l'attention de se laver souvent le visage et la bouche avec de l'eau vinaigrée, de travailler dans des lieux vastes, de tourner toujours le dos au vent pour qu'il chasse au loin les vapeurs, sont les meilleurs moyens préservatifs de toute maladie.

Les ouvriers occupés au desséchement des marais doivent, par la même raison, diriger toujours leurs travaux de manière à se trouver placés sous le vent. Ils doivent allumer de distance en distance des feux qui déterminent des courans d'air dans une atmosphère ordinairement stagnante, et près desquels ils iront se sécher et prendre leurs repas. Les lotions avec l'eau et le vinaigre leur sont également avantageuses. Il leur faut une nourriture animale, un peu de vin ou d'eau-de-vie. Leurs habitations devront être situées dans un lieu plus élevé, et ils ne devront jamais négliger de faire sécher chaque soir les vêtemens qu'ils doivent reprendre le lendemain.

III. Les *émanations animales* présentent d'autant plus de danger qu'elles sont concentrées dans un espace plus étroit et où l'air se renouvelle plus difficilement. Mais on ne peut pas calculer ce danger d'après la fétidité ; car l'expérience a démontré que l'air des salles de dissection, où l'odeur est insupportable, est moins pernicieux que celui des hôpitaux, où l'odeur est cependant beaucoup moins forte.

Nous ne répéterons pas ce que nous avons dit (pag. 74) de l'efficacité des fumigations guytoniennes, et de l'inutilité des aromates, par lesquels on ne fait que masquer la mauvaise odeur sans détruire la fâcheuse influence des miasmes. Mais nous insisterons sur la nécessité de se laver fréquemment avec de l'eau contenant du vinaigre ou du savon, de changer fréquemment de linge, de prendre d'autres vêtemens dès que l'on sort du lieu où règnent ces émanations, et d'avoir soin, tant que l'on est obligé d'y rester, d'y entretenir un courant d'air et de tourner le dos au vent. Le régime tonique est seul convenable ; les amers et les acides végétaux et une petite quantité d'un vin généreux doivent être associés à la nourriture animale. On ne saurait trop recommander de faire chaque jour de l'exercice en plein air.

De tous les ouvriers auxquels les émanations de matières animales peuvent être pernicieuses, il n'en est pas à qui il arrive plus d'accidens qu'aux vidangeurs. Les principes dont sont formées les matières excrémentitielles, réagissant les uns sur les autres et sur l'air extérieur, donnent lieu aux gaz que ces ouvriers désignent sous les noms de *mitte* et de *plomb*. — La mitte se forme dans un très-grand nombre de fosses, et est surtout insup-

portable pendant les chaleurs et lors des changemens de temps. Elle s'annonce par une odeur piquante et affecte péniblement le nez et les yeux.
L'ophthalmie qu'elle cause se dissipe au moyen de
l'obscurité, d'une atmosphère pure, de lotions avec
l'eau fraîche, dont on applique des compresses sur
les yeux. — Si le plomb est causé par les gaz hydrogène sulfuré et hydro-sulfure d'ammoniaque,
il est accompagné d'une agitation extrême ; s'il est
causé par le gaz azote, il est caractérisé par la
stupeur : c'est une véritable asphyxie par défaut
d'air respirable.

Pour se préserver de ces accidens, les vidangeurs doivent, autant que possible, 1°. faire les vi-
danges l'hiver et par un temps sec ; 2°. ouvrir la
fosse douze heures avant de commencer leur ouvrage, et ne pas trop approcher la chandelle de
l'ouverture, dans la crainte que les gaz ne s'en-
flamment et ne détonnent ; 3°. boucher tous les siéges
d'aisance des divers étages, à l'exception du siége
le plus élevé, sur lequel doit être placé un fourneau
grillé à son fond et rempli de charbons bien allumés. On peut également établir un fourneau bien
allumé au bord de la fosse pendant qu'on la vide.
4°. Il faut détourner la tête pendant que l'on casse
la croûte des matières et qu'on facilite le dégagement des vapeurs méphitiques en les remuant en
tous sens avec de longues perches. 5°. Il ne faut
jamais descendre dans la fosse sans s'être assuré
qu'une chandelle s'y conserve bien allumée à toutes
les profondeurs. 6°. L'ouvrier qui y descend doit
être muni d'une ceinture à laquelle est attachée une

corde tenue au dehors par deux hommes, qui le retireraient s'il éprouvait quelque accident. 7°. Enfin les vidangeurs ne devraient pas négliger le moyen préservatif de M. Gosse, qui leur conseille de s'attacher au devant de la bouche et du nez une éponge fine trempée dans une dissolution d'acétate de plomb.

Les individus asphyxiés par les émanations des fosses d'aisance doivent être transportés de suite dans un lieu bien aéré, dépouillés de tous leurs vêtemens et lavés partout le corps avec de l'eau fraîche et du vinaigre. Les vidangeurs font avaler en même temps au malade quelques spiritueux ; mais dès qu'il revient à lui, ils lui font prendre quelques cuillerées d'huile d'olives, et quand son estomac commence à se soulever, ils lui font avaler un verre d'eau-de-vie : les vomissemens et les évacuations surviennent alors, et l'homme est sauvé. Il serait sans doute plus rationnel de recourir dès le principe, comme l'a conseillé M. Hallé, à l'émétique uni à une substance cordiale. Il faut surtout avoir soin, lorsqu'on porte des secours à un homme ainsi asphyxié, de ne point se placer en face de lui, et d'éviter son haleine : on serait presque infaillliblement frappé soi-même d'asphyxie.

Le régime indiqué ci-dessus (pag. 642) convient également aux boyaudiers, aux équarrisseurs, aux tanneurs, aux fabricans de peignes de corne et de cordes à boyau, aux chandeliers, aux fossoyeurs, etc.

La propreté et un régime rafraîchissant sont surtout nécessaires aux bouchers et aux charcutiers ;

sans cesse entourés d'une atmosphère animale, ils doivent se nourrir de légumes plus que de viandes; la limonade, les lotions vinaigrées, et l'exercice au grand air leur seront salutaires.

Les individus qui fréquentent les salles d'anatomie et les hôpitaux, les médecins, les garde-malades doivent au contraire user d'une nourriture substantielle, plutôt animale que végétale, d'un vin généreux étendu d'eau et quelquefois pur, d'un peu de café ou même de liqueur à la fin des repas. Hors des repas, l'eau acidulée avec les sirops de groseilles, de limon, ou de vinaigre, est la boisson la plus convenable. Il faut autant que possible qu'ils évitent d'aller à jeun dans les lieux où l'air est ainsi altéré, qu'ils prennent en entrant des vêtemens particuliers qu'ils quitteront en sortant, qu'ils assainissent par des fumigations de chlore les endroits infectés, qu'ils évitent de respirer l'air qui sort de la poitrine des malades ou celui qui se dégage des cadavres dont ils font l'ouverture, qu'ils détournent la tête lorsqu'ils découvrent un lit, qu'ils crachent leur salive au lieu de l'avaler, qu'ils renouvellent souvent l'air, qu'ils changent souvent de linge et même de vêtemens extérieurs, qu'ils portent de préférence à la laine, des tissus de coton ou mieux encore de fil, qu'ils prennent, du reste, toutes les précautions indiquées ci-dessus.

IV. Dans certaines professions, les exhalaisons méphitiques proviennent tout à la fois des substances animales, végétales et minérales : telles sont celles auxquelles sont exposés, dans les grandes villes, les cureurs de puits et d'égoûts.

Les cureurs de puits doivent éviter de travailler immédiatement après un orage, car c'est surtout alors que l'air des puits est dangereux. Ils doivent prendre les plus grandes précautions avant de descendre dans des puits qui ont été long-temps fermés; et en quelque temps que ce soit, lors même que l'eau serait pure et potable, il faut auparavant descendre une chandelle jusqu'à la surface du liquide; si elle ne s'éteint pas, on la retire, et par le moyen d'un poids attaché à une corde, on agite fortement l'eau jusqu'à son fond; on redescend la chandelle, et si, à cette seconde épreuve, elle reste allumée, tout porte à croire qu'il n'y a aucun danger. Dans le cas contraire, il faut avant tout renouveler l'air du puits en y établissant un fourneau ventilateur.

Des précautions analogues sont nécessaires pour le curage des égoûts: il faut y faire passer d'abord beaucoup d'eau, et surtout de l'eau de chaux s'il est possible, établir ensuite des fourneaux ventilateurs et les tenir allumés pendant tout le temps que les ouvriers travaillent.

Si malgré ces précautions un cureur de puits ou d'égoûts est frappé d'asphyxie, les moyens à employer sont à-peu-près les mêmes que ci-dessus: il faut l'exposer promptement au grand air, le mettre tout nu, le laver avec de l'eau fraîche et du vinaigre, et dès qu'il revient à lui, lui faire avaler un peu de bon vin ou d'eau-de-vie.

V. Il est beaucoup de professions où les ouvriers sont environnés d'une poussière plus ou moins ténue qui pénètre dans les voies respiratoires et digestives, où elle détermine une irritation plus ou moins pénible. C'est ce qui arrive souvent aux tailleurs de pierre, aux sculpteurs, aux marbriers, aux maçons, aux charbonniers, aux boulangers, aux meûniers, aux batteurs et aux mesureurs de grains, aux matelassiers, aux pelletiers, aux plumassiers, aux couverturiers, aux fabricans et aux tondeurs de draps, etc.

La plupart de ces ouvriers pourraient se garantir en grande partie de cette poussière malfaisante, s'ils voulaient s'assujettir à avoir la figure couverte d'une gaze ployée en plusieurs doubles. Il faut du moins qu'ils se lavent et se baignent fréquemment, qu'ils observent un régime adoucissant, qu'ils aient l'attention d'établir un courant d'air dans le lieu où ils travaillent, et de se tenir toujours sous le vent.

VI. Certaines professions sont nuisibles à cause de l'extrême chaleur à laquelle les ouvriers sont exposés : telles sont celles des verriers, des chauffourniers, des forgerons; aussi sont-ils maigres et pâles. Il faut qu'ils évitent de se découvrir, de s'exposer subitement à un air frais, ou de se désaltérer avec des boissons trop froides. De l'eau aiguisée avec un peu d'eau-de-vie (4 cuillerées environ d'eau-de-vie par chopine d'eau) est le liquide le plus convenable pour apaiser la soif qui les dévore. Leur régime doit consister plutôt en végétaux rafraîchissans et en fruits bien mûrs qu'en alimens tirés du règne animal. Ces derniers cependant leur sont aussi nécessaires pour réparer leurs forces, et doivent entrer environ pour un quart dans leur nourriture journalière.

VII. Vivant au contraire dans une atmosphère humide, les blanchisseuses, les foulons, les porteurs d'eau, les pêcheurs et tous les ouvriers qui travaillent sur les rivières sont sujets à de fréquentes suppressions de la transpiration cutanée. Ils ont besoin d'un régime animal et tonique. Le cresson, le raifort, les alliacées et toutes les substances de haut goût leur conviennent très-bien. L'usage modéré du vin, de la bière forte et de l'eau-de-vie leur est utile pour entretenir l'activité des fonctions organiques. Ils doivent, en revenant de leur ouvrage, quitter leurs habits mouillés, pour ne les reprendre que quand ils sont bien secs; et s'exposer à l'action d'un feu clair pour exciter la transpiration cutanée, qu'ils favoriseront aussi par des frictions sèches faites avec la main ou avec une étoffe de laine. S'ils sont obligés d'avoir les pieds et les jambes dans l'eau, les sabots sont la seule chaussure convenable : il vaut mieux, du reste, qu'ils aient les jambes nues que d'avoir des bas ou des guêtres qui retiendraient l'humidité.

VIII. Un grand nombre de professions exigent un exercice forcé, ou des travaux pénibles; telles sont celles des portefaix, des charpentiers, des charrons, des corroyeurs, etc. Ces ouvriers doivent porter constamment une large ceinture (pag. 139), ou même un double bandage (pag. 426) : ce dernier est d'absolue nécessité dès qu'ils se sentent quelques dispositions à une hernie. C'est à eux particulièrement que conviennent un régime très-substantiel, la viande de bœuf et de cochon, les légumes farineux, une petite quantité de bon vin.

Les coureurs, les écuyers, les postillons, n'ont pas besoin d'une alimentation aussi solide. Une nourriture un peu rafraîchissante et quelques végétaux mucilagineux leur sont d'autant plus nécessaires qu'ils sont sujets à être constipés. Ils doivent aussi porter constamment une ceinture ou un brayer; et pour peu qu'ils aient le scrotum mou et relâché, il leur faut un suspensoire pour éviter le froissement des organes génitaux dans les mouvemens trop vifs du cheval.

IX. L'influence malfaisante des professions sédentaires tient au défaut d'exercice en plein air, à l'insalubrité des ateliers ou des habitations, à l'attitude plus ou moins gênante que les ouvriers sont obligés de prendre pour travailler, souvent aussi à la nature des matières mises en œuvre.

Nous ne reviendrons pas sur ce que nous avons dit des moyens de corriger l'insalubrité de l'air (p. 74), et des dangers que présentent souvent les matières animales, végétales ou minérales (p. 21).

Si les femmes, dit Tourtelle, supportent mieux les occupations sédentaires, c'est que leur babil et leur gaité bruyante sont pour elles une sorte d'exercice qui ne laisse pas que d'avoir une influence avantageuse.

La nourriture des ouvriers sédentaires doit consister en alimens sains et substantiels sous un petit volume, mais d'une digestion facile. La viande de porc et tous les alimens trop gras leur seraient nuisibles. Une petite quantité de vin et quelquefois un peu d'eau-de-vie ne peuvent pas leur être contraires : mais l'intempérance achève le plus souvent de dépraver leurs digestions, et on ne saurait trop les prévenir surtout du danger de boire à jeun des liqueurs alcooliques (pag. 327).

Quelques bains et des frictions faites chaque jour avec une étoffe de laine leur sont utiles pour entretenir la transpiration. Pendant leur travail ils doivent se tenir le plus droits possible, tâcher de changer souvent de position et faire en sorte que tous leurs membres soient exercés à-peu-près autant les uns que les autres (pag. 423). Les jours de fêtes, ils se dédommageront de leur repos habituel en allant prendre de l'exercice au grand air et particulièrement dans la campagne. Quelques tours de promenade à l'air libre leur sont également nécessaires dans la semaine, pendant les heures de repos, et surtout immédiatement après les repas.

Ceux qui sont sujets à avoir le ventre resserré doivent insister alors sur une nourriture un peu rafraîchissante et faire usage de lavemens (pag. 370). Ceux qui travaillent debout, comme les boulangers, les blanchisseuses, les menuisiers, doivent porter des guêtres ou des bas lacés dès qu'ils s'aperçoivent de quelque disposition aux varices.

Les portiers et tous les individus qui vivent dans des lieux bas et humides doivent aussi opposer un régime fortifiant aux affections catarrhales, rhumatismales et scrophuleuses dont ils sont menacés.

Les hommes et les femmes qui s'occupent à des travaux d'aiguilles, et qui sont ordinairement assis et courbés en devant, comme les tailleurs, les couturières, et surtout les cordonniers (pag. 40), ont encore plus besoin que tous les autres ouvriers sédentaires, de prendre les précautions hygiéniques que nous venons d'indiquer. Il faut qu'ils évitent les siéges trop mous ou trop élevés (pag. 433); et s'il leur survient des hémorrhoïdes, ils doivent bien se garder de chercher à les supprimer; mais ce n'est que dans les cas d'absolue nécessité qu'il faut qu'ils garnissent leurs siéges de coussins percés dans le milieu (pag. 434).

Les écrivains, les copistes, les employés des administrations, éprouvent aussi les inconvéniens de la vie sédentaire : mais sa funeste influence se fait surtout sentir, comme nous l'avons dit (pag. 43), aux hommes qui se livrent aux travaux du cabinet. Ils doivent choisir des alimens d'une digestion facile, s'abstenir de viandes noires ou fumées, de fritures, de pâtisseries, rechercher les viandes tendres des jeunes animaux, la volaille, les légumes verts, les œufs frais, les fruits bien mûrs. Leurs repas doivent être peu copieux. Ils peuvent user de quelques assaisonnemens aromatiques et d'un vin vieux pour activer les forces gastriques. Le café pris modérément leur est souvent utile.

Pour prévenir les accidens auxquels peut donner lieu la position assise, il est bon qu'ils se tiennent de temps en temps debout et qu'ils écrivent alors sur une table dite *à la tronchin.*

Quant à l'heure la plus propice au travail, et aux circonstances qui favorisent ou contrarient le libre exercice des facultés intellectuelles, nous sommes entrés précédemment dans tous les détails nécessaires (pag. 455); et les règles hygiéniques que nous avons prescrites aux ouvriers sédentaires relativement à l'exercice, aux promenades après les repas, aux affections hémorrhoïdales, leur sont en tout point applicables.

X. Nous nous bornerons également à renvoyer à quelques uns de nos chapitres précédens pour les professions qui fatiguent particulièrement l'organe de la vue (pag. 80, 443) et pour celles qui exigent de grands efforts de voix (pag. 428). Nous ajouterons seulement que, dans les unes comme dans les autres, le régime doit être en général adoucissant ; que le chant et la déclamation en plein air, et l'abus des jouissances vénériennes altèrent singulièrement la voix ; que l'air froid et humide peuvent déterminer un enrouement incurable, et que la phthisie laryngée n'est si commune parmi les individus que leur état oblige à crier dans les rues, et parmi les crieurs des ventes aux enchères, qu'à cause de leur intempérance habituelle.

XI. Exposés aux variations atmosphériques, et surtout à la chaleur et à la pluie, les laboureurs, les vignerons, les moissonneurs doivent interrompre leur travail à l'heure où le soleil est trop ardent. Ils doivent avoir toujours la tête couverte d'un chapeau à larges bords, qui les garantisse des coups de soleil et de leurs suites funestes. Les coliques, les dysenteries, les fièvres intermittentes dont ils sont si souvent affectés tiennent fréquemment au passage trop brusque du chaud au froid, à l'abus qu'ils font de fruits peu mûrs, ou à la mauvaise qualité de l'eau qu'ils boivent.

Il suffirait souvent pour rendre cette eau potable, de placer dans le puits ou dans la pièce d'eau quel-

ques sacs remplis de charbon grossièrement concassé, ou bien de la garder quelque temps dans des
seaux de bois dont l'intérieur aurait été flambé et serait resté charbonneux. Dans les grandes chaleurs, il
serait facile de la rendre un peu tonique (p. 647).

Le régime des moissonneurs et des faucheurs
doit être substantiel : mais une nourriture toute animale leur serait nuisible, et la soupe préparée avec
la viande et les légumes leur est infiniment plus
salutaire. Une Instruction publiée par le Conseil
de salubrité en 1817 indique le moyen de la rendre
plus saine, tout en économisant sur les frais. Ce
moyen consiste à ne mettre dans la marmite, avec la
quantité d'eau accoutumée, que le quart de la quantité de viande ordinaire, et à remplacer les trois
autres quarts par de la gélatine, à raison de deux
onces pour trois livres de viande. La soupe, faite
du reste selon la manière et avec les ingrédiens
ordinaires, est plus économique, puisque trois livres
de viande coûtent environ trente sols et que deux
onces de gélatine n'en coûtent que cinq à six; elle
est aussi savoureuse et aussi nourrissante que la
soupe ordinaire; elle est plus salubre, en ce qu'elle
est beaucoup moins chargée de principes putres-
cibles; elle s'oppose par cela même au développement des fièvres bilieuses et combat à cet égard l'influence de la saison. On peut la rendre encore plus
agréable, plus rafraîchissante, plus anti-putride, en
ajoutant de l'oseille aux autres légumes, ou en re-
levant sa saveur au moyen de quelques feuilles de
laurier ou de clous de gérofle.

Dans les communes dont le territoire est souvent

inondé par des pluies ou des débordemens, il serait indispensable, dit la même Instruction, que les maires achetassent pour le compte de leurs communes respectives une ou deux pièces de vin de bonne qualité dans lequel ils mettraient des plantes amères, de manière à en faire une liqueur fortifiante et anti-putride, qu'ils distribueraient chaque matin aux ouvriers par petites rations de cinq à six cuillerées à bouche (environ un poisson). Le moissonneur prendrait cette ration avant de se mettre au travail, en ayant soin de manger en même temps un peu de pain, afin que son action sur l'estomac soit moins vive et plus durable. L'effet de cette liqueur serait de prévenir les fièvres de la saison, ou du moins d'en rendre la guérison plus facile.

Il nous semble qu'un moyen non moins efficace d'atteindre ce but philantropique, serait de procurer à ces ouvriers une boisson dont ils pussent user abondamment et sans danger. Feu M. le prof. Percy a fait connaître la préparation peu dispendieuse d'une liqueur salubre et rafraîchissante analogue au kwas que l'on sert en Russie sur la table du riche comme sur celle du pauvre. On prépare ce kwas en versant par la bonde dans une barrique de la contenance de cent vingt à cent trente bouteilles, quinze livres de bonne farine de seigle moulu un peu fin et mêlée avec le son, et trois livres de seigle en grain qu'on a fait germer dans une étuve quelconque ou en le tenant au-dessus d'un four de boulanger et le mouillant de temps en temps avec un peu d'eau tiède. On verse dans la futaille une vingtaine de pots d'eau chaude ; on la bouche, on l'agite à la façon des tonneliers quand ils rincent un tonneau, et on la place autant que possible dans un lieu un peu chaud. De six en six heures on y verse encore la même quantité d'eau et on l'agite de même. Lorsqu'elle est pleine, on la laisse vingt-quatre heures sans y toucher, après lequel temps on en agite vivement le contenu au moyen d'un bâton introduit par la bonde. On répète cette opération deux ou trois fois par jour pendant une huitaine, puis on laisse reposer et clarifier la liqueur, ce qui ne demande que quatre ou cinq jours. Alors on soutire, en perçant au tiers inférieur de la feuillette, au-dessous duquel tiers se trouvent précipités la farine et le grain. Le kwas, ainsi transvasé dans un baril bien propre et mis ensuite en cruches ou en bouteilles après qu'il a fermenté complètement et qu'il s'est éclairci, acquiert une saveur vineuse et un piquant qui n'est point désagréable : mais on pourrait se contenter de le tirer au tonneau à mesure des besoins des ouvriers. Telle est la boisson commune et populaire que les propriétaires ou les fermiers pourraient leur distribuer en place d'eau pendant toute la durée des chaleurs, d'autant mieux qu'elle ne revient pas à plus de deux ou trois centimes le litre.

A défaut de kwas, ne serait-il pas du moins à désirer que dans toutes les contrées de la France on fît usage de la boisson connue dans les provinces du nord sous le nom de *bouillie*.

Pour la préparer on met tremper pendant une heure dans de l'eau froide, deux tiers d'hectolitre de son de farine de froment ; on le retire, on l'exprime fortement pour le faire bouillir pendant le même espace de temps dans un chaudron avec vingt à vingt-cinq litres d'eau, on fait passer cette décoction toute chaude à travers un tamis clair qui ne doit servir qu'à cet usage; quand elle n'est plus que tiède, on y délaie avec soin un levain préparé quelques jours d'avance avec trois ou quatre poignées de farine de froment comme pour faire le pain. On entonne le tout dans une barrique propre, dans laquelle on verse quarante à quarante-cinq litres d'eau tiède. On peut au bout de trois ou quatre jours commencer à faire usage de cette boisson, qui continue d'être potable tant qu'elle ne prend pas une couleur laiteuse.

Lorsqu'on en refait de nouveau, on mêle environ deux litres de la première avec le levain, et la seconde n'en est que meilleure. On la bonifie encore si l'on jette dans le chaudron, au moment de l'ébullition, des pommes aigrelettes coupées par quartiers, ou si l'on met dans la barrique, lorsque la décoction est encore chaude, une couple de citrons découpés et avec leur écorce. Le tonneau doit être placé dans un lieu frais.

Ces deux boissons, qui abondent l'une et l'autre en principe mucoso-sucré, sont nourrissantes comme la bière, et seraient infiniment préférables au vin lui-même pour des hommes exposés à l'ardeur du soleil, et assujettis pendant les longs jours de l'été à des travaux exténuans.

FIN.

TABLE

ANALYTIQUE ET ALPHABÉTIQUE

DES MATIÈRES.

———

A.

Q.

R.

T.

U.

V.

FIN DE LA TABLE.